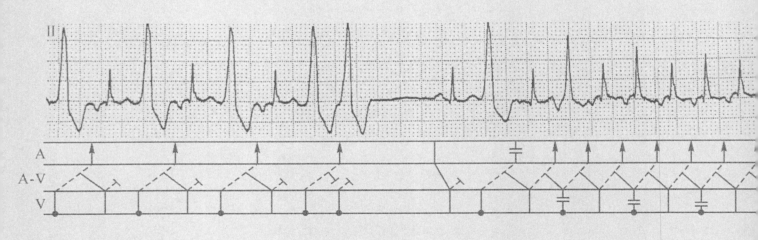

临床心电图详解与诊断

Detailed Explanation and Diagnosis of
Clinical Electrocardiograms

何方田　著

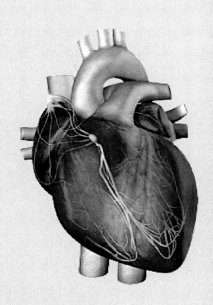

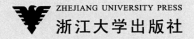
ZHEJIANG UNIVERSITY PRESS
浙江大学出版社

序一

1903年，Willem Einthoven记录了第一份清晰的人体心电图，并开启了心电图临床应用的新纪元。100多年来，成千上万的心电图工作者、心血管病医师、生物医学工程师前赴后继地奠基、探索、创新，使心电图学成为一门发展最快、应用最广的临床学科。同时，也为心内、外疾病的预防、诊断、治疗和预后提供了众多的重要信息，为人类健康事业和挽救无数生命作出了举世瞩目的贡献。

心电图是一项简便、价廉、易于追踪观察和重要的临床辅助检查项目。心电图知识不仅是每一位心电图工作者所必须掌握的，而且也是每一位临床医生所必须熟知的，因为在急诊、门诊和住院等患者诊治中，都必须应用心电图提供的重要生命体征等是否正常的关键信息。故心电图知识需要不断地普及、提高和更新。何方田医师苦干了三年半的业余时间，汇集了他27年心电图临床和教学经验，从收藏的数千份图片中精选了近700幅，终于一人执笔写成了《临床心电图详解与诊断》这本著作。全书分四篇共50章，详尽地叙述了：①从基础心电图波、段、间期的正常范围到异常改变及其临床意义；②从各种心律失常到复杂的心电生理现象；③从常见的心内、外疾患的心电图特征到各种抗心律失常药物所致的心电图变化；④从心电学常用的无创性特殊检查到疑难心电图的精解等。可谓由浅入深、环环紧扣、系统地介绍了如何阅读心电图的思路、方法和经验。

在《论语·述而》中，圣贤孔子曾曰："学而时习之，不亦说乎。"何方田医师勤奋好学，又善于总结，将心电生理知识与临床心电图有机地结合起来，将自己的实践经验与解读心电图融为一体，终于梳理成书《临床心电图详解与诊断》。本人有幸先予粗读，深感本书内容翔实、图文并茂、说理清楚、密切结合临床，是一本心电图工作者和临床医师值得阅读的重要工具书。鉴于此见，故欣然作序，并向读者推荐。

于浙江大学医学院附属邵逸夫医院

2010年1月8日

序二

    自从 1903 年 Willem Einthoven 研究发明弦线型心电图描记器并从体表记录到心脏电活动以来,心电学发展经历了百余年历史。时至今日,心电学已向纵深发展,横向联系,外延内伸,成为一门具有丰富内涵的基础学科。心电学是医学研究及临床工作中必不可缺少的一种独特的无创性检查手段。近年来,随着科技的发展,尤其是计算机等高科技在心电学领域中的应用,心电学的发展突飞猛进,日新月异。我国心电学事业亦如雨后春笋般迅猛发展,取得了令人瞩目的成就。心电图书籍卷帙繁多,浩如烟海,相互渗透,相得益彰。在心电学领域的新概念、新进展、新成就和新技术不断涌现的形势下,在心血管介入技术的广泛开展和深入研究情况下,何方田医师以全新面貌撰写了《临床心电图详解与诊断》一书,这不仅使心电学园地增添新辉,也必将促进我国心电学事业进一步向前发展。

    本书是作者长期从事心电学临床和教学工作中积累的丰富理论知识与实践经验之结晶。作者有着锲而不舍的追求,利用业余时间收集、整理并参阅大量文献,倾注聪明才智和心血,独自撰写,一气呵成,克服了众笔合撰风格不一之弊端,将求是务实的敬业精神和刻苦钻研精神浑然融合于书中。书成之日,本人有幸先睹为快。披览全书,认为此书着重阐述了各种心电现象的基本概念、发生机制、心电图特征及其临床意义,具有内容翔实、概念清楚、条理清晰、重点突出、文字精练等独到之处,尤其是图文并茂是其亮丽之点。本人深感本书具有较强的科学性、实用性和可读性,是一部学术价值很高的参考书、实用性很强的工具书,是一本不可多得的心电学上乘之作。它的出版必将成为心电学工作者、心内科、内科、ICU 室、急诊科、麻醉科等医护人员的知音和朋友,读者一定会从中得到有益的启示,提高自己的诊断水平。我对此书的出版表示祝贺,亦为何方田医师多年来持之以恒、不懈辛勤的劳作表示敬佩,并乐以为序。

    最后值得一提的是:何方田医师以强烈的责任感和使命感,积极投身于我国心电事业中,尽职尽责,勤奋好学,刻苦钻研,注重研究和总结经验,在《中华心血管病杂志》、《中华心律失常学杂志》、《临床心血管病杂志》、《心电学杂志》、《临床心电学杂志》等专业期刊上发表了近 70 篇论文,为我国心电事业做出了应有的贡献,并以其始终如一的敬业精神、精湛的心电学水平赢得了广大业内人士的称赞和青睐,于 1996 年、2008 年两度被中国心电学会评为中国杰出心电学工作者。

于浙江大学医学院附属第二医院

2010 年 1 月 16 日

前　言

　　积 27 年临床和教学经验，蓄三年半的心血撰写成《临床心电图详解与诊断》这一专著。此书循着 P-QRS-T-U 波群的轨迹，探索心电学的奥秘，破解复杂心律失常分析和诊断的难题。本着普及与提高并重、翔实与精练并存、图片与文采并茂的原则，参阅了大量的心电学文献，精心撰写了四篇共 50 章，约 94 万字，并精选了近 700 幅精彩图片，附上详细的心电图诊断，部分图片配上梯形图解。期间反复进行修改、充实和提炼，尽力将心电学的精华和最新成果奉献给读者。

　　本书着重阐述了各种心电现象的基本概念、发生机制、心电图特征及其临床意义，力求使此书成为心电学工作者、临床医生日常翻阅的心电学"词典"，既能当工具书，又能作为图谱供教学示教及日常阅读分析。第一篇根据心电图 P-QRS-T-U 波群产生的顺序，对每个波、段、间期进行逐一叙述，共 8 章；第二篇着重阐述各种心律失常、各种心电现象，共 32 章，是本书的重点、难点和精华所在；第三篇主要讲述先天性、后天性心脏病的病理生理改变与心电图表现的相关性及其特征，以及电解质紊乱、药物对心脏影响所产生的心电图改变，共 6 章；第四篇阐述有关心电学方面的特殊检查对评估心脏功能、预测心源性猝死的价值，以及规范心电图诊断报告、心电学论文撰写技巧和疑难病例精解，共 4 章。在撰写过程中，将不易理解和记忆的心脏电生理及血管分布等基础知识整合到各个章节中，与心电学相关知识有机地结合起来，有助于读者的理解和消化。

　　奉献经验、抛砖引玉、提高诊断水平，是我们教学医院心电工作者的职责。除了积极撰写文章在专业性杂志上发表、参与相关杂志的编审及浙江大学医学院举办的全国心电图提高班、浙江省心电教育中心培训班的教学外，出版一本图文并茂、条理清楚、内容翔实而精练的好书，也是本人追求的目标。只要读者领会本书的知识点并融会贯通、理解所提供的图片及掌握心律失常分析方法,在临床工作中一定会得心应手、没有攻克不了的疑难复杂的心电图！愿此书能对广大心电工作者、临床医生及爱好心电学的医学生有所帮助、有所裨益！

尽力追求完美、减少差错是我撰写此书的出发点和期盼。因本人才疏学浅、加上心电学理论性很强,书中难免会出现差错或疏漏,恳请广大读者批评指正,不胜感谢！

衷心感谢浙江省心电教育中心主任、原心电学杂志主编鲁端教授和心电学杂志副主编吴祥教授的指点和帮助,并为本书作序！衷心感谢香港王尧医生的真诚帮助！衷心感谢医院领导的支持和帮助！衷心感谢浙江大学生物医学工程与仪器科学学院叶树明、陈杭老师的热情资助！衷心感谢浙江大学出版社阮海潮主任的大力支持,并对本书进行逐字逐句审校和润色,并被他一丝不苟、严谨务实的作风所感动！衷心感谢杭州中大图文设计有限公司钱敏女士为本书精心加工图片、精心绘制梯形图解,给本书增色添辉！衷心感谢我的启蒙老师吴祥教授和浙江大学医学院附属第二医院心电图室原主任胡雅明老师的教诲！在此,谨向他们致以崇高的敬意和诚挚的感谢！

何方田

于浙江大学医学院附属邵逸夫医院

2010 年 1 月 2 日

目　录

第一篇　P、QRS、T、U 各波段正常值及其异常改变

第二篇　各种心律失常及其心电现象

第三篇　常见的心脏病、电解质紊乱及抗心律失常药物所致的心电图改变

第四篇　心电学中特殊检查、案例写作技巧及疑难心电图精解

第一篇

P、QRS、T、U 各波段正常值及其异常改变

　　本篇根据心电图波形产生的顺序着重讨论了各波段的心电图改变及其临床意义,包括窦性 P 波及其异常改变、异位 P 波、房性融合波、心房内差异性传导、PR 段偏移及 P-R 间期异常与 P-J 间期、正常 QRS 波群及其异常改变、与心源性猝死相关的波(J 波、Epsilon 波、Brugada 波及 Lambda 波)、正常 ST 段及其异常改变、正常 T 波及其异常改变、正常 Q-T 间期及其异常改变、正常 U 波及其异常改变,共 8 章。

第一章

窦性P波、异位P波及其异常改变

第一节 窦性P波及其异常改变

一、正常窦性P波

1. 心电图特征

(1)P波极性:在Ⅰ、Ⅱ导联直立,aVR导联倒置,V₁导联呈正、负双相或直立,V₅、V₆导联直立。

(2)P波时间:各导联P波时间<0.11s,两切迹的峰距<0.04s。

(3)P波振幅:Ⅱ、Ⅲ、aVF导联P波振幅<0.25mV或低电压时,其P波振幅小于同导联R波振幅的$\frac{1}{2}$,V₁导联P波正相波的振幅<0.15mV,V₅导联P波振幅<0.2mV。

(4)V₁Ptf值:又称为V₁导联P波负相终末电势,正常值<|−0.04mm·s|。

(5)P-P间期互差<0.16s。

2. 形成机制

窦性冲动优先地通过前、中结间束等心房内传导组织使心房肌除极产生P波,其除极方向从右前上向左后下除极,所形成的P波前$\frac{1}{3}$为右心房除极,后$\frac{1}{3}$为左心房除极,中$\frac{1}{3}$为左、右心房及房间隔同时除极。

二、电轴左偏型P波

1. 心电图特征

(1)Ⅰ、aVL导联P波直立,其振幅大于Ⅱ导联的P波。

(2)Ⅱ导联P波低平或正、负双相,Ⅲ、aVF导联P波呈正、负双相(Ⅲ导联P波可浅倒)。

(3)aVR导联P波浅倒或负、正双相。

(4)P波时间、振幅多正常。

(5)起卧活动后,Ⅱ、Ⅲ、aVF导联P波振幅明显增高。这反过来可证实电轴左偏型P波与起搏点起源于窦房结尾部有关(图1-1)。

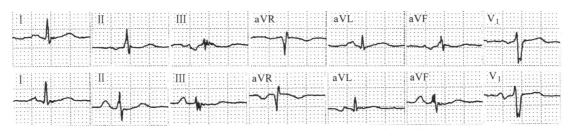

图1-1 健康体检者出现P波电轴左偏(下行系活动后记录)

2. 发生机制

(1)与窦房结起搏点的位置改变有关:窦房结头部的自律性较尾部高,且头部的冲动优先地通过前结间束下传心房,所形成的 P 波电轴多在+15°～+75°,故Ⅱ、Ⅲ、aVF 导联 P 波振幅最高。而尾部发放的冲动优先地通过中结间束下传心房,所形成的 P 波电轴多在+15°～-30°,此时Ⅰ、aVL 导联 P 波振幅高于Ⅱ导联。

(2)与心脏在胸腔的位置改变有关:当心脏在胸腔内发生顺钟向或逆钟向转位时,会影响心房除极所产生的 P 向量环的位置(正常 P 向量环位于左后下),进而影响各个导联 P 波的振幅甚至极性。

3. 鉴别诊断

主要与房性异位心律相鉴别。若 P 波在Ⅰ、aVL 导联直立,Ⅱ、aVF 导联呈负、正双相,Ⅲ导联浅倒,aVR 导联呈正、负双相,则为房性异位心律。

三、二尖瓣型 P 波

因该 P 波常见于风心病二尖瓣狭窄患者,故称为"二尖瓣型 P 波"。

1. 心电图特征

(1)P 波时间≥0.11s,呈双峰切迹,两峰距≥0.04s,多出现在Ⅱ、Ⅲ、aVF、V_3～V_6 等导联;若伴有 P 波电轴左偏,则出现在Ⅰ、aVL、V_5 等导联。

(2)V_1Ptf 值≥|-0.04mm·s|(多见于风心病二尖瓣狭窄患者)。

(3)P 波振幅正常(图 1-2)。

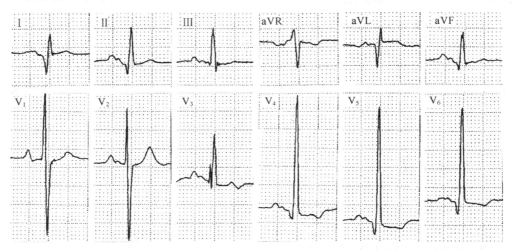

图 1-2　风心病、二尖瓣狭窄伴关闭不全患者,出现二尖瓣型 P 波及 V_1 导联 P 波高尖(提示双心房肥大)、
高侧壁及前侧壁异常 Q 波、左右胸前导联 QRS 波群高电压(提示双心室肥大)、前侧壁 ST-T 改变

2. 发生机制

当左心房扩大、肥大或房间束(Bachmann 束)、左心房内传导功能减低时,将导致左心房除极时间延长,从而使整个心房的除极时间也相应地延长。

3. 临床意义

(1)左心房负荷过重:主要见于早期风心病二尖瓣狭窄、左心房黏液瘤、急性左心衰竭等。

(2)左心房扩大或肥大:凡是能导致左心房负荷持续加重的病因,均可引起左心房扩大或肥大。主要见于风心病二尖瓣狭窄,也见于扩张型心肌病、高血压性心脏病等。

(3)不完全性左心房内传导阻滞或房间束(Bachmann 束)传导阻滞:多见于冠心病、心肌梗死、心肌炎及低钾血症等。

（4）左心房扩大合并左心房内传导阻滞：左心房扩大易损伤心房内传导组织，引起心房内传导阻滞，导致 P 波时间明显延长（＞0.14s）。

（5）易发生各种房性心律失常：左心房负荷长期过重，导致左心房扩大或肥大，继而牵拉和损伤心房内传导组织，引起心房内异位起搏点自律性增高、折返现象或触发活动，诱发多源性房性早搏、短阵性房性心动过速、心房扑动或心房颤动等。

四、肺型 P 波

因该 P 波常见于慢性肺心病患者，故称为"肺型 P 波"。

1. 心电图特征

（1）P 波形态高尖：在 Ⅱ、Ⅲ、aVF 导联 P 波振幅≥0.25mV，V_1、V_2 导联 P 波振幅≥0.15mV。

（2）低电压时，P 波振幅≥同导联 R 波振幅的 $\frac{1}{2}$。

（3）P 波时间多正常。

（4）部分患者 V_1Ptf 值≥|－0.04mm·s|，但 V_1 导联 P 波负相波表现为深而窄（图1-3）。

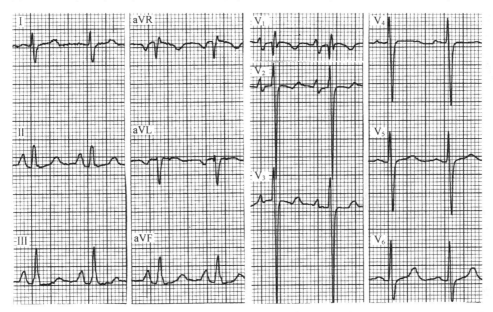

图1-3　慢性支气管炎、肺心病患者出现肺型 P 波、V_1Ptf 绝对值增大及右心室肥大（V_4～V_6 导联定准电压 5mm/1mV）

2. 发生机制

因右心房除极比左心房早，且较早结束除极，故右心房扩大、肥大或右心房内传导功能减低时，其除极时间虽然有所延长，但大多不至于延长到左心房除极结束之后。因此，整个心房除极时间并不延长，但因其除极时所产生的向右前向量增大，故出现 P 波高尖。

3. 临床意义

（1）右心房负荷过重：见于急性右心衰竭、早期肺动脉高压、甲状腺功能亢进、急性支气管炎、肺部炎症及长期吸烟者等。

（2）右心房扩大或肥大：凡是能导致右心房负荷持续加重的病因，均可引起右心房扩大或肥大。主要见于肺心病、先心病（如法洛四联症、房间隔缺损等）等。

（3）不完全性右心房内传导阻滞：多见于冠心病、心肌梗死、心肌炎及低钾血症等。

（4）右心房扩大合并右心房内传导阻滞。

（5）颅内血肿、肿瘤亦可出现肺型 P 波。

（6）交感神经兴奋性增高。

（7）易发生各种房性心律失常，如多源性房性早搏、短阵性房性心动过速、心房扑动或心房颤动等。

五、先心型P波

因该P波常见于先心病患者，故称为"先心P波"。

1. 心电图特征

（1）P波形态高尖：在Ⅱ、Ⅲ、aVF导联P波振幅≥0.25mV，V_1、V_2导联P波振幅≥0.15mV，V_5导联P波振幅≥0.2mV（图1-4）。

（2）P波时间多正常，但右心房显著扩大者，其除极时间将会明显延长，甚至延长至左心房除极结束之后，此时P波时间可≥0.12s。

2. 临床意义

（1）右心房负荷过重。

（2）右心房扩大或肥大。

（3）易发生各种房性心律失常。

（4）当P波时间≥0.12s时，易误诊为双心房肥大。

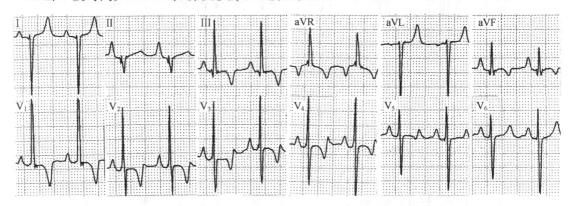

图1-4　先心病、法洛四联症患者，出现右心房、右心室肥大

六、交感型P波

交感神经兴奋时，如运动、紧张等因素引起心率显著增快，可使原正常的P波，其振幅明显增高，出现类似"肺型P波"特点，称为交感型P波。系交感神经兴奋引起心房肌除极速度加快，导致右、左心房除极同步化，两者同时除极的部分叠加后使P波振幅明显增高。心率减慢后，P波形态、振幅均恢复正常（图1-5）。

七、巨大型P波

凡是P波时间≥0.11s、振幅≥0.25mV者，称为巨大型P波。

1. 心电图特征

（1）P波振幅增高：在Ⅱ、Ⅲ、aVF导联P波振幅≥0.25mV，V_1、V_2导联P波振幅≥0.15mV。

（2）P波时间延长：P波时间≥0.11s，呈双峰切迹，两峰距≥0.04s，一般在Ⅰ、Ⅱ、aVF、$V_3 \sim V_6$导联增宽最明显。

（3）V_1Ptf值多≥|−0.04mm·s|（图1-6）。

2. 临床意义

（1）双心房负荷过重：严重的先心病患者，开始有左向右分流；当肺动脉压力大于左心室压力时，则出现右向左分流，引起左、右心房负荷过重。

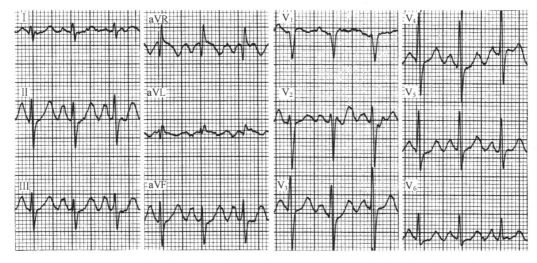

图 1-5 平板运动试验患者出现窦性心动过速、交感型 P 波、假性电轴左偏（−90°）

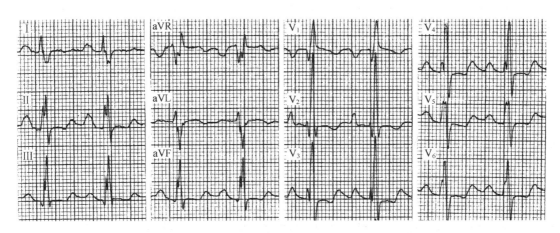

图 1-6 先心病、房间隔缺损、二尖瓣狭窄患者出现巨大型 P 波（提示
双心房肥大）、完全性右束支传导阻滞、前侧壁轻度 ST 段改变

（2）双心房扩大或肥大：左、右心房负荷持续过重，势必引起左、右心房扩大或肥大。见于风心病二尖瓣狭窄或伴关闭不全、扩张型心肌病及先心病（如室间隔缺损、动脉导管未闭）等。

（3）右心房扩大合并左心房内传导阻滞。

（4）左心房扩大合并右心房内传导阻滞。

（5）不完全性左、右心房内传导阻滞。

（6）右心房显著扩大：当右心房显著扩大时，右心房除极时间明显延长，甚至延长至左心房除极结束后，表现为 P 波振幅增高及时间增宽，酷似双心房扩大。见于严重的肺动脉高压、Ebstein 畸形（先天性三尖瓣下移综合征）的部分患者。

（7）易发生各种房性心律失常。

八、间歇性 P 波改变

窦性心律时，其 P 波形态、振幅呈间歇性改变，见于间歇性心房内传导阻滞、P 波电交替、窦房结头部与尾部交替性或间歇性发放冲动等。

（1）间歇性心房内传导阻滞：在 P-P 间期基本规则时，间歇性出现正常 P 波、肺型 P 波或（和）二尖瓣型 P 波（图 1-7、图 1-8）。

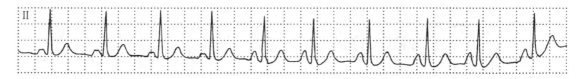

图 1-7　风心病、二尖瓣狭窄患者出现二尖瓣型 P 波（左心房肥大所致）
和肺型 P 波（间歇性右心房内传导阻滞所致）

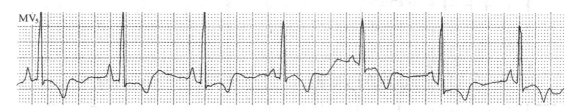

图 1-8　冠心病患者间歇性出现不完全性右心房内传导阻滞引起一过性肺型 P 波、ST-T 改变

（2）频率依赖性心房内传导阻滞：肺型 P 波、二尖瓣型 P 波的出现与窦性频率的快、慢有关。若心率增快时出现，则称为 3 相性或快频率依赖性右心房或左心房内传导阻滞；若心率减慢时出现，则称为 4 相性或慢频率依赖性右心房或左心房内传导阻滞（图 1-9）。

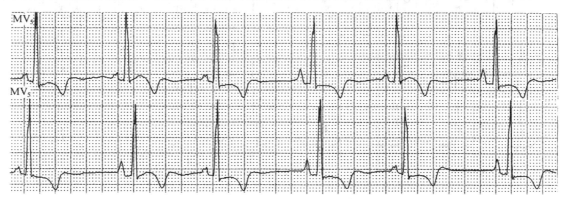

图 1-9　MV₅ 导联连续记录，显示 4 相性右心房内传导阻滞
引起一过性肺型 P 波、ST-T 改变（与图 1-8 系同一患者）

（3）右心房内文氏现象：当 P-P 间期规则时，出现 P 波振幅由正常→较高尖→高尖→正常，周而复始有规律地改变。

（4）左心房内文氏现象：当 P-P 间期规则时，出现 P 波时间由正常→稍增宽→明显增宽→正常，周而复始有规律地改变。

九、右位心型 P 波

心电图上具有特征性改变的是镜像右位心，有以下 5 个特征：

（1）Ⅰ 导联上 P-QRS-T 波群均倒置，呈正常者的倒像。

（2）Ⅱ 与Ⅲ 导联，aVR 与 aVL 导联图形互换，aVF 导联图形不变。

（3）V₁～V₆ 导联 R 波振幅逐渐降低而 S 波则相对变深（图 1-10A）。

（4）加做 V₃R、V₄R、V₅R、V₆R 导联，其 R 波、T 波振幅逐渐增高或者以 V₄R、V₅R 导联最高。

（5）左、右手导联线反接，胸前导联以 V₂、V₁、V₃R、V₄R、V₅R、V₆R 导联方式检查，将会显露心电图的真面目（图 1-10B）。

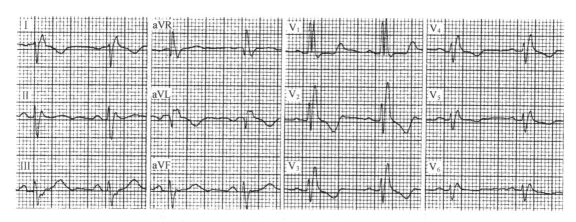

图 1-10A　右位心型 P 波、完全性右束支传导阻滞（正常连接的十二导联）

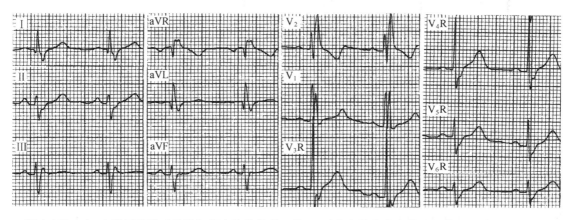

图 1-10B　左、右手导联线反接及加做右胸前导联记录，显示完全性右束支传导阻滞、电轴左偏（−35°）

十、房间隔阻滞型 P 波

房间隔阻滞型 P 波是指 Ⅱ、Ⅲ、aVF 导联 P 波呈正、负双相伴时间≥0.12s。见于不完全性左心房内传导阻滞伴左心房逆行传导，是一种特殊类型的心房内传导阻滞。表现为窦性冲动在左心房内除极不仅延缓，还从左心房下部向上部除极，形成终末负相 P 波，系上房间束（Bachmann 束）传导完全阻滞所致（图 1-11）。

1. 心电图特征

（1）Ⅱ、Ⅲ、aVF 导联 P 波呈正、负双相。

（2）P 波时间≥0.12s。

（3）P 波前半部分与后半部分的 P 环电轴夹角常＞90°。

（4）心内电生理检查时，心房除极顺序为高位右心房→低位右心房→低位左心房→高位左心房。

2. 鉴别诊断

需与窦性 P 波电轴左偏相鉴别。两者虽然均表现为 Ⅱ、Ⅲ、aVF 导联 P 波呈正、负双相，但后者 P 波时间正常，活动后 P 波转为直立，可资鉴别。

3. 临床意义

（1）出现房间隔阻滞型 P 波是左心房扩大或肥大非常特异的征象，同时意味着上房间束传导完全阻滞。

（2）具有较高的快速性房性心律失常发生率，尤其是心房扑动。

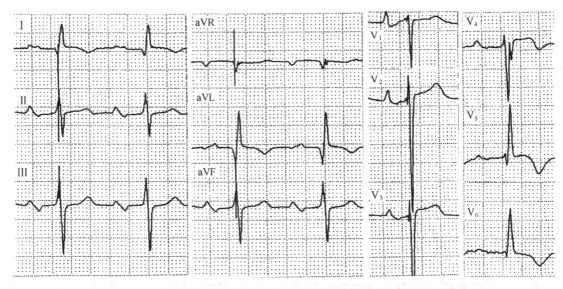

图 1-11　扩张型心肌病患者出现正负双相型 P 波（上房间束传导阻滞所致）、右心房肥大、一度房室传导阻滞，提示房室结内双径路传导（P-R 间期 0.24、0.31s）、左前分支阻滞、伪室性融合波（心室起搏脉冲落在 QRS 波群中）、前壁 r 波振幅逆递增（$r_{V_2} > r_{V_3} > r_{V_4}$）、高侧壁异常 Q 波、高侧壁及前侧壁 ST-T 改变

十一、游走性 P 波

（1）窦房结内游走节律：起搏点在窦房结头、体、尾部游走不定引起 P 波形态、频率改变者。其心电图特征为：①P 波极性一致，振幅由高→低或由低→高周期性改变，但不出现逆行 P⁻波，时间多正常；②P-P 间期互差＞0.16s，P 波振幅较高时，其 P-P 间期较短，P 波振幅逐渐减低时，其 P-P 间期又逐渐延长；③P-R 间期多固定（图 1-12）。

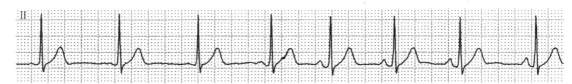

图 1-12　窦房结内游走节律

（2）窦房结至心房内游走节律：起搏点在窦房结头、体、尾部直至心房下部游走不定引起 P 波形态、极性和频率改变者。其心电图特征为：①P 波极性有直立和倒置两种，振幅由高→低→浅倒→倒置或由倒置→浅倒→低→高周期性改变；②P-P 间期不规则，P 波振幅较高时，其 P-P 间期较短，P 波振幅逐渐减低时，其 P-P 间期又逐渐延长；③P-R 间期大多固定（图 1-13）。

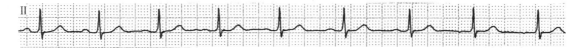

图 1-13　窦房结至心房内游走节律（但不能排除非阵发性房性心动过速伴不同程度的房性融合波）

十二、P 波低电压

常规十二导联 P 波振幅均＜0.1mV，称为 P 波低电压或振幅降低。

1. 心电图特征

（1）所有导联 P 波振幅均＜0.1mV。

(2)QRS 波群低电压(肢体导联 QRS 波幅<0.5mV 或胸前导联 QRS 波幅<1.0mV)。

(3)T 波低平或倒置,Q-T 间期延长。

(4)可出现过缓性心律失常及各种传导阻滞。

2. 临床意义

(1)冲动起源于窦房结尾部。

(2)广泛而严重的心房肌纤维化。

(3)甲状腺功能减退。

(4)过度肥胖、大量心包积液或左侧气胸。

(5)高钾血症,随着血钾浓度逐渐增高,P 波振幅逐渐减小直至消失。

(6)心房梗死。

十三、P 波电交替

1. 心电图特征

(1)P-P 间期、P-R 间期均必须固定,以确保是同一起搏点的激动,多见于窦性节律。

(2)交替出现两种形态的窦性 P 波,其振幅互差≥0.1mV,时间可有轻度互差。

(3)两种形态 P 波的极性一致,其额面 P 环电轴指向左下。

(4)这两种 P 波形态的改变与呼吸、伪差等心外因素无关(图 1-14)。

(5)可伴有 QRS 波幅、ST 段、T 波、U 波电交替现象。

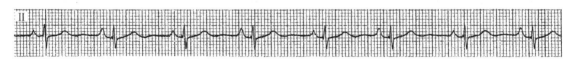

图 1-14 P 波电交替现象

2. 发生机制

(1)心房内特殊传导组织或某部分心房肌传导障碍,导致交替性心房内传导阻滞。

(2)心房肌缺血致跨膜动作电位复极 2 相、3 相发生交替性改变或心房肌不应期长、短交替性改变,导致交替性心房肌除极异常。

(3)窦房结头部与尾部交替性发放冲动,此时其 P-P 间期略有互差。

(4)窦房交接区双径路(双出口)交替传导,导致心房除极顺序发生改变。

(5)左、右心房起搏点等频性交替性发放冲动,形成双源性房性心律,或窦房结与心房异位起搏点交替性发放冲动。严格地说,这两种情况不属于 P 波电交替范畴内。

3. 临床意义

(1)这是一种罕见的心电现象,多见于器质性心脏病,如心房梗死、心房负荷过重、心房扩大及心房肌严重缺血等,常提示心房病变严重而广泛,是一种预后不良的征象,死亡率较高。

(2)这是心房肌严重缺血、心电不稳定的表现,易发生各种房性心律失常。

十四、P 波缺失

(一)一过性窦性 P 波缺失

1. 窦性停搏

(1)心电图特征:①长 P-P 间期与短 P-P 间期之间无倍数关系;②长 P-P 间期>1.80～2.0s(白天 1.80s,夜间 2.0s)或长 P-P 间期大于短 P-P 间期的 1.5 倍(图 1-15)。

(2)临床意义:①心源性窦房结功能障碍:又称为原发性病窦综合征,多由器质性心脏病所致;②外源性窦房结功能障碍:又称为继发性病窦综合征,多由心脏活性药物、迷走神经张力显著增高、

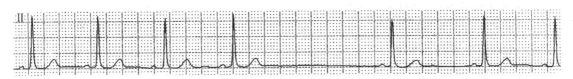

图 1-15　窦性心律不齐、窦性停搏

低温、高钾血症、重度颅脑损伤等心外因素所致,以前两者影响最为重要;③特发性窦房结功能障碍:经多种检查无法明确病因,又无心脏病基础者。

2. 窦房传导阻滞

(1)二度Ⅰ型窦房传导阻滞:P-P 间期逐渐缩短直至出现 1 个长 P-P 间期,长 P-P 间期小于任何短 P-P 间期的 2 倍,P-P 间期呈"渐短突长"规律,周而复始。

(2)二度Ⅱ型窦房传导阻滞:长 P-P 间期为短 P-P 间期的 2~3 倍(图 1-16)。

(3)高度~几乎完全性窦房传导阻滞:长 P-P 间期≥4 倍的短 P-P 间期。

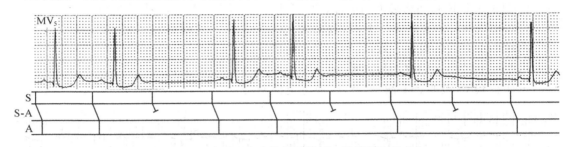

图 1-16　二度Ⅱ型窦房传导阻滞、ST 段呈缺血型改变

3. 窦房结节律超速抑制现象

见于短阵性房性心动过速、阵发性心房扑动、心房颤动或阵发性室上性心动过速等快速性异位心律终止后对窦房结节律的超速抑制。异位节律的频率愈快、持续时间愈长、窦房结功能愈差者,则窦性节律恢复所需的时间愈长(图 1-17)。

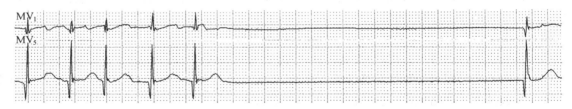

图 1-17　阵发性不纯性心房扑动终止后出现短暂性全心停搏、过缓的房室交接性逸搏

4. 窦性节律被重整或干扰性窦房分离

下级起搏点自律性增高,如加速的房性逸搏心律、加速的房室交接性逸搏心律等异位冲动逆传窦房结使其节律连续重整或与窦性冲动在窦房交接区产生连续干扰形成不完全性干扰性窦房分离。

(二)较长时间窦性 P 波缺失

(1)窦性停搏:基本节律可为房性、房室交接性、室性逸搏心律或人工起搏心律等。

(2)三度窦房传导阻滞。

(3)窦-室传导:见于高钾血症,血钾恢复正常后,将出现窦性 P 波。

(4)阵发性室上性心动过速、阵发性心房扑动及心房颤动发作期间。

(5)加速的房性逸搏心律、加速的房室交接性逸搏心律等异位冲动持续重整窦性节律,形成假性窦性停搏或与窦性冲动在窦房交接区产生连续干扰形成干扰性窦房分离(假性三度窦房传导阻滞)。

(三)永久性窦性 P 波缺失

1. 永久性三度窦房传导阻滞

2. 永久性窦性停搏

3. 永久性心房颤动

4. 隐匿性窦性心律

(1)概念:指常规心电图中始终未见窦性 P 波,但经心房内或食管内心电图能记录到窦性 P 波一种少见的心电现象。

(2)心电图特征:①常规心电图始终未见心房电活动波,如 P 波、P⁻波、F 波或 f 波;②QRS 波形正常或显示心室肥大、束支阻滞等图形,R-R 间期符合窦性心律标准;③做心房内或食管内心电图时,可见 QRS 波群之前有 A 波或窦性 P 波,两者具有相关性。

5. 心房静止

(1)概念:指心房肌因严重而广泛的不可逆损害,导致心房肌应激性丧失使其永久不能除极。

(2)心电图特征:①体表心电图、食管心电图、心房内心电图均未见 P 波或 A 波;②对心房肌进行电刺激时仍未见心房电活动;③X 线胸透、超声心动图检查亦未见心房肌收缩活动;④QRS 波形正常,基本节律起源于房室交接区。

(3)临床意义:①多见于器质性心脏病;②偶见于先天性心房肌应激功能异常。

十五、窦性早搏

1. 心电图特征

(1)提早出现的 P′波形态与同导联的窦性 P 波一致或略异。这取决于该早搏起搏点的位置、传出途径与窦性激动是否一致。

(2)呈等周期代偿,即 P′-P 间期等于窦性 P-P 间期。

(3)P′波下传的 P′-R 间期正常或呈干扰性 P′-R 间期延长,QRS 波形正常或伴心室内差异性传导。

(4)偶联间期固定者,为折返型早搏;若偶联间期不等,两异位搏动之间相等或有一最大公约数,则为并行心律型早搏;否则为异位自律性增高型早搏(图 1-18)。

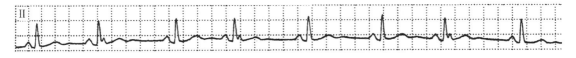

图 1-18　舒张晚期窦性早搏,呈二、三联律

2. 临床意义

(1)窦性早搏的出现,改变了早搏都是由异位起搏点发放冲动的观念,早搏也可发生在正常起搏点内。

(2)可以是功能性的,由心外因素所致;也可以是器质性的,由器质性心脏病所致。

十六、窦性逸搏

1. 心电图特征

(1)在两阵快速或较快速异位性心动过速终止后间歇期内,略为延迟出现 1～2 次窦性搏动,其 P 波形态与正常窦性 P 波一致。

(2)若逸搏周期 0.60～1.0s,频率 60～100 次/min,则称为窦性逸搏;若逸搏周期>1.0s,频率

＜60次/min，则称为过缓的窦性逸搏。

（3）若连续出现≥3次窦性逸搏，则称为窦性逸搏心律，亦称为正常的窦性心律。

2．临床意义

（1）窦性逸搏的出现，仍标志着窦房结有正常的起搏功能，出现窦性逸搏是由于下级起搏点发放快速或较快速激动后又突然终止所致。若异位节律点得到控制后，将自然恢复正常的窦性心律。

（2）过缓的窦性逸搏常见于窦房结自律性降低或病窦综合征患者，转复为窦性心律后，可出现窦性停搏。

十七、窦性回波及窦房交接性早搏

严格地说，窦性回波及窦房交接性早搏不属于窦性P波的范畴，但因其P波形态与窦性P波一致或相似，故放在此处讨论。

1．窦性回波

（1）发生机制：窦房结及其周围组织的电生理功能和房室结有一定的相似性，细胞间的不应期和传导性均存在明显差异，窦房结及窦房交接区可分离为两条传导功能不同的径路。适时的房性早搏由一条径路逆传侵入窦房结，再经另一条径路传出，再次激动心房，形成窦性回波。在房性早搏后，产生P′-P₃-P₄序列，其中P₃为窦性回波，P₄为房性早搏重整窦性节律后窦性所发放的第1个激动，上述P′-P₃-P₄序列中的P₃-P₄间期小于窦性P₁-P₂间期（图1-19）。

（2）心电图特征：①适时的房性早搏（P′波）或有逆传心房的房室交接性早搏、室性早搏后，紧跟1个与窦性P波（P₁、P₂、P₄）形态相同的P波（P₃）；②窦房折返周期P′-P₃间期＜P₁-P₂间期；③房性早搏的偶联间期多在0.25～0.46s之间，方能引起窦性回波P₃；④P₂-P₃间期不等于P₁-P₂间期，可排除P′波为间位型房性早搏；⑤P₃-P₄间期＜P₁-P₂间期，可排除P′、P₃波为成对房性早搏（图1-19）。

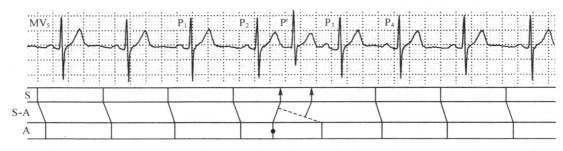

图1-19　房性早搏诱发窦性回波

2．窦房交接性早搏

（1）提早出现的P′波形态与窦性P波一致或略异。这取决于该早搏激动下传途径与窦性激动是否一致、心房除极顺序有无改变。

（2）可呈次等周期、等周期代偿或不完全性代偿间歇。这取决于窦房交接性早搏逆传重整窦性节律所需时间与前传激动心房所需时间差值的多少和窦房结节律的稳定性。在窦性节律规则时，当逆传重整窦性节律先于前传激动心房，且两者时间差刚好为窦房传导时间，则呈等周期代偿（图1-20A），与窦性早搏难以鉴别；当逆传重整窦性节律明显先于前传激动心房，则呈次等周期代偿（图1-20B）；反之，当前传激动心房明显先于逆传重整窦性节律，则呈不完全性代偿间歇（图1-20C），与房性早搏难以鉴别。故只有呈次等周期代偿时方能诊断。

（3）P′波下传的P′-R间期正常或伴干扰性P′-R间期延长，QRS波形正常或伴心室内差异性传导。

（4）偶联间期多固定（图1-21）。

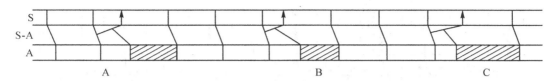

图 1-20 窦房交接性早搏出现 3 种代偿间歇的梯形图解模式

（图 A:等周期代偿;图 B:次等周期代偿;图 C:不完全性代偿间歇）

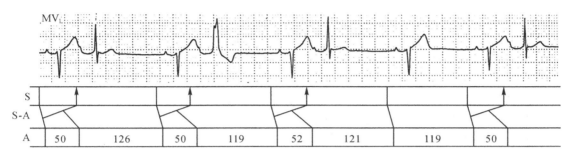

图 1-21 窦房交接区折返性早搏伴心室内差异性传导(呈左中隔支阻滞型及右束支阻滞型)

第二节 异位 P 波

一、逆行 P⁻ 波

1. 基本概念

起源于心房下部、房室交接区或心室异位激动逆传心房时所产生的 P 波极性与窦性 P 波刚好相反,称为逆行 P⁻ 波,常用 P⁻ 表示。

2. 心电图特征

（1）P⁻ 波在 Ⅱ、Ⅲ、aVF 导联倒置,aVR 导联直立。

（2）根据 P⁻-R 间期的长短来判断异位起搏点的位置:若 P⁻-R 间期 $\geqslant 0.12s$,则起源于心房下部（图 1-22）;若 P⁻-R 间期 $< 0.12s$,则起源于房室交接区（图 1-23）。

（3）若逆行 P⁻ 波位于 QRS 波群之后,则根据 R-P⁻ 间期的长短、QRS 波形的特征来判断异位起搏点的位置:若 R-P⁻ 间期 $\leqslant 0.16s$,QRS 波形正常,则起源于房室交接区;若 R-P⁻ 间期 $> 0.16s$,QRS 波群宽大畸形,则起源于心室。

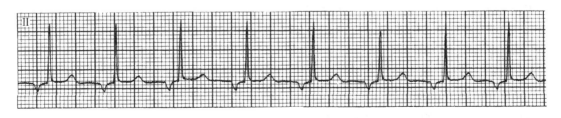

图 1-22 加速的房性逸搏心律(起源于心房下部,其 P⁻-R 间期 0.14s,频率 92 次/min)

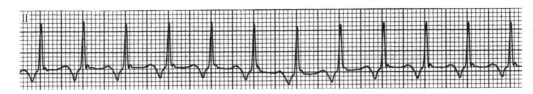

图 1-23 男性患者发生心动过速半年余,提示持续性房室交接性心动过速(P⁻-R 间期 0.10s,频率 150 次/min)

二、正相逆行 P⁻波

1. 基本概念

起源于房室交接区或心室异位激动逆传心房时所产生的逆行 P⁻波,在 Ⅱ、Ⅲ、aVF 导联呈直立 P 波,称为正相逆行 P⁻波。

2. 心电图特征

(1)房室交接性心律伴正相逆行心房夺获。

(2)房室交接性或室性心律不齐时,在其 QRS 波群后面始终跟随与 R 波有固定关系的正相 P 波。

(3)与 P-R 间期延长到某临界值相关联的提早出现的正相 P 波或(和)反复性心动过速(图 1-24)。

(4)预激综合征时,出现正相 P 波的反复性心动过速。

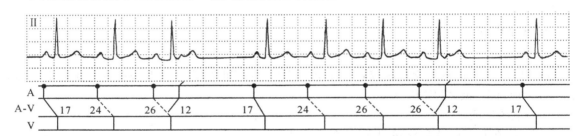

图 1-24 房室结双径路传导伴慢径路文氏现象及正相逆行 P⁻波(引自郑莹)

3. 发生机制

心房内的特殊传导纤维,如结间束、James 束(大部分由后结间束组成,少部分由前、中结间束组成)及 Kent 束的存在为正相逆行 P⁻波的解释提供了解剖学基础。当起源于房室交接区或心室异位激动经房室正道逆传受阻时,可从 James 束或从出口处位于心房上部的 Kent 束逆传,使心房除极顺序与窦性激动相似而出现直立 P 波,或房室交接区激动优先通过前结间束快速逆行到房间束和窦房交接区先激动心房上部,使心房除极顺序与窦性激动相似,也可出现直立 P 波。

三、房性早搏

1. 心电图特征

(1)提早出现的 P′波形态与窦性 P 波不一致,有时 P′波重叠在 T 波上使 T 波变形。不论其后是否跟随 QRS-T 波群,均可作出房性早搏的诊断。

(2)多呈不完全性代偿间歇,舒张晚期的房性早搏可出现完全性代偿间歇。

(3)发生在收缩中、晚期及少数舒张早期的房性早搏,将出现各种房室干扰现象,如呈阻滞型、房室结内隐匿性传导、干扰性 P′-R 间期延长及心室内差异性传导,其中前两者称为房性早搏未下传(图 1-25)。

(4)若 P′波形态不一致而偶联间期相等,则为多形性房性早搏;若 P′波形态及偶联间期均不相同,则为多源性房性早搏。

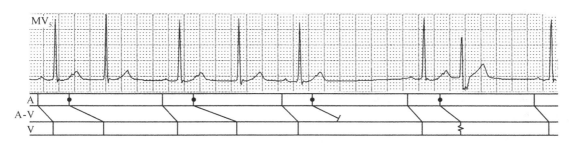

图 1-25　房性早搏二联律伴房室干扰现象（P'波未下传、干扰性 P'-R 间期延长及心室内差异性传导），
其中最后 1 个房性早搏下传的 P'-R 间期明显缩短，可能与房室结 2 相超常期传导有关

2. 临床意义

（1）功能性房性早搏：由心外因素所致。

（2）器质性房性早搏：由器质性心脏病所致。

（3）药物性房性早搏：由各种药物过量或毒副作用所致。

四、房性逸搏

1. 心电图特征

（1）在两阵窦性心律或两阵异位心律之间，延迟出现 1～2 次 P'波或 P'-QRS-T 波群，P'波形态
与窦性 P 波不同。若 P'波形态一致，则为单源性房性逸搏；若 P'波呈两种形态，则为双源性房性逸
搏（图 1-26）；若 P'波呈 3 种或 3 种以上形态，则称为多源性房性逸搏。

（2）若逸搏周期 1.0～1.20s，频率 50～60 次/min，则称为房性逸搏；若逸搏周期＞1.20s，频率
＜50 次/min，则称为过缓的房性逸搏；若逸搏周期 0.60～1.0s，频率 61～100 次/min，则称为加速
的房性逸搏。

（3）P'-R 间期、QRS 波形与窦性一致。有时房性逸搏 P'波刚出现时，又发生了房室交接性逸
搏或室性逸搏，则 P'-R 间期＜0.12s，P'波被干扰而未能下传。

（4）有时可见延迟出现的 P'波与窦性 P 波相融合，而成为房性融合波。

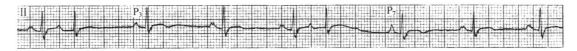

图 1-26　折返型房性早搏后出现双源性房性逸搏（P₃、P₇），但不能排除窦性 P 波伴非时相性心房内差异性传导

2. 房性逸搏的定位诊断（见第十一章第四节房性早搏的定位诊断）

3. 临床意义

房性逸搏及其逸搏心律的出现，表明心脏有潜在的起搏能力，它本身并无重要临床意义，主要
取决于原发性心律失常。而加速的房性逸搏及其逸搏心律的出现，若不伴有窦性节律竞争，则说明
窦房结自律性降低，部分见于器质性心脏病，如冠心病、病窦综合征等，部分则无器质性心脏病。若
伴有窦房结-心房节律竞争，则见于心肌炎、急性心肌梗死、洋地黄中毒、心脏手术等。

第三节　房性融合波

1. 基本概念

发自心脏两个节律点的冲动从不同方向同时进入心房，且各自激动了心房的一部分，此时所形
成的 P 波称为房性融合波。房性融合波是心房内绝对干扰所致。

2. 心电图特征

（1）房性融合波的形态介于其他两种 P 波之间，视融合程度不同，其形态可以多变。

（2）房性融合波出现的时间必须是两个节律点冲动同时或几乎同时出现的时间。

3. 房性融合波的类型

（1）窦性 P 波与房性 P′波之间的融合：该 P′波可以是舒张晚期房性早搏、房性逸搏或人工心房起搏搏动等。

（2）窦性 P 波与逆行 P⁻波之间的融合：该逆行 P⁻波可以是起源于心房下部、房室交接区或心室异位搏动逆传心房时产生（图 1-27）。

（3）心房内两个异位 P′波之间的融合：心房内有两个异位起搏点几乎同时发放冲动，各自激动了心房的一部分。见于双重性房性并行心律、多源性房性早搏、多源性房性心动过速等。

（4）房性异位 P′波与逆行 P⁻波之间的融合。

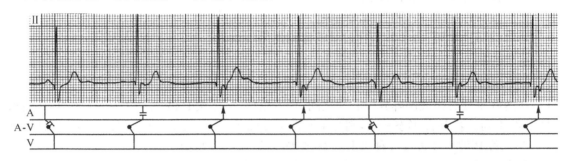

图 1-27　窦性心动过缓、房室交接性逸搏心律及房性融合波

4. 鉴别诊断

主要与心房分离时所出现的重叠波相鉴别，即心房分离时所产生的低小 P′波重叠在主导节律所产生的 P 波不同部位上。两者是重叠而不是融合（详见第十九章第三节局限性完全性心房内传导阻滞）。

第四节　心房内差异性传导

一、时相性心房内差异性传导

1. 心电图特征

（1）提早出现变形的 P、P′或 P⁻波，不能用其他原因解释者。

（2）窦性早搏伴心房内差异性传导：窦性早搏的 P 波形态与其他窦性 P 波形态不同。

（3）房性早搏伴心房内差异性传导：房性早搏的 P′波形态明显畸形，可呈肺型 P 波或二尖瓣型 P 波特点（图 1-28）。

（4）房室交接性早搏或室性早搏逆传心房时伴心房内差异性传导：逆行 P⁻波形态明显畸形，通常是 P⁻波倒置加深或增宽呈反向"二尖瓣型 P 波"。

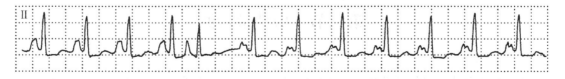

图 1-28　房性早搏伴心房内差异性传导、间歇性不完全性左右心房内传导阻滞、ST 段改变

2. 发生机制

时相性心房内差异性传导(简称心房内差异性传导)系心房内相对干扰所致,主要与冲动过早出现遇及心房内传导组织(如结间束、Bachmann 束)和心房肌相对不应期有关。

3. 临床意义

因心房内传导组织、心房肌不应期均较短,一般情况下极少发生心房内差异性传导。一旦出现,则意味着心房有病变,多见于器质性心脏病患者。

二、非时相性心房内差异性传导

1. 心电图表现

(1)房性早搏、短阵性房性心动过速或能逆传心房的房室交接性早搏、室性早搏代偿间歇之后,出现 1 个或连续数个窦性 P 波形态发生改变。

(2)变形的 P 波又是窦性 P 波应出现的位置,且多次重复出现(图 1-29)。

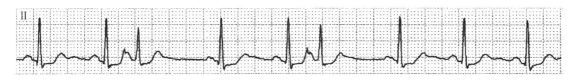

图 1-29　折返型房性早搏后出现非时相性心房内差异性传导、轻度 ST 段改变

2. 发生机制

(1)早搏在心房传导组织内发生隐匿性传导:由于结间束、房间束的不应期不一致,早搏在逆传窦房结时,可在窦房交接区内产生隐匿性折返,并隐匿性地激动了结间束、房间束,使其产生新的不应期,影响下一个窦性激动的正常除极,导致 P 波形态改变。

(2)心房内 4 相性传导阻滞:早搏产生较长的代偿间歇,结间束或房间束发生 4 相性传导阻滞。

3. 鉴别诊断

应注意与窦房结内游走节律、窦房结至心房内游走节律、房性逸搏及房性融合波相鉴别。

4. 临床意义

见于器质性心脏病患者。常出现在心力衰竭患者,具有病理意义。

第二章

PR 段偏移和 P-R 间期异常及 P-J 间期

第一节　PR 段偏移

心房除极结束后至心室开始除极前,有一段无电位差的等电位线,称为 PR 段,通常以 TP 段的延长线作为基线。PR 段常受 Ta 波的影响,可呈下斜型压低(≤0.08~0.1mV)或抬高(≤0.05mV)。

1. 心电图特征

在 P 波明显的导联出现 PR 段压低(>0.08~0.1mV)或抬高(>0.05mV),特别是呈水平型压低时,则属异常改变,对心房梗死、急性心包炎、心房损伤等有较大的诊断价值(图 2-1)。

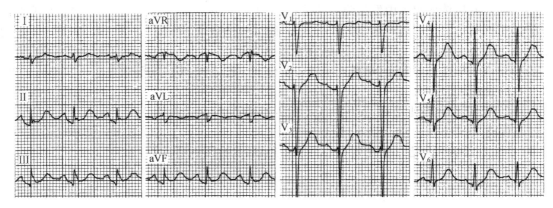

图 2-1　急性心包炎患者出现窦性心动过速、肢体导联 QRS 波群低电压倾向、PR 段压低

2. 临床意义

(1)心房梗死:单纯性心房梗死罕见,多与心室梗死并存,常伴发快速性房性心律失常。

(2)急性心包炎:PR 段偏移可能是急性心包炎最早出现的心电图异常,甚至是唯一可见的心电图改变,具有较高的特异性。

(3)心房肌劳损、心房外伤。

(4)心房肥大或扩大。

第二节　P-R 间期异常改变

一、P-R 间期测量方法

12 导联同步记录时,以最早的 P 波起点至最早的 QRS 波群起点的间距作为 P-R 间期。若是 3 导联同步记录或单导联记录时,则选取 2~3 个 P 波最清晰、最宽大且有明显 Q 波(或 q 波)的"半正交"导联,如Ⅱ、Ⅲ、V_1(V_5)或Ⅰ(aVL)、aVF、V_2(V_5)(P 波电轴左偏时),按 P-R 间期最长者计算。其正常值为 0.12～0.20s。

二、P-R 间期缩短

1. 基本概念

P-R 间期缩短仅指窦性 P 波、直立的房性异位 P'波的 P(P')-R 间期≤以下最低值:3 岁以下 0.08s,4～16 岁 0.10s,16 岁以上 0.11s。多表现为 PR 段缩短。

2. 常见原因

(1)L-G-L 综合征。

(2)W-P-W 综合征。

(3)测量误差和年龄因素:少年儿童的房室结发育尚未完全,具有较快的传导功能。

(4)交感神经张力增高和心率增快:如发烧、运动、甲状腺功能亢进等因素可导致房室结的不应期缩短,传导速度加快。

(5)药物影响:如阿托品、肾上腺素、异丙基肾上腺素、洋地黄、糖皮质激素等均可加速房室传导。

(6)房室结加速传导现象:解剖学上较小的房室结、房室结发育不良、房室结内残存具有较快传导功能的特殊组织。

(7)正常的个体差异:成人短 P-R 间期并不一定反映传导异常。有报告显示,正常人群中 P-R ≤0.11s 和≥0.21s 者各占 2%,≤0.09s 和≥0.24s 者各占 0.6%、0.8%。

(8)部分孕妇常出现短 P-R 间期(图 2-2)。

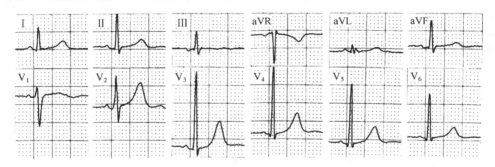

图 2-2 孕妇(妊娠 34 周)出现短 P-R 间期

(9)等频性干扰性房室分离时出现钩拢现象,常引起假性的短 P-R 间期(图 2-3)。

(10)部分室性融合波:室性异位搏动与窦性搏动在心室内融合出现 1 个或数个较短的 P-R 间期。

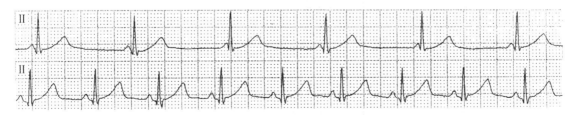

图 2-3 上行显示窦性心动过缓、房室交接性逸搏心律、等频性干扰性
房室分离引起房室钩拢现象及伪短 P-R 间期(下行系活动后记录)

3. L-G-L 综合征

窦性激动通过 James 束下传心室,又称为房-结旁道或房-束(希氏束)旁道或短 P-R 间期综合

征,无房室交接区生理性 0.05~0.10s 延搁。其特征:①P-R 间期≤0.11s;②无"δ"波,QRS 波形、时间均正常或呈束支阻滞型;④有反复发作心动过速史。若仅有 P-R 间期缩短、QRS 波形正常,临床上无反复发作心动过速史,则不宜诊断为 L-G-L 综合征,而应诊断为短 P-R 间期(图 2-4)。

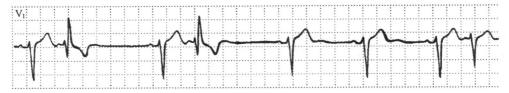

图 2-4　特发性心房颤动患者出现房性早搏经 James 束下传(窦性 P-R 间期 0.14s、
房早 P'-R 间期 0.08~0.10s)伴心室内差异性传导、James 束内 4 相阻滞

4. W-P-W 综合征

窦性或房性激动通过 Kent 束下传心室,称为 W-P-W 综合征,又称为房-室旁道或典型预激综合征,属同源性室性融合波。其心电图特征:①P-R 间期多为 0.08~0.11s;②有"δ"波;③QRS 波群时间≥0.11s;④P-J 间期正常(≤0.27s);⑤有继发性 ST-T 改变。根据胸前导联 QRS 主波方向,W-P-W 综合征分为 A、B、C 三型(图 2-5、图 2-6)。

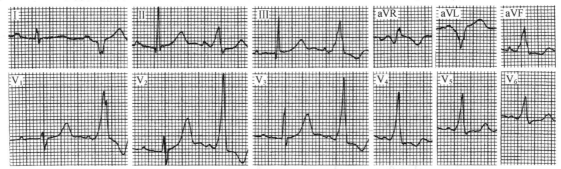

图 2-5　交替性 A 型预激综合征、一度房室传导阻滞(P-R 间期 0.24s)

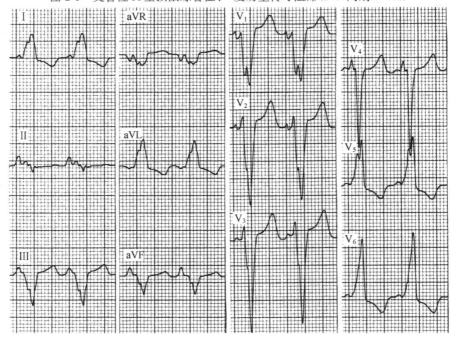

图 2-6　扩张型心肌病患者出现右心房肥大(Ⅱ、aVF 导联 P 波电压 0.25~0.3mV)、B 型预激综合征

三、P-R 间期延长

(一)引起 P-R 间期延长的常见原因

正常 P-R 间期 0.12~0.20s,当 P-R 间期≥0.21s 时,便称为 P-R 间期延长,见于下列 6 种情况。

1. 房室传导延缓

在一般情况下,同一患者在心率相近时,前后两次心电图相互比较,出现 P-R 间期互差≥0.04~0.05s 时,便认为已发生一度房室传导阻滞。既然 P-R 间期正常最高值为 0.20s,似应将 P-R 间期≥0.24s 诊断为一度房室传导阻滞,0.21~0.23s 诊断为房室传导延缓更为恰当。

2. 一度房室传导阻滞

(1)心电图特征:①P-R 间期≥0.24s(儿童≥0.21s);②同一患者在心率基本相近时,其 P-R 间期有动态变化且≥0.04~0.05s 时,即使延长后的 P-R 间期在正常范围内,也应诊断为一度房室传导阻滞。实际上动态变化的 P-R 间期延长,其临床意义更大。

(2)阻滞类型:①一度Ⅰ型房室传导阻滞:其 P-R 间期逐搏延长或逐搏缩短,但未出现心室漏搏(图 2-7);②一度Ⅱ型房室传导阻滞:其 P-R 间期固定地延长,即通常所说的一度房室传导阻滞;③一度Ⅲ型房室传导阻滞:延长的 P-R 间期长短不一,与迷走神经张力波动有关;④3 相性一度房室传导阻滞:心率增快时出现 P-R 间期延长,而心率减慢或长间歇后 P-R 间期恢复正常(图 2-8);⑤4 相性一度房室传导阻滞:心率减慢或长间歇后出现 P-R 间期延长,而心率增快时 P-R 间期恢复正常(图 2-9);⑥间歇性一度房室传导阻滞:P-R 间期延长与心率快、慢无关,可能存在房室结内双径路传导。

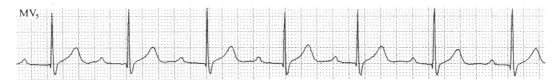

图 2-7　反向一度Ⅰ型房室传导阻滞(P-R 间期由 0.38s 缩短至 0.30s)

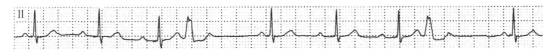

图 2-8　室性早搏、3 相性一度房室传导阻滞(代偿间歇后 P-R 间期
由 0.26s 缩短至 0.15s,但不能排除房室结内双径路传导)

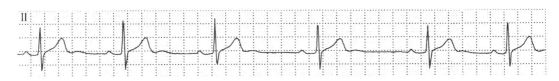

图 2-9　窦性心动过缓伴不齐、4 相性一度房室传导阻滞(P-R 间期有 0.20s、0.25s 两种)

(3)阻滞部位:一度房室传导阻滞部位可发生在心房内、房-结区、结区、结-希区、希氏束、双束支或三分支水平,其中以房室结内阻滞最为常见,约占 90%。希氏束电图能准确地判断房室传导阻滞的部位。体表心电图亦能初步诊断:①若 P-R 间期延长是由于 P 波时间明显增宽所致,且 PR 段时间正常,则阻滞部位多发生在心房或房-结区部位;②若仅 PR 段明显延长,则阻滞部位多发生在房室结内;③若 P-R 间期延长合并左束支阻滞,则阻滞部位绝大多数在双束支水平;④若 P-R 间期延长合并右束支阻滞,则阻滞部位在房室结内或双束支水平,各占 50% 左右。

3. 二度Ⅰ型、Ⅱ型房室传导阻滞

(1)典型的二度Ⅰ型房室传导阻滞:又称为房室文氏型阻滞或文氏现象,其 P-R 间期逐搏延长,直至 P 波受阻、QRS 波群脱落,但每搏延长的增量逐渐缩短;R-R 间期逐搏缩短,直至出现一个长 R-R 间期;长 R-R 间期小于任何短 R-R 间期的 2 倍(图 2-10)。

(2)二度Ⅱ型房室传导阻滞:P-R 间期固定(正常或延长),直至 P 波受阻、QRS 波群脱落。

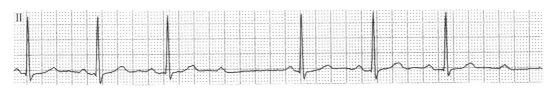

图 2-10　二度Ⅰ型房室传导阻滞、房室呈 4∶3 传导

4. 房室结内双径路传导

当快径路前向阻滞时,窦性激动沿着慢径路下传,出现 P-R 间期延长。诊断房室结内双径路传导,则要求 P-P 间期基本规则,出现长、短两种 P-R 间期且互差≥0.06s(图 2-11)。

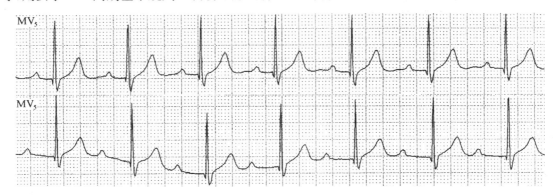

图 2-11　上、下两行系 MV₅ 导联同时不连续记录,显示一度房室传导阻滞、
房室结内双径路传导(P-P 间期规则时,其 P-R 间期有 0.24s、0.38s 两种)

5. 干扰性 P-R 间期延长

(1)窦性早搏、房性早搏、干扰性房室分离时的窦性夺获、间位型室性早搏后第 1 个窦性搏动落在 T 波上,下传的 P(P′)-R 间期较长,且其 P(P′)-R 间期与 R-P(P′)间期呈反比关系,即 P(P′)-R 间期长,其 R-P(P′)间期短;反之,P(P′)-R 间期短,其 R-P(P′)间期长。若 P(P′)波分别落在 ST 段、T 波及 TP 段上,其下传的 P(P′)-R 间期呈固定地延长,则应考虑房室结内慢径路下传。

(2)窦性搏动遇及房室交接区隐匿性早搏的相对不应期,将引起个别心搏的 P-R 间期突然延长,但需有显性房室交接性早搏出现作为佐证。多见于房室交接区并行心律。

6. 高度～几乎完全性房室传导阻滞时,出现超常期传导可引起 P-R 间期显著延长。

(二)临床意义

(1)P-R 间期延长可见于心外因素,如抗心律失常药物、电解质紊乱(低钾、高钾血症)、迷走神经张力过高、颅脑损伤等,但更多见于急性心肌炎、心肌缺血、扩张型心肌病等器质性心脏病或功能性改变,如房室结内双径路传导等。大部分预后良好,可终身不变。

(2)突然发生或新发生的一度房室传导阻滞,需进一步查明原因和随访,警惕发展为高度或三度房室传导阻滞。

(3)P-R 间期过度延长时(>0.35s),可发生 P-R 间期过度延长综合征。此时心室舒张期及有效充盈期均显著缩短而引起二尖瓣返流及心功能不全,可置入双腔起搏器;若由房室结慢径路下传者,可行射频消融术。

四、P-R 间期长、短交替

窦性心律时,出现 P-R 间期长、短交替,见于下列 5 种情况:

(1)房室交接区快、慢径路交替性传导:当 P-P 间期基本规则时,P-R 间期呈长、短交替出现,且两者互差≥0.06s。

(2)交替性预激:短 P-R 间期者,QRS 波群起始部有"δ"波,QRS 波群时间增宽,ST-T 呈继发性改变,其 P-J 间期与正常 P-R 间期、正常 QRS 波群的 P-J 间期相等。系房室旁道呈 2:1 阻滞所致(图 2-12)。

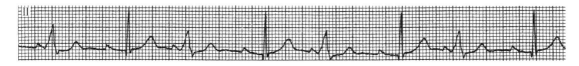

图 2-12 一度房室传导阻滞、交替性 A 型预激综合征引起 P-R 间期长、短交替(与图 2-5 系同一病例)

(3)3:2 房室文氏现象:文氏周期中,第 2 个搏动的 P-R 间期较第 1 个长,第 3 个搏动 P 波下传受阻,导致 P-R 间期长、短交替出现。

(4)房室结快、慢径路均呈 3:1 传导:第 1 个搏动由快径路下传,第 2 个搏动由慢径路下传,第 3 个搏动快、慢径路下传均受阻,导致 P-R 间期长、短交替出现(图 2-13)。

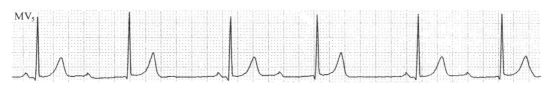

图 2-13 房室结快、慢径路均呈 3:1 传导,引起 P-R 间期长、短交替(0.17s、0.47~0.53s)

(5)舒张晚期室性早搏二联律:短 P-R 间期者,QRS 波群宽大畸形,ST-T 呈继发性改变,其 P-J 间期与正常 P-R 间期、正常 QRS 波群的 P-J 间期不等。

第三节　P-J 间期

P-J 间期是指 P 波开始到 J 点结束,代表心房开始除极到心室除极结束所需的时间,包括 P-R 间期和 QRS 波群时间,正常值≤0.27s。当发生一度房室传导阻滞、束支阻滞、不定型心室内传导阻滞等心室除极时间延长时,则 P-J 间期>0.27s。P-J 间期在预激综合征诊断和鉴别诊断中具有重要意义。

(1)间歇性预激综合征(不完全性预激)与舒张晚期室性早搏的鉴别:两者 P-R 间期均缩短,QRS 波群时间均增宽,但前者的 P-J 间期与正常 QRS 波群的 P-J 间期相等,而后者则不相等。

(2)预激综合征 P-J 间期>0.27s 时,多数合并束支阻滞,少数可能合并房室旁道一度阻滞或同时伴有正道一度、三度阻滞。P-J 间期包括 P-R 间期与 QRS 波群时间,绝大多数预激综合征的 P-J 间期正常(≤0.27s)。因束支阻滞的 P-J 间期等于房室结传导时间＋希浦系传导时间＋束支阻滞部位的心室终末除极时间,故一般均>0.27s;而预激综合征合并束支阻滞的 P-J 间期等于房室旁道传导时间＋希浦系传导时间＋束支阻滞部位的心室终末除极时间。两者相比,后者的 P-J 间期较前者略短。当房室旁道下传时间与心室间及心室内传导时间的总和≥房室结传导时间与心室间及心室内传导时间的总和时,束支阻滞图形不会被掩盖,此时 P-J 间期延长(>0.27s)。房室旁道一度阻滞或同时伴有正道一度、三度阻滞,也将导致 P-J 间期>0.27s。

(3)不同部位预激综合征对 P-J 间期的影响:大多数预激综合征的 P-J 间期正常(≤0.27s),少数预激综合征(右后、右后间隔旁道)的 P-J 间期明显短于正常 QRS 波群的 P-J 间期,因 P-J 间期包括冲动从正道下传的房室传导时间和心室除极时间,旁道传导不影响冲动从正道下传的房室传导时间,但可缩短心室除极时间,故可引起 P-J 间期缩短,尤其是房室旁道位置靠近心室最后除极部位(心室后基底部)及 δ 波较大者。

第三章

正常 QRS 波群及其异常改变

第一节　正常 QRS 波群

一、QRS 波群的命名

QRS 波群是室间隔、右心室和左心室电激动过程中所产生的除极波。第 1 个向下的波称为 Q(q)波，最初 1 个向上的波称为 R(r)波，R(r)波之后向下的波称为 S(s)波，有时 S 波之后又出现 1 个向上的波，则称为 R'(r')波，之后再出现一个向下的波，称为 S'(s')波；若只有向下的波，而没有向上的波，称为 QS 波。当波幅≥0.5mV 时，用 Q、R、S 表示；当波幅＜0.5mV 时，用 q、r、s 表示。

二、各波的正常值

1. Q(q)波

正常 q 波时间＜0.04s，深度＜$\frac{1}{4}$R。若其时间≥0.04s 或(和)深度≥$\frac{1}{4}$R，则称为异常 Q 波。

2. R 波振幅

(1)肢体导联：①心脏呈横位型时，R_I+S_{III}＜2.5mV，R_I＜1.5mV，R_{aVL}＜1.2mV；②心脏呈悬位型时，$R_{II、III、aVF}$＜2.0mV；③aVR 导联 Q/R＞1，R＜0.5mV；④所有肢体导联 R+S＞0.5mV。

(2)胸前导联：①R_{V_1}＜1.0mV，$R_{V_1}+S_{V_5}$＜1.2mV，V_1 导联 R/S＜1。②建议国人采用男性 $R_{V_5、V_6}$＜3.0mV，$R_{V_5}+S_{V_1}$＜4.5mV；女性 $R_{V_5、V_6}$＜2.8mV、$R_{V_5}+S_{V_1}$＜4.0mV，V_5、V_6 导联 R/S＞1。③V_3 导联 R+S＜6.0mV。④所有胸前导联 R+S＞1.0mV。

3. QRS 波群时间

＜4 岁的儿童，QRS 波群时间＜0.09s；4～16 岁者，QRS 波群时间＜0.10s；成年男性，QRS 波群时间≤0.11s。"心电图标准化与解析的建议——2009 年国际指南"（以下简称"2009 年国际指南"）推荐≥16 岁者，QRS 波群时间＞0.11s 为异常。

第二节　QRS 波群振幅异常改变

一、低电压

1. 心电图特征

所有肢体导联 R+S＜0.5mV 或胸前导联 R+S＜1.0mV。

2. 临床意义

(1)心外因素：见于肺气肿、胸腔积液或积气、心包积液、过度肥胖、甲状腺功能减退等。

(2)心内因素：①心肌梗死：大面积心肌梗死者，出现低电压，提示预后不良；②扩张型心肌病；③心力衰竭。

(3)正常人群:约有 1‰的正常人可出现低电压。

二、高电压

1. 右胸导联高电压

(1)右心室肥大。

(2)右束支阻滞:①V₁ 导联 QRS 波群呈 rsR′型或 M 型;②其他导联终末 S 波或 R 波宽钝错折;③QRS 波群时间>0.11s。

(3)Ⅱ型左中隔支阻滞:①V₁、V₂ 导联 QRS 波群呈 Rs 型,R/s>1;②V₅、V₆ 导联 QRS 波群呈 Rs 型或 qRs 型,其 q 波很小,时间<0.01s,深度<0.1mV;③R_{V_2}>R_{V_6};④QRS 波群时间正常(合并束支阻滞时除外);⑤多见于老年冠心病患者;⑥需排除右心室肥大、逆钟向转位、A 型预激综合征、后壁心肌梗死等(图 3-1)。

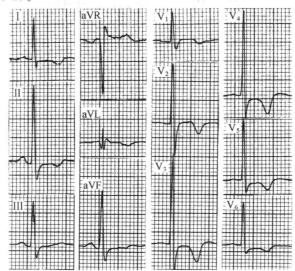

图 3-1　V₁～V₆ 导联定准电压为 5mm/1mV,高血压病患者出现Ⅱ型左中隔支阻滞、左心室肥大伴劳损

(4)A、C 型预激综合征(图 3-2)。

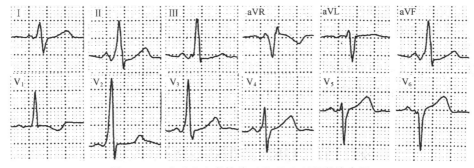

图 3-2　心动过速患者体检时发现 C 型预激综合征

(5)后壁心肌梗死:①V₃R、V₁、V₂ 导联 R 波增高,呈 Rs 型伴 ST 段压低、T 波高耸;②V₇、V₈ 导联出现异常 Q 波,呈 QR、Qr、QS 型伴 ST 段抬高、T 波倒置。

(6)逆钟向转位:①V₁～V₃ 导联呈 Rs 型或 RS 型,R/S>1;②V₅、V₆ 呈 qR、Rs 型。

(7)右心室电压占优势:①见于婴幼儿、儿童;②心脏无病理性杂音;③电轴右偏;④V₁、V₂ 导联呈 Rs 型,R/s>1。

2. 左胸导联、肢体导联高电压

(1)左心室高电压:①R_I+S_{III}>2.5mV,R_{aVL}>1.2mV,见于横位型心脏、肥胖者;②$R_{II、III、aVF}$

＞2.0mV,见于悬位型心脏、瘦长型者;③男性 R_{V_5}＋S_{V_1}＞4.5mV、女性 R_{V_5}＋S_{V_1}＞4.0mV;④男性 R_{V_5,V_6}＞3.0mV、女性 R_{V_5,V_6}＞2.8mV;⑤男性 R_{aVL}＋S_{V_3}＞2.8mV、女性 R_{aVL}＋S_{V_3}＞2.0mV。

（2）左心室肥大。

3. 左、右胸导联均为高电压

（1）A 型预激综合征。

（2）双心室肥大。

（3）左心室肥大伴逆钟向转位。

（4）左心室肥大合并 Ⅱ 型左中隔支阻滞(图 3-1)。

三、右心室肥大

在正常情况下,左心室壁较右心室壁约厚 3 倍。轻度右心室肥大所增加的向右前向量往往被左心室除极向量所抵消,其肥大的图形被掩盖。只有右心室显著肥大,且其心室壁厚度大于左心室时,才表现出右心室肥大的心电图特征。

1. 心电图特征

（1）电轴右偏＞＋110°,$R_Ⅲ$＞R_{aVF}。

（2）aVR 导联呈 QR 型,Q/R＜1,R 波幅＞0.5mV。

（3）V_1 导联呈 qR、qRs、R、Rs、rsR′(R′波不宽钝)型。

（4）V_5、V_6 导联呈 RS 型,R/S＜1。

（5）出现肺型 P 波及 V_1～V_6 导联均呈 rS 型,r/S＜1,多见于肺心病。

（6）V_1～V_3 导联可有 ST 段压低,T 波呈负正双向或倒置(图 3-3)。

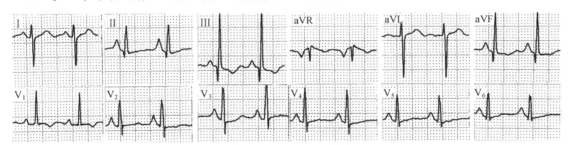

图 3-3　法洛四联症患者出现右心房、右心室肥大、下壁及前侧壁轻度 T 波改变

2. 根据心电图特征分型

（1）轻度肥大:电轴轻度右偏、V_1 导联呈 rsR′型,V_2～V_6 导联均呈 rS 型。多见于房间隔缺损、肺源性心脏病等。

（2）中度肥大:电轴中度右偏、V_1 导联呈 Rs 或 RS 型、V_5、V_6 呈 RS 或 rS 型。多见于室间隔缺损、风心病二尖瓣狭窄等。

（3）重度肥大:电轴重度右偏、V_1 导联呈 qR、qRs、R 型、V_5、V_6 导联呈 rS 型。多见于法洛四联症、肺动脉瓣狭窄等。

3. 根据右心室负荷过重情况分型

（1）收缩期负荷过重型:系右心室射血时阻力增加,心肌发生代偿性肥厚所致。V_1 导联 QRS 波群呈 qR、qRs、R、Rs 型;V_1～V_3 导联 ST 段压低、T 波倒置。多见于法洛四联症、肺动脉瓣狭窄。

（2）舒张期负荷过重型:右心室回心血量增多,使右心室舒张期负荷增加而扩张。V_1 导联 QRS 波群呈 rsR′型。多见于房间隔缺损等。

4. 右心室肥大合并右束支阻滞

右心室压力增高导致右心室肥大,易伤及右束支使其阻滞。表现为 QRS 波群时间≥0.12s,电轴右偏，aVR 导联 R 波增宽、增高，Ⅰ、aVL、V_5、V_6 导联 S 波增宽。

四、左心室肥大

1. 心电图特征

（1）有左心室高电压的心电图表现。

（2）QRS 波群时间轻度延长（0.10～0.12s）。

（3）电轴轻、中度左偏（+30°～-30°）。

（4）以 R 波为主导联出现轻度 ST 段压低（<0.1mV）、T 波低平，系继发性 ST-T 改变。

（5）有引起左心室肥大的临床依据。

2. 根据心肌肥厚部位、心腔大小分型

（1）向心性肥厚：心室壁增厚，心腔不扩大。

（2）离心性肥厚：心腔扩大，心室腔与心室壁的比值不增加。

（3）扩张型心室肥厚：心腔不成比例增大，心室壁与心室腔比值缩小，心脏重量增加。

（4）非对称性流出道狭窄。

3. 根据左心室负荷过重分型

（1）收缩期负荷过重型：系左心室射血时阻力增加，心肌发生代偿性向心性肥厚。左胸导联 R 波振幅增高伴 ST 段压低、T 波低平或倒置。多见于高血压病、主动脉瓣狭窄及梗阻型肥厚性心肌病等。

（2）舒张期负荷过重型：系左心室回心血量增多，使左心室舒张期负荷增加而扩张，为离心性或扩张型心室肥厚。左胸导联 R 波振幅增高伴 ST 段抬高、T 波高耸。多见于二尖瓣关闭不全、主动脉瓣关闭不全等。

4. 左心室肥大伴劳损

有左心室肥大的心电图特征，同时伴有原发性 ST-T 改变，即 ST 段呈下斜型、水平型压低（≥0.1mV），T 波倒置或负正双向以负为主，可伴有 U 波倒置（图 3-4）。"2009 年国际指南"指出不再应用"劳损"，而改称为"继发性 ST-T 改变"，本人持有异议。

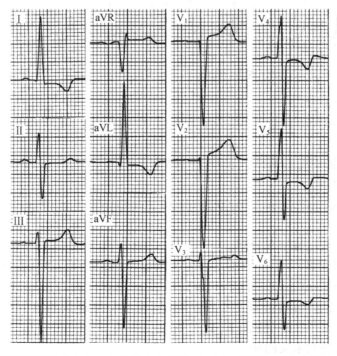

图 3-4　主动脉瓣狭窄患者出现左心室肥大伴劳损、左前分支阻滞（定准电压均为 5mm/1mV）

5.左心室劳损

有左心室肥大的临床依据,但心电图 QRS 波群振幅正常,仅出现原发性 ST-T 改变者,可伴有 U 波倒置,称为左心室劳损。

五、双心室肥大

1. 双心室肥大的心电图表现形式

(1)心电图正常或大致正常。

(2)仅有 QRS 波群时间轻度增宽及轻度 ST-T 改变。

(3)仅显示左心室肥大的心电图改变,此时右心室呈轻、中度肥大。

(4)仅显示右心室肥大的心电图改变,此时右心室显著肥大。

(5)同时显示双心室肥大的心电图改变,左、右胸导联 R 波振幅均增高。

2. 有明确的左心室肥大的心电图特征,同时伴有下列一项或几项改变者,应提示双心室肥大

(1)电轴右偏(>+110°,图 3-5)。

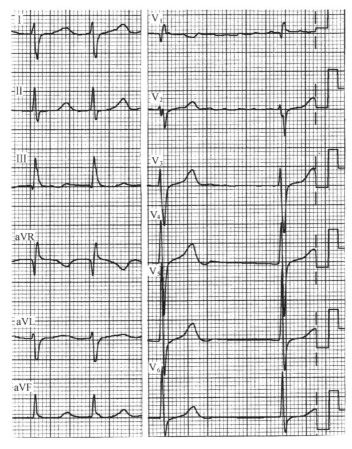

图 3-5　风心病、二尖瓣狭窄伴关闭不全,定准电压均为 5mm/1mV。显示心房颤动、左心室
肥大(R_{V_5} 电压 4.0mV)、电轴右偏(+120°)(提示双心室肥大)、不完全性右束支阻滞

(2)aVR 导联 Q/R<1,R>0.5mV。

(3)V_1 导联呈 Rs 型,R/s>1 或呈 R 型。

(4)显著的顺钟向转位,V_5、V_6 导联有深的 S 波。

(5)出现肺型 P 波,系右心房肥大所致(图 3-6)。

3. 有明确的右心室肥大的心电图特征,同时伴有下列一项或几项改变者,应提示双心室肥大

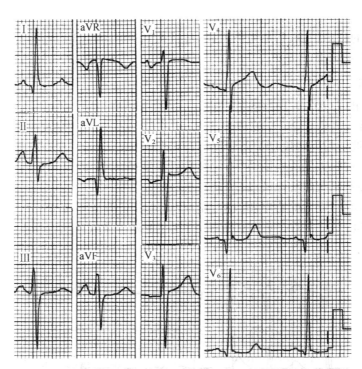

图 3-6 风心病、双瓣膜病变患者心电图出现左心室、右心房肥大
（定准电压均为 5mm/1mV，心脏超声波、胸片均显示全心扩大）

（1）电轴左偏。

（2）V_5、V_6 导联 R 波振幅>2.5mV 伴 ST-T 改变。

（3）V_3 导联 R+S>6.0mV，R/S≈1。

（4）男性 $R_{aVL}+S_{V_3}$>2.8mV，女性 $R_{aVL}+S_{V_3}$>2.0mV。

（5）R_I+S_{III}>2.5mV，R_{aVL}>1.2mV。

六、心室肥厚、扩大、肥大的区别

1. 心室肥厚：主要指心肌细胞增粗、增长所致心室壁厚度增加、重量增加，但心室腔容积不增大。

2. 心室扩大：主要指心室腔的容积增大，可伴有轻度心室壁增厚。

3. 心室肥大：肥厚与扩大均兼有之。病程较久的病例，无论是收缩期负荷过重，还是舒张期负荷过重，往往存在着不同程度的心室壁增厚和心腔容积增大，故本人主张用"心室肥大"一词。

七、异常 Q 波

1. 异常 Q 波

（1）Q 波时间≥0.04s。

（2）Q 波深度≥$\frac{1}{4}$R。

（3）呈 QS 型，起始部错折或呈 QrS、Qrs 或 qrS 型（该 r 波又称为胚胎型 r 波）。

2. 等位性 Q 波（属异常 Q 波范畴）

（1）原无 q 波的导联上突然出现了 q 波伴 ST 段损伤型抬高。

（2）以 R 波为主导联，其 R 波振幅较原来显著降低伴 ST 段损伤型抬高。

（3）V_1~V_4 导联 r（R）波振幅逐渐降低，呈逆递增现象。

（4）$V_1 \sim V_4$ 导联 r（R）波振幅递增不良：相邻两个导联的 r（R）波振幅递增量＜0.1mV。

（5）不应该出现 Q（q）波的导联出现了 Q（q）波，如 V_1、V_2 导联呈 qrS 型，或 V_3、V_4 导联出现 q 波而 V_5、V_6 导联无 q 波，或 V_3、V_4 导联 q 波深度＞V_5、V_6 导联 q 波深度。

（6）镜像改变，如 V_1、V_2 导联 R 波振幅增高，而 V_7、V_8 导联出现异常 Q 波。

（7）左束支阻滞时，Ⅰ、aVL、V_5、V_6 导联呈 qR 型。

3. 引起异常 Q 波的常见原因

（1）急性心肌梗死引起心肌细胞组织学上坏死或电学上的电静止。

（2）陈旧性心肌梗死或心肌病患者出现心肌纤维化。

（3）显著右心室肥大导致心脏顺钟向转位，使Ⅰ、aVL 导联或 V_1、V_2 导联呈 QS 型、qR 型。

（4）Ⅰ型左中隔支阻滞导致 V_1、V_2 导联呈 qR、QR、qrS 或 QS 型。只有间歇性出现时，方能诊断（图 21-9）。

（5）预激综合征时"δ"波呈负相时，可使不同导联出现异常 Q 波。

4. 高侧壁（Ⅰ、aVL 导联）出现异常 Q 波

（1）高侧壁或广泛前壁心肌梗死。

（2）预激向量指向右下方的预激综合征。

（3）显著的右心室肥大。

（4）右位心。

5. 下壁（Ⅱ、Ⅲ、aVF 导联）出现异常 Q 波

（1）下壁心肌梗死。

（2）左束支阻滞合并显著的电轴左偏：Ⅱ、Ⅲ、aVF 导联可呈 QS 型，Ⅲ导联 QS 波深度大于Ⅱ导联 QS 波深度。

（3）预激向量指向左上方的预激综合征。

（4）二尖瓣脱垂：①Ⅱ、Ⅲ、aVF 导联可呈 QS 型，且出现 ST 段压低、T 波倒置；②听诊有喀喇音；③超声心动图显示二尖瓣脱垂的特征性改变。

6. 右胸导联（V_1、V_2 导联）出现异常 Q 波

（1）前间壁心肌梗死。

（2）室间隔肥厚性心肌病导致心肌纤维化。

（3）左束支阻滞。

（4）Ⅰ型左中隔支阻滞：V_1、V_2 导联呈 qR、QR、qrS 或 QS 型，需排除右心室肥大、前间壁心肌梗死、前间壁心肌纤维化及 B 型预激综合征。间歇性出现上述波形时，能明确诊断。

（5）肺气肿、肺心病。

（6）显著的右心室肥大。

（7）B 型预激综合征。

（8）部分左心室肥大伴劳损。

（9）左前分支阻滞。

7. 左胸导联（V_4、V_5、V_6 导联）出现异常 Q 波

（1）前壁或前侧壁心肌梗死。

（2）肥厚性梗阻型心肌病出现深而窄的 Q 波。

（3）左心室舒张期负荷过重导致左心室肥大时，可出现深而窄的 Q 波。

（4）C 型预激综合征。

（5）右位心。

八、QRS 波群电交替、电阶梯现象

1. 基本概念

(1)QRS 波群电交替现象:系指源自同一起搏点的心搏(多为窦性节律),在排除 2:1 分支阻滞及心外因素影响下,其 QRS 波群时间不变,仅波形或(和)波幅每搏呈交替性改变。可同时伴有其他波、段的电交替。

(2)QRS 波群电阶梯现象:系一种特殊的电交替现象,指源自同一起搏点的心搏(多为窦性节律),在排除心外因素影响及分支内文氏现象下,其 QRS 波群时间不变,仅波形或(和)波幅由浅→深→浅或由低→高→低,周而复始,有规律地演变。可同时伴有 ST 段、T 波的电阶梯现象。

2. 心电图特征

(1)QRS 波群电交替现象:①心搏来源恒一,多为窦性节律;②QRS 波群时间固定不变;③任何导联上 QRS 波幅相差≥0.1mV,以胸前导联为多见,尤以 V_2、V_3 导联最常见;④心率增快时(>100 次/min),尤其是阵发性心动过速时更易出现,为快频率依赖性电交替;⑤与束支、分支阻滞无关,与心外因素无关,如呼吸、体位、胸腔积液等;⑥若同时伴有≥2 个其他波、段的电交替,则称为完全性电交替现象(图 3-7、图 3-8)。

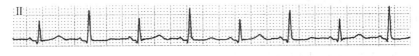

图 3-7　QRS 波群、T 波电交替现象

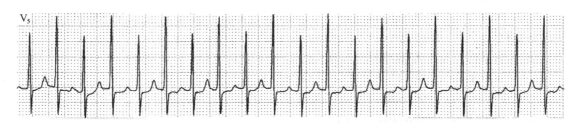

图 3-8　阵发性室上性心动过速出现 QRS 波群、T 波电交替现象

(2)QRS 波群电阶梯现象:①心搏来源恒一,多为窦性节律;②QRS 波群时间固定不变;③任何导联上 QRS 波形或(和)波幅由浅→深→浅或由低→高→低,振幅相差≥0.1mV,周而复始,有规律地演变;④与束支、分支阻滞无关,与心外因素无关,如呼吸、体位、胸腔积液等;⑤可同时伴有 ST 段、T 波的电阶梯现象(图 3-9)。

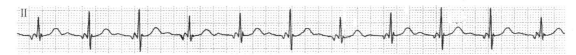

图 3-9　加速的房性逸搏心律伴 James 束下传(P-R 间期 0.08s)、QRS 波群电阶梯现象

3. 发生机制

(1)多与心肌、传导组织不同程度的缺血、缺氧引起不应期延长,导致心肌细胞除极、复极不完全有关,尤其是心室率过快导致心室舒张期明显缩短时。

(2)顺向型房室折返性心动过速时,其 QRS 波群电交替发生率较高,这与冲动在传导组织内发生交替性功能性传导延缓有关。

4. 临床意义

(1)QRS 波群电交替可见于大量心包积液或心包填塞、严重的心肌病变,如冠心病、心肌梗死、

扩张型心肌病等。若发生在心率缓慢时,则提示心肌病变严重,预后较差;若发生在心动过速时,则无特别临床意义,随着心动过速的终止,QRS 波群电交替自行消失。

(2)窄 QRS 心动过速伴有 QRS 波群电交替,对判断顺向型房室折返性心动过速具有高度的特异性(96%)。

(3)宽 QRS 心动过速伴 QRS 波群电交替者,多有合并房室旁道传导。

(4)QRS 波群电阶梯现象多见于严重的器质性心脏病、高钾血症等,提示心肌病变严重而广泛,预后较差,但与原发病有关。

第三节　QRS 波群电轴偏移

一、电轴测量方法及其分类标准

1. 电轴测量方法

通常测量额面心电轴。根据肢体六个导联 QRS 波群振幅的高低,可用目测法进行初步评估电轴是左偏、右偏还是不偏;而用振幅查表法,则能较准确地求出电轴偏移的度数。

(1)粗略的目测法:根据 Ⅰ、Ⅲ(或 aVF)导联 QRS 主波方向加以判断,因 Ⅰ、aVF 导联轴的夹角为 90°,故以 Ⅰ、aVF 导联目测心电轴较为恰当:①Ⅰ、Ⅲ(或 aVF)导联 QRS 主波均向上,电轴正常;②Ⅰ 导联 QRS 主波向上,Ⅲ(或 aVF)导联 QRS 主波向下(又称为背道而驰),电轴左偏;③Ⅰ 导联 QRS 主波向下,Ⅲ(或 aVF)导联 QRS 主波向上(又称为针锋相对),电轴右偏;④Ⅰ、Ⅲ(或 aVF)导联 QRS 主波均向下,电轴极度右偏(又称为无人区电轴)。

(2)较为精确的目测法:要求熟悉六轴系统各个导联轴所在的位置与角度。找出 R 波振幅最高和次高的导联,则电轴就位于这两个导联轴之间,且偏向波幅最高的导联轴。若最高和次高导联 QRS 波幅相等时,则电轴就位于这两个导联轴的中间。这种方法一般误差在 5°以内。例如,Ⅱ 导联(+60°)R 波振幅最高,aVF 导联(+90°)次高,则电轴位于+60°～+90°之间偏向+60°,约在+65°～+70°;若 Ⅱ、aVF 导联 R 波振幅最高,且相等时,则电轴位于+60°～+90°中间,即+75°左右。

(3)查表法:根据 Ⅰ 和 Ⅲ 导联 QRS 波幅的代数和进行查表,有 2 种方法:①计算 QRS 波群正相波振幅最高与负相波最深的代数和,如 R−S 或 R−Q,其方法简便,也更为精确;②计算 QRS 波群所有向上和向下各波幅的代数和,如(R+R′)−(Q+S)。

2. 分类标准

(1)目前国内常用标准:①+30°～+90°,电轴正常;②+30°～0°,电轴轻度左偏;③0°～−30°,电轴中度左偏;④−30°～−90°,电轴重度左偏;⑤+90°～+120°,电轴轻度右偏;⑥+120°～+180°,电轴中度右偏;⑦+180°～−90°,电轴重度右偏。

(2)世界卫生组织推荐的标准:①−30°～+90°,电轴正常;②−30°～−90°,电轴左偏;③+90°～+180°,电轴右偏;④−90°～+180°,电轴不确定。

(3)"2009 年国际指南"的标准:①−30°～+90°,电轴正常;②−30°～−45°,中度左偏;③−45°～−90°,显著左偏;④+90°～+120°,中度右偏;⑤+120°～+180°,显著右偏。

二、电轴偏离的临床意义

(1)电轴轻度左偏、右偏:多属于正常变异。

(2)电轴中、重度左偏:见于左前分支阻滞、左心室肥大、原发孔型房间隔缺损、预激综合征、横位型心脏等。

(3)电轴中度右偏:见于左后分支阻滞、右心室肥大、高侧壁心肌梗死等。

(4)电轴重度右偏或不确定者:又称为假性电轴左偏或无人区电轴。窦性心律时见于重度右心室肥大、$S_I S_{II} S_{III}$ 综合征、右心室内传导延缓等；宽 QRS 波群时见于室性早搏、室性心动过速，具有很高的特异性。

三、真性、假性电轴左偏的鉴别

假性电轴左偏与真性电轴左偏的鉴别，见表 3-1 所示。

表 3-1　假性电轴左偏与真性电轴左偏的鉴别

鉴别要点	假性电轴左偏	真性电轴左偏
①QRS 环体主居位置	左下、右上象限	左上象限
②电轴偏移程度	$-90°\sim+180°$	$0°\sim-90°$
③心电图特征	Ⅰ、Ⅱ、Ⅲ 导联 QRS 波群均呈 rS 型，S>0.3mV，且 $S_{II}>S_{III}$；aVR 导联 Q/R<1，R>0.5mV；V_5、V_6 导联呈 RS 型，R/S<1 或 S>$\frac{1}{2}$R，呈高度顺钟向转位	Ⅰ、aVL 导联呈 qR 型，$R_{aVL}>R_I$，Ⅱ、Ⅲ、aVF 导联呈 rS 型，$S_{III}>S_{II}$；aVR 导联 Q/R>1，R<0.5mV；V_5、V_6 导联呈 qRs、Rs、RS 型，R/S>1
④临床意义	见于 $S_I S_{II} S_{III}$ 综合征、重度右心室肥大等	见于左前分支阻滞、左心室肥大等

四、$S_I S_{II} S_{III}$ 综合征

1. 基本概念

$S_I S_{II} S_{III}$ 综合征是指 Ⅰ、Ⅱ、Ⅲ 导联 QRS 波群同时存在明显的 S 波，其深度>0.3mV，且 $S_{II}>S_{III}$，又称为 3S 综合征。

2. 心电图特征

（1）Ⅰ、Ⅱ、Ⅲ 导联 QRS 波群中均有明显的 S 波。

（2）S 波振幅>0.3mV。

（3）$S_{II}>S_{III}$。

（4）aVR 导联 Q/R<1，R>0.5mV。

（5）V_5、V_6 导联呈 RS 型，R/S<1 或 S>$\frac{1}{2}$R，呈高度顺钟向转位。

（6）上述心电图一旦出现，常持续存在（图 3-10）。

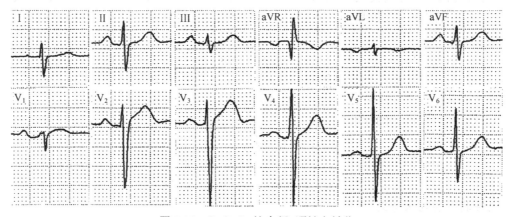

图 3-10　$S_I S_{II} S_{III}$ 综合征、顺钟向转位

3. 临床意义

（1）正常变异：可见于少数正常人，尤其是瘦长无力型的人群中，与右心室传导延缓有关。

（2）右心室肥大：各种病因引起的严重右心室肥大，特别是右心室漏斗部、右心室流出道肥厚出现右心室电势占优势时，容易出现典型的 $S_I S_{II} S_{III}$ 综合征。

(3)心肌梗死:各部位的心肌梗死,尤其是心尖部梗死更易出现典型的 $S_I S_{II} S_{III}$ 综合征。

(4)脊柱畸形:多见于直背综合征患者。

五、左前分支阻滞

1. 心电图特征

(1) I、aVL 导联 QRS 波群呈 qR 型,$R_{aVL} > R_{I,aVR}$,II、III、aVF 导联呈 rS 型,$S_{III} > S_{II} > r_{II}$。

(2)心电轴左偏 $-45° \sim -90°$,有的学者认为心电轴左偏 $-31° \sim -44°$,若波形典型即可诊断。

(3)$V_1 \sim V_6$ 导联 R 波振幅降低,$V_3 \sim V_6$ 导联 S 波加深呈 RS 型,有时 V_1、V_2 导联出现 q 波,呈 qrS 型。

(4)QRS 波群时间正常(图 3-11)。

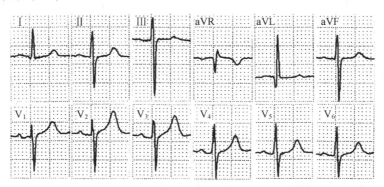

图 3-11 左前分支阻滞及 V_5、V_6 导联 S 波加深

2. 临床意义

左前分支阻滞约 85% 由冠心病引起。此外,左心室肥大常合并左前分支阻滞。

六、左后分支阻滞

1. 心电图特征

(1) I、aVL 导联 QRS 波群呈 rS 型,$S_{aVL} > S_I$,II、III、aVF 导联呈 qR 型,$R_{III} > R_{II}$。

(2)心电轴右偏 $> +110°$。若出现交替性或间歇性电轴右偏,又具有左后分支阻滞特征,即使未达到 $+110°$,亦可诊断为左后分支阻滞。

(3)QRS 波群时间正常。

(4)需排除右心室肥大、侧壁心肌梗死、悬位型心脏等。

2. 临床意义

左后分支阻滞的发生率远低于左前分支阻滞。但一旦出现,则提示病变较广泛而严重。

第四节 QRS 波群时间、形态异常改变

一、左束支传导阻滞

1. 心电图特征

(1)V_1、V_2 导联 QRS 波群呈 rS 型或 QS 型,V_5、V_6 导联呈 R 型,R 波平顶、挫折。

(2) I、aVL 导联 QRS 波群可呈 R 型或 rS 型,II、III、aVF 导联可呈 rS 型或 R 型、qR 型,心电轴可正常、左偏或右偏。

(3)QRS 波群时间 $\geqslant 0.12s$,多数达 $0.16s$ 左右。

(4)ST-T 方向多数与 QRS 主波方向相反,呈继发性改变。

（5）若 QRS 波群时间≥0.12s,则为完全性左束支传导阻滞;若 QRS 波群时间 0.10～0.11s,则为不完全性左束支传导阻滞,但较罕见(图 3-12)。

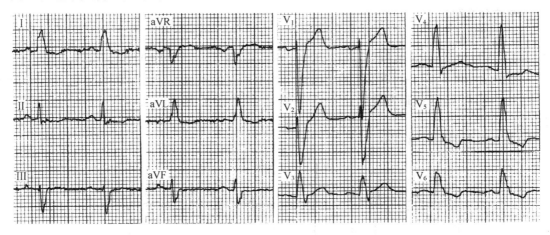

图 3-12　不完全性左束支传导阻滞(QRS 波群时间 0.11～0.12s)

2. 临床意义

（1）绝大多数左束支传导阻滞见于器质性心脏病,如冠心病、心肌梗死、扩张型心肌病、高血压性心脏病等。

（2）常掩盖心肌梗死、心肌缺血、左心室肥大的心电图特征,易漏诊之。

（3）45 岁以上发生左束支传导阻滞,其猝死的发生率为无束支传导阻滞者的 10 倍。

（4）若同时伴有一度、二度房室传导阻滞,则预后多严重,应及时安装人工起搏器。

二、右束支传导阻滞

1. 心电图特征

（1）V_1 导联 QRS 波群多呈 rS(s)R′型,ST 段压低,T 波倒置。

（2）其他导联 QRS 终末波宽钝、错折。

（3）QRS 波群时间≥0.10s,电轴正常。若 QRS 波群时间≥0.12s,则为完全性右束支传导阻滞;若 QRS 波群时间 0.10～0.11s,则为不完全性右束支传导阻滞。

（4）部分患者 V_1 导联 QRS 波群可出现以下变异:①呈 R 型或 M 型;②呈 qR 型,多见于合并前间壁、广泛前壁心肌梗死及重度右心室肥大时;③呈 rS 型,而 V_2 呈 rS(s)R′型,见于右位心合并右束支传导阻滞;④呈 rS 或 RS 型,S 波错折,加做 V_3R 导联呈 rS(s)R′或 rS(s)r′型,见于逆钟向转位、隐匿性不完全性右束支传导阻滞。

2. V_1 导联 QRS 波群呈 rS(s)R′(r′)型的常见原因

V_1 导联 QRS 波群呈 rS(s)R′(r′)型,时间≤0.11s,见于下列情况:

（1）正常变异:r′波系右心室流出道,尤其是室上嵴部位除极所致,r′<r 波,当低一肋记录时,r′波可消失。Troudfit 提出 V_1 导联 r 波幅<0.8mV,r′波幅<0.6mV,r′/S<1,属正常变异。

（2）右心室肥大:常见于房间隔缺损、室间隔缺损等右心室舒张期负荷过重患者,与中度右心室肥大有关。R′(r′)波及其他导联终末波无明显宽钝。

（3）不完全性右束支传导阻滞:R′(r′)波及其他导联终末波宽钝、错折。

（4）右心室肥大合并不完全性右束支传导阻滞:R′波及其他导联终末波宽钝、错折,R′>1.0mV,伴电轴右偏,V_5、V_6 导联 R/S<1 或出现肺型 P 波。

（5）急性右心室扩张:急性肺栓塞时导致右心室扩张,心电图一过性出现 V_1 导联呈 rS(s)R′(r′)型,肢体导联呈 S_I Q_III、肺型 P 波和 T 波倒置。

（6）后壁心肌梗死：多数 V$_1$ 导联 QRS 波群呈 R 型伴 T 波高耸，偶尔亦呈 rS(s)r$'$型伴 T 波高耸。

3. 临床意义

（1）传统的观点认为右束支传导阻滞多无重要临床意义，现发现多数右束支传导阻滞是有病因可寻的，往往是心脏疾病的早期表现。

（2）引起右束支传导阻滞最常见的病因有冠心病、心肌炎、心肌病、先天性心脏病等。

三、不定型心室内传导阻滞

1. 心电图特征

（1）QRS 波形不符合左、右束支传导阻滞图形的特征。

（2）QRS 波群时间≥0.12s。若 QRS 波群时间≥0.16s，则称为特宽型 QRS 波群（图 3-13）。

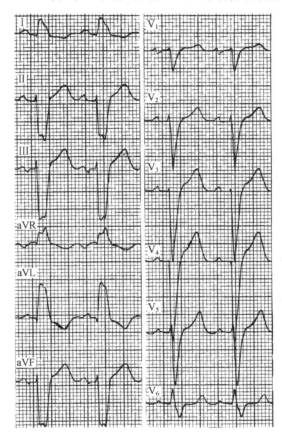

图 3-13　扩张型心肌病、全心扩大患者出现左前分支传导阻滞、不定型心室内传导阻滞、前壁 r 波振幅逆递增

2. 临床意义

多见于冠心病、扩张型心肌病、高钾血症、心力衰竭、药物中毒等。阻滞部位在浦肯野纤维、心室肌内。QRS 波群愈宽，则提示心肌病变愈广泛和严重，预后愈差。

四、预激综合征

1. 典型预激综合征（W-P-W 综合征）

P-R 间期缩短，有"δ"波，QRS 波群时间增宽，P-J 间期≤0.27s 及继发性 ST-T 改变。

2. 变异型预激综合征（传统的 Mahaim 纤维预激综合征）

传统的 Mahaim 纤维又称为结-室旁道、束-室旁道。多位于右心室，QRS 波形呈左束支阻滞图形。心电图特征：①P-R间期正常或延长（合并一度房室传导阻滞时）；②有"δ"波；③QRS波群呈左束支阻滞图形，时间增宽，但<0.15s；④Ⅰ导联QRS波群呈R型，Ⅲ导联呈rS型，电轴左偏（0～-75°）；⑤胸前导联QRS主波由向下转为向上的过渡区在V₄导联之后；⑥有继发性ST-T改变。

五、心室内差异性传导

（一）时相性心室内差异性传导

它的发生与冲动提早出现有关，即通常所说的心室内差异性传导。

1. 心电图特征

（1）提早出现室上性冲动，其下传QRS波群宽大畸形，时间<0.14s。其心电图特征：①室上性冲动指窦性早搏、窦房交接性早搏、房性早搏、房室交接性早搏、房室分离时窦性夺获、各类反复搏动、心房扑动、心房颤动、房性心动过速、房室交接性心动过速等；②宽大畸形QRS波群可呈右束支传导阻滞型（75%～85%）、左束支传导阻滞型（20%～40%）、右束支传导阻滞型加左前分支传导阻滞型（约18%）、右束支传导阻滞型加左后分支传导阻滞型（约10%）、单纯左前分支传导阻滞型（约33%）、单纯左后分支传导阻滞型（约19%）、左中隔支传导阻滞型及不定型心室内传导阻滞型。后两者少见。

（2）QRS波形易变性大，可呈完全性或不完全性束支、分支传导阻滞型。

（3）长-短周期后易出现心室内差异性传导，称为Ashman现象。

（4）偶见室性早搏伴心室内差异性传导，多发生在收缩中、晚期的同源性室性早搏，少数可发生在舒张早期。因遇及浦肯野纤维或心室肌的相对不应期而出现心室内差异性传导，其QRS波形较舒张期出现的室性早搏宽大畸形（图11-22）。

2. 发生机制

（1）提早出现的室上性冲动下传心室时，束支、分支等传导组织生理性不应期尚未完全恢复正常，导致冲动在左、右束支内的传导时间互差>0.025～0.04s，左前分支与左后分支的传导时间互差>0.02s，便会出现功能性束支或（和）分支传导阻滞图形。

（2）束支、分支的不应期有病理性延长：出现在T波后面的舒张早期室上性冲动遇及束支、分支病理性延长的不应期，便会出现束支、分支阻滞图形，常称为3相性或快频率依赖性束支、分支阻滞。

（3）束支、分支间隐匿性传导引起的蝉联现象：室上性冲动通过室间隔隐匿激动对侧束支、分支，使其不应期后延，提早出现室上性冲动下传心室时，遇及该束支、分支不应期而出现功能性传导阻滞，引起宽大畸形QRS-T波群。心电图表现为：①房性早搏二联律时，出现交替性左、右束支传导阻滞图形（图3-14）；②房性心动过速、心房扑动、心房颤动时，出现连续3次以上的心室内差异性传导（图3-15）。

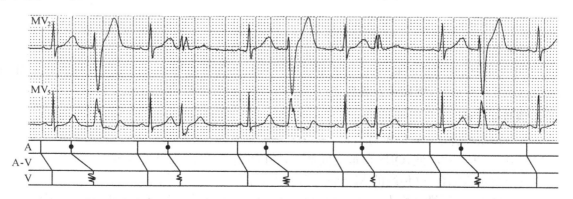

图3-14 房性早搏二联律伴交替性左、右束支传导阻滞型的心室内差异性传导

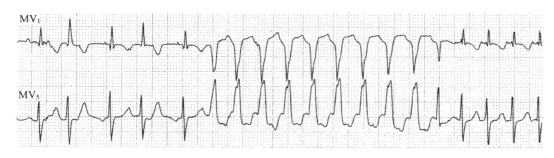

图 3-15　短阵性房性心动过速伴连续的心室内差异性传导、房室呈 1∶1～3∶2 文氏现象

（二）非时相性心室内差异性传导

它的发生与冲动出现的时相无明显关系，主要与异位起搏点的位置及下传途径有关。仅见于房室交接性逸搏、早搏。

1. 心电图特征

（1）延迟或提早出现 QRS 波形与窦性略异，时间正常或略增宽，但＜0.11s，为房室交接性逸搏或早搏伴非时相性心室内差异性传导（图 3-16）。

（2）可与窦性、室性激动形成交-窦、交-室的室性融合波。

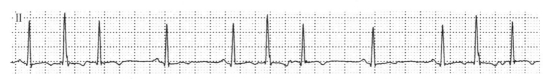

图 3-16　间位型房室交接性早搏伴非时相性心室内差异性传导、T 波改变

2. 发生机制

（1）异位起搏点位于房室束（希氏束）分叉部的近端。

（2）异位起搏点来源于心室分支部位。

（3）异位起搏点位于房室交接区的边缘区或下部，激动沿着房室交接区、希氏束内解剖上或功能上纵向分离的径路下传。激动首先通过希氏束的一部分传导纤维到达心室肌的特定部位使其提早除极，尔后再通过浦肯野纤维的快速传导径路到达心室的其他部分，导致逸搏 QRS 波形与窦性搏动不一致，但时间仍在正常范围。

（4）异位起搏点的激动通过异常传导径路下传心室，如 Mahaim 纤维传导。

六、室性异位搏动

1. 室性早搏

（1）提早出现宽大畸形 QRS-T 波群，时间≥0.12s；T 波宽大，其方向与 QRS 主波方向相反。

（2）其前无相关的 P 波，其后偶有 P^- 波，R-P^- 间期＜0.20s。

（3）大多数代偿间歇完全，若伴有 P^- 波，可出现不完全性代偿间歇。

2. 室性逸搏

（1）延迟出现 1～2 次宽大畸形 QRS-T 波群，时间≥0.12s；T 波与 QRS 主波方向相反。若其形态一致，则为单源性室性逸搏；若呈两种形态，则为双源性室性逸搏；若形态有 3 种或 3 种以上，则为多源性室性逸搏。

（2）其 QRS 波群前、中、后可有窦性 P 波，但 P-R 间期＜0.12s，表明 P 波被干扰而不能下传；或 QRS 波群后面跟随逆行 P^- 波，其 R'-P^- 间期＜0.20s。

（3）若逸搏周期 1.5～3.0s，频率 20～40 次/min，称为室性逸搏；若逸搏周期＞3.0s，频率＜20

次/min,称为过缓的室性逸搏;若逸搏周期0.60～1.50s,频率41～100次/min,则称为加速的室性逸搏。其逸搏周期可稍有不规则。

七、室性融合波

1. 基本概念

两个起搏点的冲动从不同方向同时或几乎同时各自激动一部分心室肌所产生的融合搏动,称为室性融合波。室性融合波是心室内绝对干扰所致。不完全性预激系同源性室性融合波。

2. 心电图特征

(1)室性融合波的形态介于其他两种QRS波群之间,视融合程度不同,其形态多变。

(2)室性融合波出现的时间必须是两个起搏点冲动应同时或几乎同时出现的时间。

3. 室性融合波的类型

(1)窦-室室性融合波:最常见。其心电图表现为:①室性融合波的QRS波群之前必有窦性P波;②其P-R间期较窦性P-R间期短0～0.06s;③其QRS波形、时间介于窦性QRS波群与室性QRS波群之间,且易变性较大。常见于窦性心律合并室性并行心律、加速的室性逸搏心律、舒张晚期室性早搏或心室人工起搏心律(图3-17)。

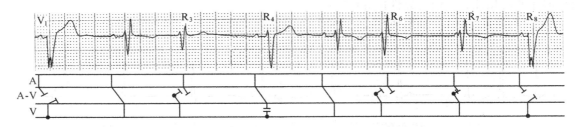

图3-17　房室交接性早搏(R₃、R₆)及逸搏(R₇)、加速的室性逸搏(R₁、R₈)、
室性融合波(R₄)及不完全性右束支阻滞(定准电压5mm/1mV)

(2)房-室室性融合波:房性异位心律,如房性逸搏心律、房性心动过速、心房扑动、心房颤动与室性异位搏动、心室人工起搏心律在心室内产生融合。

(3)交-室室性融合波:房室交接性逸搏心律、房室交接性心动过速与室性异位搏动、心室人工起搏心律在心室内产生融合(图3-18)。

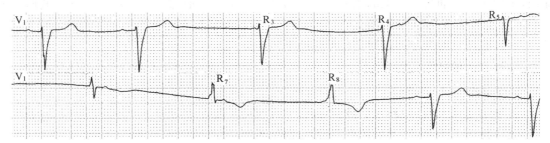

图3-18　V₁导联连续记录,定准电压5mm/1mV。显示窦性心动过缓伴不齐、完全性左束支阻滞、房室
交接性逸搏(R₃、R₄)、室性逸搏(R₈)及由两者逸搏所形成形态正常化的室性融合波(R₅～R₇)

(4)室-室室性融合波:心室内至少有两个异位起搏点同时发放冲动引起心室共同除极。其心电图表现为:①至少有两种固定形态的纯室性QRS波群;②有介于两者之间的室性融合波,其形态多变,且往往"正常化";③融合波出现的时间,刚好是两个异位起搏点应发放冲动的时间。见于室性逸搏心律合并室性并行心律、双源性室性逸搏心律、多源性室性早搏及心室人工起搏心律合并室性早搏、室性逸搏等(图3-19)。

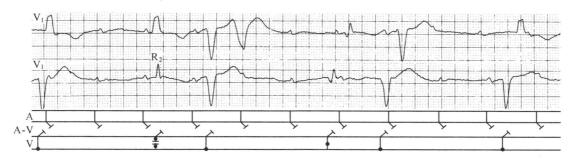

图 3-19　V_1 导联连续记录,定准电压 5mm/1mV。显示三度房室传导阻滞、
多源性室性逸搏心律、室性早搏二联律及室性融合波正常化(下行 R_2)

(5)窦-交室性融合波:少见。窦性冲动与房室交接区异位冲动沿着不同径路下传共同激动心室。此时的房室交接区异位冲动必须伴有非时相性心室内差异性传导,才有可能产生和识别窦-交室性融合波。

(6)交-交室性融合波:罕见。起源于不同部位的房室交接区异位冲动沿着不同径路下传共同激动心室。此时有一源的房室交接区异位冲动必须伴有非时相性心室内差异性传导,才有可能产生和识别交-交室性融合波(图 3-20)。

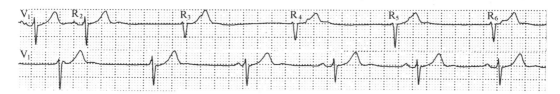

图 3-20　V_1 导联连续记录,显示窦性心动过缓伴不齐、房性早搏(R_2)、双源
性房室交接性逸搏心律(其中一源伴非时相性心室内差异性传导,如 R_3、
R_4)及由两者形成的室性融合波(如 R_5、R_6)、不完全性干扰性房室分离

(7)起源于房室旁道的异位冲动与窦性、房性、房室交接区或室性冲动同时激动心室,产生特殊类型的室性融合波。

(8)同源性室性融合波:见于 W-P-W 综合征的不完全性预激、Mahaim 纤维预激。

4. 临床意义

(1)表明心脏有两个起搏点在发放冲动或房室间有两条传导径路。

(2)在宽 QRS 心动过速中,如能见到室性融合波,则提示为室性心动过速。

八、QRS 波群时间、形态呈交替性改变

(1)交替性预激综合征:P-P 间期基本规则时,P-R 间期呈长、短交替出现,相应的 QRS 波群时间、形态呈交替性改变,两者的 P-J 间期相等。

(2)交替性束支阻滞:①P-P 间期、P-R 间期规则时,出现 QRS 波群时间、形态呈交替性改变;②室上性心动过速时,R-R 间期规则,出现 QRS 波群时间、形态呈交替性改变(图 3-21)。

(3)舒张晚期室性早搏或(和)室性融合波,呈二联律:畸形 QRS 波群的 P-R 间期较正常 QRS 波群的 P-R 间期短,两者的 P-J 间期不相等。

(4)室上性早搏二联律伴心室内差异性传导:房性早搏、房室交接性早搏二联律时,若伴有心室内差异性传导,则可出现 QRS 波群时间、形态呈交替改变(图 3-14)。

(5)室性早搏二联律。

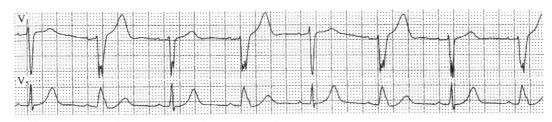

图 3-21　交替性左束支阻滞（定准电压均为 5mm/1mV）

第五节　R-R 间期长、短交替

一、窦性节律时出现 R-R 间期长、短交替

（1）房室交接区快、慢径路交替性传导：当快、慢径路呈交替性传导时，由快径路下传，其 P-R 间期较短导致 R-R 间期较短；经慢径路下传，其 P-R 间期较长导致 R-R 间期较长。

（2）文氏型 3∶2 房室传导阻滞：长 R-R 间期小于短 R-R 间期的 2 倍。

（3）莫氏型 3∶2 房室传导阻滞：长 R-R 间期为短 R-R 间期的 2 倍。

（4）交替性预激综合征。

（5）舒张晚期室性早搏或（和）室性融合波，呈二联律。

（6）阻滞型房性早搏三联律：每隔 2 个窦性搏动出现 1 次阻滞型房性早搏（图 3-22）。

（7）窦性早搏二联律。

（8）文氏型 3∶2 窦房传导阻滞。

（9）莫氏型 3∶2 窦房传导阻滞（图 3-23）。

（10）窦房交接区快、慢径路呈交替性传导。

（11）交替性窦性停搏，即每发放 2 次窦性冲动出现 1 次窦性停搏。

第 7～11 条的心电图表现，请见第十一章第二节窦性早搏。

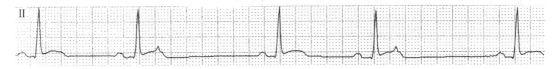

图 3-22　窦性心动过缓、阻滞型房性早搏三联律、轻度 T 波改变

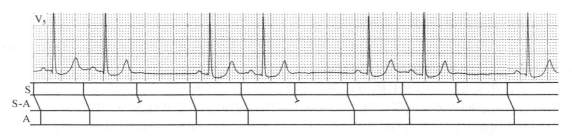

图 3-23　二度 Ⅱ 型 3∶2 窦房传导阻滞、轻度 ST 段改变

二、房室交接区节律时出现 R-R 间期长、短交替

（1）顺向型房室折返性心动过速。

（2）房室交接性逸搏心律或加速的逸搏心律伴 3∶2 外出阻滞。

（3）房室交接性逸搏或加速的逸搏伴房室交接性早搏二联律。

（4）房室交接性逸搏或加速的逸搏伴房室交接性反复搏动，呈逸搏-反复二联律（图 3-24）。

（5）房室交接性逸搏或加速的逸搏伴窦性夺获二联律，呈逸搏-夺获二联律。

（6）阵发性房室交接性心动过速伴 3∶2 外出阻滞（图 3-25）

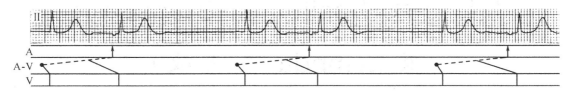

图 3-24　病窦综合征患者出现窦性停搏、缓慢的房室交接性逸搏伴反复搏动二联律

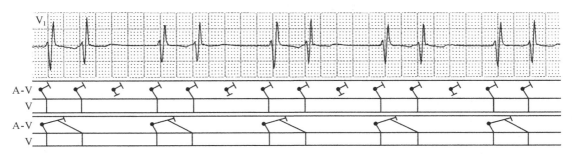

图 3-25　窦性停搏、阵发性房室交接性心动过速伴 3∶2 外出阻滞（上行梯形图）
或加速的房室交接性逸搏伴房室交接性早搏或反复搏动二联律（下行梯形图）

第四章

J 点、J 波、Epsilon 波、Brugada 波
及 Lambda 波(λ 波)

第一节　J 点与 J 波

一、J 点

QRS 波群终点与 ST 段起点的结合点称为 J 点。J 点一般多在等电位线上,上下偏移 <0.1mV,可随 ST 段偏移而移位。早复极综合征时,以 R 波为主导联 J 点抬高 0.1～0.4mV,与迷走神经张力过高有关。

二、J 波

1. 基本概念

当心电图 J 点从基线明显偏移后,形成一定的幅度(≥0.2mV)和持续一定的时间(≥20ms),并呈圆顶状或驼峰状特殊形态,称为 J 波(或 Osborn 波)。属心室提前发生的复极波,是由于心室肌除极和复极过程同时减慢,但以除极速度减慢明显,使更多心肌除极尚未结束就已复极,导致心室除极和复极的重叠区增宽,从而形成了 J 波。

2. J 波基本特征

(1)J 波常起始于 QRS 波群的 R 波降肢部分,其前面尖峰状 R 波与其特有的圆顶状或驼峰状波形构成了尖峰-圆顶状特殊波形。

(2)J 波形态可呈多样化,以下壁和左胸导联最为明显。若 J 波在 V_1 导联呈明显直立时,类似右束支阻滞的 R'(r')波,则易误诊为完全性右束支传导阻滞(图 4-1);若 J 波在 V_1 导联倒置,V_5、V_6 导联直立时,则易误诊为完全性左束支传导阻滞(图 4-2)。

(3)J 波形态和振幅呈频率依赖性改变,即心率减慢时 J 波明显,心率增快时 J 波可消失。

(4)J 波尚受体温、pH 值及电解质等因素的影响,如体温越低、pH 值越低、血钙越高,则 J 波越明显;反之,则 J 波变低或消失。

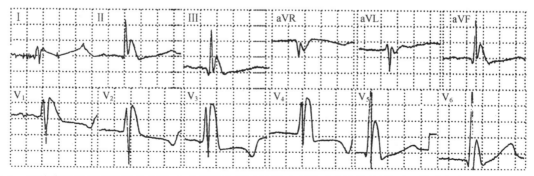

图 4-1　脑外伤患者出现继发性 J 波、左心室高电压、ST-T 改变及 Q-T 间期延长(V_5 导联定准电压 5mm/1mV)

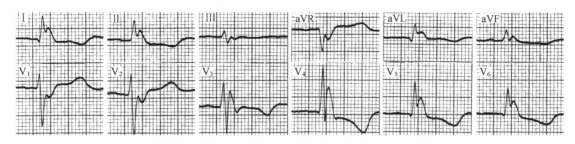

图 4-2　脑溢血患者出现继发性 J 波、ST-T 改变及 Q-T 间期延长

（5）J 波与恶性室性心律失常有密切关系。

3. J 波类型及其临床意义

（1）特发性 J 波：无引起异常 J 波的其他原因存在，常伴有反复发作的原因不明的室性心动过速、心室颤动甚至猝死，平时多有迷走神经张力增高的表现，具有慢频率依赖性心室内传导阻滞等特征。一小部分早复极综合征患者，若出现明显 J 波，可能属于特发性 J 波的范畴，预示有发生恶性室性心律失常的倾向。

（2）继发性 J 波：出现异常 J 波有据可查，如全身性低温（≤34℃）、高钙血症、颅脑疾患、心肺复苏过程中、脑死亡等均可引起巨大的异常 J 波，多伴有 Q-T 间期延长及心动过缓，易诱发恶性室性心律失常。

三、缺血性 J 波

1. 基本概念

严重的急性心肌缺血（如急性心肌梗死、冠状动脉痉挛等）出现明显的 J 波或原有的 J 波振幅增高、时间延长，其出现的导联与心肌缺血的部位密切相关，称为缺血性 J 波，是心肌严重缺血时伴发的一种超急性期的心电图改变。

2. 发生机制

心肌急性缺血引起心室外膜心肌细胞的 I_{to} 电流增加，并与心内膜心肌细胞出现 1 相和 2 相的复极电位差而形成缺血性 J 波。

3. 临床意义

（1）见于严重的急性心肌缺血，如急性心肌梗死、变异型心绞痛及 PCI 术中等，有时是急性心肌梗死早期的唯一的心电图改变。

（2）缺血性 J 波提示心肌存在明显而严重的复极离散度，预示心电极不稳定，易发生恶性室性心律失常。

第二节　Epsilon 波

Epsilon 波的心电图表现为类似右束支阻滞图形，右胸导联 $V_1 \sim V_3$ 导联特别是 V_2 导联 QRS 波群终末部、ST 段起始部有小棘波，即为 Epsilon 波（图 4-3）。Epsilon 波是致心律失常性右室心肌病较为特异的指标之一。系右室壁部分心肌被脂肪组织包裹导致其最后除极所致，在 I、V_1、V_2 导联最清楚。致心律失常性右室心肌病患者易出现呈左束支阻滞型的室性早搏或室性心动过速，心室晚电位阳性率高，具有家族性，是青年人猝死的原因之一。若伴有左心室受累及功能异常者，则更增加了其猝死的风险。

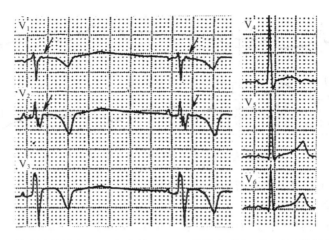

图 4-3　致心律失常性右室心肌病患者，V_1、V_2 导联出现 Epsilon 波、前间壁 T 波倒置

第三节　Brugada 波

Brugada 波是指 $V_1 \sim V_3$ 导联出现 J 波、ST 段抬高、T 波倒置酷似右束支阻滞图形，又称为右胸导联三联征。

1. 心电图类型

（1）Ⅰ型：以突出的"穹隆型"ST 段抬高为特征，表现为 J 波或抬高的 ST 段顶点＞0.2mV，其 ST 段随即向下倾斜伴 T 波倒置（图 4-4）。

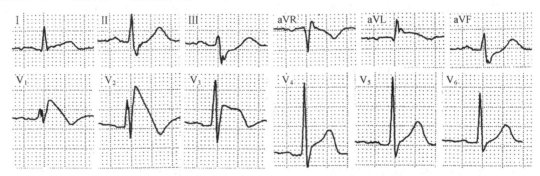

图 4-4　男性，32 岁，健康体检发现"穹隆型"ST 段抬高（Ⅰ型 Brugada 波）

（2）Ⅱ型：呈"马鞍型"ST 段抬高，表现为 J 波抬高（≥0.2mV），ST 段呈下斜型抬高（在基线上方，仍然≥0.1mV），紧随正向或双向 T 波（图 4-5）。

（3）Ⅲ型：呈"马鞍型"或"穹隆型"，或两者兼有，ST 段抬高（＜0.1mV）。

2. 心电图特征

（1）上述 3 种图形呈动态改变，具有多变性，可在同一患者观察到。

（2）Brugada 波几乎仅见于男性。

（3）Brugada 波可呈间歇性出现，能被药物（静脉注射缓脉灵）所激发，使其显露或更加明显、典型。

（4）交感神经张力增高、运动、心率增快可使 Brugada 波中抬高的 ST 段降低，甚至 Brugada 波消失；迷走神经张力增高、休息、心率减慢、抗心律失常药物（Ⅰa、Ⅰc、Ⅲ类）可使 Brugada 波、ST 段抬高更明显。

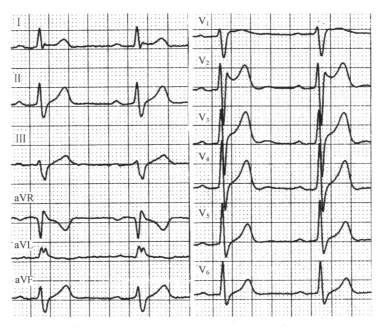

图4-5　男性,27岁,健康体检发现"马鞍型"ST段抬高(Ⅱ型Brugada波)

(5)Brugada波易伴发恶性室性心律失常,如快速性、多形性室性心动过速或心室颤动,且易反复发作而猝死。

(6)移高$V_1\sim V_3$导联心电图记录位置,可提高Brugada波的检出率。

3. 发生机制

属原发性心电离子通道缺陷疾病,与SCN5A基因突变有关,可造成Na^+通道功能改变或功能丧失,导致心外膜心肌动作电位出现圆顶状波形,产生Brugada波;同时使右室心外膜与心内膜复极离散度明显增大,易产生2相折返引起室性早搏、室性心动过速或心室颤动。

第四节　Lambda波(λ波)

Lambda波(λ波)是一个心室除极与复极均有异常,且与心源性猝死相关的一种心电图波。

1. 心电图特征

(1)仅Ⅱ、Ⅲ、aVF导联QRS波群上升肢的终末部和降肢均出现切迹,且ST段呈下斜型抬高伴T波倒置。

(2)左胸导联呈镜像改变,表现为ST段压低。

(3)可合并恶性室性心律失常,如室性心动过速、心室颤动、心脏骤停等(图4-6)。

2. 临床特征

(1)常见于年轻的男性患者。

(2)有晕厥史。

(3)有晕厥或猝死的家族史。

(4)无器质性心脏病依据。

(5)有恶性室性心律失常的发生及心电图记录。

(6)常在夜间发生猝死。

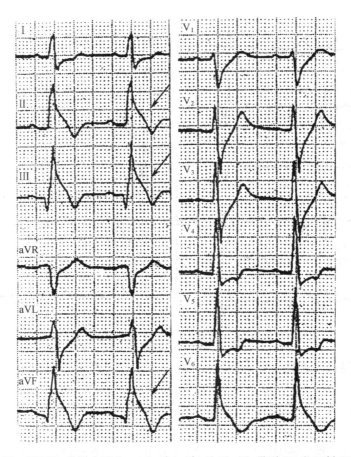

图 4-6 Ⅱ、Ⅲ、aVF、V₆ 导联出现 Lambda 波(λ 波)及 V₄、V₅ 导联 ST 段压低(引自郭继鸿)

3. 发生机制

尚不清楚,属原发性心电离子通道缺陷疾病,可能与 SCN5A 基因突变有关。其猝死系原发性心脏停搏所致,即在短时间内突发心脏各级心电活动全部消失而成一条直线。

第五章

正常 ST 段及其异常改变

第一节　ST 段测量方法及其正常值

一、ST 段测量方法

ST 段代表心室除极结束后至复极开始这一短暂时间,多呈等电位线,可随 J 点的移位而移位。故测量 ST 段应从 J 点后 0.04～0.08s 处作一水平线,再根据 TP 段的延长线作为基线或采用两个相邻心搏的 QRS 波群起点的连线作为基线,借以确定有无 ST 段移位。ST 段抬高时应自基线上缘测量至 ST 段上缘,压低时应从基线下缘测量至 ST 段下缘。欧盟心电图标准化工作小组推荐:QRS 波群、J 点、ST 段、T 波的振幅测量统一采用 QRS 波群起始部作为参考基线。"2009 年国际指南"则推荐:以 TP 段和 PR 段作为基线。

二、ST 段正常值

(1)ST 段压低:以 R 波为主导联 ST 段压低应≤0.05mV,但Ⅲ、aVL 导联可压低 0.1mV。

(2)ST 段抬高:以 R 波为主导联 ST 段抬高应≤0.1mV,但 V_1～V_4 导联可抬高 0.2～0.4mV,尤其是青壮年、运动员等身体素质较好者多见。

(3)ST 段时间:为 0.05～0.15s。

三、如何评价 ST 段偏移的临床意义

1. 根据 ST 段偏移的形态

(1)ST 段呈上斜型(斜直型)、凹面向上型抬高:见于正常人、迷走神经张力过高者、急性心包炎、变异型心绞痛及超急性期心肌梗死等,需结合临床加以判断。

(2)ST 段呈弓背向上型、单向曲线型、水平型、墓碑型抬高:多见于急性期心肌梗死、变异型心绞痛、电击伤及重症心肌炎等。

(3)ST 段呈"穹隆型"或"马鞍型"抬高:多见于 Brugada 综合征患者。

(4)ST 段呈上斜型压低:多无临床价值。

(5)ST 段呈近水平型压低:需结合 ST 段压低的程度,若压低>0.1mV 者,可能是异常表现。

(6)ST 段呈水平型、下垂型(下斜型)压低:多见于心肌缺血、劳损及心肌炎等。

2. 根据 ST 段偏移的程度及有无伴发 QRS-T 波群异常

(1)若 QRS-T 波群正常,ST 段偏移在上述标准内,则为正常。

(2)若 QRS 波幅低电压,ST 段偏移在上述标准内,则应视为异常表现。

(3)若以 R 波为主导联 T 波低平或倒置,ST 段偏移在上述标准内,也应视为异常表现。

3. 确认 ST 段偏移是原发性改变、继发性改变还是电张调整性改变

(1)原发性 ST 段改变:指心室除极正常而出现复极异常者,表现为 QRS 波形、时间正常而出现 ST 段改变。多有临床价值,见于心肌缺血、劳损、低钾血症及 β 受体功能亢进等。

（2）继发性 ST 段改变：指心室除极异常而出现复极异常者，表现为 QRS 波群宽大畸形而出现 ST 段改变。多无临床价值，见于室性异位搏动、束支传导阻滞、预激综合征等。

（3）电张调整性 ST 段改变：指心室异常除极消除后恢复正常除极一段时间内仍存在明显的 ST 段改变者。多无临床价值，属功能性改变，见于室性心动过速后、间歇性束支传导阻滞、间歇性预激综合征、右心室起搏患者等。

4. 需结合临床病史、心肌酶谱、心脏超声心动图等相关资料

第二节　ST 段异常改变及其临床意义

ST 段异常改变包括抬高、压低、延长或缩短。心外膜下心肌损伤表现为 ST 段抬高，心内膜下心肌损伤则表现为 ST 段压低、水平型延长。

一、ST 段抬高

ST 段抬高可表现为短暂性、较久性或持续性，其形态有上斜型（斜直型）、凹面向上型、弓背向上型、单向曲线型、水平型、墓碑型、"穹隆型"或"马鞍型"、"巨 R 型"等抬高。分析时应注意动态观察 ST 段的形态、幅度、持续时间及与症状的关系，并结合 T 波改变情况综合分析。

1. ST 段呈上斜型（斜直型）抬高

正常凹面向上的 ST 段变直、烫平，与 T 波正常连接角消失，导致两者不易区分且间接地使 T 波变宽，继之，ST 段直线向上升高并倾斜地与高耸宽大的 T 波相连，ST 段形状呈不对称性。见于超急性期心肌梗死、变异型心绞痛及迷走神经张力过高者等（图 5-1）。

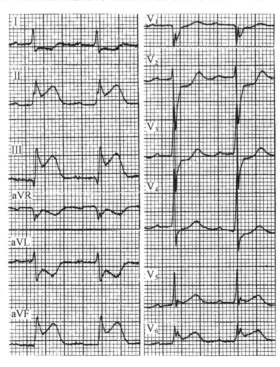

图 5-1　下壁、侧壁超急期心肌梗死患者出现 ST 段呈上斜型抬高伴 T 波高耸
及高侧壁、前间壁 ST 段呈缺血型压低、房室传导延缓（P-R 间期 0.23s）

2. ST 段呈凹面向上型抬高

ST 段呈凹面向上型抬高者多伴有 T 波直立，见于急性心肌梗死早期、急性心包炎、早复极综

合征、电击复律后、颅内出血、高钾血症及左心室舒张期负荷过重等(图 5-2)。

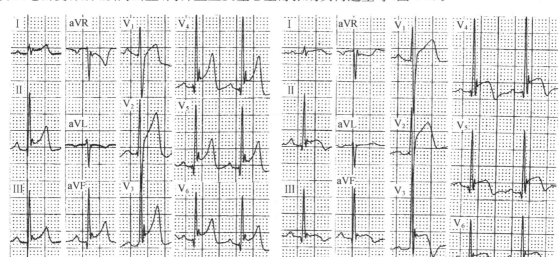

图 5-2　患者男性,19 岁,发热、胸痛 2 天,拟诊急性心包炎。图 A 系初诊时记录,表现为下壁、前侧壁 ST 段
呈凹面向上型抬高伴 T 波高耸;图 B 系入院 2 天后记录,表现为 ST 段呈上斜型抬高伴 T 波正负双向

3. ST 段呈弓背向上型、单向曲线型抬高

抬高的 ST 段其凸面向上形似弓背状,并与缺血性 T 波平滑地连接,两者无明确界限,构成一条凸起在基线以上的弓状曲线,称为单向曲线。若此时 T 波直立高耸,ST 段凸面光滑而对称,则形成抛物线样改变。见于急性心肌梗死早期、变异型心绞痛、心室壁运动异常或室壁瘤形成等(图5-3)。

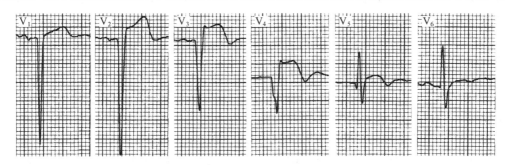

图 5-3　前间壁、前壁陈旧性心肌梗死 3 年余,患者仍出现弓背向上型、
单向曲线型 ST 段抬高,心脏超声心动图显示心尖部室壁瘤形成

4. ST 段呈水平型抬高

此型少见,见于急性心肌梗死早期、变异型心绞痛等(图 5-4)。

5. ST 段呈墓碑型抬高

其 ST 段向上凸起并快速上升高达 0.8~1.6mV,凸起的 ST 段顶峰高于其前的 r 波,r 波矮小且持续时间短暂,通常<0.04s,抬高的 ST 段与其后 T 波上升肢相融合,难以单独辨认 T 波,且 T 波常直立高耸。见于急性心肌梗死超急期、早期,以老年人多发,均发生于穿壁性心肌梗死。易并发急性左心衰竭、严重室性心律失常、完全性房室传导阻滞等,死亡率显著增高。可作为判断急性心肌梗死预后的一项独立指标(图 5-5)。

6. ST 段呈"穹隆型"或"马鞍型"抬高

以 V₁~V₃ 导联 ST 段呈"穹隆型"或"马鞍型"抬高(≥0.1mV),酷似右束支传导阻滞图形,心

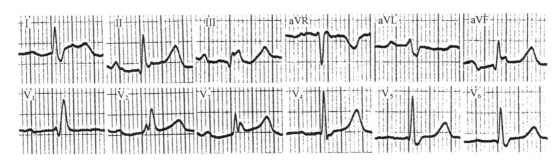

图 5-4　变异型心绞痛患者出现一度房室传导阻滞、完全性右束支传导阻滞、下壁及前侧壁 ST 段呈水平型抬高

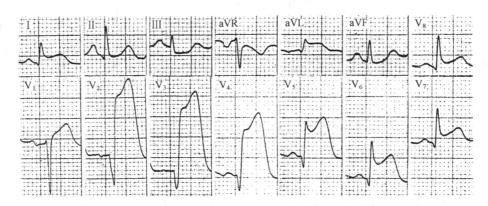

图 5-5　广泛前壁急性心肌梗死患者出现墓碑型 ST 段抬高(V$_2$、V$_3$、V$_4$ 导联)

脏结构无明显异常,易反复发作多形性室性心动过速及心室颤动而导致晕厥或猝死为特征,该室性心动过速发作常以极短联律间期的室性早搏起始,QRS 波形多变,频率很快,常＞260 次/min,有家族性遗传特征。多见于 Brugada 综合征患者(图 4-4、图 4-5)。

7. ST 段呈"巨 R 型"抬高

(1)心电图特征:①QRS 波群与 ST-T 融合在一起,J 点消失,R 波下降肢与 ST-T 融合,浑然成一斜线下降,致使 QRS 波群、ST 段与 T 波形成单个三角形,呈峰尖、边直、底宽的宽波,难以辨认各波段的交界,酷似"巨 R 型"波形;②"巨 R 型"ST 段常出现在 ST 段抬高最明显的导联;③ST 段抬高程度与 S 波减少成正比,凡 ST 段抬高最明显的导联,其 S 波减少也最明显甚至消失,但 QRS 波群起始向量不变;④QRS 波群时间可稍增宽,Q-T 间期可轻度延长;⑤"巨 R 型"ST 段常呈一过性改变,仅持续数分钟,心肌缺血一旦改善或恶化即可消失(图 5-6)。

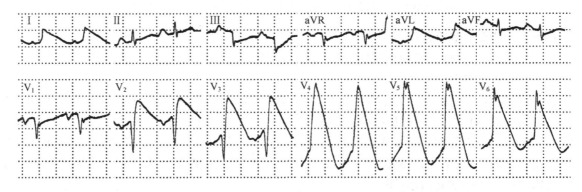

图 5-6　广泛前壁急性心肌梗死患者出现"巨 R 型"ST 段抬高、肢体导联 QRS 波群低电压

(2)临床意义:①超急性期心肌梗死,尤其是前壁心肌梗死,偶见于下壁心肌梗死;②急性而严

重的心肌缺血,如不稳定型心绞痛、变异型心绞痛、经皮腔内冠状动脉成形术中等;③急性心肌损伤,如电击伤、心脏除颤等;④偶见于颅脑损伤患者。

二、ST 段抬高的诊断与鉴别诊断

1. 早复极综合征

(1)以 R 波为主导联 J 点或 J 波抬高,以 $V_2 \sim V_5$ 导联最为明显。

(2)J 点或 J 波抬高导联其 ST 段呈上斜型、凹面向上型抬高(0.1~0.6mV),有时可达 1.0mV。

(3)ST 段抬高导联出现 T 波高耸。

(4)基本节律多为窦性心动过缓,频率多<50 次/min。

(5)上述心电图改变持续多年不变,多无临床症状,见于运动员、身强力壮的体力劳动者等。

(6)运动或心率加快后,J 点、ST 段抬高程度减轻或恢复正常,这一点有助于与其他疾病导致 ST 段抬高者相鉴别。

2. 变异型心绞痛

(1)胸痛发作时,ST 段立即呈损伤型抬高(≥0.3mV),多在 0.5mV 左右,常伴 T 波高耸,随着症状的缓解,ST-T 逐渐恢复正常(图 5-7)。

(2)相关导联出现 T 波高耸,两肢不对称,基底部增宽,伴 Q-T 间期延长。

(3)可出现一过性 QRS 波群时间增宽(0.10~0.12s)及 QRS 波群、ST 段、T 波电交替现象。

(4)常伴发一过性心律失常,如室性早搏、房室传导阻滞等。

(5)心肌酶谱正常范围。

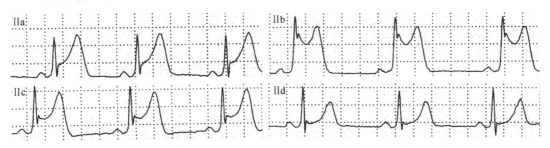

图 5-7　冠心病患者模拟 II 导联在 05:17(IIa)、05:19(IIb)、
05:22(IIc)、05:23(IId)胸痛发作和缓解时 ST-T 改变

3. 超急性期心肌梗死(图 5-1、5-6)

(1)胸痛发作时,ST 段立即呈损伤型急剧抬高(≥0.3~0.5mV),伴 T 波高耸。

(2)出现急性损伤阻滞图形,即 QRS 波群时间增宽至 0.10~0.12s,心室壁激动时间延长。

(3)常伴发各种心律失常,如室性早搏、室性心动过速、房室传导阻滞及束支传导阻滞等。

(4)心肌酶谱增高。

(5)随着有效治疗,上述心电图改变可恢复正常;若恶化,则出现异常 Q 波、ST-T 呈心肌梗死特有的动态演变。

4. 急性心包炎(图 5-2)

(1)窦性心动过速。

(2)广泛导联 ST 段呈凹面向上型抬高,但程度较轻,多在 0.2mV 左右;多伴有 T 波低平或浅倒置,其振幅<0.5mV。

(3)广泛导联 PR 段呈水平型压低(0.1~0.15mV),aVR 导联 PR 段抬高。

(4)QRS 波幅低电压,可出现 P-QRS-T 波群电交替现象。

（5）无异常 Q 波，心肌酶谱正常范围或轻度增高。

5. 早复极综合征合并心绞痛

（1）合并典型心绞痛发作：①原有 J 点或 J 波及 ST 段抬高的程度反而减轻或恢复正常，呈伪善性改变；②原有 T 波高耸转为低平；③可出现 U 波倒置。

（2）合并变异型心绞痛发作：①除符合两者心电图改变外，其 ST 段抬高、T 波高耸更为明显；②可出现 U 波倒置。

6. 室壁瘤（图 5-3）

（1）多发生在广泛前壁、前壁急性穿壁性心肌梗死后。

（2）相应导联有异常 Q 波、ST 段呈弓背向上型、单向曲线型持续抬高≥0.1mV 达 1 个月以上或≥0.2mV 持续 15 天。

（3）心脏超声波、胸透可明确诊断。

三、ST 段压低

ST 段压低可表现为短暂性、较久性或持续性，其形态有水平型、下垂型（下斜型）、近水平型压低、上斜型及鱼勾样压低。这些形态的区分主要依据从 R 波顶峰作一条垂直线与 J 点后 0.04～0.08s 处沿着 ST 段走向作一直线，两者所形成夹角的大小。若两者所形成的夹角为 90°，则 ST 段呈水平型压低；若两者所形成的夹角＞90°，则呈下垂型（下斜型）；若两者所形成的夹角在 81°～90°，则为近水平型压低；若两者所形成的夹角＜81°，则为上斜型。ST 段压低往往是非特异性的，需密切结合临床加以判断。

1. ST 段呈水平型、下垂型（下斜型）压低

两者统称为缺血型改变。多见于心肌缺血、心肌劳损、心肌炎、低钾血症及 β 受体功能亢进等。若 ST 段呈缺血型显著压低（≥0.3mV），则应警惕急性心内膜下心肌梗死的可能（图 5-8）。

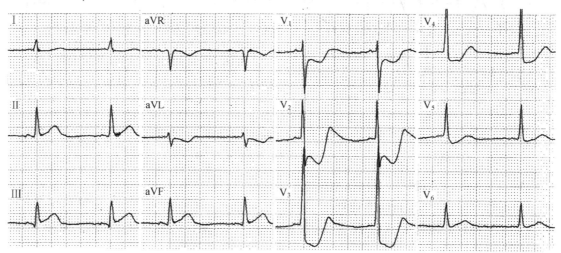

图 5-8　胸痛患者出现前间壁、前壁 ST 段呈缺血型显著压低伴心肌酶谱增高，符合急性心内膜下心肌梗死

2. ST 段呈近水平型压低

其价值较缺血型改变为低，需结合压低的程度及与临床症状的关系加以判断。

3. ST 段呈上斜型压低及鱼钩样改变

（1）ST 段呈上斜型压低：多无临床价值。

（2）ST 段呈鱼钩样改变：多见于洋地黄药物影响。

四、ST 段延长

ST 段正常时间为 0.05～0.15s。当其时间≥0.16s 时，便称为 ST 段延长。见于低钙血症、心

内膜下心肌缺血、Q-T 间期延长综合征、三度房室传导阻滞伴缓慢心室率、阿-斯综合征发作后等。

五、ST 段缩短

当 ST 段时间<0.05s 时,便称为 ST 段缩短。ST 段代表心室肌动作电位 2 相平台期,具有心率依赖性,受儿茶酚胺、细胞外钙离子浓度、心肌病变及药物等因素的影响。凡是使用儿茶酚胺类及洋地黄类药物、高钙血症、心肌急性缺血、缺氧、损伤时致细胞膜受损引起钙离子持续内流,均可使 ST 段缩短或消失。此外,早复极综合征、心电-机械分离、特发性短 Q-T 间期综合征等也可导致 ST 段缩短或消失(图 5-9)。

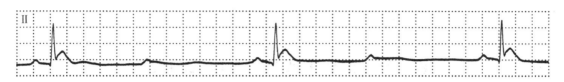

图 5-9　心肺复苏后出现窦性心动过缓、二度房室传导阻滞、ST 段消失及继发性 Q-T 间期缩短(0.26s)

第三节　ST 段电交替现象

1. 心电图特征

(1)连续出现 ST 段或 ST-T 形态交替,可表现为 ST 段抬高与压低、抬高与正常或正常与压低等交替性改变(图 5-10)。

(2)ST 段电交替现象持续时间较短,一般仅持续数秒至数分钟,呈一过性改变。

(3)ST 段电交替随着 ST 段抬高而加剧,抬高越高,其电交替越明显。有时早搏后可出现 ST 段电交替或表现得更为明显。

(4)ST 段电交替常伴发各种室性心律失常,如室性早搏、室性心动过速等。

(5)可同时伴有 QRS 波群、T 波、U 波的电交替。

(6)多见于胸前导联,与左冠状动脉前降支严重病变有关。

(7)与心外因素无关,如呼吸、体位、心包积液、胸腔积液等。

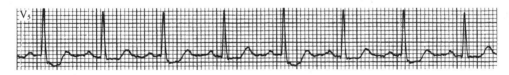

图 5-10　可疑冠心病患者,平板运动试验后出现 ST 段电交替现象

2. 发生机制

与心肌缺血导致心肌有效不应期明显延长且呈交替性改变有关,即当 ST 段较低时,其有效不应期较长;当 ST 段较高时,其有效不应期较短。有效不应期长短交替的程度与 ST 段电交替呈正相关关系,提示两者存在因果关系。

3. 临床意义

(1)心率正常时出现 ST 段电交替,常是严重心肌缺血的佐证,与室性心律失常发生有密切关系,是出现室性心律失常的前兆。

(2)心率正常时出现 ST 段电交替,常提示冠状动脉痉挛性病变,尤以左冠状动脉前降支多见;对变异型心绞痛的诊断具有高度特异性,是变异型心绞痛电不稳定的表现。

(3)心动过速时(>150 次/min)出现 ST 段电交替,多无临床价值,随着心率恢复正常而消失。

第六章

正常T波及其异常改变

第一节　正常T波及T波改变的类型

一、正常T波的特征

(1)正常T波的形态:前肢上升缓慢,后肢下降较快,波顶呈圆钝状。

(2)方向与振幅:多与QRS主波方向一致,如以R波为主导联T波直立(Ⅲ、aVL导联可浅倒),且其振幅$\geqslant\frac{1}{10}$R;$V_1\sim V_4$导联T波振幅逐渐增高或倒置者应逐渐变浅,一般以V_4、V_5导联T波振幅最高,可达$1.2\sim1.5$mV;V_1导联T波振幅应<0.4mV,若其振幅$\geqslant0.4$mV,应警惕后壁心肌梗死可能;年轻者出现$T_{V_1、V_2}>T_{V_5、V_6}$,多为正常变异;若>40岁者出现$T_{V_1、V_2}>T_{V_5、V_6}$,则见于左心室收缩期负荷过重、早期冠心病等,具有一定的临床价值。

(3)T波时间:一般<0.25s。

二、T波改变的类型

T波代表心室肌复极过程中未被抵消的心室复极电位差。根据T波的极性、形态可分为倒置、直立、双相和低平;根据与心室除极的关系可分为原发性T波改变(心室除极正常而复极异常者)、继发性T波改变(心室除极异常而导致复极异常者)和电张调整性T波改变(心室异常除极消除后恢复正常除极一段时间内仍存在明显的T波改变者);根据病变性质可分为器质性T波改变(病理性)和良性T波改变(功能性)。

第二节　T波倒置

本节所述的T波倒置均为原发性T波改变。一般T波倒置的深度多在$0.25\sim0.6$mV。若倒置T波的深度在$0.5\sim1.0$mV,则称为T波深倒置;若常规心电图中有3个以上导联倒置T波的深度>1.0mV,则称为巨倒T波,见于冠心病、肥厚型心肌病、脑血管意外及嗜铬细胞瘤等疾病。

一、冠状T波

冠状T波又称为缺血性T波倒置、箭头状T波。其倒置的T波两肢对称、基底部狭窄、波谷尖锐,常伴Q-T间期延长,可伴有异常Q波出现(图6-1),真正反映了透壁性心肌缺血。见于慢性或亚急性期心肌梗死、慢性冠状动脉供血不足、肥厚型心肌病等。若心电图无左心室肥大表现,则持续性冠状T波对冠心病尤其是冠心病合并心肌病变有独特的预测价值。

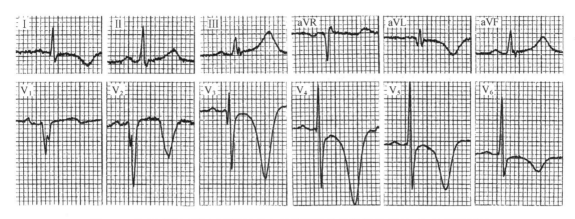

图 6-1　前间壁陈旧性心肌梗死后出现前间壁及前壁冠状 T 波、Q-T 间期延长

二、Niagara(尼加拉)瀑布样 T 波

脑血管意外、阿-斯综合征发作后及有交感神经兴奋性异常增高的急腹症等患者出现一种特殊形态的巨倒 T 波,酷似美国与加拿大交界的 Niagara 瀑布,故被命名为 Niagara 瀑布样 T 波,亦称为交感神经介导性巨倒 T 波(图 6-2)。

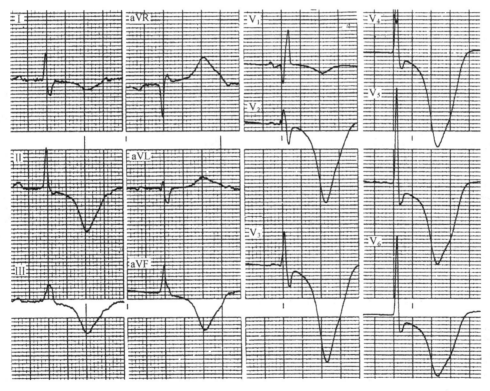

图 6-2　脑溢血患者出现三度房室传导阻滞(P-R 间期长短不一)、房室交接性逸搏心律、完全性
右束支阻滞、下壁及前侧壁 ST 段呈缺血型压低、Niagara 瀑布样 T 波改变、Q-T 间期延长

1. 心电图特征

(1)巨倒 T 波基底部宽阔、两肢明显不对称、前肢或后肢向外膨出或向内凹陷使 T 波不光滑,有切迹及顶部圆钝。

（2）巨倒 T 波的深度多≥1.0mV，偶可＞2.0mV。常出现在 V_3～V_6 导联，也可出现在肢体导联，而在Ⅲ、aVR、V_1 等导联，则可出现宽而直立的 T 波。

（3）巨倒 T 波演变迅速，可持续数日后自行消失。

（4）Q-T 间期或 Q-T_C 显著延长，常延长 20％以上。

（5）U 波增高，其振幅常≥0.15mV。

（6）大多不伴有 ST 段偏移及异常 Q 波。

（7）常伴有快速性室性心律失常。

2. 发生机制

系交感神经过度兴奋释放大量儿茶酚胺刺激下丘脑星状交感神经节及冠状动脉痉挛造成急性心肌缺血，使心室肌复极过程明显受到影响而出现巨倒 T 波和 Q-T 间期显著延长。

3. 临床意义

常见于脑血管意外、颅脑损伤、脑肿瘤、阿-斯综合征发作后、伴发交感神经过度兴奋的一些疾病，如各种急腹症、神经外科手术后、肺动脉栓塞等。出现巨倒 T 波，死亡率增加 22％。巨倒 T 波若发生在脑血管意外患者中，则提示颅内、蛛网膜下腔出血量大或脑梗死面积广泛，预后不良。

三、心内膜下梗死性巨倒 T 波

心内膜下心肌梗死后出现的巨倒 T 波，两肢基本对称、基底部可宽可窄、波谷较尖锐或较圆钝，常伴有 Q-T 间期延长（图 6-3），以 R 波为主导联 ST 段可显著压低，但不出现异常 Q 波，诊断心内膜下心肌梗死需结合心肌酶谱或（和）肌钙蛋白检测。

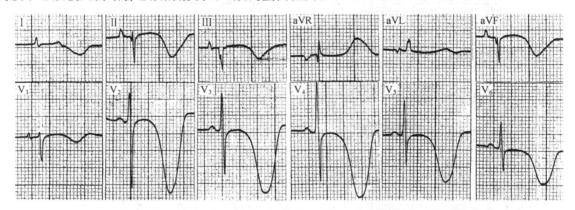

图 6-3　陈旧性下壁心肌梗死患者（下壁异常 Q 波），脑溢血后出现巨倒 T 波、Q-T 间期显著延长、提示心内膜下心肌梗死（心肌酶谱增高、肌钙蛋白阳性）

四、劳损型 T 波倒置

以 R 波为主导联 T 波倒置，两肢不对称、前肢下降较缓慢、后肢上升较快，基底部较窄，且伴有 ST 段呈下垂型、水平型、弓背向上型压低及 R 波电压明显增高，为左心室肥大伴劳损或心尖肥厚性心肌病的特征性心电图改变。见于左心室收缩期负荷过重的疾病，如高血压性心脏病、梗阻型肥厚性心肌病及心尖肥厚性心肌病等（图 6-4）。

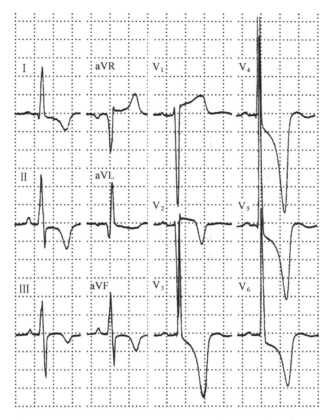

图 6-4　梗阻型肥厚性心肌病患者出现左心室肥大伴劳损、V_2 导联 r 波逆递增、巨倒 T 波、浅倒 U 波

五、功能性 T 波倒置

1. 孤立性负 T 综合征

孤立性负 T 综合征又称为心尖现象。倒置的 T 波多发生在 V_4 导联，偶见于 V_4、V_5 导联；右侧卧位时，可使倒置的 T 波恢复直立。可能系心尖与胸壁之间的接触干扰了心肌的复极程序所致。多见于瘦长型的健康青年，属正常变异，但易误诊为心肌炎、心尖肥厚型心肌病。

2. 持续性童稚型 T 波

童稚型 T 波又称为幼年型 T 波（图 6-5），常见于婴幼儿。其心电图特征是：①倒置的 T 波仅见于 $V_1 \sim V_4$ 导联，且以 V_2、V_3 导联倒置最深；②倒置的深度多＜0.5mV，肢体导联及 V_5、V_6 导联 T 波正常。少数人 $V_1 \sim V_4$ 导联 T 波倒置可一直持续到成人，故称为持续性童稚型 T 波，可能与无肺组织覆盖"心切迹"区有关，属正常变异。但年轻者易误诊为心肌炎、心尖肥厚型心肌病；年长者易误诊为前间壁心肌缺血。深吸气或口服钾盐可使倒置的 T 波转为直立，可资鉴别。

3. "两点半"综合征

当额面 QRS 电轴指向＋90°（相当于钟表长针指向 6 字），而 T 电轴指向－30°（相当于钟表短针指向 2 字），T-QRS 电轴类似于钟表的两点半。心电图特征为：①Ⅰ导联 QRS 波幅的代数和为零；②Ⅱ、Ⅲ、aVF 导联 QRS 主波向上，而 T 波倒置，其中Ⅲ导联倒置最深，aVF 导联次之；③口服钾盐或运动可使 T 波恢复正常；④多见于瘦长型健康人。发生在年轻者易误诊为心肌炎，发生在年长者易误诊为心肌缺血。

4. 站立性 T 波改变

T 波极性和形态随着体位的改变而改变，多发生在Ⅱ、Ⅲ、aVF 导联。站立位或深吸气时，可使Ⅱ、Ⅲ、aVF 导联 T 波倒置加深，或者由平卧位转为站立位时 T 波由直立转为倒置；反之，可使倒

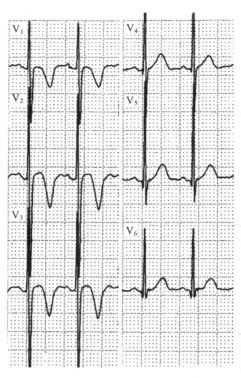

图 6-5　7 岁女孩出现童稚型 T 波改变(V_2、V_3 导联 T 波倒置深于 V_1 导联)

置 T 波转为直立。多见于心脏神经官能症、瘦长型女性患者。口服普萘洛尔可使此 T 波异常转为正常。

5. 过度通气性 T 波改变

过度通气在健康人可引起一过性 T 波倒置。以胸前导联多见,多伴有 Q-T 间期延长,口服普萘洛尔可防止这种改变。可能与交感神经兴奋早期引起心室肌复极非同步性缩短有关。

6. 饱餐后 T 波改变

饱餐后 30min 内,即可出现 T 波倒置,以 I、II、V_2~V_4 导联明显,空腹时 T 波恢复正常。如餐中加服钾盐,可防止这种异常 T 波的产生。可能与餐后糖类吸收使血钾暂时性降低有关。

第三节　T 波高耸

若常规心电图中有 3 个以上导联出现高耸 T 波,其振幅≥1.0mV 或以 R 波为主导联 T 波振幅高于同导联 QRS 波群的振幅,均称为 T 波高耸。见于下列情况。

1. 超急性期心肌梗死

T 波高耸是急性心肌梗死最早的心电图征象,往往出现在 ST 段抬高之前。胸痛发生后数分钟至数小时内,梗死相关导联即可出现 T 波高耸。该 T 波两肢不对称,基底部增宽,伴 Q-T 间期延长,ST 段呈上斜型或斜直型抬高(图 6-6)。之后出现异常 Q 波及 ST-T 动态演变。其 T 波高耸的发生机制可能与急性心肌缺血引起早期复极及舒张期除极有关。

2. 变异型心绞痛

变异型心绞痛发作时,相关导联出现 T 波高耸呈箭头状,两肢不对称,基底部增宽,伴 Q-T 间期延长(图 6-7),ST 段呈上斜型或弓背向上型抬高。若原有 ST 段压低、T 波倒置,可使 ST 段恢复正常或略抬高、T 波直立,出现伪善性改变,但无异常 Q 波出现,无 ST-T 动态演变,心肌酶谱正常,

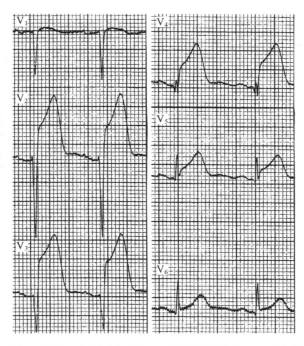

图 6-6　前间壁、前壁超急性期心肌梗死患者出现 r 波振幅逆递增、ST 段上斜型抬高及 T 波高耸

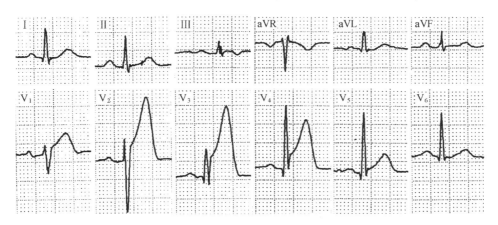

图 6-7　变异型心绞痛发作时 V₂～V₄ 导联出现 ST 段呈上斜型抬高伴 T 波高耸

肌钙蛋白阴性。

3. 高钾血症

T 波高耸呈箭头状，两肢对称，基底部狭窄，称为帐篷状 T 波，与冠状 T 波的极性刚好相反，以胸前导联最为显著，常伴 Q-T 间期缩短。T 波高、尖、窄、对称是高钾血症最早的心电图征象（图 6-8）。

4. 早复极综合征

左胸导联出现 T 波高耸，常呈拱形，两肢基本对称，基底部较宽，多伴有 J 点抬高（0.1～0.4mV），ST 段呈凹面向上型抬高，R 波降肢粗钝（图 6-9）；运动后抬高的 J 点、ST 段恢复正常或减轻。系迷走神经张力过高引起心室肌不同步提前复极所致。多见于运动员、年轻体力劳动者等健壮人，多属正常变异，极少数可能与心源性猝死有关。

5. 左心室舒张期负荷过重

左心室舒张期负荷过重的主要病理变化是左心室扩张，其心电图特征为左胸导联 R 波电压增

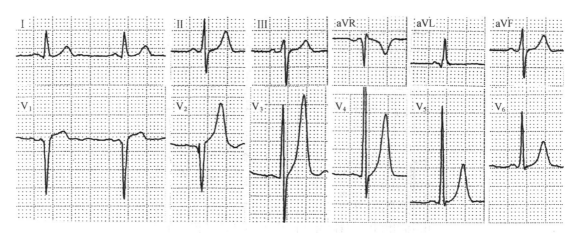

图 6-8　慢性肾炎、高钾血症(6.15mol/L)患者出现前间壁异常 Q 波(提示Ⅰ型左中隔支阻滞)、帐篷状 T 波改变

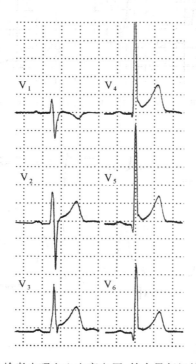

图 6-9　健康体检者出现左心室高电压,符合早复极综合征波形特点

高,ST 段轻度抬高,T 波高耸,两肢不对称,基底部较宽。见于二尖瓣关闭不全、主动脉瓣关闭不全等(图 6-10)。

　　6. 部分脑血管意外

　　部分脑血管意外患者可出现高而宽的 T 波,多伴有 Q-T 间期延长,以 $V_3 \sim V_6$ 导联最显著(图 6-11)。动物实验证明,若刺激左侧星状神经节,则出现 T 波明显高耸;若刺激右侧星状神经节,则 T 波明显倒置。

　　7. 左束支传导阻滞

　　左束支传导阻滞患者 $V_1 \sim V_4$ 导联出现 ST 段抬高,高耸 T 波,两肢不对称,基底部较宽。

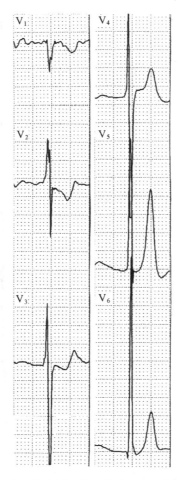

图 6-10　风心病、二尖瓣狭窄伴关闭不全患者出现心房颤动、左心室肥大、T 波高耸

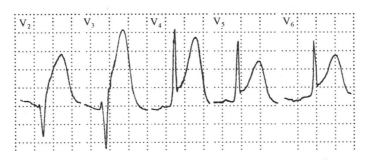

图 6-11　脑溢血患者 $V_2 \sim V_6$ 导联出现 ST 段上斜型抬高、T 波高耸

第四节　双峰 T 波

1. 典型的"圆顶-尖角状"T 波

$V_2 \sim V_4$ 导联尤其是 V_3 导联出现典型的"圆顶-尖角状"T 波,其特征是双峰 T 波的第 2 峰呈尖角状,并高于第 1 峰,第 2 峰上升肢始于第 1 峰下降肢早期(图 6-12)。多见于室间隔缺损。

2. 顶部微凹型双峰 T 波

多数导联 T 波基底部增宽,振幅降低,顶部呈微凹型双峰波,伴有 Q-T 间期延长。多见于药物

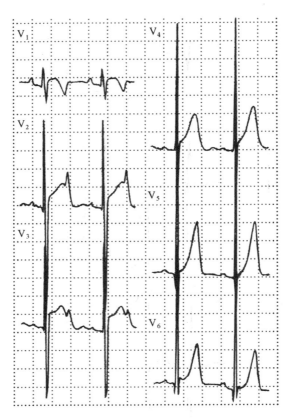

图 6-12　先心病、室间隔缺损患者，V_2、V_3 导联出现"圆顶-尖角状"T 波，V_5、V_6 导联出现 T 波高耸、左心室肥大

影响(如胺碘酮等)、电解质紊乱(低钾、低镁血症)、脑血管意外及正常变异等。系左、右心室复极在时间上的差异所致，前峰为左心室复极，后峰为右心室复极。

第五节　电张调整性 T 波改变

在间歇性束支传导阻滞、间歇性预激综合征、右心室起搏或宽 QRS 心动过速患者中，心室异常除极消除后恢复正常除极一段时间内，仍存在明显的 T 波改变酷似心肌缺血，其 T 波方向与异常除极时 QRS 主波方向一致，Rosenbaum 称之为电张调整性 T 波改变。电张调整性 T 波改变是介于原发性与继发性 T 波改变之间的第 3 种 T 波改变，不具有病理性意义，是一种正常的电生理现象。不论是自发还是诱发引起的心室除极异常，均可出现继发性 T 波改变和电张调整性 T 波改变，但后者往往被前者所掩盖，只有心室异常除极消失恢复正常除极时，继发性 T 波改变消失后，电张调整性 T 波改变才得以显现出来，即正常除极后的 T 波方向与原异常除极时 QRS 主波方向一致。电张调整性 T 波改变往往持续一段时间，这与心脏记忆现象和积累作用有关。

1. 心动过速后 T 波倒置

(1)室性心动过速后 T 波倒置：①该室性心动过速 QRS 波形多呈左束支阻滞型伴电轴左偏，时间≥0.12s；②心动过速后 Ⅱ、Ⅲ、aVF、V_4～V_6 导联 T 波仍倒置，与室性心动过速时 QRS 主波的方向一致；③倒置 T 波的深度、宽度与室性心动过速持续时间成正比；④倒置 T 波恢复正常极性、形态需要一定的时间，数小时至数周不等，与心室异常除极的时间成正比。

(2)室上性心动过速伴心室内差异性传导后 T 波倒置：该心室内差异性传导 QRS 波形呈左束支阻滞型伴电轴左偏，心动过速后 T 波特征与室性心动过速后 T 波倒置相似。

2. 间歇性左束支阻滞消失后 T 波倒置

其心电图特征:①异常除极的 QRS 波群呈左束支阻滞图形;②左束支阻滞消失后,V₄～V₆ 导联或同时伴Ⅱ、Ⅲ、aVF 导联 T 波倒置;③倒置 T 波的深度、宽度和持续时间与左束支阻滞发作的时间成正比。

3. 预激综合征消失后 T 波倒置

其心电图特征:①异常除极的 QRS 波群呈预激波形特征;②预激消失或射频治疗后,V₄～V₆ 导联 T 波倒置;③倒置 T 波的深度、宽度和持续时间与预激程度、持续时间成正比。

4. 右心室起搏后 T 波倒置

其心电图特征:①倒置 T 波多发生在Ⅱ、Ⅲ、aVF、V₅、V₆ 导联;②倒置 T 波的深度、宽度和持续时间与起搏的强度和持续的时间有关(图 6-13)。

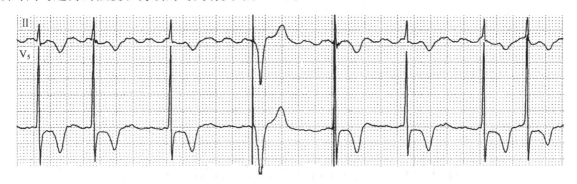

图 6-13　心房扑动、VVI 起搏器术后,V₅ 导联出现电张调整性 T 波改变

第六节　T 波电交替现象

1. 基本概念

T 波电交替现象是指心脏自身复极过程中所出现的 T 波形态、振幅甚至极性发生交替性改变,不伴有 QRS 波群交替变化,通常每隔 1 次心搏出现 1 次,并排除呼吸、体位、胸腔或心包积液等心外因素。

2. 心电图特征

(1)主导节律恒定,多为窦性,其 QRS 波形、振幅一致。

(2)T 波交替性改变的幅度较明显,发生在以 R 波为主导联价值大。

(3)心动过缓时出现比心动过速时出现 T 波电交替价值大。

(4)常伴有 Q-T 间期延长或同时伴 Q-T 间期长、短交替。

(5)与心外因素无关,如呼吸、体位、心包积液、胸腔积液等。

(6)可伴有 ST 段、U 波甚至 P 波、QRS 波群电交替(图 6-14、图 6-15)。

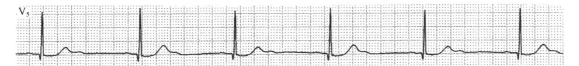

图 6-14　窦性心动过缓、左心室高电压、T 波电交替现象(定准电压 5mm/1mV)

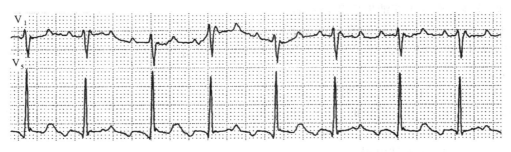

图 6-15　3∶1 传导的心房扑动患者，V₅ 导联出现 T 波电交替现象

3．发生机制

T 波电交替可能与电解质紊乱（低钙、低镁、低钾血症）、心肌缺血缺氧、支配心脏的植物神经失衡等因素有关。

4．临床意义

显著的 T 波、Q-T 间期电交替，是心室复极不一致、心电活动不稳定的表现，易诱发严重的室性心律失常而猝死。多见于长 Q-T 间期综合征、心肌缺血、心功能不全及电解质紊乱等患者。有 T 波电交替者，发生致命性室性心律失常的危险性增加 14 倍。T 波电交替目前已成为识别心源性猝死高危患者的一个重要而非常直观的指征。

第七节　与心动周期长短有关的倒置 T 波

与心动周期长短有关的倒置 T 波又称为与慢心率相关的频率依赖性 T 波改变，仅出现在心率缓慢时（图 6-16）。随着运动或给予阿托品、异丙基肾上腺素使心率增快，则倒置的 T 波恢复正常。可能系迷走神经反射所致。有学者认为长间歇可使心室充盈期延长，其舒张容积增加，导致心室复极改变或与长间歇后心肌收缩性的改变有关，或长间歇使心室内压力升高，影响冠状动脉血流量导致心内膜下心肌缺血，或心室内血流动力学改变引起心肌纤维的伸展等，这些因素均可造成 T 波改变。

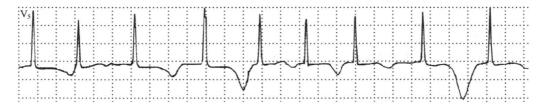

图 6-16　冠心病、心房颤动患者出现与心动周期长短有关的巨倒 T 波

第八节　早搏后 T 波改变

室性早搏、房性早搏伴心室内差异性传导后都会引起心室除极异常，其后的第 1 个或数个正常除极的窦性搏动的 T 波出现改变，如增高、降低、平坦、切迹或倒置，甚至高低交替出现或振幅逐渐改变（图 6-17）。既往认为这一现象属病理性的原发性 T 波改变，提示心脏有器质性病变。但 Leachman 等认为这类 T 波改变与冠状动脉疾病、左心室功能不全的存在与否均无关，而仅与早搏后较长的代偿间歇有关。现倾向于心室电张调整所致，是一种功能性改变。

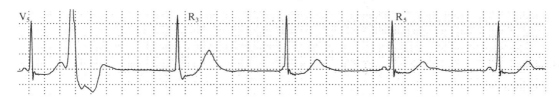

图 6-17　显著窦性心动过缓、房室交接性逸搏及逸搏心律(R_1、$R_3 \sim R_5$，其中
R_3 逆传心房）、室性早搏伴逆传心房及早搏后 T 波高耸、轻度 ST 段改变

第九节　间歇性 T 波改变

间歇性 T 波改变是指心脏自身复极过程中所出现的 T 波形态、振幅甚至极性发生间歇性改变，可伴有 QRS 波群间歇性变化，通常每隔数次心搏出现 1 次间歇性改变，并排除呼吸、体位、胸腔或心包积液等心外因素。可能与电解质紊乱（低钙、低镁、低钾血症）、心肌缺血缺氧、心肌炎症及支配心脏的植物神经失衡等因素有关（图 6-18、图 6-19）。

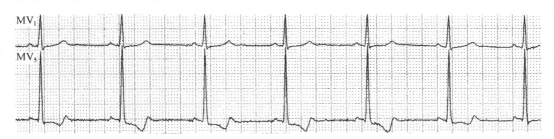

图 6-18　冠心病患者，MV_5 导联在频率相等、QRS 波形一致时出现 T 波负相波深浅不一及 ST 段压低程度不一

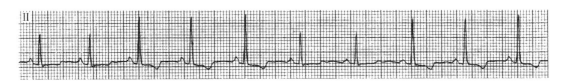

图 6-19　冠心病患者出现 QRS 波群、ST 段及 T 波间歇性改变

第七章

正常 Q-T 间期及其异常改变

第一节 Q-T 间期及 Q-Tc

Q-T 间期是 QRS 波群、ST 段及 T 波时间的总和，代表心室肌除极和复极所需的时间。其长短主要取决于内向钠、钙电流和外向钾、氯电流的表达、特性及其之间的平衡，同时也受心率、年龄、性别及心外因素（如酸碱平衡失调、电解质紊乱、儿茶酚胺、乙酰胆碱）等影响。

在正常情况下，Q-T 间期等于 $K\sqrt{R\text{-}R}$，K 为常数，即 0.39 ± 0.04，通常以 0.40 计算之，R-R 为相邻两个心搏的心动周期。心率校正后 Q-T 间期称为 Q-Tc，$Q\text{-}T_c = Q\text{-}T/\sqrt{R\text{-}R}$，正常值为男性 $0.40\pm0.04s$，女性 $0.42\pm0.04s$。

Q-T 间期异常主要表现为 Q-T 间期延长和 Q-T 间期缩短。前者易诱发严重的室性心律失常而猝死，而后者近年来亦认为是致心律失常性猝死和临终前的心电图改变之一，也是一种严重的心电现象。"2009 年国际指南"提出 Q-T 间期延长的标准为：女性≥0.46s，男性≥0.45s。Q-T 间期缩短的标准为：男性、女性均≤0.39s（本人持有异议）。

第二节 Q-T 间期延长

一、特发性 Q-T 间期延长

特发性 Q-T 间期延长又称为先天性长 Q-T 间期综合征。具有家族性遗传特征，猝死危险性高，主要由尖端扭转型室性心动过速和心室颤动所致。心电图特征有：①Q-T 间期延长或 Q-Tc 男性≥0.47s、女性≥0.48s；②T 波改变，表现为 T 波宽大、双峰切迹或低平、ST 段平直或上斜型延长伴 T 波高尖；③U 波增高；④有时可见 Q-T 间期长、短交替及 T 波、U 波电交替，具有诊断意义；⑤常于运动、激动、惊恐等交感神经张力增高时发作尖端扭转型室性心动过速，具有肾上腺素能依赖性的临床特征。尖端扭转型室性心动过速若短期内自行终止，仅表现为晕厥；若蜕变为心室颤动，则极易导致猝死（图 7-1、图 7-2）。

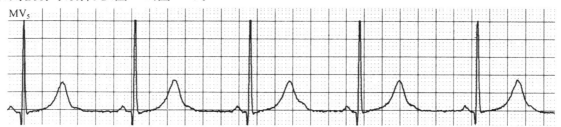

图 7-1　先天性长 Q-T 间期综合征患者出现窦性心动过缓、Q-T 间期延长达 0.62s（正常最高值 0.48s）

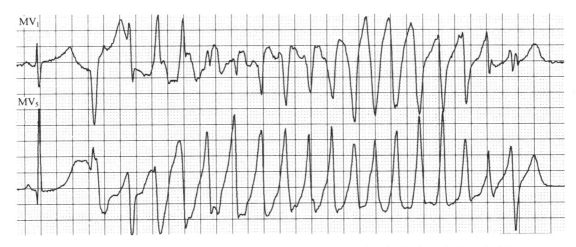

图 7-2　与图 7-1 系同一患者,室性早搏落在 T 波降肢上诱发尖端扭转型室性心动过速

二、继发性 Q-T 间期延长

继发性 Q-T 间期延长又称为后天获得性长 Q-T 间期综合征(图 7-3)。由药物(多由 I 类和 III 类抗心律失常药)、电解质紊乱(低钾、低钙、低镁血症)、甲状腺功能减退、脑血管意外、冠心病、心肌病、心肌梗死 12～24h 后伴随 T 波倒置时、缓慢性心律失常等所致,除 Q-T 间期或 Q-Tc 间期延长外,尖端扭转型室性心动过速常以长-短周期顺序和间歇依赖性的形式发作。

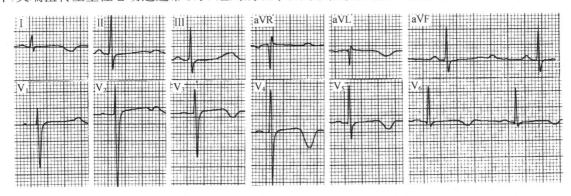

图 7-3　脑血管意外患者,显示窦性心动过缓、Q-T 间期延长达 0.57s(正常最高值 0.44s)、T 波改变

第三节　Q-T 间期缩短

Rautahariju 等提出 Q-T 间期预测值(单位 ms)为 $656÷(1+心率/100)$,正常 Q-T 间期的下限值为 Q-T 间期预测值的 88%。当所测的 Q-T 间期小于预测值的 88% 或 Q-Tc<0.40s 或 Q-T 间期<0.33s 时,便可认为 Q-T 间期缩短或短 Q-T 间期。Q-T 间期缩短分为特发性和继发性两种。短 Q-T 间期与长 Q-T 间期一样,也是发生猝死的危险因素,应值得关注。

一、特发性 Q-T 间期缩短

1. 基本概念

特发性 Q-T 间期缩短又称为特发性短 Q-T 间期综合征,是近年来发现的又一种可诱发严重心律失常而猝死的原发性心电异常疾病,与心脏离子通道功能异常有关,是一种单基因突变引起的遗传性疾病。

2. 分类及机制

分为 3 种类型。这 3 种类型均可引起动作电位时程和不应期不均一性缩短,导致 Q-T 间期缩短、心室易损期增加及 M 细胞与其他心肌细胞的复极离散度增加,促使致命性心律失常的发生。

(1)Ⅰ型:由于 HERG 基因的 N588K 突变导致 I_{kr}(快速激活的延迟整流钾离子流)功能获得显著增加,使心肌细胞的动作电位 3 相钾离子流迅速外流,导致动作电位 2、3 相时程缩短。

(2)Ⅱ型:由于 KCNQ1 基因的 V307L 突变导致 I_{ks}(缓慢激活的延迟整流钾离子流)功能获得显著增加,使动作电位 2 相时程缩短。

(3)Ⅲ型:由于 KCNJ2 基因的 D172N 突变导致 I_{kl}(内向整流钾离子流)功能获得显著增加,使动作电位 3 相时程缩短。

3. 临床及心电图特征

(1)具有家族遗传性,多数病例有心悸、头晕等症状,且有晕厥、心脏骤停、猝死或猝死家族史。

(2)无心脏结构异常和其他器质性心脏病。

(3)持续出现短 Q-T 间期,大多为 216～290ms,为 Q-T 间期预测值的 52%～78%,Q-Tc 为 248～302ms。

(4)多数病例表现为非频率依赖性持续性短 Q-T 间期;少数病例表现为慢频率依赖性短 Q-T 间期矛盾性缩短,即心室率较慢时,其 Q-T 间期缩短,而心室率较快时,其 Q-T 间期反而恢复正常或延长。

(5)ST 段明显缩短(<50ms)或消失,T 波高尖,近似于对称,尤以胸前导联为明显。

(6)在症状明显时,多数病例可出现心房颤动或心室颤动,个别病例可出现一过性心动过缓或二度～三度房室传导阻滞

(7)电生理检查时,其心房、心室有效不应期缩短(<170ms),易诱发心房颤动、室性心动过速、心室颤动(图 7-4)。

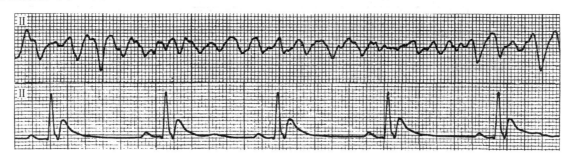

图 7-4　上行系 43 岁男性患者晕厥时记录,显示心室颤动;下行系电击复律后记录,
显示窦性心动过缓、Q-T 间期缩短(0.28s),提示特发性短 Q-T 间期综合征

4. 心电图表现类型

(1)A 型:ST 段、T 波时间均缩短,同时伴有 T 波高尖,易发生房性和室性心律失常。

(2)B 型:以 T 波高尖和时间缩短为主,ST 段改变不明显,以房性心律失常为主。

(3)C 型:以 ST 段缩短为主,T 波时间缩短不明显,以室性心律失常为主。

二、继发性 Q-T 间期缩短

1. 基本概念

继发性 Q-T 间期缩短又称为继发性短 Q-T 间期综合征,是继发于电解质异常(高钙血症、高钾血症)、儿茶酚胺类药物(肾上腺素、异丙肾上腺素、多巴胺等)影响、洋地黄效应或中毒、超急性期心肌梗死、甲状腺功能亢进、迷走神经张力过高引起的早复极综合征及心肺复苏后的危重病例等。

2. 发病机制

(1)ST 段代表心室肌动作电位 2 相平台期,具有心率依赖性,受儿茶酚胺、细胞外 Ca^{2+} 浓度、心肌病变及药物等因素的影响,如使用儿茶酚胺类及洋地黄类药物、高钙血症、心肌急性缺血、缺氧、损伤等导致细胞膜受损,出现 Ca^{2+} 持续内流,均可引起 ST 段缩短或消失。

(2)T 波代表心室肌动作电位 3 相,凡是能引起心肌细胞膜对 K^+ 通透性增加使 3 相复极加速,均可导致 T 波变窄,时间缩短。

(3)一过性矛盾性 Q-T 间期缩短常由心外因素所致,受自主神经调节。当心脏迷走神经张力异常增高时,释放过量的乙酰胆碱将抑制 I_{Ca} 电流和激活 $I_{K,Ach}$ 电流,导致心室复极时间缩短。

3. 临床及心电图特征

(1)继发于其他疾病或药物影响。

(2)短 Q-T 间期多小于预测值的 80%。

(3)ST 段明显缩短或消失,QRS 波群结束后立即出现 T 波上升肢,T 波高尖,近似于对称,尤以胸前导联为明显。

(4)心肺复苏后发生的短 Q-T 间期,多伴随心动过缓、二度～三度房室传导阻滞、不定型心室内传导阻滞及心室停搏等(图 7-5)。

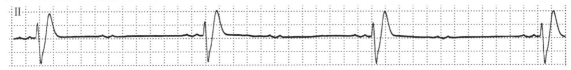

图 7-5　冠心病、多发性损伤患者,心肺复苏后出现窦性心动过缓、不完全性左心房内传导阻滞、
二度房室传导阻滞、不定型心室内传导阻滞、继发性 Q-T 间期缩短(0.31s)

三、临床意义

(1)Q-Tc 延长和缩短者与平均 Q-Tc 正常者(400～440ms)相比,猝死的危险性均增加 2 倍,表明短 Q-T 间期与长 Q-T 间期、Brugada 综合征一样,也是发生猝死的危险因素。

(2)心肺复苏过程中,复苏后出现的短 Q-T 间期,是一种严重的心电现象,预示着很快会出现二度、三度房室传导阻滞及心室停搏,是临终前的心电图表现之一。

(3)短 Q-T 间期尚见于服用雄性激素患者。有学者认为,Q-Tc 间期<0.38s 是一项预测滥用雄性激素强有力的指标(敏感性 83%、特异性 88%),故提出检测 Q-T 间期,可作为运动员服用兴奋剂筛选的指标。

第四节　Q-T 间期交替性改变

由于 Q-T 间期包括 QRS 波群、ST 段及 T 波的时间,这 3 个波段中任何一个波段时间的交替性改变,均会导致 Q-T 间期长、短交替性改变。有以下两种分类方法:

1. 根据各个波段时间发生长、短交替性改变分类

(1)QRS 波群时间发生长、短交替性改变:见于交替性预激综合征、交替性束支阻滞等。

(2)ST 段时间发生长、短交替性改变。

(3)T 波时间发生长、短交替性改变。

2. 根据 Q-T 间期正常与否分类

(1)短 Q-T 间期时长、短交替:Q-T 间期均缩短,但缩短的程度呈长、短交替。

(2)长 Q-T 间期时长、短交替:Q-T 间期均延长,但延长的程度呈长、短交替。

(3)正常 Q-T 间期时长、短交替:Q-T 间期正常范围,但出现长、短交替性改变。

第八章

正常 U 波及其异常改变

一、正常 U 波

在正常情况下,U 波与 T 波方向一致,振幅$<0.2mV$,不超过同导联$\frac{1}{2}$T 波,时间 $0.08\sim$ 0.26s,在 $V_2\sim V_4$ 导联最为明显。U 波具有频率依赖性,当心率>95 次/min 时,则很少出现;而心率减慢时,则出现 U 波或 U 波振幅增高。至于 U 波是怎样形成的,尚不清楚,但机械-电耦联所引起的后电位形成 U 波的学说得到关注,即心室肌的伸展能够激活心肌细胞机械敏感的离子通道而形成后电位。

二、U 波增高

当 U 波振幅增高大于同导联 T 波或其振幅$\geqslant 0.20mV$ 时,便称为 U 波增高;若 U 波振幅$>0.5mV$,则为明显增高。当 U 波增高与 T 波融合后,则测量 Q-U 间期。若 Q-U 间期大于 Q-T 间期正常最高值加 U 波时间均值 0.20s,则称为 Q-U 间期延长,意义如同 Q-T 间期延长,甚至更为严重。U 波增高见于下列情况:

(1)电解质紊乱:低钾血症、高钙血症等(图 8-1)。

(2)药物影响:抗心律失常药物影响(如胺碘酮等)、洋地黄、肾上腺素、钙剂、抗精神病药物等。

(3)三度房室传导阻滞、缓慢性心律失常长 R-R 间歇后、早搏代偿间歇后等。

(4)急性脑血管意外:出血性比缺血性脑血管疾病更常见,尤以蛛网膜下腔出血为著。

(5)迷走神经张力过高。

(6)心绞痛发作或运动时出现胸前导联 U 波增高,见于左冠状动脉回旋支或(和)右冠状动脉狭窄 75%以上(敏感性 70%,特异性 98%)。

(7)急性后壁、下壁心肌梗死:约 60%~72%患者左胸导联出现 U 波增高。

(8)右心室肥大或负荷过重:右胸导联出现 U 波倒置和左胸导联 U 波增高。

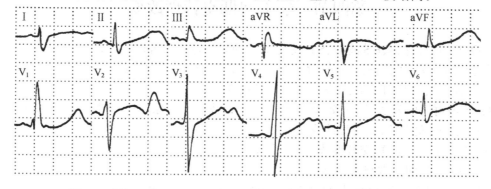

图 8-1　低钾血症(3.1mol/L)出现完全性右束支阻滞、T 波宽钝切迹、
U 波增高(V_2、V_3 导联)、T 波与 U 波融合及 Q-U 间期延长

(9)若服用可引起 Q-T 间期延长及尖端扭转型室性心动过速药物后,U 波增高的病理意义超过 Q-T 间期延长,在高大的 U 波之后常出现室性早搏,甚至是尖端扭转型室性心动过速。

三、U 波倒置

在正常情况下,以 R 波为主的导联,U 波不应该倒置。若出现 U 波倒置,则见于下列情况:

(1)急性心肌梗死:前壁梗死发生率约 10%～60%,下壁梗死约 30%～33%,多见于 ST-T 改变和异常 Q 波出现之前,而在冠状动脉介入治疗或急性期后数小时～24h 可消失。

(2)心肌缺血:尤其是左冠状动脉前降支病变所引起的心肌缺血。若运动试验后出现 U 波倒置,则是心肌缺血的佐证,为运动试验阳性标准之一,常提示左前降支近端或左主干病变。

(3)高血压病:其倒置程度随着血压升高而加深,随着血压降低和恢复正常而变浅或直立,可作为判断病情和疗效的参考指标之一。

(4)左心室劳损:左心室肥大、负荷过重时,除 U 波倒置外,常合并 ST-T 改变。

(5)右心室肥大或负荷过重:右胸导联出现 U 波倒置和左胸导联 U 波增高。

(6)急性肺栓塞:可出现一过性右胸导联 U 波倒置。

四、双相型 U 波改变

(1)初始型:即 U 波呈负、正双相。见于高血压病、左心室肥大及老年患者等,提示左心室早期劳损或舒张功能不全。

(2)终末型:即 U 波呈正、负双相。见于心肌缺血、冠心病等。

(3)不稳定型心绞痛发作时,左胸导联出现双相型 U 波是发生急性心肌梗死的独立预测指标之一。

五、U 波电交替现象

1. 心电图特征

(1)同一导联上 U 波均直立,其振幅呈高、低交替或均倒置,其深、浅程度交替或直立与倒置呈交替发生(图 8-2、图 8-3)。

(2)常伴 Q-T 间期或 Q-T$_C$ 延长,标志着心室复极延迟。

(3)心率缓慢或长间歇之后 U 波增高,易发生电交替现象。

(4)早搏之后或室性心动过速之前,U 波往往增高伴电交替,有人称为舒张期振荡波,U 波越高,越易诱发室性心律失常。

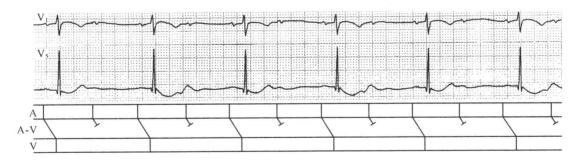

图 8-2　冠心病患者出现 2∶1 二度房室传导阻滞及 ST 段、T 波、U 波电交替现象

2. 发生机制

U 波振幅电交替与心输出量交替性改变有关,并非心电活动异常所致。心室容量越大、心室收缩越强,其 U 波振幅越高大。而 U 波极性电交替,则可能与心肌损害有关。

3. 临床意义

(1)U 波电交替常合并交替脉,是提示左心功能不全有意义的征象。

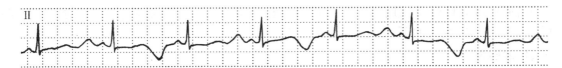

图 8-3　反复晕厥患者,出现 Q-T 间期延长、U 波电交替现象(直立与倒置交替)及尖端扭转型室性心动过速(图片未刊出)(引自陆菊芬)

（2）高大 U 波伴电交替是心肌兴奋性增高的表现,常是严重室性心律失常的前兆。

（3）U 波电交替见于低钾、低钙、低镁血症及胺碘酮中毒、脑外伤等。

（4）U 波电交替和长间歇后胸前导联倒置的 U 波转为直立,与儿茶酚胺敏感性室性心动过速发生有关。

六、早搏后 U 波改变

室性早搏、房性早搏后的第 1 个或数个窦性搏动的 U 波出现改变,如增高、倒置或振幅逐渐改变。具体机制及临床意义不详,可能与早搏后较长的代偿间歇有关,部分高大 U 波易触发室性早搏的发生(图 8-4、图 8-5)。

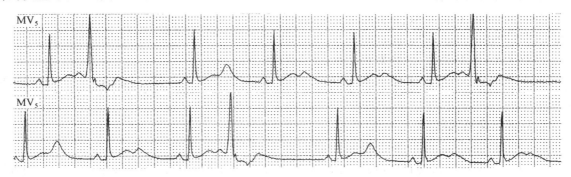

图 8-4　MV₅ 导联连续记录,显示室性早搏后出现 U 波振幅电阶梯现象

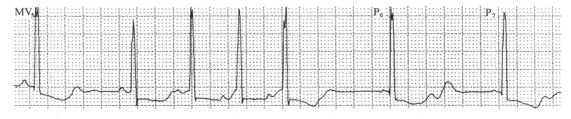

图 8-5　窦性心动过缓、短阵性房性心动过速后 U 波振幅明显增高、房性逸搏(P_6)、房性融合波(P_7)、ST-T-U 改变、Q-T 间期延长

七、U 波消失

有文献报道,成年人心电图始终未出现 U 波者,可能是易发生心肌梗死的危险因素。

第二篇

各种心律失常及其心电现象

本篇是本书的重点和难点内容，主要根据心律失常的高发生率（早搏、逸搏、扑动与颤动）、心律失常的发生机制（折返型、自律性增高型、并行心律型及触发活动型）、传导阻滞（文氏现象、心房内传导阻滞、房室传导阻滞、束支与分支阻滞、3 相及 4 相阻滞、传出阻滞、双层及多层阻滞等）及各类专题性内容进行编写，着重阐述了各种心电现象的基本概念、发生机制、心电图特征及临床意义，并配备了大量精彩图例，大部分绘制了梯形图解以帮助读者理解，共 32 章。

第九章

破解心律失常诊断三步曲

十二导联同步心电图对心律失常具有独特的诊断价值,大多能明确心律失常发生的部位及其基本性质。为达到正确地分析心律失常之目的,必须做到:①良好的心电图记录;②掌握心律失常分析的步骤及方法;③借助梯形图解进行合乎逻辑的推理和验证;④掌握心律失常诊断的基本原则;⑤密切结合临床及既往心电图改变。

一、良好的心电图记录

1.选择最合适的导联

心房波的检出是正确分析心律失常的关键。首选 Ⅱ 导联或 V₁ 导联或两者同步记录,次选 aVF、V₁ 导联,因这些导联能清楚地显示 P 波、F 波及 f 波,能确定 QRS 波形是呈左束支阻滞型还是呈右束支阻滞型,有助于判断是心室内差异性传导还是室性早搏,若为后者,是起源于左心室还是起源于右心室。假如 P 波振幅低小或不很清楚,除加大振幅(定准电压 20mm/1mV)外,还可加做以下特殊导联以显示清晰的 P 波:①S₅ 导联:左手导联线(黄色)用吸球吸在胸骨右缘第 5 肋间作为正极,右手导联线(红色)用吸球吸在胸骨柄处作为负极,描记方法采用 Ⅰ 导联,S₅ 导联所记录的 P 波较常用的十二个导联的 P 波要清晰;②心房导联:探查电极置于胸骨右缘第 3 肋间,无关电极与中心电站相连,如将右手导联线(红色)用吸球吸在上述部位,描记方法采用 aVR 导联;③A 导联:用记 S₅ 导联方法,将正极放置在剑突部,负极放置在胸骨柄正中,所描记 P 波振幅较高且直立;④食道导联:有条件的最好能采用食道导联,以显示清晰的 P 波。

2.足够长的记录时间

为了找出紊乱心律内在的规律性,需作较长时间的连续记录,使周期性规律至少能重复 2～3 次以上。

二、破解心律失常诊断三步曲

破解心律失常诊断的基本步骤:①寻找明显的 P 波,找出 P 波的规律;②确定 P 波和 QRS 波群之间的关系;③找出 QRS 波群的规律。

1. 寻找明显的 P 波,确定基本节律

在分析复杂心律失常时,寻找 P 波是最关键的一步。当初看一份心电图,未见明显 P 波时,要特别关注 T 波的形态,确认有无 P 波重叠在 T 波顶峰上。一旦判明 P 波存在与否,心律失常诊断与鉴别诊断的范围就大为缩小。如果肯定 P 波存在,则根据其形态、频率、节律及与 QRS 波群的关系来判断其起源部位。若肯定为窦性 P 波,应根据其频率、节律,确定有无不齐、过缓、过速,有无窦房传导阻滞及窦性停搏等;根据 P 波形态确定有无游走、P 波电轴左偏、心房肥大、心房内传导阻滞、房性融合波、心房内差异性传导等;若 Ⅱ、Ⅲ、aVF 导联 P 波呈负正双相,aVR 导联呈正负双相,则可判定为心房内异位节律,根据其频率、节律,确定是阵发性房性心动过速、加速的房性逸搏心律,还是房性逸搏心律等;若为逆行 P⁻波,则根据 P⁻-R 间期长短,判定是心房下部节律,还是房室交接区节律,尔后再根据其频率、节律,确定心律失常的基本性质。若同一导联上还存在其他多

种 P 波时,观察它们是提早出现,还是延迟出现,借以确定是早搏,还是逸搏;如为早搏,则需观察其偶联间期是否一致,两异位搏动之间有无倍数关系,借以确定心律失常的发生机制,是折返型、异位兴奋增高型还是并行心律型,是单源性、多源性还是多形性。若 P 波消失,代之以快速而规律的无等电位线锯齿状波,则为心房扑动;有时心房扑动呈 2∶1 下传,若此时 F 波重叠在 QRS 波群或 T 波中,则极易误诊为窦性心动过速、房性心动过速或室上性心动过速等;若 F 波频率慢至 160 次/min,则易误诊为房性心动过速。若 P 波消失,代之以频率、波幅、间距、形态均不等的无等电位线的杂乱无章 f 波时,则为心房颤动;有时 f 波细小到难以辨认,仅根据 R-R 间期绝对不规则来诊断心房颤动。如果确实无 P 波,也无 F、f 波,那么应注意有无高钾血症引起的窦-室传导、窦性停搏、三度窦房传导阻滞及心房静止等较少见的心律失常,有条件的话,最好记录食道导联,以排除 P 波或 P′波是否隐没在 QRS 波群之中。

2. 根据 P-R 间期固定与否,确定 P 波与 QRS 波群之间的关系

在找出 P 波之后,根据 P-R 间期或 R-P⁻ 间期固定与否,确定 P 波与 QRS 波群之间有无关系,也是分析心律失常至关重要的一步。

(1)P 波与 QRS 波群有关:①若 P 波在 QRS 波群之前,则根据 P-R 间期长短确定有无短 P-R 间期、L-G-L 综合征、W-P-W 综合征及一度房室传导阻滞、房室结内双径路或多径路传导。②若 P-R 间期逐渐延长直至 P 波下传受阻 QRS 波群脱落,则为文氏型房室传导阻滞;若 P-R 间期固定,有 P 波下传受阻现象,则为二度 Ⅱ 型或高度房室传导阻滞,应注意 P 波下传受阻后有无房室交接性逸搏、室性逸搏出现。③若 P⁻ 波在 QRS 波群之前,P⁻-R 间期<0.12s 或者 P⁻ 波在 QRS 波群之后,R-P⁻ 间期<0.16s,QRS 波形正常,则为房室交接性心律,应注意有无反复搏动存在。

(2)P 波与 QRS 波群部分无关:二度~高度房室传导阻滞伴下级起搏点被动发放、不完全干扰性房室分离时,可出现 P 波与 QRS 波群之间部分无关现象,此时的 P-R 间期较正常 P-R 间期短0.05~0.06s 以上。

(3)P 波与 QRS 波群完全无关:三度房室传导阻滞、完全性干扰性房室分离时,出现 P-R 间期长短不一,而 R-R 间期却固定不变的现象,根据 P 波及 QRS 波群频率的快、慢来区分该房室分离是阻滞性所致还是干扰性所致。

3. 寻找 QRS 波群的规律性

(1)若 QRS 波群均由 P 波下传,且其形态正常,则应注意有无电轴偏移、异常 Q 波、心室肥大及 ST 段、T 波、U 波改变等情况。

(2)若 P 波下传的 QRS 波群宽大畸形,则应判断是束支阻滞、不定型心室内传导阻滞、心室内差异性传导,还是预激综合征或预激综合征合并束支阻滞所致。

(3)若形态正常 QRS 波群与 P 波无关,则应注意该 QRS 波群是提早出现,还是延迟出现,是连续 3 次以上,还是单个出现。若为提早出现,其偶联间期是否相等,两异位搏动之间有无倍数关系;若为延迟出现,应关注是什么原因引起的。

(4)若宽大畸形 QRS 波群与 P 波无关,则要确定该 QRS 波群是起源于房室交接区伴束支阻滞,还是起源于心室。是提早出现,还是延迟出现,若为延迟出现,是什么原因引起的。

(5)若心房扑动、心房颤动时出现宽大畸形 QRS 波群,则要确定该 QRS 波群是室性早搏还是心室内差异性传导、间歇性束支阻滞或预激综合征;若连续 3 次以上,则要确定是室性心动过速、心室内差异性传导还是束支阻滞或预激综合征。

(6)若出现窄 QRS、宽 QRS 心动过速,则应按第三十一、三十二章有关方法进行诊断和鉴别诊断。

(7)若遇及长 R-R 间歇,则要注意 T 波上有无 P′波重叠而呈阻滞型房性早搏,注意有无窦性停搏、窦房传导阻滞、房室传导阻滞及节律重整、隐匿性传导等各种心电现象。

三、借助梯形图解进行验证

通过以上分析,一般的心律失常大多能得到正确的诊断,但疑难复杂的心律失常,必须借助梯形图解进行合乎逻辑的推理和验证,使心律失常起源部位、发生机制让人一目了然。绘制梯形图解的方法及要领请见第十章。

四、诊断心律失常的基本原则

(1)诊断心律失常时,必须明确起搏点的解剖位置(如窦房结、心房、房室交接区、心室、房室旁道等)、起搏点发放冲动的频率强度(如正常、加速的、过速、过缓、早搏、逸搏、停搏等)、冲动在各个部位的传导情况(如正常、传导阻滞、超常传导、多径路传导、隐匿性传导、差异性传导等)、伴随现象(如早搏诱发反复搏动及反复性心动过速、房性早搏诱发快速性房性心律失常、室性早搏诱发快速性室性心律失常及隐匿性传导、节律重整等)。

(2)诊断心律失常时,尽量用最常见的心律失常发生机制来解释,少用罕见的心律失常发生机制来解释。

(3)诊断心律失常时,尽量用"一元论"来解释,如能用一种心律失常来解释,则不必用多种心律失常来解释,实在难以圆满解释时,可用多种心律失常及其机制来解释。

(4)诊断心律失常时,整幅心电图所见的各种现象,都能得到圆满地解释。

(5)诊断心律失常时,要符合目前公认的各种理论及心电现象,各个诊断之间不能自相矛盾。

(6)诊断心律失常时,必须密切结合临床及电生理检查。

(7)诊断心律失常时,诊断顺序可按起搏点的解剖顺序(如房性早搏、室性早搏等)、传导组织先后顺序等书写(如二度Ⅱ型窦房传导阻滞、一度房室传导阻滞、右束支阻滞等),或先写原发性心律失常,后写继发性心律失常(如三度房室传导阻滞、房室交接性逸搏心律等),或先写严重心律失常,后写次要心律失常。

五、密切结合临床及既往心电图改变

诊断心律失常时,必须密切结合临床、既往心电图改变及电生理检查,如宽、窄 QRS 心动过速的诊断、心房颤动伴心室内差异性传导还是伴室性早搏等。

第十章

破解心律失常诊断的利器——梯形图解

梯形图解能简明而精确地表达复杂心律失常的发生机制,解释某些特殊的心电现象,如隐匿性传导、空隙现象、折返现象、文氏现象、蝉联现象、超常传导及韦金斯基现象等,使其一目了然。借助梯形图解来判断、证实对某一复杂心律失常的分析、诊断是否正确,同时又能启迪和加深对心律失常的理解,是破解心律失常诊断的利器。此外,食道心电图能判明有无 P 波及 P 波与 QRS 波群之间有无关联,亦是破解心律失常诊断的利器。

一、绘制梯形图解的原则

(1)绘制梯形图解之前必须对该心律失常的发生机制有初步的了解,否则,将无从下手。

(2)梯形图解由横线、垂直线及斜线绘制而成。在能说明问题的情况下,愈简单愈好,即横线条、符号和缩写字母愈少,愈简洁明了,通常选用三行图、五行图。

(3)A 行内的垂直线代表心房激动,对准 P 波的起始处,V 行内的垂直线代表心室激动,对准 QRS 波群的起始处。若有 S 行,则 S 行内垂直线画在 A 行垂直线前 0.07～0.12s,一般为 0.10s,代表窦性激动。

(4)各行宽度视需要而定。一般而言,S 行、A 行、V 行及 E 行的宽度基本一致且较窄,约 0.5cm;S-A 行、E-V 行略宽,约 0.6cm;A-V 行较宽约 0.7cm,若房室交接区存在双层、三层阻滞,则该行可分别宽至 1.0、1.2～1.5cm;RP 行最宽可达 1.2～1.5cm。图中所标时间的单位为 cs(1cs＝0.01s)。

(5)如遇窦性或异位节律重整现象,必要时在梯形图上另加符号,说明原来及重整后节律周期的长度,如窦性周期用 SC、异位周期用 EC、并行心律的最大公约数用数字 X 倍数来表明,以帮助阅读和理解。

二、绘制梯形图解常用的缩写字母、符号及意义

S 代表窦房结   L 代表左束支

S-A 代表窦房交接区   a 代表左前分支

A 代表心房   p 代表左后分支

A-V 代表房室交接区   E 代表心房或心室内异位起搏点

V 代表心室   E-V 代表异-室交接区

BB 代表束支   RP 代表心房或心室内折返径路

R 代表右束支   FB 代表房性或室性融合波

● 代表正位或异位起搏点   ○ 代表正位或异位预期起搏点

⟍ 代表激动顺向传导(前向传导)受阻   ⟋ 代表激动逆向传导受阻

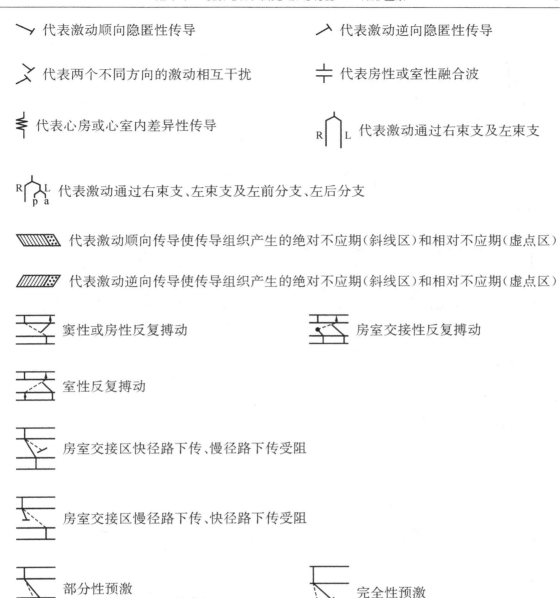

代表激动顺向隐匿性传导　　　　　　代表激动逆向隐匿性传导

代表两个不同方向的激动相互干扰　　代表房性或室性融合波

代表心房或心室内差异性传导　　　　R　L 代表激动通过右束支及左束支

R　L 代表激动通过右束支、左束支及左前分支、左后分支
p a

代表激动顺向传导使传导组织产生的绝对不应期(斜线区)和相对不应期(虚点区)

代表激动逆向传导使传导组织产生的绝对不应期(斜线区)和相对不应期(虚点区)

窦性或房性反复搏动　　　　　　　　房室交接性反复搏动

室性反复搏动

房室交接区快径路下传、慢径路下传受阻

房室交接区慢径路下传、快径路下传受阻

部分性预激　　　　　　　　　　　　完全性预激

三、绘制梯形图解常用的格式

(1)反映窦房结和窦房交接区起搏点、传导及折返情况:选用 S、S-A、A 三行图(图 10-1)。

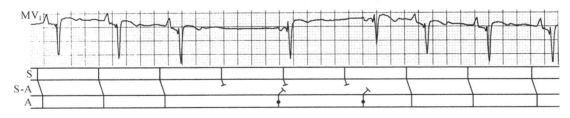

图 10-1　高度窦房传导阻滞、房性逸搏伴不齐或起步现象、房性逸搏揭示窦性并行心律、异常 Q 波

(2)反映窦房结(或心房)起搏点、房室交接区传导及折返情况:选用 A、A-V、V 三行图(图 10-2)。

(3)反映窦房结起搏点、窦房交接区传导、心房起搏点、房室交接区传导及折返情况:选用 S、

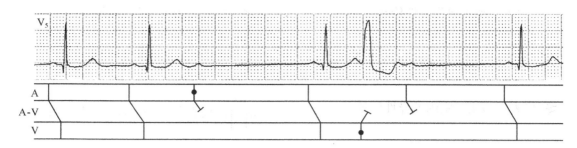

图 10-2　室相性窦性心律不齐、阻滞型房性早搏及室性早搏揭示 3 相性二度房室传导阻滞

S-A、A、A-V、V 五行图（图 10-3）。

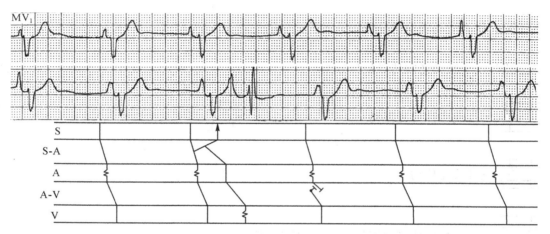

图 10-3　MV$_1$ 导联连续记录，显示窦性心动过缓、文氏型右心房内传导阻滞、不完全性
左心房内传导阻滞、窦房交接区折返性早搏伴心室内差异性传导、房室交接性逸搏

（4）反映束支传导情况：选用 A、A-V、BB、V 四行图（图 10-4）。

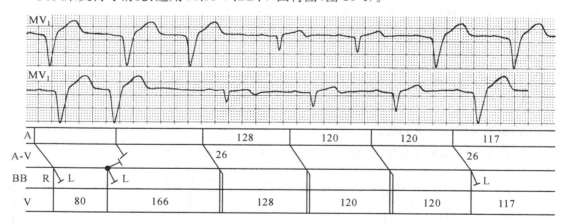

图 10-4　上、下两行系 MV$_1$ 导联不同时刻记录，定准电压 5mm/1mV。显示窦性心动过缓、
完全性左束支传导阻滞、一度房室传导阻滞（P-R 间期 0.26s），提示发生在右束支内、
房室交接性早搏诱发左束支内韦金斯基现象或揭示 3 相性左束支传导阻滞

（5）反映心室异位起搏点、异-肌交接区传导及折返情况：选用 V、E-V、E 三行图（图 10-5）。

（6）反映心室折返径路内传导情况：选用 V、RP 两行图（图 10-6）。

（7）反映房室交接区双层阻滞：选用 A、A-V、V 三行图，其中 A-V 行宽达 1.0cm，并将其一分
为二（图 10-7）。

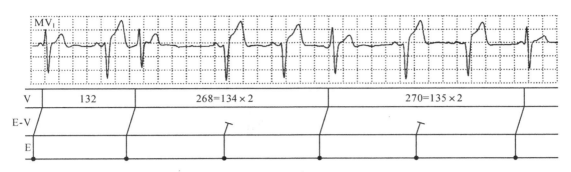

图 10-5　并行性高位室性早搏二、三联律

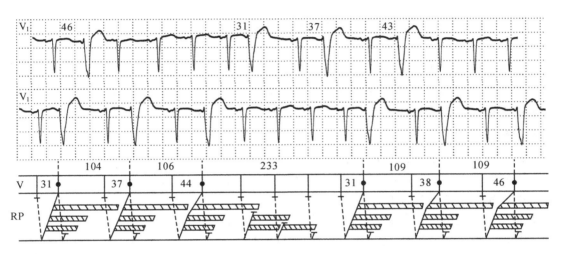

图 10-6　V_1 导联连续记录,显示短阵性室性早搏二联律、心室折返径路内 A 型交替性文氏
周期伴三水平阻滞(近端 2∶1 阻滞、中端呈 5∶4 传导、远端 4∶3 文氏现象)

(8)反映房室交接区三层阻滞:选用 A、A-V、V 三行图,其中 A-V 行宽达 1.2cm,并将其一分
为三(图 24-9～图 24-12)。

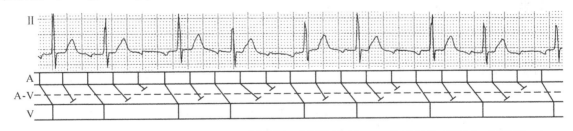

图 10-7　心房扑动伴房室交接区 B 型交替性文氏周期(上层 5∶4 文氏现象,下层 2∶1 阻滞)

第十一章

早　搏

第一节　概　述

心脏任何部位产生的搏动,当其出现时间较基本心律(多为窦性心律)提早时,称为过早搏动(简称早搏)。心电图特征为提早出现的 P'(P)波或 P'(P)-QRS-T 波群或 QRS-T 波群,其后多有较基本周期为长的代偿间歇。

一、早搏的类型

有多种分类方法,主要有以下 5 种:

(1)根据早搏起源的部位:分为窦性、窦房交接性、房性、房室交接性、室性及房室旁道性早搏,其中以房性、室性早搏最为多见。

(2)根据早搏起搏点的多少:分为单源性、双源性、多源性早搏。

(3)根据早搏产生的机制:分为折返型、自律性增高型、并行心律型和触发活动型早搏等。

(4)根据早搏提早的程度:分为收缩早期、中期、晚期及舒张早期、中期、晚期早搏。

(5)根据早搏起源部位与主导节律部位的异同:分为异腔性早搏、同腔性早搏,前者见于窦性心律伴房室交接性早搏或室性早搏,后者见于窦性心律伴窦性早搏、房性心律伴房性早搏、房室交接性心律伴房室交接性早搏或室性早搏、室性心律伴室性早搏等。

二、早搏发生的机制

(一)折返学说

1. 形成折返的基本条件

(1)必须存在解剖学或电生理学上一个有效的折返环路,即在结构或功能上至少存在两条传导径路。

(2)该折返环路的两条径路不应期不一致,其中一条径路存在单向传导或单向阻滞。

(3)另一条径路内出现充分的传导延缓,以利于产生足够长的折返时间,使原来激动过的传导组织和心肌脱离不应期。

2. 折返环路的类型

(1)微折返:该折返环路多发生在浦肯野纤维与心室肌连接处,因浦肯野纤维的"Y"形分叉与心室肌所构成的立体三角形是形成微折返的解剖基础。亦可发生在窦房结、窦房交接区、结间束、心房肌、房室交接区、束支、分支及心室肌等部位。微折返是产生早搏的主要电生理机制。

(2)巨折返:该折返激动所经过的折返环较大,多发生在较大范围的心房、心室内或双束支、希氏束所构成的折返环。

3. 折返环路的折返模式

(1)解剖决定性折返:激动围绕正常或异常的解剖结构而形成的环行通道,如房室旁道、束支等。

（2）功能决定性折返：该折返环路由心肌细胞电生理特征的差异性所决定，折返环细小，无固定长度，有5种模式：①主导环折返；②各向异性折返：指心肌组织结构的各向异性和电传导功能的各向异性而引起的折返，右心房下部结构的各向异性最为明显，故右心房下部依赖性房性心律失常发生率高于其他部位；③激动传导的反折：指激动在紧紧相邻的两条心肌纤维中一条前向传导，并经另一条折回，多见于浦肯野纤维、梗死区周围的心肌组织；④螺旋波折返；⑤8字形折返，发生在缺血心肌中，包括了解剖决定性和功能决定性两种折返模式。

4. 折返性早搏的心电图类型

由前一心搏的激动沿着折返环路内折返再次引起心房或心室除极而产生提早出现的搏动，称为折返性早搏。激动在折返环路内折返传至心房或心室使其除极所需的时间，称为早搏的偶联间期或联律间期、配对间期。根据激动的折返环路是否易变、传导速度是否一致、折返终点有无改变及是否连续折返等，可有7种心电图表现。

（1）偶联间期固定、P'或R'波形一致：最常见，常呈显性或隐性二、三联律。系折返激动沿着同一折返环路等速传导到达同一终点，前者折返环路内存在着两个水平阻滞区，近端多为固定性2∶1阻滞，远端为不固定的隐匿性阻滞；而后者折返环路内存在着三个水平阻滞区，近端多为固定性3∶1阻滞，中、远端为不固定的隐匿性阻滞。当折返激动能通过远端时，就出现显性早搏；反之，则形成隐匿性早搏，可从其对侵入同一环路的下一次激动的影响上予以识别。若各显性早搏之间窦性搏动的个数呈$2n+1$规律（n为自然数），则为隐匿性早搏二联律；若呈$3n+2$规律，则为隐匿性早搏三联律。

（2）偶联间期固定、而P'或R'波形各异：当折返环路和折返终点发生改变，但传至心房或心室所需的时间相等时，则出现P'或R'波形各异而偶联间期固定，常称为多形性早搏。表明传入径路只有一条，而传出径路有多条，其出口位置各异，但传至心房或心室所需的时间是相等的，类似房室结内倒Y型折返径路。

（3）偶联间期、P'或R'波形均不一致：若折返环路、折返时间及折返终点均不一致，则出现偶联间期、P'或R'波形均不一致，常称为多源性早搏。表明存在传出多径路、多出口、不等速传导。

（4）偶联间期呈短、长两种交替或间歇出现，而P'或R'波形一致：当折返环路内纵向分离为快、慢双径路，其出口相同时，便会出现偶联间期呈短、长两种交替或间歇出现而P'或R'波形一致。经快径路传导得短的偶联间期，循慢径路传导得长的偶联间期；或两条长、短不同的折返径路有1个共同出口，类似房室结内Y型折返径路，也出现偶联间期短、长两种，形成传入双径路。

（5）折返径路内交替性文氏周期、反向文氏周期：P'或R'波形一致而偶联间期逐渐延长或缩短，直至早搏消失，连续出现2～3次窦性搏动，周而复始，表现为折返径路内交替性文氏周期或反向文氏周期。

（6）偶联间期固定、P'或R'波形一致，连续出现≥3次，且其周期相等，形成短阵性早搏性房性或室性心动过速：当折返激动沿着同一折返环路等速传导到达同一终点并且周而复始地循环着，便可形成早搏性心动过速。

（7）偶联间期固定、P'或R'波形一致，连续出现≥3次，但其周期逐渐缩短或延长直至心动过速终止：当折返激动沿着同一折返径路折返时，其传导速度逐渐加快或减慢直至折返中断，周而复始，形成折返径路内反向文氏现象或文氏现象。

（二）异位起搏点自律性增高

心脏不同部位潜在的异位起搏点，当其自律性突然增高时，在基本心律的激动尚未发放或下传以前，抢先发放激动使心房或心室除极，便形成早搏。单源性异位起搏点自律性增高所致的心电图特征为：①P'或R'波形态一致；②偶联间期不等；③两异位搏动之间无倍数关系；④可有房性或室性融合波出现。

（三）并行心律

心脏内有两个起搏点，其中一个起搏点周围有传入阻滞圈保护，免遭主导节律的影响，按照自己固有的频率发放冲动，这个被保护的起搏点就称为并行节律点。其心电图特征是：①偶联间期不等；②两异位搏动之间相等或有一最大公约数；③常有房性或室性融合波出现。

（四）触发活动

在某些病理情况下，心肌动作电位在3相附近可出现较大的振荡性电位变化。若该电位达到阈电位水平时，便能形成1次早搏。该早搏的形成必须由前一动作电位所触发，故称为触发活动。它包括早期后除极和晚期后除极。前者指发生在动作电位的2相平台期或3相早期的振荡性电位变化，产生 Ron-T 现象的室性早搏；而后者指发生在3相的振荡性电位变化，产生舒张中、晚期早搏。

三、早搏时相分期与早搏波形变异的关系（表 11-1）

表 11-1　早搏时相分期与早搏波形变异的关系

早搏时相	基本心搏的心电图标志	心室肌动作电位的时相	房室交接区和心室肌的兴奋性状态	室上性早搏的波形变异	室性早搏的波形变异
收缩早期	Q 波起点至 J 点	0～1 相	绝对不应期	P′波重叠在 QRS 波群之中，不能下传心室	室性早搏不能发生或以室性融合波形式出现
收缩中期	J 点至 T 波顶峰	2 相	绝对不应期，T 波顶峰前后 0.03s 处为心室易颤期	P′波落在 ST 段、T 波上，大多不能下传，偶有 2 相超常期传导、空隙现象及慢径路下传	出现室性早搏少见，可伴有心室内差异性传导，偶有 Ron-T 现象而诱发严重的室性心律失常
收缩晚期	T 波顶峰至 T 波末尾	3 相	相对不应期	P′波落在 T 波上，出现干扰性 P′-R 间期延长及心室内差异性传导；亦可出现房室结内隐匿性传导或 3 相超常期传导、慢径路下传	室性早搏可伴有心室内差异性传导或 Ron-T 现象而诱发严重的室性心律失常
舒张早期	T 波末尾至 U 波末尾	4 相早期	应激期	早搏的房室传导、QRS 波形均正常，少数可与收缩晚期同	无变异，保持室性早搏的原貌，偶尔可伴有心室内差异性传导或早搏波形正常化
舒张中期	U 波末尾至 P 波起点	4 相中期	应激期	早搏的房室传导、QRS 波形均正常	无变异，保持室性早搏的原貌，偶有早搏波形正常化
舒张晚期	P 波起点至 Q 波起点	4 相晚期	应激期	出现房性、室性融合波	常出现室性融合波，偶有 Ron-P 现象而诱发严重的室性心律失常

四、早搏对窦性节律的影响

1. 早搏后窦性节律顺延

窦性节律被早搏冲动侵入后而引起节律重整，重新积聚兴奋后，按原有的频率发放冲动，但在时间上依次顺延，出现各种代偿间歇。

2. 早搏后窦性节律抑制

早搏逆传侵入窦房结后，不仅使其节律重整，还可抑制其起搏点的自律性，使重新积聚兴奋所需的时间较原来的心动周期延长（≥0.32s），可认为有早搏后窦性节律抑制现象。通常早搏出现的时间越早，早搏后窦性节律抑制的程度越明显。

3. 早搏后窦性心律不齐

早搏对窦性心律的影响，不仅限于早搏后的第 1 个窦性搏动，还可影响其后的多个窦性搏动，使 P-P 间期长短不一,一般先慢后快,存在温醒或起步现象。

4. 早搏后窦性节律提前

表现为早搏后第 1 次被重整搏动的周期缩短,而以后的搏动仍保持原有的周期,与窦性节律重整后其自律性一过性增高有关。

5. 早搏后反射性窦性节律抑制

未逆传心房的室性早搏出现超完全代偿间歇,与早搏后反射性窦性节律抑制有关。

五、早搏的代偿间歇

早搏的代偿间歇是指早搏的激动至早搏后的第 1 个基本心搏的时间,似乎是对较短的偶联间期的代偿。习惯上将偶联间期(X)与代偿间歇(Y)之和,即中间夹有早搏的两个基本心搏的时距,与基本心动周期(Z)的 2 倍进行比较。可将代偿间歇分为以下 10 种情况:

1. 短代偿间歇

其特征为 X+Y<Z,即夹有早搏的 P-P 间期<1 个窦性 P-P 间期。见于窦性回波。

2. 无代偿间歇

其特征为 X+Y=Z,即夹有早搏的 P-P 间期等于 1 个窦性 P-P 间期。见于各类插入性早搏(间位型早搏),以插入性室性早搏最为常见。

3. 次等周期代偿间歇

其特征为 X+Y 稍>Z,但 Y<Z,即夹有早搏的 P-P 间期略>1 个窦性 P-P 间期,代偿间歇<1 个窦性 P-P 间期。见于窦房交接性早搏、插入性房性早搏伴窦性激动干扰性传出延缓或伴有窦性心律不齐时。

4. 等周期代偿间歇

其特征为 Y=Z,即代偿间歇等于 1 个窦性 P-P 间期。见于同腔性早搏,如窦性心律伴窦性早搏、房性心律伴房性早搏、房室交接性心律伴房室交接性早搏、室性心律伴室性早搏等。

5. 不完全性代偿间歇

其特征为 X+Y<2Z,Y>Z,即夹有早搏的 P-P 间期<2 个窦性 P-P 间期,代偿间歇又>1 个窦性 P-P 间期。多见于房性早搏,亦见于房室交接性早搏、室性早搏伴逆传心房且重整窦性节律时,是窦性节律被早搏激动重整的标志。

6. 完全性代偿间歇

其特征为 X+Y=2Z,即夹有早搏的 P-P 间期等于 2 个窦性 P-P 间期,意指代偿间歇恰好完全代偿了已经缩短的偶联间期,是窦性节律未被早搏激动重整的标志。多见于室性早搏、房室交接性早搏。

7. 超完全的代偿间歇

其特征为 X+Y>2Z,Y<2Z,即夹有早搏的 P-P 间期>2 个窦性 P-P 间期,而代偿间歇又<2 个窦性 P-P 间期。见于早搏后窦性节律抑制或反射性窦性节律抑制或伴有显著的窦性心律不齐。

8. 特超完全的代偿间歇

其特征为 Y>2Z,即代偿间歇>2 个窦性 P-P 间期。见于病窦综合征并发快速性异位心律终止时。

9. 延期性代偿间歇

其特征为虽然 Y>Z,但最长间歇却发生在早搏后第 1 个与第 2 个心搏之间,即插入性室性早搏引起第 1 个窦性搏动的 P-R 间期干扰性地显著延长或通过房室结慢径路下传,使第 2 个窦性搏动落在其绝对不应期内而未能下传心室,出现 1 个大于窦性 P-P 间期的较长间歇(图 11-1)。多见于窦性心动过缓伴插入性室性早搏。

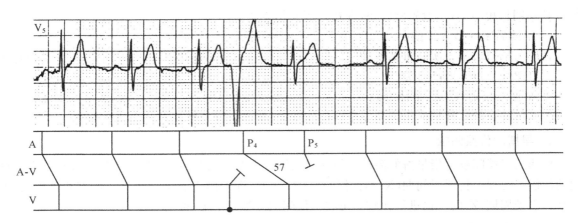

图 11-1　窦性心律不齐、间位型室性早搏伴延期性代偿间歇、
房室结内双径路传导或干扰性 P-R 间期延长或 2 相超常期传导

10. 类代偿间歇

见于心房颤动伴发室性早搏时。心房颤动的 R-R 间期是绝对不规则的，室性早搏后多可见到一个较长的 R-R 间歇，因其无基本周期作比较来判断代偿间歇是否完全，故称为类代偿间歇。

六、早搏的病因及临床意义

首先要判定早搏是良性的还是病理性的，是器质性的还是功能性的。早搏可发生于正常人中，甚至持续多年不消失，随着年龄的增长，发生的机会也增多。常见病因有以下 7 种：

1. 神经功能性因素

植物神经功能失调、过度劳累、情绪激动、吸烟饮酒、饮浓茶咖啡等均可诱发早搏，颅脑疾患、胆道疾患、鼻部疾患通过脑-心、胆-心、鼻-心神经反射亦可诱发早搏，甲状腺功能亢进、糖尿病时也可通过对植物神经的影响而引起早搏。

2. 器质性心脏病

任何感染引起的心肌炎及其后遗症、冠心病、心肌病、高血压性心脏病、风湿性心脏病、先天性心脏病、二尖瓣脱垂、肺源性心脏病、甲亢性心脏病等器质性心脏病均为早搏的常见病因，特别是伴有心力衰竭时，早搏更为常见。

3. 各种药物过量或中毒

洋地黄、胺碘酮、普罗帕酮等抗心律失常药物，肾上腺素能药物，如肾上腺素、异丙肾上腺素等，使用过量或中毒时均可发生早搏。

4. 电解质紊乱或酸碱平衡失调

低钾血症、高钾血症、低钙血症、低镁血症等电解质紊乱和代谢性酸中毒、碱中毒等均可诱发早搏。

5. 低氧血症

各类休克、呼吸衰竭引起的低氧血症，亦会出现早搏。

6. 心肌的直接机械性刺激

心脏手术、心导管检查、心脏外伤等均可出现早搏。

7. 原发性心电离子通道疾病

先天性长 Q-T 间期综合征、特发性短 Q-T 间期综合征、特发性异常 J 波、Brugada 综合征及 Lambda 波（λ 波）等，均可出现早搏甚至出现严重的心律失常而猝死。

七、早搏心电图分析的步骤

1. 首先确定是否早搏

对于提早出现的搏动,应排除干扰性房室脱节和逸搏心律中的窦性夺获及反复心搏所致的假性早搏。

2. 确定早搏的类型、定位诊断及发生机制

根据心电图各导联上 P-QRS-T 模型,确定早搏起源的基本部位;若是房性、室性早搏,最好能进一步判定它们的大致位置。根据偶联间期固定与否、两异位搏动之间有无倍数关系推测其发生机制。

3. 区分早搏出现的时相并分析其传导情况

特别注意收缩中、晚期的早搏因遇及房室交接区、束支的绝对或相对不应期而引起各种传导上的变异,如房性早搏未下传、干扰性 P'-R 间期延长、心室内差异性传导、2 相或 3 相超常期传导、空隙现象、房室结内慢径路传导等,观察有无早搏本身及其传导变异所引起的同源性心律失常,如房性早搏经慢径路下传诱发房性反复搏动、房性早搏诱发阵发性心房颤动等。

4. 对诊断早搏的注意点进行分析

这些注意点包括:早搏数目的分布(是散在、成对出现还是呈二、三联律出现?)、偶联间期的易变性、两异位搏动之间的关系、早搏波形的变异、代偿间歇及早搏与体位、运动、临床症状有无关系等。

5. 观察早搏后的心电图改变

这些改变是指早搏激动对基本节律或下一次异位起搏点的影响,如早搏激动有无重整或抑制主导节律、有无早搏后心房内差异性传导、有无出现逸搏及早搏后 ST 段、T 波、U 波改变等。

6. 了解早搏以外的其他心电图异常

如有无房室肥大、传导阻滞、ST 段、T 波、U 波改变及预激综合征等其他心电图异常改变。

7. 结合心电图特征及临床情况,作出完整的心电图诊断,尽可能判断出是良性早搏还是病理性早搏。

第二节 窦性早搏

1. 心电图特征

(1)提早出现的 P' 波形态与窦性 P 波一致或略异。

(2)呈等周期代偿间歇。

(3)P' 波下传的 P'-R 间期正常或呈干扰性 P'-R 间期延长,QRS 波形正常或伴心室内差异性传导。

2. 鉴别诊断

若窦性搏动呈成对出现,其 P-P 间期表现为长、短交替而呈窦性二联律时(图 11-2),除窦性早搏二联律外,尚有下列心律失常的可能,需注意鉴别。

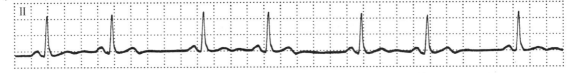

图 11-2 窦性二联律(P 波形态一致,P-P 间期呈 0.76、1.10s 交替出现),窦性早搏二联律、
3∶2 文氏型窦房传导阻滞或窦房交接区快、慢径路交替传导有待确诊

　　(1)3：2文氏型窦房传导阻滞:3：2文氏型窦房传导阻滞时,长P-P间期小于窦性基本P-P间期的2倍,此时与窦性早搏二联律无法区别,除非二联律消失恢复窦性心律时。按照Schamroth的意见,如果二联律消失时所显现的窦性心律,其P-P间期与二联律时较长的P-P间期相等,则此二联律为窦性早搏二联律;若其P-P间期小于二联律时较短的P-P间期,则为3：2文氏型窦房传导阻滞。

　　(2)3：2二度Ⅱ型窦房传导阻滞:若长P-P间期为短P-P间期的2倍,则此二联律为3：2二度Ⅱ型窦房传导阻滞。

　　(3)窦房交接区快、慢径路交替传导:二联律时长、短P-P间期之和为二联律消失时所显现的窦性心律基本P-P间期的2倍。经快径路传导时,出现短P-P间期;由慢径路传导时,出现长P-P间期。

　　(4)房性早搏二联律:提早出现的P′波形态与窦性P波不一致,其后代偿间歇P′-P间期稍长于1个窦性P-P间期而呈不完全性代偿间歇。但当房性早搏的起搏点位于窦房结的附近时,其P′波形态可与窦性P波极为相似,但其后代偿间歇仍稍长于1个窦性P-P间期。

　　(5)窦性心律不齐:P波形态一致或略异,P-P间期虽然长、短交替出现,但各自P-P间期长短不一,不能用上述心律失常进行解释;若与呼吸周期有关,则屏气后,其P-P间期转为规则。

　　(6)交替性窦性停搏:有时与窦性心律显著不齐较难鉴别。一般说来,窦性停搏的P-P间期较长,>1.80～2.0s(夜间2.0s)或大于基本周期的1.5倍。

第三节　窦房交接性早搏

　　1.心电图特征
　　(1)提早出现的P′波形态与窦性P波一致或略异。
　　(2)可呈次等周期、等周期代偿或不完全性代偿间歇。
　　(3)P′波下传的P′-R间期正常或伴干扰性P′-R间期延长,QRS波形正常或伴心室内差异性传导。
　　(4)偶联间期多固定(图11-3)。

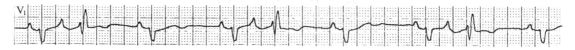

图11-3　窦性心动过缓、窦房交接区折返性早搏伴房室干扰现象、
呈三联律(窦性P-P间期1.20s,P′-P间期1.14～1.20s)

　　2.鉴别诊断
　　若窦房交接性早搏呈二联律时,P-P′、P′-P间期表现为短、长交替出现而呈窦性(房性)二联律,需与窦性早搏二联律、房性早搏二联律、3：2窦房传导阻滞、窦房交接区双径路交替传导、交替性窦性停搏等相鉴别。

第四节　房性早搏

一、房性早搏的心电图特征

　　(1)提早出现的P′波形态与窦性P波不一致。
　　(2)多呈不完全性代偿间歇,舒张晚期的房性早搏可出现完全性代偿间歇。

（3）可出现各种房室干扰现象：呈阻滞型、房室结内隐匿性传导、干扰性 P′-R 间期延长及心室内差异性传导，其中前两者称为房性早搏未下传。

（4）若 P′波形态不一致而偶联间期相等，则为双形性或多形性房性早搏；若 P′波形态及偶联间期均不相同，则为双源性或多源性房性早搏（图 11-4、图 11-5）。

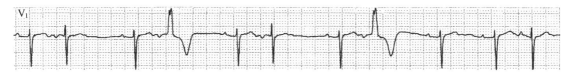

图 11-4　双形性房性早搏，有时伴心室内差异性传导及二联律

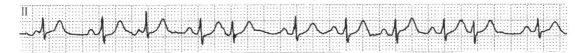

图 11-5　双源性房性早搏

二、房性早搏的定位诊断

（1）右心房上部早搏：P′波方向与窦性 P 波方向一致，即在 Ⅰ、Ⅱ、Ⅲ、aVF、V₄～V₆ 导联 P′波直立，aVR 导联 P′波倒置。

（2）右心房下部早搏：其心房除极向量指向左上方，在 Ⅰ、aVL、V₄～V₆ 导联 P′波直立，而 Ⅱ、Ⅲ、aVF 导联 P′波倒置。

（3）左心房上部早搏：Ⅰ、aVL、V₄～V₆ 导联 P′波倒置，Ⅱ、Ⅲ、aVF 导联 P′波直立。若 V₁ 导联 P′波呈圆顶标枪型，则起源于左心房后壁；若 V₁ 导联 P′波倒置，则起源于左心房前壁。

（4）左心房下部早搏：P′波为逆行 P⁻波，在 Ⅰ、aVL、V₄～V₆、Ⅱ、Ⅲ、aVF 导联 P′波倒置，aVR 导联 P′波直立，再根据 V₁ 导联 P′波形态区别起源于左心房前壁或后壁。

三、房性早搏对窦性节律的影响

（一）窦房结对不同偶联间期的房性早搏可有 4 种不同的反应区域

（1）窦房结周围干扰区（Ⅰ区）：偶联间期较长的房性早搏，其冲动逆传时与窦性激动在窦房交接区发生绝对干扰，出现完全性代偿间歇。多见于舒张中、晚期的房性早搏。

（2）窦房结内干扰区（Ⅱ区）：偶联间期较短的房性早搏，其冲动逆传侵入窦房结使其节律重整，出现不完全性代偿间歇。多见于收缩晚期、舒张早期的房性早搏。

（3）窦房结不应区（Ⅲ区）：偶联间期短的房性早搏，其冲动逆传时遇及窦房结的不应期而未能侵入，出现无代偿间歇而呈间位型房性早搏，但有时窦性激动在传出过程中遇及其相对不应期，而使窦性 P 波后延，出现间位型房性早搏前后的窦性 P-P 间期较基本窦性 P-P 间期略长。多见于收缩中期的房性早搏（图 11-6）。

（4）窦房折返区（Ⅳ区）：偶联间期更短的房性早搏，其冲动沿着窦房交接区慢径路逆传侵入窦房结，同时又循快径路折回心房，形成窦性回波或（和）窦房折返性心动过速。Ⅲ区的房性早搏遇及窦房结的不应期，而Ⅳ区的房性早搏却能引起窦房折返，似乎存在矛盾现象，可用窦房交接区空隙现象或双径路传导学说来解释：①空隙现象：当窦房结不应期大于心房不应期时，Ⅲ区内的房性早搏逆传时遇及窦房结的不应期而受阻，而Ⅳ区内的房性早搏逆传时却遇及心房、窦房交接区的相对不应期而缓慢逆传到窦房结，此时的窦房结已脱离了不应期被房性早搏重整，且同时引发窦房交接区折返；②双径路传导：窦房结周围分离为快、慢两条传导径路，Ⅲ区内的房性早搏沿快径路逆传遇及窦房结的不应期而受阻，而Ⅳ区内的房性早搏沿慢径路逆传到窦房结，此时的窦房结已脱离了不

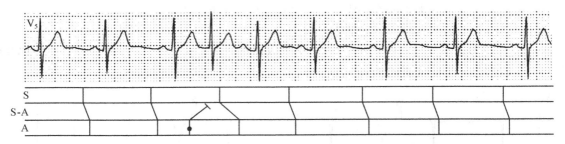

图 11-6　间位型房性早搏引起 S-A 间期延长致窦性 P 波后延

应期被房性早搏重整,且同时又循快径路折回心房形成窦性回波或(和)窦房折返性心动过速(图1-18)。

　　(二)少数房性早搏可抑制或促发窦性激动的发放

　　(1)房性早搏引起窦房结功能抑制:房性早搏重整窦性节律后,窦性起搏点需要较长时间方能恢复其原有的自律性,出现超完全代偿间歇或特超完全代偿间歇。多见于窦房结功能低下者。

　　(2)房性早搏促进窦性节律提前发放:表现为早搏后第 1 次被重整搏动的周期缩短,而以后的搏动仍保持原有的周期,与窦性节律重整后其自律性一过性增高有关(图 11-7)。

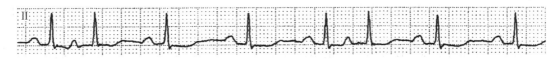

图 11-7　房性早搏促进窦性节律提前发放(P'-P 间期<P-P 间期)、轻度 ST-T 改变

　　(三)根据房性早搏的代偿间歇,测算窦房传导时间及窦房结功能变动时间

　　从梯形图中可知,在正常情况下,房性早搏代偿间歇(Y)的长度=1 个窦性 P-P 间期(Z)+房窦传导时间(P'-S 时间)+窦房传导时间(S-P 时间),P'-S 时间与 S-P 时间大致相等,故 S-P 时间=(Y-Z)/2,正常值为 0.07~0.16s,测量房性早搏的代偿间歇可大致地反映窦房传导时间及窦房结起搏点的功能。有学者主张采用窦房结功能变动时间来评估窦房结的起搏功能和窦房传导功能。窦房结功能变动时间=Y-Z,即代偿间歇-窦性基本 P-P 间期,正常值为 0.14~0.32s。如果正常,可认为窦房结的起搏功能及窦房传导功能大致正常;如>0.32s,则窦房结的起搏功能或窦房传导功能有减退,其值愈大,诊断可靠性也愈大(图 11-8)。

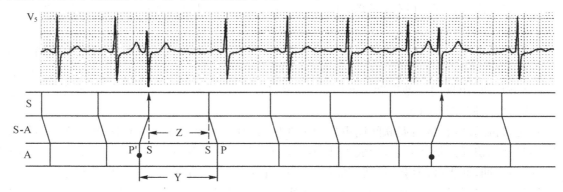

图 11-8　窦房结功能变动时间的测算(P'-P 间期-P-P 间期,即 Y-Z)

四、房性早搏的房室传导情况

　　发生在不同时相的房性早搏,因遇及房室交接区、束支或心室肌的绝对不应期、相对不应期、应激期而出现各种房室干扰现象、意外性传导或正常传导等。

1. 房性早搏未下传

房性早搏未下传包括阻滞型房性早搏和房性早搏伴房室交接区内隐匿性传导。前者因遇及房室交接区的绝对不应期而未能下传,后者因遇及房室交接区的绝对不应期向相对不应期的过渡阶段,该激动虽然未能下传心室,但在房室交接区下传了一定的深度,对下一次激动的传导和该部位激动的形成带来影响,故称为隐匿性传导。见于收缩中、晚期的房性早搏。

2. 房性早搏伴干扰性 P'-R 间期延长

房性早搏遇及房室交接区的相对不应期而发生干扰性 P'-R 间期延长,其 P'-R 间期的长短与 R-P' 间期呈反比关系,即 R-P' 间期短,其 P'-R 间期长,R-P' 间期长,其 P'-R 间期短。见于收缩晚期的房性早搏,少数见于舒张早期的房性早搏。

3. 房性早搏伴心室内差异性传导

房性早搏下传心室时,若遇及左、右束支及其分支之间的传导时间互差>25ms,便会出现心室内差异性传导。QRS 波群表现为右束支或左束支阻滞图形或伴左前分支或左后分支阻滞图形,偶尔心室内差异性传导发生在浦肯野纤维或心室肌内,表现为不定型心室内传导阻滞图形。见于收缩晚期、舒张早期的房性早搏。

4. 房性早搏伴束支间的蝉联现象

房性早搏二联律时,其下传 QRS 波群呈交替性左、右束支阻滞图形,这一特殊的心室内差异性传导可用束支间的蝉联现象来解释。在生理情况下,右束支不应期比左束支长,当房性早搏下传时,由于右束支尚处于前一次窦性搏动下传所产生的不应期中,激动循已脱离不应期的左束支下传,使左心室先除极,激动穿过室间隔进入右心室并逆传至右束支,使早搏的 QRS 波群呈右束支阻滞图形。由于右束支除极较晚,距离下一个窦性搏动下传的右束支周期变短,其后的不应期也随之缩短,而左心室比右心室早除极,距离下一个窦性激动下传的左束支周期比右束支周期相对延长,其后的不应期也较右束支延长,故第 2 个房性早搏下传时适逢左束支不应期,于是激动循右束支下传,QRS 波群呈左束支阻滞图形。由于循右束支下传的激动又可隐匿性逆传到左束支,使左束支较晚除极,故左束支周期缩短,其后的不应期也相应缩短,这样,下一个房性早搏下传时,右束支仍处于不应期,激动循已脱离不应期的左束支下传,QRS 波群又呈右束支阻滞图形。如此两侧束支内交替隐匿性传导,便不断发生左、右束支交替性阻滞图形,直至房性早搏二联律的形式结束而告终(图 11-9)。

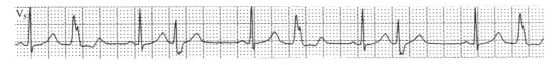

图 11-9　房性早搏二联律伴交替性左、右束支阻滞型心室内差异性传导(束支间的蝉联现象)

5. 房性早搏伴正常房室传导

房性早搏下传的 P'-R 间期、QRS 波形均正常。见于舒张期的房性早搏。

6. 房性早搏伴旁道下传

(1)房性早搏通过 James 束下传:当房性早搏通过 James 束下传心室时,其 P'-R 间期缩短(<0.12s),QRS 波形正常或伴心室内差异性传导。

(2)房性早搏通过房室旁道下传:当房性早搏通过 Kent 束下传心室时,其 P'-R 间期缩短(<0.12s),有"δ"波,QRS 波群宽大畸形,符合预激波形的特征(图 11-10)。

7. 房性早搏伴房室传导阻滞

发生在舒张中、晚期的房性早搏仍未能下传心室时,应考虑 3 相性(快频率依赖性)二度房室传导阻滞;若下传的 P'-R 间期较窦性 P-R 间期显著地延长,则应考虑 3 相性一度房室传导阻滞或房

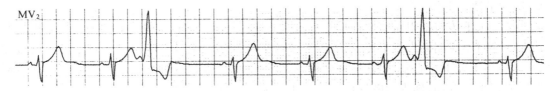

图 11-10　房性早搏通过 Jams 束下传伴心室内差异性传导或 Kent 束下传心室

室结内慢径路传导。

8. 房性早搏伴房室意外性传导

发生在收缩中期(J 点至 T 波顶峰)的房性早搏,理应不能下传心室,但有时可意外地下传,称为房性早搏伴房室意外性传导,与房室交接区 2 相超常期传导、慢径路传导或空隙现象等有关。

五、房性早搏揭示房室结内双径路、三径路传导

1. 房性早搏揭示房室结内顺向型双径路传导

(1)出现在收缩期的房性早搏,即 P′波落在 J 点、ST 段、T 波上,其下传的 P′-R 间期固定地延长,偶尔略有长短(<0.06s),且 R-P′间期与 P′-R 间期不呈反比关系的矛盾现象,不能以干扰性 P′-R 间期延长来解释(图 11-11)。

(2)房性早搏诱发房性反复搏动,即出现 P′-QRS-P⁻-QRS 或 P′-QRS-P⁻、P′-P⁻序列的心房回波,其 R-P⁻间期<0.08s。

(3)房性早搏诱发慢-快型房室结内折返性心动过速,其 P⁻波落在 J 点附近,R-P⁻间期<0.08s,且 R-P⁻间期<P⁻-R 间期。

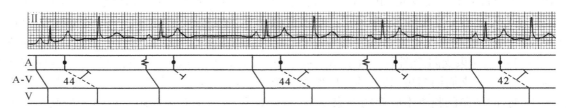

图 11-11　房性早搏二联律伴 P′-R 间期延长(提示房室结慢径路下传)、阻滞型及早搏后心房内差异性传导

2. 房性早搏揭示房室结内顺向型三径路传导

(1)房性早搏 P′波或窦性 P 波落在 ST 段、T 波上,其下传的 P′-R 间期、P-R 间期出现长、短两种,且互差≥0.06s,R-P′间期与 P′-R 间期不呈反比关系的矛盾现象(图 50-10)。

(2)同一房性早搏后连续出现两种形态的逆行 P⁻波,呈 P′-QRS-P₁⁻-P₂⁻序列,R-P₁⁻间期和 R-P₂⁻间期各自固定,且互差≥0.06s,即各有固定的 P′-P₁⁻间期与 P′-P₂⁻间期,且能重复出现(图 11-12)。

(3)同一房性早搏后连续出现两种形态的逆行 P⁻波,呈 P′-P₁⁻-P₂⁻序列,各有固定的 P′-P₁⁻间期、P′-P₂⁻间期,且能重复出现。第 2、3 两种情况易误诊为起源于心房下部的阻滞型房性早搏。

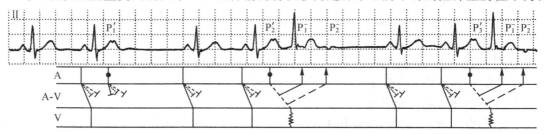

图 11-12　房性早搏三联律、呈阻滞型或心室内差异性传导、房性反复搏动揭示房室结内顺向型三径路传导

六、房性早搏揭示窦性并行心律

偶联间期不等的房性早搏或多源性房性早搏,出现完全性代偿间歇,其激动均不能逆传侵入窦房结使其节律重整,窦性激动按原有的节律发放激动,插入性房性早搏可使窦性 P 波后延(图16-2、图 16-3)。

七、房性早搏诱发其他心律失常

1. 房性早搏诱发窦性回波

窦房结及其周围组织的电生理功能和房室结有一定的相似性,细胞间的不应期和传导性均存在明显差异,窦房结及窦房交接区可分离为两条传导功能不同的径路。适时的房性早搏激动由一条径路逆传侵入窦房结,再经另一条径路传出,再次激动心房,形成窦性回波。在房性早搏后出现 P′-P-P 序列,其中第 1 个 P 波为窦性回波,第 2 个 P 波为房性早搏重整窦性节律后窦性所发放的第 1 个激动,上述 P′-P-P 序列中的 P-P 间期<1 个窦性 P-P 间期(图 1-19)。需注意与间位型房性早搏相鉴别。

2. 房性早搏诱发窦房折返性心动过速

适时的房性早搏激动逆传侵入窦房结或窦房交接区并出现连续折返现象,形成窦房结内或窦房交接区折返性心动过速。具有突然发生和突然终止的特点,绝大多数呈短阵性发作,且每次发作心搏数<10~20 次,可反复发作,频率为 100~150 次/min,其 P 波形态与窦性 P 波一致或略异;同一次发作的频率往往是一致的,但各次发作时的频率又是多变的;心动过速终止后的代偿间歇,可呈不完全性代偿间歇或等周期代偿间歇。

3. 房性早搏诱发快速性房性心律失常

较多见,偶联间期为 0.20~0.30s 的房性早搏,易落在心房易颤期内而诱发房性心动过速、心房颤动或心房扑动等快速性房性心律失常。Killip 及 Gault 提出计算偶联指数公式:偶联指数等于偶联间期/房性早搏前的 1 个窦性 P-P 间期。当偶联指数<0.50 时,心房颤动发生率增高;当偶联指数>0.60 时,心房颤动发生率减少(图 11-13)。

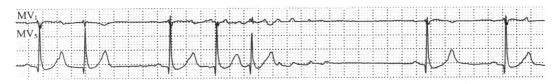

图 11-13　房性早搏诱发短阵性心房扑动伴房室结内隐匿性传导

4. 房性早搏诱发房性反复搏动及反复性心动过速

适时房性早搏通过房室结内慢径路下传心室,同时又循快径路逆传到心房,形成房性反复搏动或慢-快型房室结内折返性心动过速,形成 P′-QRS-P⁻-QRS-P⁻-QRS 序列,其 R-P⁻ 间期<P⁻-R 间期,且 R-P⁻ 间期<0.08s。

5. 房性早搏诱发房室折返性心动过速

适时的房性早搏可诱发顺向型、逆向型房室折返性心动过速。以前者多见,约占 95%。

(1)顺向型房室折返性心动过速:其折返环路为心房→房室正道前传→心室→房室旁道逆传→心房,周而复始。心电图特征为:①房性或室性早搏可诱发或终止心动过速;②心室率很快,绝大多数≥200 次/min,R-R 间期规则或长、短交替;③QRS 波形正常和(或)呈功能性束支阻滞图形,两者波形并存时,若后者的 R-R 间期较前者延长≥35ms,且同时伴 R-P⁻ 间期延长,说明旁道在束支阻滞的同侧;④常伴有 QRS 波幅电交替,窄 QRS 波心动过速伴 QRS 波幅电交替对判断顺向性房室折返性心动过速具有高度的特异性;⑤在 ST 段或 T 波上必有逆行 P⁻ 波,其 R-P⁻ 间期<P⁻-R

间期,且 R-P⁻ 间期>0.08s,可与房室结内折返性心动过速相鉴别。

（2）逆向型房室折返性心动过速:约占 5%,其折返环路为心房→房室旁道前传→心室→房室正道逆传→心房,周而复始。形成这种折返需具备 3 个条件:①旁道前传的有效不应期比房室结短,而逆传的有效不应期比房室结长;②房室正道有稳定的逆传能力;③有足够长的折返时间。心电图特征为:①房性或室性早搏可诱发或终止心动过速;②心室率很快,通常≥200 次/min,R-R 间期规则;③QRS 波群宽大畸形,呈完全性预激波形,与既往窦性心律时预激波形相似;④如能辨认出逆行 P⁻ 波,则 R-P⁻ 间期>P⁻-R 间期,且 P⁻-R 间期<0.12s。与室性心动过速鉴别有时很困难,最有用的鉴别要点是:该宽大畸形 QRS 波群是否与既往预激波形或室性早搏波形相似,有无逆行 P⁻ 波及房室分离。

6. 房性早搏诱发窦性停搏

在窦房结功能低下时,房性早搏尤其是短阵性房性心动过速可抑制窦性激动的发放,引发窦性停搏。

7. 房性早搏诱发阵发性二度、三度房室传导阻滞

适时的房性早搏可诱发阵发性二度、三度房室传导阻滞（图 11-14）。与房性早搏在房室交接区内发生隐匿性传导,导致其后的窦性激动亦在房室交接区内发生连续的隐匿性传导或房室交接区同时存在 3 相、4 相阻滞有关。

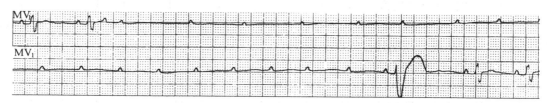

图 11-14　MV₁ 导联连续记录,显示成对阻滞型房性早搏诱发阵发性三度
房室传导阻滞伴心室停搏、室性逸搏诱发房室交接区韦金斯基现象

8. 房性早搏诱发继发性室性早搏二联律

房性早搏产生的较长代偿间歇,易诱发继发性室性早搏,室性早搏后的长间歇又为下一个继发性室性早搏创造了条件,周而复始,便形成偶联间期固定的单源性室性早搏二联律。

9. 房性早搏诱发非时相性心房内差异性传导

（1）心电图特征:①早搏代偿间歇之后,出现 1 个或连续数个窦性 P 波形态发生改变;②变形的P 波又是窦性 P 波应出现的位置,且多次重复出现（图 11-15）。

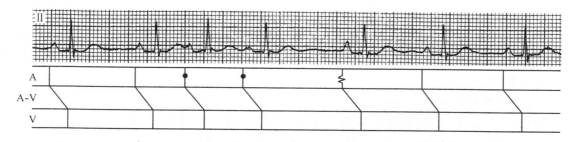

图 11-15　成对房性早搏诱发非时相性心房内差异性传导或房性逸搏

（2）发生机制:①早搏在心房传导束内发生隐匿性传导:由于结间束、房间束的不应期不一致,房性早搏在逆传窦房结时,可在窦房交接区内产生隐匿性折返,并隐匿性地激动了结间束、房间束,使其产生新的不应期,影响下一个窦性激动的正常除极致 P 波形态改变;②心房内 4 相性阻滞:房性早搏产生较长的代偿间歇,结间束或房间束发生 4 相性阻滞。

（3）鉴别诊断：应注意与窦房结内游走节律、窦房结至心房内游走节律、房性逸搏及房性融合波相鉴别。

10. 房性早搏诱发窦房结内游走节律

房性早搏逆传重整窦性节律后，可引起窦房结起搏点暂时转移或游走，出现早搏后的P-P间期不规则，P波形态由低→高或由高→低周期性改变，直至P-P间期规则，P波形态一致。据此特征可与非时相性心房内差异性传导相鉴别。

11. 房性早搏诱发房性逸搏或房性逸搏心律

房性早搏逆传可抑制窦性激动的发放，心房起搏点被动性地发放激动，形成房性逸搏或逸搏心律。其延迟出现的 P′波形态与窦性 P 波不一致，逸搏周期多固定，且较窦性周期长，在 1.0～1.20s。

12. 房性早搏诱发加速的房性逸搏或加速的房性逸搏心律

房性早搏代偿间歇后稍延迟出现的 P′波形态与窦性 P 波不一致，逸搏周期多固定且较窦性周期短，其周期<1.0s，频率>60 次/min。

13. 房性早搏诱发房室交接性或室性逸搏及其逸搏心律

房性早搏引起的较长代偿间歇，可诱发房室交接性、室性逸搏或逸搏心律。

八、房性早搏的鉴别诊断

1. 未下传的房性早搏二联律

若P′波落在T波上而未能下传时，则极易误诊为窦性心动过缓，需特别注意T波形态的改变。

2. 未下传的房性早搏三联律

若P′波落在T波上，不能识别或未注意识别时，则表现为短的窦性周期与长的窦性周期（实为夹有 1 个未下传房性早搏的偶联间期和代偿间歇之和）相交替的窦性二联律，类似于窦性早搏二联律、交替性窦性停搏、3∶2 窦房传导阻滞、显著窦性心律不齐、窦房交接区快慢径路交替性传导等。鉴别时需注意寻找 P′波及 T 波形态改变，必要时加做 S_5 导联、食道导联或放大电压、加快走纸速度使 P′波显露。

3. 心房下部早搏与房室交接性早搏的鉴别

心房下部早搏与逆行 P⁻波位于 QRS 波群之前的房室交接性早搏均表现为逆行 P⁻波。两者区别主要根据 P⁻-R 间期的长短，若 P⁻-R 间期≥0.12s，则为前者；若 P⁻-R 间期<0.12s，则为后者。

4. 房性早搏伴心室内差异性传导与室性早搏的鉴别

两者鉴别主要根据宽大畸形 QRS-T 波群，其前有无相关的 P′波及代偿间歇是否完全。

5. 房性早搏与窦性夺获的鉴别

窦性夺获多见于干扰性房室脱节时，虽然亦是提早出现，但它的发生部位是窦性 P 波的位置，仔细测量两者不难鉴别。

第五节　房室交接性早搏

一、房室交接区结构、传导的基本特征

房室交接区包括房-结区、结区和结-希区 3 个区，其中结区在解剖和电生理上具有迷路样结构、纵向分离为双径路或多径路、横向分离为双层阻滞或多层阻滞及递减性传导等特征，其激动大多具有双向传导，前向传导产生 QRS 波群，逆向传导产生 P⁻波。

二、房室交接性早搏的心电图特征

（1）提早出现 QRS-T 波群呈室上性：即提早出现 QRS-T 波群与窦性一致或稍有差异，若伴有心室内差异性传导、束支阻滞,则与室性早搏较难鉴别。

(2)P⁻波与QRS波群的关系:P⁻波与QRS波群的关系反映了早搏起搏点的位置及前向传导与逆向传导的时间差。P⁻波可位于QRS波群之前,其P⁻-R间期<0.12s;亦可位于QRS波群之中或位于QRS波群之后,其R-P⁻间期<0.16s;多数因逆传受阻或发生在舒张晚期,其QRS波群前、中、后始终无P⁻波,而可有窦性P波存在。P⁻-R间期或R-P⁻间期并不代表房室或室房传导时间,而是前向传导与逆向传导的时间差。

(3)代偿间歇大多呈完全性代偿间歇,少数可呈不完全性代偿间歇,这取决于P⁻波有无逆传侵入窦房结使其节律重整。

三、房室交接性早搏前向传导情况与鉴别诊断

1. 房室交接性早搏伴非时相性心室内差异性传导

提早出现QRS-T波群的形态与窦性略异,时间正常,仅QRS波幅略有高低或起始向量不一致,这与起搏点起源部位及下传途径有关,如起源于房室交接区边缘部分、结-希区及激动部分通过Mahaim纤维下传心室(图11-16)。若QRS波形差异较大和(或)时间略增宽(≤0.11s),尤其是未见相关的P⁻波,则诊断高位室性早搏较为妥当。

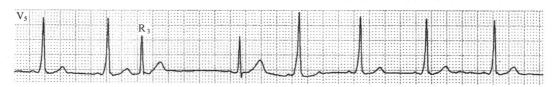

图11-16　房室交接性早搏伴非时相性心室内差异性传导(R₃)并揭示Kent束4相性阻滞

2. 房室交接性早搏伴心室内差异性传导

只有P⁻波位于QRS波群之前且P⁻-R间期<0.12s或P⁻波位于QRS波群之后且R-P⁻间期<0.16s,则宽大畸形QRS波群方能诊断为房室交接性早搏伴心室内差异性传导(图11-17)。若P⁻波重叠于QRS波群之中不能识别或无P⁻波,则该宽大畸形QRS波群宜诊断为室性早搏。

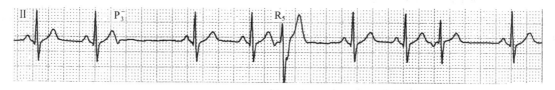

图11-17　房室交接性早搏时伴房室前向性阻滞(P₃⁻)及心室内差异性传导(R₅)

3. 房室交接性早搏伴干扰性P⁻-R间期延长(≥0.12s)

提早出现的P⁻波多发生在收缩晚期或舒张早期,前向传导遇及房室交接区组织的相对不应期而出现传导延缓,产生干扰性P⁻-R间期延长,此时与心房下部早搏难以区别。但若同一份心电图上见到P⁻-R间期<0.12s的室上性早搏,则有利于房室交接性早搏的诊断。

4. 房室交接性早搏伴干扰性房室前向传导中断

提早出现的P⁻波多发生在收缩中、晚期,其后未见QRS-T波群跟随。系该早搏前传遇及房室交接区组织的绝对不应期而未能下传,但能逆传心房产生P⁻波,此时与阻滞型心房下部早搏难以鉴别;但若同一份心电图上有下传的心房下部早搏或下传的房室交接性早搏,则有利于两者的区别(图11-17)。

5. 房室交接性早搏伴3相性一度、二度房室传导阻滞

若提早出现的P⁻波发生在舒张中、晚期而出现P⁻-R间期延长(≥0.12s)或无QRS-T波群跟

随者,则应考虑 3 相性一度、二度房室传导阻滞。

四、房室交接性早搏逆向传导情况

1. 房室交接性早搏伴阻滞性逆传受阻

最常见,不论房室交接性早搏的时相如何,提早出现的室上性 QRS 波群前后始终没有 P⁻波。这可能与房室结迷路样结构和递减性传导有关。

2. 房室交接性早搏伴干扰性逆传受阻

舒张中、晚期房室交接性早搏逆传通过房室交接区时,恰好遇及窦性激动下传,两者发生相互干扰而受阻。其心电图特征为提早出现呈室上性 QRS-T 波群,其前或后无 P⁻波,但有窦性 P 波存在,有完全性代偿间歇。

3. 房室交接性早搏伴房性融合波

舒张中、晚期房室交接性早搏通过房室交接区逆传到心房恰好遇及窦性激动下传,两者在心房内形成房性融合波。其心电图特征为提早出现呈室上性 QRS-T 波群,其前后可见 P 波形态介于P⁻波与窦性 P 波之间,代偿间歇完全。

4. 房室交接性早搏逆传伴窦房交接区干扰

舒张中期房室交接性早搏逆传通过房室交接区、心房与窦性激动在窦房交接区发生干扰。其心电图特征为提早出现呈室上性 QRS-T 波群,其前后可见相关的 P⁻波,代偿间歇完全。

5. 房室交接性早搏逆传伴窦性节律重整

舒张早、中期房室交接性早搏逆传通过房室交接区、心房,且进一步侵入窦房结使其节律重整。其心电图特征为提早出现呈室上性 QRS-T 波群或伴心室内差异性传导,其前后可见相关的 P⁻波,代偿间歇不完全。

6. 房室交接性早搏伴逆传一度或干扰性一度结-房阻滞

提早出现呈室上性 QRS-T 波群,其后可见相关的 P⁻波,R-P⁻间期>0.16s。若该早搏发生在舒张中、晚期,则考虑为逆传一度阻滞;若该早搏发生在收缩中、晚期及舒张早期,则考虑为逆传干扰性一度阻滞。如提早出现 QRS 波群宽大畸形,其后有相关的 P⁻波,R-P⁻间期>0.16s,则首先考虑为室性早搏,而不考虑房室交接性早搏伴心室内差异性传导及逆传一度或干扰性一度结-房阻滞。

五、房室交接性早搏前向与逆向传导情况

1. 房室交接性早搏伴房室交接区反复搏动

当房室交接性早搏的 R-P⁻间期延长到一定程度时,有时在 P⁻波后面可再跟随 1 个室上性QRS-T 波群,出现 QRS-P⁻-QRS 序列,形成房室交接区反复搏动。

2. 房室交接性早搏伴房室交接区反复性心动过速

上述房室交接区反复搏动连续出现≥3 次,便形成房室交接区反复性心动过速。

3. 隐匿性房室交接性早搏

房室交接性早搏可同时出现逆传与前传受阻而呈双向性阻滞,但由于它在房室交接区内发生隐匿性传导产生新的不应期,可影响下一个窦性激动的下传而出现假性一度或二度房室传导阻滞。此时与真正的间歇性一度房室传导阻滞或房室结慢径路下传及二度 Ⅱ 型房室传导阻滞较难鉴别。诊断隐匿性房室交接性早搏需要同一份心电图有显性的房室交接性早搏出现方能诊断或借助希氏束电图。多见于房室交接性并行心律。

六、房室交接性早搏伴正相逆行 P⁻波

1. 基本概念

房室交接性早搏伴正相逆行 P⁻波是指起源于房室交接性早搏逆传心房时所产生的逆行 P⁻

波,在 Ⅱ、Ⅲ、aVF 导联呈直立 P 波。

2. 心电图特征

(1)若房室交接性早搏的正相逆行 P^- 波位于 QRS 波群之前,且 P^--R 间期<0.12s,则易诊断为房性早搏经 James 束下传心室;若 P^--R 间期>0.12s,则易诊断为房性早搏。

(2)房室交接性早搏的 QRS 波群后面始终跟随与 R 波有固定关系的直立 P 波(图 11-18)。

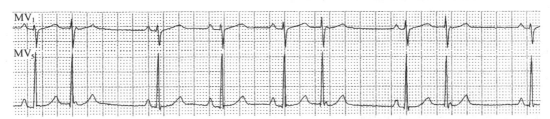

图 11-18　房室交接性早搏的 QRS 波群后面始终跟随直立 P 波,提示为正相逆行 P^- 波

3. 发生机制

心房内的特殊传导纤维如结间束、James 束及 Kent 束的存在为正相性逆行 P^- 波的解释提供了解剖学基础。当起源于房室交接区或心室异位激动经房室正道逆传受阻时,可从 James 束或从出口处位于心房上部的 Kent 束逆传,使心房除极顺序与窦性激动相似而出现直立 P 波,或房室交接区激动优先通过前结间束快速逆行到房间束和窦房交接区先激动心房上部,使心房除极顺序与窦性激动相似,也可出现直立 P 波。

第六节　室性早搏

一、室性早搏的心电图特征

(1)提早出现宽大畸形 QRS-T 波群,时间≥0.12s,T 波方向与 QRS 主波方向相反。

(2)其前无相关的 P 波,其后偶有 P^- 波,R-P^- 间期<0.20s。

(3)多呈完全性代偿间歇,若有 P^- 波出现可呈不完全性代偿间歇。

二、室性早搏的定位诊断

根据室性早搏 QRS 波形的特征来推测异位起搏点的部位,对于评估心室受损部位(如左心室受累时常出现左室型早搏,一般多严重)、为折返性室性早搏和室性心动过速的射频消融治疗提供参考等有一定的临床价值。

(1)高位室性早搏:起源于室间隔上部,希氏束分叉附近,提早出现的 QRS 波形与窦性略异,时间 0.08～0.11s,其后可伴随逆行 P^- 波,R-P^- 间期<0.20s,代偿间歇常完全。有时与房室交接性早搏伴非时相性心室内差异性传导难以鉴别(图 11-19)。

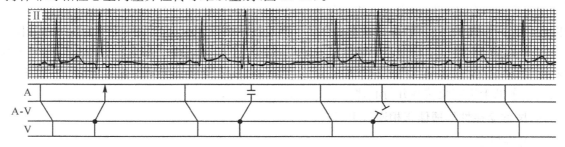

图 11-19　高位室性早搏二联律、有时伴逆传心房及房性融合波

(2)右束支型或右室型室性早搏:起源于右束支近端,其 QRS 波形呈左束支阻滞图形;起源于右室壁的心肌中,其 QRS 波形类似左束支阻滞图形,即 V₁、V₂ 导联主波向下,Ⅰ、V₅、V₆ 导联主波向上。

(3)左束支型或左室型室性早搏:起源于左束支近端,其 QRS 波形呈右束支阻滞图形;起源于左室壁的心肌中,其 QRS 波形类似右束支阻滞图形,即 V₁、V₂ 导联主波向上,Ⅰ、V₅、V₆ 导联主波向下。

(4)左前分支型室性早搏:起源于左前分支近端,其 QRS 波形呈右束支阻滞图形伴电轴右偏。

(5)左后分支型室性早搏:起源于左后分支近端,其 QRS 波形呈右束支阻滞图形伴电轴左偏。

(6)心尖部室性早搏:亦称心室下部早搏,其 QRS 波形在 Ⅱ、Ⅲ、aVF 导联主波向下。

(7)心底部室性早搏:亦称心室上部早搏,其 QRS 波形在 Ⅱ、Ⅲ、aVF 导联主波向上。若起源于右心室流出道,其 QRS 波形除 Ⅱ、Ⅲ、aVF 导联主波向上外,胸前导联波形类似左束支阻滞图形。

(8)前壁部室性早搏:V₁~V₆ 导联 QRS 主波均向下。

(9)后壁部室性早搏:V₁~V₆ 导联 QRS 主波均向上。

(10)左心室侧壁部室性早搏:V₁~V₃ 导联 QRS 主波向上,V₅、V₆ 导联 QRS 主波向下。

三、特殊类型的室性早搏

1. 室性早搏 QRS 波形的变异

(1)多源性室性早搏:同一导联中至少有 3 种 QRS 波形且偶联间期不等的室性早搏(图 11-20)。如呈两种形态、偶联间期不等的室性早搏,则称为双源性室性早搏。

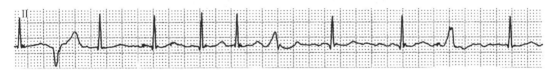

图 11-20 风心病、心房颤动患者服用洋地黄过程中出现多源性室性早搏,提示洋地黄过量或中毒

(2)多形性室性早搏:同一导联中室性早搏 QRS 波形不一,但偶联间期相等;表明传入径路只有一条,而传出径路有多条,其出口位置各异,但传至心室所需时间是相等的,类似房室结内倒 Y 型折返径路(图 11-21)。

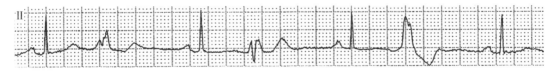

图 11-21 多形性室性早搏二联律、间歇性 T 波改变

(3)室性早搏伴心室内差异性传导:多发生在收缩中、晚期的同源性室性早搏,少数可发生在舒张早期。因遇及浦肯野纤维或心室肌的相对不应期而出现心室内差异性传导,其 QRS 波形较舒张期出现的室性早搏宽大畸形(图 11-22)。

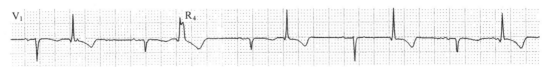

图 11-22 并行性室性早搏二联律,有时伴心室内差异性传导(R₄)

(4)特宽型室性早搏:室性早搏 QRS 波群时间>0.16s。多见于严重的器质性心脏病。其 QRS 波群愈宽,预后愈差。属病理性早搏。

(5)特矮型室性早搏:所有导联室性早搏 QRS 波幅均<1.0mV。属病理性早搏(图 11-23)。

(6)平顶型室性早搏:室性早搏 QRS 波形类似于左束支阻滞时 V_5、V_6 导联 QRS 波形的特征。属病理性早搏。

(7)室性融合波:舒张晚期室性早搏与窦性激动在心室内相融合而形成室性融合波,其 P-R 间期较窦性 P-R 间期短 0~0.06s,形态介于室性早搏与窦性 QRS 波群之间。

(8)室性早搏揭示急性心肌梗死图形:极少数急性心肌梗死患者,基本的 QRS-T 波群形态正常,无异常 Q 波、ST 段损伤型抬高和 T 波倒置,但在室性早搏 QRS 波群中却呈 QR、QRs、qR 型,ST 段呈损伤型抬高伴 T 波高尖或倒置,显现急性心肌梗死的图形特征。可能由于基本节律时引起室间隔前下 1/3 左室面除极与左室游离壁除极时,其向量指向了左前方,使心肌梗死的波形特征被掩盖。当出现室性早搏引起心室非同步除极时,梗死图形才在室性早搏中充分显示出来。近年来发现室性早搏 QRS 波群呈 QR、QRs、qR 型也见于心肌病患者。从室性早搏 QRS 波群中诊断心肌梗死必须符合以下先决条件:①室性早搏 QRS 主波必须向上;②必须是以 R 波为主的导联,如 V_5、V_6 导联等(图 11-23)。

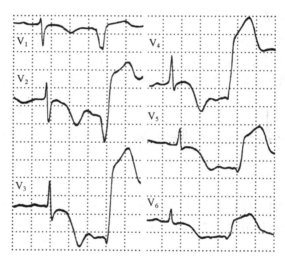

图 11-23　胸痛患者,窦性搏动仅显示前间壁、前侧壁 ST-T 改变,而室性早搏却揭示了急性心肌梗死图形

2. 室性早搏偶联间期的变异

(1)特早型室性早搏:室性早搏的偶联间期<0.43s,包括 T 波上室性早搏(Ron-T 现象),可伴有心室内差异性传导。当提早指数 R-R'/Q-T<0.90 时,易诱发严重的室性心律失常。

(2)特迟型室性早搏:室性早搏的偶联间期≥0.80s。此时室性早搏的频率≤75 次/min,实为加速的室性逸搏。但由于基本节律太慢,与之相比,加速的逸搏即变为早搏。

(3)继发性室性早搏:亦称慢率性室性早搏,是指继发于长周期后的室性早搏,即该早搏仅在长 R-R 间期后出现,且有形成一系列室性二联律现象,室性早搏后代偿间歇又为下一个慢率性室性早搏创造条件,周而复始(图 11-24),又称为二联律法则。

(4)偶联间期递增型室性早搏:亦称偶联间期文氏型室性早搏。室性早搏二联律时,其偶联间期逐渐延长,直至早搏消失,连续出现 2~3 次窦性搏动,周而复始。若连续出现 3 次窦性搏动,则为心室折返径路内交替性 A 型文氏周期(图 11-25);若连续出现 2 次窦性搏动,则为折返径路内交替性 B 型文氏周期。

(5)偶联间期递减型室性早搏:亦称偶联间期反向文氏型室性早搏。室性早搏二联律时,其偶

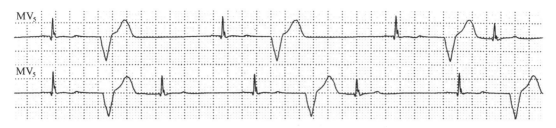

图 11-24　MV₅ 导联连续记录,定准电压 5mm/1mV。显示窦性心动过缓伴
室相性窦性心律不齐、继发性室性早搏,有时呈二联律及间位型、T 波改变

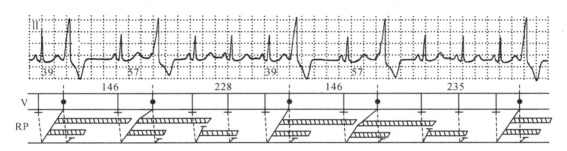

图 11-25　室性早搏显性与隐性二联律、心室折返径路内交替性
A 型文氏周期(折返径路近端 2∶1 阻滞、远端 3∶2 文氏现象)

联间期逐渐缩短,直至落到前一窦性搏动后的绝对不应期中而消失,以致连续出现 2～3 次窦性搏动,周而复始。前者为折返径路内交替性 B 型反向文氏周期,而后者则为折返径路内交替性 A 型反向文氏周期。

(6)偶联间期长、短交替型室性早搏:室性早搏二联律时,其偶联间期呈长、短交替或间歇性出现,系折返径路内快、慢径路传导所致(图 11-26)。

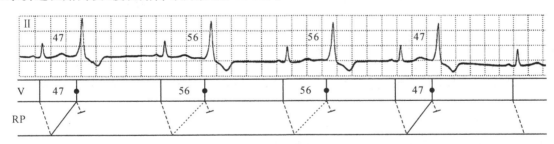

图 11-26　室性早搏二联律伴心室折返径路内双径路传导

(7)偶联间期固定、R′波形一致,连续出现≥3 次,且其 R′-R′间期相等,形成短阵性室性心动过速:当折返激动沿着同一折返环路等速传导到达同一终点,并且周而复始地循环着,便可形成短阵性室性心动过速。

(8)偶联间期固定、R′波形一致,连续出现≥3 次,但其 R′-R′间期逐渐缩短或延长直至心动过速终止:当折返激动沿着同一折返径路折返时,其传导速度逐渐加快或减慢直至折返中断,周而复始,形成折返径路内反向文氏现象或文氏现象(图 11-27)。

3. 隐匿性室性早搏二、三联律

这是一种持久的、连续的偶联间期固定型室性早搏二、三联律,并发间歇的、不定比例的传出阻滞。有以下两种类型:

(1)非间位型隐匿性室性早搏二、三联律:二联律时,室性早搏偶联间期固定,两个显性早搏之

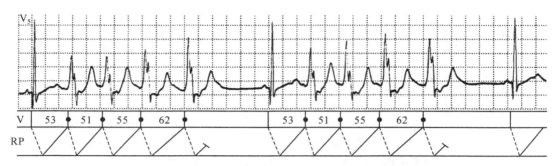

图 11-27　窦性搏动、短阵性室性心动过速伴逆传心房及心室折返径路内 5∶4 文氏现象

间夹有的窦性搏动数为奇数,即符合 $2n+1$ 规律(n 为自然数),代表隐匿性早搏的数目。三联律时,室性早搏偶联间期固定,两个显性早搏之间夹有的窦性搏动数为奇、偶数交替,即符合 $3n+2$ 规律。

(2)间位型隐匿性室性早搏二、三联律:二联律时,符合 $1+(2n+1)$ 规律;三联律时,符合 $1+(3n+2)$ 规律。

4. 舒张晚期室性早搏呈 Ron-P 现象

室性早搏 QRS 波群落在 P 波顶峰附近形成 Ron-P 现象,有学者认为室性早搏 Ron-P 现象较 Ron-T 现象更易诱发室性心动过速,但我们观察并非如此。

四、与插入性室性早搏有关的心律失常

1. 插入性室性早搏揭示房室结内双径路传导

窦性心动过缓时,适时的室性早搏仅逆传至房室交接区使其产生新的不应期,导致下一个窦性激动下传时出现 P-R 间期延长。该 P-R 间期延长有 3 种可能:①干扰性 P-R 间期延长,其 R'-P 间期与 P-R 间期呈反比关系;②通过房室结内慢径路传导,其 P-R 间期固定地延长,R'-P 间期与 P-R 间期不呈反比关系矛盾现象;③上述两种情况兼而有之,较长的 P-R 间期略有互差,但互差 $<0.06s$。

2. 插入性室性早搏引起延期性代偿间歇

有 3 个特征:①窦性心动过缓时,适时出现插入性室性早搏;②插入性早搏后第 1 个窦性搏动的 P-R 间期明显地延长;③插入性早搏后第 2 个窦性搏动不能下传心室出现较长的 R-R 间期(图 11-1)。

3. 插入性室性早搏引发窦性反复搏动

插入性室性早搏后第 1 个窦性搏动的 P-R 间期延长,可引发窦性反复搏动,形成 R'-P-QRS-P^--QRS 的序列,其 R-P^- 间期$<$$P^-$-R 间期,且 R-P^- 间期$<0.08s$。

五、室性早搏伴室房逆传情况

1. 室性早搏伴逆行隐匿性传导

所有室性早搏均会隐匿地逆传到房室交接区使其产生新的不应期,可绝对或相对地干扰下一个窦性激动的下传,出现完全性代偿间歇或无代偿间歇而呈插入性早搏。

2. 室性早搏伴一度室房传导阻滞

室性早搏逆传心房大多发生在窦性心律较缓慢而偶联间期较短之时,因此时下一次窦性激动尚未传入心房,心房肌处于应激期,室性早搏逆传的激动方得以传入心房而产生逆行 P^- 波。若其 R'-P^- 间期$>0.20s$,则存在一度室房传导阻滞(图 11-28)。

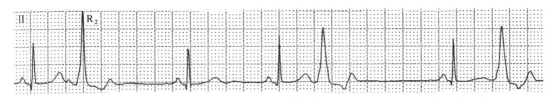

图 11-28　窦性心动过缓、房性早搏、室性早搏伴室房逆传一度阻滞
（R'-P^- 间期 0.25s）及两者形成的室性融合波（R_2）

3. 室性早搏伴一度室房传导阻滞及房性融合波

室性早搏逆传心房时，其 R'-P^- 间期≥0.20s，P^- 波形态介于窦性 P 波与深倒逆行 P^- 波之间。需与室房逆传双径路伴心房双出口相鉴别，前者 P^- 波位置应是窦性 P 波预期出现部位，且 P^- 波形态易变，而后者 R'-P^- 间期有长、短两种，且互差≥0.06s，有两种固定形态的 P^- 波。

4. 室性早搏逆传引起窦性节律重整

室性早搏逆传心房后再逆传至窦房结使其节律重整，出现不完全性代偿间歇。

5. 室性早搏伴二度室房传导阻滞

室性早搏间歇性逆传心房产生逆行 P^- 波，故室性早搏 QRS 波群后面间歇性出现逆行 P^- 波。

6. 室性早搏伴室房逆传双径路

室性早搏的 R'-P^- 间期呈长、短两种，且互差≥0.06s，P^- 波形态可异同（图 36-6）。

7. 室性早搏引发室性反复搏动或室性反复性心动过速

室性早搏逆传心房时，可沿房室交接区另一条径路再次下传心室，形成室性反复搏动，出现 R'-P^--QRS 或 R'-QRS 的序列。反复搏动的 QRS 波形可正常或伴心室内差异性传导。若反复搏动连续出现≥3 次，便形成室性反复性心动过速（图 25-17）。

8. 室性早搏引发房室折返性心动过速

适时的室性早搏经房室旁道逆传心房→房室正道→心室→房室旁道→心房，周而复始，形成顺向型房室折返性心动过速；若经房室正道逆传心房→房室旁道→心室→房室正道→心房，周而复始，则形成逆向型房室折返性心动过速而出现宽大畸形 QRS 波群。

9. 室性早搏逆传引发非时相性心房内差异性传导

室性早搏代偿间歇后 1 个或数个窦性 P 波畸形。

10. 室性早搏逆传心房引发房性逸搏

室性早搏逆传心房后可再逆传至窦房结使其节律重整，出现不完全性代偿间歇；也可与窦性激动在窦房交接区相干扰，出现完全性代偿间歇而引发房性逸搏（图 11-29）。

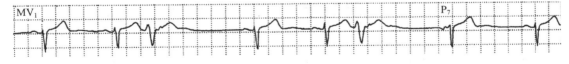

图 11-29　室性早搏三联律伴逆传心房及诱发房性逸搏（P_7）

六、室性早搏引发房性、房室交接性、室性逸搏

室性早搏代偿间歇后可出现下级起搏点被动性发放冲动，形成房性、房室交接性或室性逸搏。

七、室性早搏诱发严重的心律失常

Ron-T、Ron-P 的室性早搏及成对室性早搏均可诱发室性心动过速、心室扑动或颤动而危及生命。

八、成对室性早搏 QRS 波形易变性的原因

成对出现的室性早搏,其 QRS 波形有时变异性较大,有 3 种可能:①起源于两个部位的室性早搏;②起源于同一个部位,但第 2 个室性早搏出现心室内差异性传导;③室性早搏引发的室性反复搏动伴心室内差异性传导。

九、束支或分支性室性早搏与肌性室性早搏的心电图特征

(1)束支或分支性室性早搏:起源于束支或分支起搏点的早搏,称为束支或分支性室性早搏。其 QRS 波形类似于束支或分支阻滞图形,QRS 波群时间略增宽(<0.14s)或正常。

(2)肌性室性早搏:起源于浦肯野纤维或心室肌中起搏点的早搏,称为肌性室性早搏。其 QRS 波形不呈典型的束支或分支阻滞图形,QRS 波群更宽大畸形(≥0.14s)。

十、室性早搏的分级

Lown 等将监护病房出现的室性早搏分为 5 级(表 11-2),认为 3~5 级具有警报意义,易发生严重的室性心律失常而猝死。

表 11-2　室性早搏的 Lown 分级法

分级	室性早搏出现的次数及性质
0 级	无
1A 级	偶发性,<30 次/h,<1 次/min
1B 级	偶发性,<30 次/h,>1 次/min
2 级	频发性,>30 次/h,>1 次/min
3 级	多形性
4A 级	连续性,呈二、三联律或成对出现
4B 级	连续性,呈短阵性室性心动过速
5 级	早期室性早搏,呈 Ron-T 现象

十一、良性室性早搏与病理性室性早搏的鉴别

室性早搏临床上非常多见,最好能判断该早搏是良性的还是病理性的。若是病理性的,是器质性心脏病所致,还是体液性异常所致(如药物中毒、电解质紊乱、酸碱平衡失调、低氧血症等),以利临床医生进一步诊治。良性与病理性室性早搏的鉴别见表 11-3 所示。

表 11-3　良性室性早搏与病理性室性早搏的鉴别

鉴别要点	良性室性早搏	病理性室性早搏
临床特征		
①病程及健康状况	持续多年,健康状况良好	病程短,伴有其他症状
②与运动的关系	多消失或无关	运动增多
③初发早搏的年龄	青年多见	儿童、中老年多见
④合并其他疾病或症状	多无,尤其是无器质性心脏病的表现,无冠心病危险因素(高血脂、高血压、肥胖、糖尿病等)	常见,尤其是早搏发生在器质性心脏病、心功能不全时
室性早搏 QRS 波群的特征		
①QRS 波群时间	<0.14s	≥0.16s,为特宽型早搏

续　表

鉴别要点	良性室性早搏	病理性室性早搏
②QRS 波幅	很高,常＞2.0mV	在各导联上＜1.0mV,为特矮型早搏,或低于同一导联的 QRS 波幅
③QRS-T 波群的外形	QRS 波光滑、高尖,无切迹及顿挫,多呈 R 型或 QS 型,ST-T 与 QRS 主波方向相反,倒置 T 波多较圆钝,两肢不对称	QRS 波形奇特,有多个切迹及顿挫或呈平顶型早搏或在左胸导联呈 QR、QRs、qR 型,ST-T 与 QRS 主波方向相同或 T 波类似冠状 T 波
④早搏起源部位	起源于右心室,单源性多见	起源于左心室,多形性、多源性
⑤偶联间期的长短	多发生在舒张早、中期	偶联间期＜0.43s 为特早型早搏或提早指数＜0.90 的 Ron-T 现象的早搏或 Ron-P 现象的舒张晚期早搏
⑥联律情况	多无或少	多有,常呈二、三联律或成对发生
合并其他心电图异常	多无或少	可合并其他类型的早搏、传导阻滞、心房颤动、异常 Q 波、左心室肥大及劳损、原发性 ST-T 改变或早搏后 P 波、ST 段、T 波、U 波改变等

第七节　房室旁道性早搏

　　Kent 束的慢旁道是由希-浦传导组织构成的,具有自律性。现已证明在旁道束纤维内或旁道束插入心房和心室的部位均易产生异位激动,所形成的早搏大多以并行节律点的性质单个出现,有时亦可形成异位心律。其心电图特征:①提早出现宽大畸形 QRS-T 波群,类似于既往预激波形,但更宽,表现为完全性预激波形特征。②其 QRS 波群前后可有逆行 P⁻波或逆行 P⁻波重叠在 QRS 波群之中或无逆行 P⁻波,这取决于该早搏激动有无逆传心房或逆传与前传的时间差;若逆传快于前传,则逆行 P⁻波出现在 QRS 波群之前,此时与心房下部早搏伴完全性预激难以鉴别;若逆传与前传分别同时到达心房和心室,则逆行 P⁻波重叠在 QRS 波群之中;若逆传慢于前传,则逆行 P⁻波出现在 QRS 波群之后。③有完全或不完全性代偿间歇。

第八节　早搏波形正常化

一、基本概念

　　当窦性心律或房室交接性心律伴有单侧束支阻滞或预激综合征时,如发生室性或室上性早搏,其 QRS 波形反而变窄,与正常 QRS 波群相似,则称为早搏波形正常化。其正常化的程度可以是较束支阻滞时的宽度减轻(轻度正常化)、接近于正常范围(显著正常化)或波形完全正常(完全正常化)。

二、早搏波形正常化类型(以窦性心律为例)

　　1. 窦性心律伴单侧束支阻滞并发早搏波形正常化

　　凡是能使左、右心室同步除极(＜25ms)的早搏,均可出现正常 QRS 波形,有以下 8 种情况:

　　(1)起源于束支阻滞区下方且距左、右束支的距离大致相等的室间隔型早搏。

　　(2)同侧性舒张晚期室性早搏与窦性激动形成室性融合波。

　　(3)功能性单侧束支阻滞并发收缩晚期房性早搏伴对侧束支 3 相性阻滞。

（4）功能性单侧束支阻滞并发收缩晚期房室交接性早搏伴对侧束支 3 相性阻滞。

（5）功能性单侧束支阻滞并发房性或房室交接性早搏伴同侧束支超常期传导（图 11-30）。

（6）束支阻滞属 4 相性阻滞，并发房性或房室交接性早搏可呈正常 QRS 波形。

（7）右束支阻滞时，房性早搏伴 B 型预激综合征，使左、右心室同步除极。

（8）左束支阻滞时，房性早搏伴 A 型预激综合征，左束支阻滞图形被掩盖。

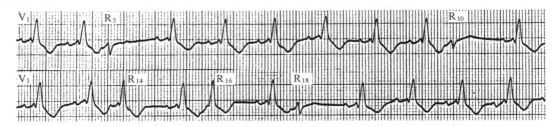

图 11-30　V₁ 导联连续记录，显示完全性右束支阻滞（功能性阻滞）、
频发房性早搏，其中部分房性早搏 QRS 波形正常化（R₃、R₁₀、R₁₈）

2. 窦性心律伴预激综合征并发早搏波形正常化

（1）预激综合征并发适时的房性早搏：当房室旁道存在 3 相性阻滞时，适时的房性早搏便通过房室正道下传，且不发生心室内差异性传导，便会出现正常 QRS 波形。

（2）预激综合征并发房室交接性早搏：舒张中期房室交接性早搏沿正常途径下传心室，且不伴心室内差异性传导时，便会出现正常 QRS 波形；舒张晚期早搏则有可能与预激 QRS 波群形成室性融合波而正常化。

（3）预激综合征并发室性早搏波形正常化：起源于高位室间隔部位的舒张早、中期室性早搏，起搏点距房室束分叉处较近，几乎以相等速度沿左、右束支下传，同步激动心室，产生正常 QRS 波形；舒张晚期室性早搏也有可能与预激 QRS 波群形成室性融合波而正常化。

第九节　高风险的早搏

早搏在临床上非常多见，有的患者呈二、三联律出现，24h 内多达数万次而安全无恙，而有的患者早搏数量虽然很少，但其诱发的严重心律失常却能致人于死地，故有必要在此探讨高风险的早搏。

一、高风险的房性早搏及其心律失常

（1）阻滞型房性早搏二联律、成对出现的阻滞型房性早搏三联律引发心动过缓：若患者本身就存在窦性心动过缓，则出现上述心律失常时，由于房性早搏对窦性节律的重整，将产生较长的 R-R 间歇，导致心排血量减少，血压降低。

（2）房性早搏诱发窦性停搏：在窦房结功能低下时，房性早搏重整窦性节律后，可抑制其激动的发放，引发窦性停搏；若下级起搏点功能不良，则会引发较长时间的全心停搏。

（3）房性早搏诱发快速性房性心律失常：较多见，偶联间期为 0.20～0.30s 的房性早搏，易落在心房易颤期内而诱发房性心动过速、心房颤动或心房扑动等快速性房性心律失常。

（4）快速性房性心律失常终止后诱发窦性停搏：阵发性心房颤动、心房扑动、房性心动过速等快速性心律失常发作终止时，在恢复正常窦性心律之前，出现长 R-R 间歇（多由窦性停搏、高度窦房传导阻滞及严重的窦性心动过缓等所致），可引起一过性急性脑缺血，出现晕厥、阿-斯综合征发作，甚至猝死。

（5）房性早搏诱发阵发性三度房室传导阻滞：阻滞型房性早搏、房性心动过速代偿间歇后，可诱发 4 相性阵发性三度房室传导阻滞。阵发性三度房室传导阻滞,无论与频率快慢是否相关,其阻滞部位大多发生在希氏束或希氏束以下(束支、分支内),多伴随低位逸搏点冲动形成障碍,不能及时发放冲动而出现较长时间的心室停搏,导致晕厥或阿-斯综合征发作而危及生命(图 11-14)。

(6)房性早搏诱发极速型房室、房室结内折返性心动过速:当患者存在房室旁道或房室结内双径路传导时,适时的房性早搏可诱发极速型房室、房室结内折返性心动过速(心室率>200～250次/min),将导致心排血量减少、心肌耗氧量增加,易恶化为心室颤动而危及生命。

(7)多源性房性早搏诱发紊乱性房性心动过速:由多个心房内异位起搏点发放的极不稳定的激动所形成的多源性自律性异常,常以频发性、多源性房性早搏为主体组成多波形、极不规则而快速的心律,称为紊乱性房性心动过速,有的可发展为心房颤动,故又称为颤动前心律。多发生在老年慢性肺心病患者,尤其是伴有难治性心力衰竭的重症患者,常发展为心房颤动,病死率高。其心电图特征:①至少有发自 3 个不同的房性异位灶的 P'波出现在同一导联上,P'波的形态不同,P'-P'间期不等,P'-R 间期长短不一;②心房率 100～250 次/min;③P'波与 P'波之间有等电位线;④心房率、心室率快而不规则;⑤无起止突然的特点。

二、高风险的室性早搏及其心律失常

(1)各种病理性室性早搏:①多源性、多形性室性早搏;②特宽型室性早搏;③特矮型室性早搏;④平顶型室性早搏;⑤心肌梗死型室性早搏:以 R 波为主导联室性早搏 QRS 波群呈 QR、QRs、qR 型,ST 段呈损伤型抬高伴 T 波高尖或倒置,显现急性心肌梗死的图形特征。

(2)特早型室性早搏,即 Ron-T 现象:室性早搏的偶联间期<0.43s,包括 T 波上室性早搏(Ron-T 现象)或提早指数 R-R'/Q-T<0.90 时,易诱发严重的室性心律失常而猝死。

(3)发生在严重器质性心脏病的室性早搏:①急性心肌梗死;②各类心肌病,如扩张型、肥厚型、致心律失常性右室心肌病等,由于患者心脏扩大、心功能减退,绝大多数会出现复杂性、顽固性、难治性室性心律失常,易引发恶性心律失常而猝死。

(4)发生在电解质严重紊乱的室性早搏:①严重的低钾血症(<3.0mmon/L):导致心肌细胞自律性和兴奋性增高、传导速度减慢引起传导阻滞、心室内折返及早期后除极而引发室性心律失常,以多源性、多形性室性早搏、短阵性室性心动过速多见,有时出现尖端扭转型室性心动过速等恶性室性心律失常;②严重的高钾血症(>10mmol/L):QRS 波群与 T 波融合形成正弦曲线,频率缓慢而不规则,Q-T 间期延长,直至出现心脏停搏或心室扑动、颤动而死亡。

(5)发生在长 Q-T 间期综合征的室性早搏:早搏易落在心室易颤期内而引发尖端扭转型室性心动过速、心室颤动而猝死。

(6)发生在短 Q-T 间期综合征的室性早搏:Q-T 间期短至 0.22～0.29s 时,早搏易诱发室性心动过速、心室颤动而猝死。

(7)发生在异常 J 波综合征的室性早搏:异常 J 波与恶性室性心律失常有密切关系。

(8)发生在 Brugada 综合征的室性早搏。

(9)发生在 Lambda 波(λ 波)的室性早搏。

(10)发生在 T 波电交替的室性早搏:有 T 波电交替者,发生致命性室性心律失常的危险性增加 14 倍,故 T 波电交替已成为识别高危患者的一个重要而非常直观的指征。

(11)药物过量或中毒引起的室性早搏:①洋地黄中毒:出现频发多形性或多源性室性早搏二联律、室性心动过速及双向性室性心动过速等,其中后两者死亡率高达 68%～100%;②胺碘酮:剂量过大时,因 Q-T 间期延长,心室复极离散度增加,所产生的室性早搏可引起扭转型室性心动过速、心室颤动而猝死;③普罗帕酮:剂量过大或毒性作用时,所产生的室性早搏可引起多形性或尖端扭转型室性心动过速及心室颤动等。

第十二章

逸搏和逸搏心律

第一节 概 述

当心脏主导节律(通常为窦房结)发放激动的频率过慢(心动过缓)、激动形成异常(停搏)或激动传导异常(窦房、房室传导阻滞)时,下级潜在的起搏点将被动地发放冲动,免遭心脏停搏过久,这是一种生理性代偿机制。若下级潜在起搏点偶尔被动地发出1～2次激动,则称为逸搏;若下级潜在起搏点连续发出≥3次激动,则称为逸搏心律。

一、逸搏和逸搏心律的分类

(1)根据起搏点的部位:分为窦性、房性、房室交接性、室性和房室旁道性逸搏5种类型,其中以房室交接性逸搏、室性逸搏多见。

(2)根据逸搏频率的快慢:分为过缓的逸搏和过缓的逸搏心律、逸搏和逸搏心律、加速的逸搏和加速的逸搏心律。

(3)根据逸搏起搏点的多少:分为单源性、双源性和多源性逸搏。

二、逸搏和逸搏心律的共同特征

(1)逸搏周期固定:凡起源于同一起搏点的逸搏,无论是散在的,还是连续出现的逸搏心律,其逸搏周期多是固定的。这一特征有助于发现散在的逸搏,特别是在复杂的心律失常中。

(2)延迟出现:逸搏必然是延迟出现的,逸搏周期一定大于主导节律的基本周期。

(3)可有起步现象或温醒现象:逸搏起搏点的节律通常是规则的,有时在开始建立逸搏心律时,最初的几个逸搏周期往往略长,频率略慢,以后频率逐渐加快直至固定。表明下级起搏点从主导节律抑制下脱逸出来后,建立其自身起搏点需要一个短暂的准备过程,然后才能逐渐恢复而达到稳定,这种现象称为起步现象或温醒现象。

(4)无传入阻滞保护:逸搏或逸搏心律是由于主导节律的激动形成异常或传导异常而引起下级潜在的起搏点被动地发放激动,一旦主导节律又能较快地发放激动或下传时,逸搏或逸搏心律即可消失。

三、临床意义

逸搏和逸搏心律与房室超常期传导、韦金斯基现象是免遭心脏停搏过久的3种生理性代偿机制,具有保护作用。由于逸搏和逸搏心律都是继发的,必须寻找发生逸搏和逸搏心律的始发原因,如心动过缓、停搏、传导阻滞等。逸搏的出现常使心电图改变复杂化,影响心律失常的分析和诊断。

第二节 窦性逸搏和逸搏心律

一、心电图特征

（1）在两阵快速或较快速异位性心动过速终止后间歇期内，略为延迟出现 1～2 次窦性搏动，其 P 波形态与正常窦性 P 波完全相同。

（2）若逸搏周期 0.60～1.0s，频率 60～100 次/min，则称为窦性逸搏；若逸搏周期＞1.0s，频率＜60 次/min，则称为过缓的窦性逸搏（图 12-1）。

（3）若连续出现≥3 次窦性逸搏，则称为窦性逸搏心律，亦称为正常的窦性心律。

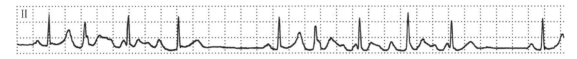

图 12-1　短阵性不纯性心房扑动终止后出现过缓的窦性逸搏

二、临床意义

（1）窦性逸搏的出现，仍然标志着窦房结有正常的起搏功能，出现窦性逸搏是由于下级起搏点发放快速或较快速激动后又突然终止所致。若异位节律点得到控制后，将自然恢复正常的窦性心律。

（2）过缓的窦性逸搏常见于窦房结自律性降低或病窦综合征患者，异位性心动过速终止及转复为窦性心律后，可出现窦性停搏。

第三节 房性逸搏和逸搏心律

一、心电图特征

（1）在两阵窦性心律或两阵异位心律之间，延迟出现 1～2 次 P′波或 P′-QRS-T 波群，P′波形态与窦性 P 波不同。P′波形态一致者，称为单源性房性逸搏；P′波呈两种形态者，称为双源性房性逸搏（图12-2）；P′波形态≥3 种者，称为多源性房性逸搏。

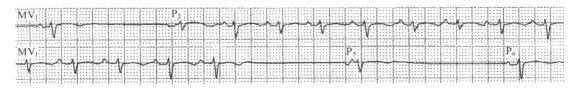

图 12-2　上、下两行系 MV_1 导联同时不连续记录，病窦综合征（慢-快型综合征）患者
出现窦性停搏或显著的窦性心动过缓、过缓的双源性房性逸搏（上行 P_2，但 P_2 波
不能除外房性融合波；下行 P_5）、过缓的窦性逸搏（下行 P_6）、短阵性房性心动过速

（2）若逸搏周期 1.0～1.20s，频率 50～60 次/min，则称为房性逸搏；若逸搏周期＞1.20s，频率＜50 次/min，则称为过缓的房性逸搏；若逸搏周期 0.60～1.0s，频率 61～100 次/min，则称为加速的房性逸搏。

（3）若连续延迟出现≥3 次 P′-QRS-T 波群，则称为过缓的房性逸搏心律（＜50 次/min）、房性逸搏心律（50～60 次/min）或加速的房性逸搏心律（61～100 次/min）（图 12-3、图 12-4）。

（4）P′-R 间期、QRS 波形与窦性一致，有时房性逸搏 P′波刚刚出现时，又发生了房室交接性逸搏或室性逸搏,则 P'-R 间期<0.12s,P'波被干扰而未能下传。

(5)有时可见延迟出现的 P'波与窦性 P 波相融合的房性融合波。

(6)可有起步现象或温醒现象。

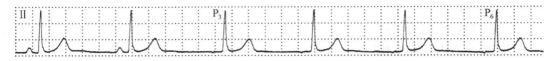

图 12-3　病窦综合征患者出现窦性心动过缓、房性逸搏心律(P₃～P₆)

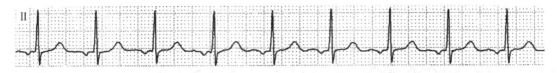

图 12-4　加速的房性逸搏心律(起源于心房下部,频率 92 次/min)

二、房性逸搏的定位诊断

请见第十一章第四节房性早搏的定位诊断。

三、鉴别诊断

1. 与窦性逸搏伴非时相性心房内差异性传导的鉴别

两者有时较难鉴别。窦性逸搏伴非时相性心房内差异性传导多见于房性早搏、能逆传心房的房室交接性早搏及室性早搏的代偿间歇之后,若连续出现 2 次者,则第 2 个逸搏周期与窦性基本周期一致。

2. 房性逸搏伴房性融合波与多源性房性逸搏的鉴别

两者的 P'波形态多变,但前者的逸搏周期多固定,而后者的逸搏周期却长短不一。

四、临床意义

房性逸搏及其逸搏心律的出现,表明心脏有潜在的逸搏起搏能力,它本身并无重要临床意义,主要取决于原发性心律失常。而加速的房性逸搏及其逸搏心律的出现,若不伴有窦性心律竞争,则说明窦房结自律性降低,部分见于器质性心脏病,如冠心病、病窦综合征等,部分则无器质性心脏病;若伴有窦房结-心房节律竞争,则见于心肌炎、急性心肌梗死、洋地黄中毒及心脏手术等。

第四节　房室交接性逸搏和逸搏心律

一、心电图特征

(1)延迟出现 1～2 次 QRS-T 波群,其形态与主导节律 QRS-T 波群(预激综合征除外)一致或略有差异,后者为伴有非时相性心室内差异性传导。

(2)其 QRS 波群前、中、后可有逆行 P⁻波,其 P⁻-R 间期<0.12s、R-P⁻ 间期<0.16s;或始终无逆行 P⁻波,而出现窦性 P 波,但 P-R 间期<0.12s,表明 P 波被干扰而不能下传(图 12-5)。

(3)若逸搏周期 1.0～1.5s,频率 40～60 次/min,则称为房室交接性逸搏;若逸搏周期>1.5s,频率<40 次/min,则称为过缓的房室交接性逸搏;若逸搏周期 0.6～1.0s,频率 61～100 次/min,则称为加速的房室交接性逸搏。

(4)若连续延迟出现≥3 次 QRS-T 波群,则称为房室交接性逸搏心律(40～60 次/min)、过缓的房室交接性逸搏心律(<40 次/min)或加速的房室交接性逸搏心律(61～100 次/min,图 12-6)。

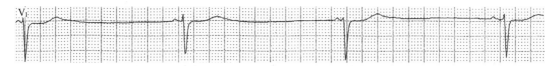

图 12-5　病窦综合征患者出现显著的窦性心动过缓、过缓的房室交接性逸搏心律（$R_1 \sim R_3$）

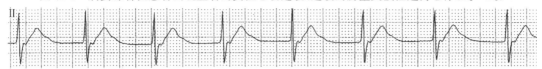

图 12-6　低钾血症患者（血钾 3.1mol/L）出现加速的房室交接性逸搏心律

（5）有时可见房性融合波，偶见窦性激动与房室交接性逸搏所形成的窦-交室性融合波。

（6）可有起步现象或温醒现象。

（7）双源性或多源性房室交接性逸搏少见，可从 QRS 波形、频率及逆行 P^- 波出现位置加以分辨（图 12-7、图 12-8）。

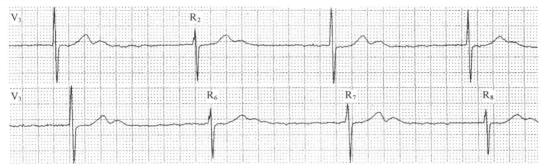

图 12-7　V_3 导联连续记录，风心病、心房颤动患者，服用洋地黄过程中出现三度房室
传导阻滞、过缓的双源性房室交接性逸搏及其心律（频率 34 次/min），其中一源伴非
时相性心室内差异性传导（R_2、R_5、R_8），并可见交-交室性融合波（R_7），提示洋地黄中毒

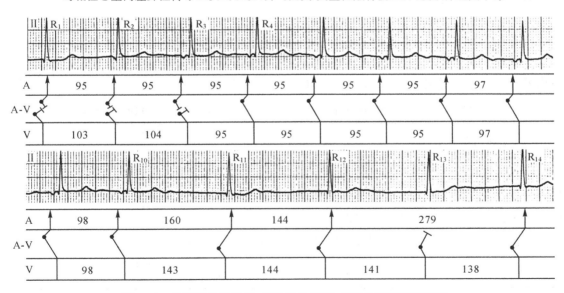

图 12-8　Ⅱ导联连续记录，显示窦性停搏、多源性房室交接性逸
搏心律伴外出二度阻滞或停搏（$R_1 \sim R_3$ 为一源，$R_4 \sim R_{10}$ 为一源，
$R_{11} \sim R_{14}$ 为一源），其中一源表现为加速的逸搏心律（61~62 次/min）

二、非时相性心室内差异性传导的心电图特征及其发生机制

1. 心电图特征

延迟出现的 QRS 波形与窦性稍有差异,主要表现为起始向量不一致、R 波振幅略有高低或 S 波略有深浅,但时间多在正常范围内(图 12-9);频率多在 40～60 次/min,亦有＜40 次/min 或＞60 次/min 者。

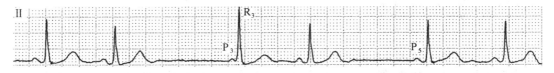

图 12-9　窦性停搏、房性逸搏(P₃)、房性融合波(P₅)、房室交接性逸搏伴非时相性心室内差异性传导(R₃)

2. 发生机制

主要与房室交接性逸搏起搏点的位置及其下传的途径有关。

(1)逸搏起搏点位于房室束(希氏束)分叉部的近端。

(2)逸搏起搏点来源于心室分支。

(3)逸搏起搏点位于房室交接区的边缘区或下部,激动沿着房室交接区、希氏束内解剖上或功能上纵向分离的径路下传,首先通过希氏束的一部分传导纤维到达心室肌的特定部位使其提早除极,尔后再通过浦肯野纤维快速传导径路到达心室的其他部分,导致逸搏 QRS 波群形态与窦性不一致,但时间仍在正常范围。

(4)逸搏起搏点的激动通过异常传导径路下传心室,如 Mahaim 纤维。

三、鉴别诊断

1. 与心房下部逸搏的鉴别

若 P⁻ 波位于 QRS 波群之前的房室交接性逸搏应与心房下部逸搏相鉴别,前者 P⁻-R 间期＜0.12s,而后者 P⁻-R 间期≥0.12s。

2. 房室交接性逸搏伴非时相性心室内差异性传导与高位室性逸搏的鉴别

高位室性逸搏又称为室间隔性逸搏,指异位起搏点起源于室间隔的上部(希氏束分叉处),激动经正常径路沿左、右束支下传,其 QRS 波群形态、时间酷似室上性,与房室交接性逸搏伴非时相性心室内差异性传导有时很难鉴别,表 12-1 可能有助于两者的鉴别。

表 12-1　房室交接性逸搏伴非时相性心室内差异性传导与高位室性逸搏的鉴别

鉴别要点	高位室性逸搏	房室交接性逸搏伴非时相性心室内差异性传导
①逆行 P⁻ 波	较少出现	较多出现
②P⁻-R 间期及 R-P⁻ 间期的变化	只有一种变化的机会较多	可多变,且在短期内有快速的转变
③QRS 主波方向与窦性 QRS 主波比较	多数一致	可不一致
④室性融合波	可出现,具有诊断价值	一般不会出现
⑤希氏束电图	V 波前无 H 波	V 波前有 H 波,H-V 间期固定,且多在正常时间内

3. 心房颤动时房室交接性逸搏的识别

在同一份心电图上(记录 1min)有 3 个以上 1.0～1.5s 等长的 R-R 间期,可提示房室交接性逸搏;若伴有非时相性心室内差异性传导,则较容易识别(图 12-10)。

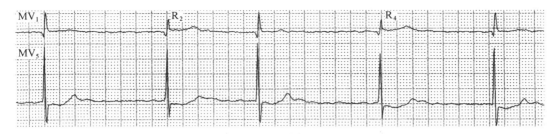

图 12-10 MV₁、MV₅ 导联同步记录,显示心房颤动伴缓慢的心室率、房室交接性逸搏伴非时相性心室内
差异性传导(R₂、R₄),提示二度房室传导阻滞、不完全性右束支阻滞、轻度 ST 段改变、Q-T 间期延长

四、临床意义

正常频率的房室交接性逸搏及其心律本身是一种生理性保护机制,其预后则取决于形成逸搏的原因,如三度房室传导阻滞时出现的逸搏较窦性心动过缓时出现的逸搏要差;过缓的房室交接性逸搏及其心律,表明房室交接区起搏点受到抑制或自律性降低,可能需要安装人工起搏器;加速的房室交接性逸搏及其心律,表明房室交接区起搏点自律性增高,见于心肌炎、急性心肌梗死、洋地黄中毒及心脏手术等。

第五节 室性逸搏和逸搏心律

一、心电图特征

(1)延迟出现 1～2 次宽大畸形 QRS-T 波群,QRS 时间≥0.12s,T 波与 QRS 主波方向相反。若 QRS 波形一致,则为单源性室性逸搏(图 12-11);若 QRS 波形呈两种形态,则为双源性室性逸搏(图 12-12);若 QRS 波形≥3 种形态,则为多源性室性逸搏(图 12-13)。

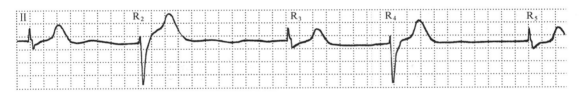

图 12-11 高血压病、脑血管意外患者在心肺复苏过程中出现窦性停搏、
过缓的房室交接性逸搏((R₁、R₃、R₅)、室性逸搏(R₂、R₄)

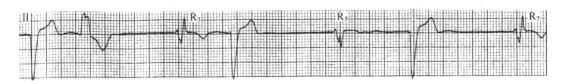

图 12-12 心肺复苏过程中出现窦性停搏、由加速的双源性室性逸搏
(R₃、R₅、R₇)及双源性室性早搏组成的室性异位心律

(2)其 QRS 波群前、中、后可有窦性 P 波,但 P-R 间期<0.12s,表明 P 波被干扰而不能下传;或 QRS 波群后面可有逆行 P⁻波,其 R′-P⁻间期<0.20s。

(3)若逸搏周期 1.5～3.0s,频率 20～40 次/min,则称为室性逸搏;若逸搏周期>3.0s,频率<20 次/min,则称为过缓的室性逸搏;若逸搏周期 0.60～1.50s,频率 41～100 次/min,则称为加速的室性逸搏。其逸搏周期可稍不规则。

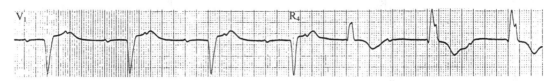

图12-13　冠心病患者出现三度房室传导阻滞、多源性加速的室性逸搏及其心律、室性融合波（R₄）

（4）若连续延迟出现≥3次宽大畸形的QRS-T波群，则称为室性逸搏心律（20～40次/min）、过缓的室性逸搏心律（<20次/min）或加速的室性逸搏心律（41～100次/min，图12-14）。

（5）可有室性融合波。

（6）可有起步现象或温醒现象。

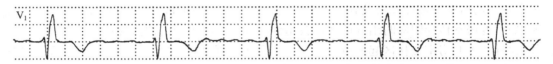

图12-14　风心病、心房颤动患者。服用洋地黄过程中出现三度房室传导阻滞、加速的室性逸搏心律（频率49次/min）或房室交接性逸搏心律伴完全性右束支阻滞、符合洋地黄中毒的心电图表现

二、室性逸搏的定位诊断

请见第十一章第六节室性早搏的定位诊断。

三、临床意义

出现室性逸搏及其逸搏心律，虽然其本身是一种生理性保护机制，但表明窦房结、心房、房室交接区起搏点均受到了抑制或出现房室传导阻滞，常见于严重的心脏病患者。由于室性逸搏起搏点的自律性极不稳定，易发生停搏，导致心室停搏，故属严重心律失常的范畴，应及时安装人工起搏器。加速的室性逸搏及其心律，表明室性起搏点自律性增高，见于心肌炎、急性心肌梗死、洋地黄中毒、心肌再灌注损伤及心脏手术后等，但一般不会转为心室颤动。

第六节　房室旁道性逸搏和逸搏心律

1. 心电图特征

（1）延迟出现1～2次宽大畸形QRS-T波群，类似于既往预激综合征时QRS-T波群，但更宽，表现为完全性预激波形特征。

（2）其QRS波群前、中、后可有逆行P⁻波或无逆行P⁻波，若逆行P⁻波位于QRS波之前，其P⁻-R间期<0.12s，与心房下部逸搏伴完全性预激难以鉴别。

（3）逸搏周期1.0～1.5s，频率40～60次/min。

（4）若连续延迟出现≥3次宽大畸形QRS-T波群，则称为房室旁道性逸搏心律（40～60次/min）或加速的房室旁道性逸搏心律（61～100次/min）。

2. 鉴别诊断

主要与室性逸搏及其逸搏心律相鉴别。若逸搏QRS波形与预激综合征时QRS波形相似或更宽，则首先考虑为房室旁道性逸搏。

3. 临床意义

房室旁道性逸搏的出现，表明房室旁道传导组织具有潜在的起搏功能。

第十三章

经典的扑动、颤动及其进展

第一节　经典的心房扑动及其进展

心房扑动是介于房性心动过速与心房颤动之间的一种快速而规则的房性心律失常。其心房波表现为形态、方向、振幅和间距完全一致类似三角形锯齿波或波浪样的扑动波，波间无等电位线，频率多在 251～430 次/min，有时可慢至 160 次/min，称为 F 波。

一、分型

1. 根据 F 波的频率、在 Ⅱ、Ⅲ、aVF 导联的形态、极性，分为 Ⅰ、Ⅱ 型

（1）Ⅰ型心房扑动：又称为常见型（典型）心房扑动，F 波频率 251～350 次/min，在 Ⅱ、Ⅲ、aVF 导联呈负向锯齿波，锐角尖端向下，射频消融术能终止心房扑动的发作（图 13-1）。

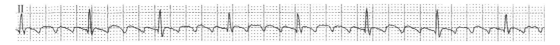

图 13-1　Ⅰ型心房扑动伴正常心室率，房室呈 4∶1 传导

（2）Ⅱ型心房扑动：又称为少见型心房扑动，F 波频率 350～430 次/min，在 Ⅱ、Ⅲ、aVF 导联呈较圆钝锯齿波，凸面向上，射频消融术效果不理想（图 13-2）。

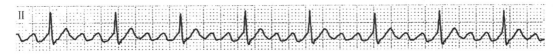

图 13-2　Ⅱ型心房扑动伴正常心室率，房室呈 4∶1 传导

2. 根据 F 波形态的易变性，分为 4 种类型

（1）尖端扭转型心房扑动：F 波尖端方向围绕基线扭转，周而复始，如同尖端扭转型室性心动过速（图 13-3）。

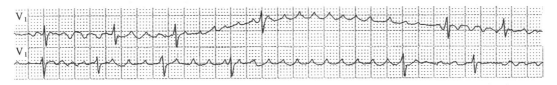

图 13-3　V$_1$ 导联连续记录，尖端扭转型心房扑动伴长 R-R 间期（2.21～2.38s，房室呈 4∶1～12∶1 传导），提示存在二度房室传导阻滞

（2）不纯性心房扑动：以 F 波为主的扑动波之间夹有少量的 f 波者（图 13-4）。

（3）不纯性心房颤动：以 f 波为主的颤动波之间夹有少量的 F 波者。

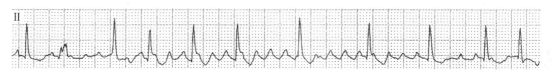

图 13-4　房性早搏(伴心室内差异性传导)诱发不纯性心房扑动

(4)心房扑动-心房颤动：F 波与 f 波持续时间大致相等者。

3. 根据 F 波下传的心室率快慢，分为 3 种类型

(1)缓慢型心房扑动：又称为心房扑动伴缓慢的心室率，心室率<60 次/min，多伴有房室传导阻滞。

(2)正常心室率型心房扑动：心室率 60～100 次/min，可能伴有房室传导阻滞。

(3)快速型心房扑动：又称为心房扑动伴快速的心室率，心室率>100 次/min。

二、发生机制

1. 心房内折返

(1)目前一致认为绝大多数心房扑动的发生机制是右心房内的大折返激动所致。大折返又称为解剖性折返，多见于典型的心房扑动，有以下特征：①折返激动环绕着心脏结构上的某一生理性解剖障碍进行，如二、三尖瓣环、冠状静脉窦口、肺静脉或腔静脉入口等，有相对恒定的折返环路；②折返环路中有一单向阻滞区；③折返的速率取决于折返环的周长和激动的传导速度；④折返环的首、尾端之间有一可应激间隙；⑤程序刺激可进入此间隙干扰折返运动的进行而出现"拖带"现象或使心房扑动终止。

(2)不典型的心房扑动，如尖端扭转型、不纯性心房扑动、心房扑动-心房颤动可能是由多部位的微折返所致。微折返为功能性折返，有以下特征：①折返环路的部位和大小都时刻变化着，折返环路的长短取决于环组织的电生理性质；②组织不应期的长短决定折返激动的速率，不应期越短，则折返激动的速率就越快；③折返环的首、尾端之间无可应激间隙；④程序刺激难于侵入折返环路，不能终止折返。

(3)无论是功能性折返环还是解剖性折返环，都与心房内传导组织和心肌的不应期缩短、传导延缓、单向阻滞及各异向性传导(指激动沿着心房肌长轴的传导速度较沿着横轴的传导速度为快)等因素有关。

2. 心房内异位起搏点自律性增高

心房起搏点自律性异常增高，连续发放一系列大多规则而极为快速的异位激动，形成快速性房性心律失常，如房性心动过速(160～250 次/min)、心房扑动(251～430 次/min)。有时可出现 F-F 间期不规则或伴有外出阻滞。若起搏点单一，则 F 波形态一致(图 13-5)；若起搏点多个，则 F 波形态多变，表现为不典型的心房扑动。

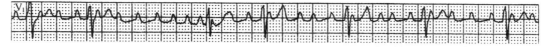

图 13-5　自律性增高型心房扑动(F-F 间期 0.15～0.27s)伴正常心室率，房室呈 3：1～5：1 传导

三、心电图特征

(1)P 波消失，代之以一系列形状相同、波幅相等、间期匀齐、波间无等电位线呈三角形的锯齿波或波浪样的 F 波。在 Ⅱ、Ⅲ、aVF 导联或 V$_1$、V$_3$R 导联最为清晰。若 Ⅱ、Ⅲ、aVF 导联 F 波呈负向锯齿波，锐角尖端向下，则为 Ⅰ 型心房扑动；反之，Ⅱ、Ⅲ、aVF 导联 F 波呈圆钝锯齿波，凸面向上或呈波浪样，则为 Ⅱ 型心房扑动。

（2）F 波频率多为 251～350 次/min，亦有快至 430 次/min 或慢至 160 次/min 者（图 13-6）。

（3）F-R 间期大多固定，且常比窦性心律时的 P-R 间期长。因 F 波在房室交接区发生不同程度的隐匿性传导，故可使房室传导时间显著地延长，其 F-R 间期可达 0.26～0.45s；F-R 间期亦可长短不一，见于：①房室交接区发生不同程度的隐匿性传导，出现被跳越的 F 波；②干扰性或阻滞性房室文氏现象；③干扰性或阻滞性房室脱节。

（4）QRS 波形正常，长-短周期后可伴有心室内差异性传导。

（5）房室传导比例固定或不等，致 R-R 间期规则或不规则，心室率多在 70～180 次/min。

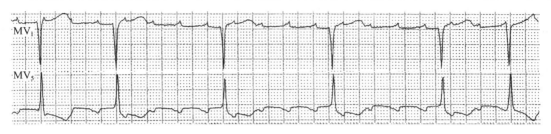

图 13-6　慢频率心房扑动（168 次/min）伴缓慢的心室率（房室呈
3：1～4：1 传导），提示存在二度房室传导阻滞、ST-T 改变

四、心房扑动的房室传导

1. 房室呈 2：1 传导

最常见，简称 2：1 心房扑动，系房室交接区生理性绝对干扰所致，F-R 间期固定且常延长，根据 Pick 意见，心房扑动 2：1 下传时，其 F-R 间期可达 0.26～0.45s。2：1 心房扑动具有 6 个相等特征，即波形、波幅、间距、传导比、F-R 间期及 R-R 间期均相等。多见于未经治疗的患者。

2. 房室呈 1：1 传导

罕见，每个 F 波均能下传心室，出现正常 QRS 波群或伴心室内差异性传导或伴预激波形。前者易误诊为室上性心动过速，后两者易误诊为室性心动过速。过快的心室率会诱发心力衰竭或心室颤动而猝死，必须及时复律。1：1 房室传导见于合并预激综合征、交感神经张力增高引起房室传导加快或 F 波频率较缓慢时（图 13-7）。

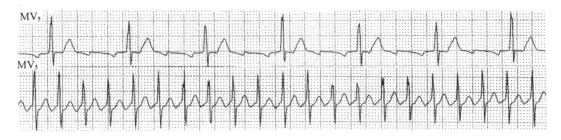

图 13-7　上行 02：10 记录，示慢频率心房扑动（188 次/min）伴缓慢的心室率（房室呈 3：1 传导）；下行 08：22
记录，示慢频率心房扑动（188 次/min）伴快速的心室率（房室呈 1：1 传导），极易误诊为室上性心动过速

3. 心房扑动伴干扰性房室文氏现象

其特征是 F-R 间期逐渐延长直至 QRS 波群漏搏，R-R 间期呈"渐短突长"规律，除文氏现象中 QRS 波群漏搏外，其余 F 波与 QRS 波群均呈 1：1 传导，且 F 波落在 ST 段或 T 波上。不仅 F 波的频率很快，心室率也很快，常＞180～200 次/min。

4. 心房扑动伴房室传导阻滞

（1）合并一度房室传导阻滞：理论上应该存在，但因 F 波频率很快且在房室交接区发生隐匿性传导,可使房室传导时间显著延长,Pick 等认为 F-R 间期可达 0.26~0.45s,但不能诊断为一度房室传导阻滞。

(2)合并二度房室传导阻滞:心房扑动合并二度房室传导阻滞的诊断是个难题,主要是鉴别系干扰性所致还是阻滞性所致有困难。若在 2:1 阻滞基础上出现 F-R 间期逐搏延长直至 QRS 波群脱落,连续出现 2~3 个 F 波受阻,表现为交替性文氏周期,或 4:1 心房扑动时,F-R 间期逐搏延长直至 QRS 波群脱落,R-R 间期呈"渐短突长"规律时,可考虑存在二度 I 型房室传导阻滞(实际上房室交接区存在三层阻滞)。若 F-R 间期固定,房室传导比例≥5:1,可考虑存在二度 II 型房室传导阻滞(实际上房室交接区亦存在三层阻滞)。若 3:1 心房扑动伴 F-R 间期固定,其 F 波频率很快且 F 波落在 T 波的顶峰上而未能下传者,以干扰性二度房室传导阻滞可能性大;若 F 波频率较慢且 F 波落在 T 波后面而未能下传者,则以阻滞性二度房室传导阻滞可能性大。若平均心室率<60 次/min,出现明确的房室交接性逸搏或室性逸搏,则应考虑存在二度房室传导阻滞(图13-8、图 13-9)。

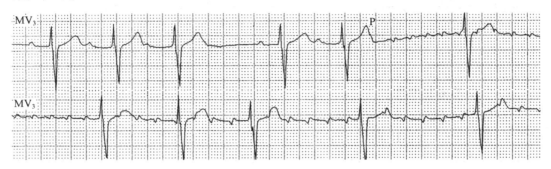

图 13-8　MV₃ 导联连续记录,显示长 P-R 间期型二度 I 型房室传导阻滞、窦性 P 波落在 T 波降肢上诱发阵发性心房扑动(Pon-T 现象),房室呈 4:1~9:1 传导、完全性右束支阻滞(QRS 波群时间 0.13s)

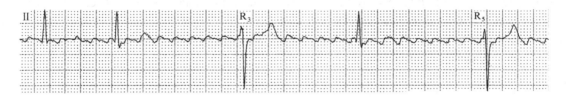

图 13-9　心房扑动伴缓慢的心室率、室性逸搏(R₃、R₅),提示二度房室传导阻滞

(3)合并几乎完全性房室传导阻滞:绝大多数的 R-R 间期慢而规则,心室率<45 次/min,QRS 波形正常或宽大畸形,F-R 间期长短不一,偶有提早出现 QRS 波群系 F 波下传(图 13-10)。

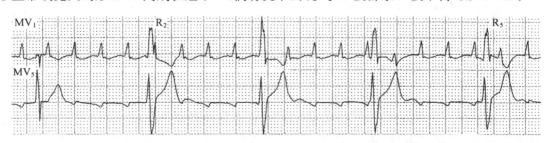

图 13-10　慢频率心房扑动(183 次/min)伴缓慢心室率、加速的室性逸搏心律
(R₂~R₅,频率 43 次/min)、几乎完全性房室传导阻滞

（4）合并三度房室传导阻滞

容易诊断，依据 R-R 间期慢而规则，心室率<45 次/min，F-R 间期长短不一，QRS 波形取决于逸搏起搏点的位置（图 13-11）。

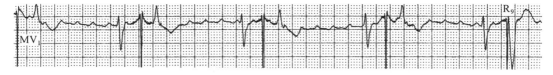

图 13-11　心房扑动伴缓慢的心室率、房室交接性逸搏-室性早搏二联律、心室起搏搏动（R_9）、
三度房室传导阻滞、VVI 起搏器感知功能异常及频率异常（提示电能耗竭所致）

5.心房扑动伴房室交接区双层阻滞、三层阻滞

（1）心房扑动伴房室交接区 A 型交替性文氏周期：上层 2：1 阻滞，下层文氏现象，连续出现 3 个 F 波受阻。表现为在 2：1 心房扑动基础上，出现 F-R 间期逐渐延长直至 QRS 波群漏搏，连续出现 3 个 F 波受阻（图 13-12）。

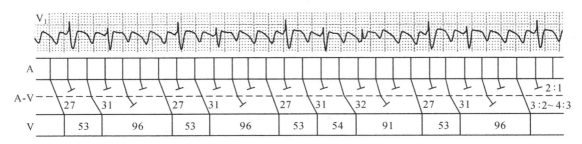

图 13-12　Ⅰ型心房扑动伴正常心室率，房室呈 2：1～4：1 传导、房室
交接区 A 型交替性文氏周期（上层 2：1 阻滞，下层 3：2～4：3 文氏现象）

（2）心房扑动伴房室交接区 B 型交替性文氏周期：上层文氏现象，下层 2：1 阻滞，连续出现 2 个 F 波受阻。表现为在 2：1 心房扑动基础上，F-R 间期逐渐延长直至 QRS 波群漏搏，连续出现 2 个 F 波受阻。

（3）心房扑动伴 4：1 房室传导：上层 2：1 阻滞，系生理性干扰性阻滞所致；下层 2：1 阻滞，系病理性阻滞所致。

（4）心房扑动伴房室传导比例≥5：1 时，将出现房室交接区 AB 型或 BA 型三层阻滞：AB 型指上层 2：1 阻滞，中层文氏现象，下层 2：1 阻滞；而 BA 型则指上层文氏现象，中层 2：1 阻滞，下层文氏现象（图 24-9、图 24-10）。

五、心房扑动伴外出阻滞

极少见，仅有个别案例报告。

1.心房扑动伴文氏型外出阻滞

F-F 间期呈"渐短突长"或"渐长突长"规律，周而复始。

2.心房扑动伴二度Ⅱ型外出阻滞

在一系列绝对规则的 F 波中，F 波突然消失，所形成的长 F-F 间期恰好为基本 F-F 间期的整数倍（图 13-13）。

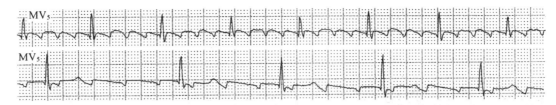

图 13-13　MV₅ 导联系不同时间记录。上行显示 4∶1 传导的心房扑动；下行
显示 F-F 间期刚好为上行 F-F 间期的 2 倍，表明心房异-肌连接处存在外出
二度阻滞(呈 2∶1 传导)、房室呈 3∶1～4∶1 传导，提示二度房室传导阻滞

六、鉴别诊断

1. 2∶1 心房扑动与阵发性室上性心动过速的鉴别

当其中 1 个 F 波埋于 QRS 波群之中时，极易误诊为阵发性房性心动过速；若 1 个 F 波埋于 QRS 波群中，另一个 F 波埋于 T 波中，则需与阵发性房室交接性心动过速相鉴别。两者的鉴别主要是采用刺激迷走神经借以改变房室传导比例，若心室率突然减少一半或心室率从规则转为不规则，则可清楚地显示出 F 波而明确诊断；若心动过速突然终止恢复窦性节律，则为阵发性室上性心动过速。

2. 慢频率的心房扑动与窦性或房性心动过速的鉴别

心房扑动经抗心律失常药物治疗后，其频率可明显地变慢，甚至慢到 160 次/min 左右。此时需与窦性或房性心动过速相鉴别。一般说来，心房扑动的心房波呈锯齿状或波浪样，波间无等电位线，而后两者肯定有等电位线，且引起窦性心动过速者有因可查。

3. 心房扑动伴连续的心室内差异性传导与阵发性室性心动过速的鉴别

前者 QRS 波形多呈右束支阻滞型，刺激迷走神经后，可使心室率减慢而显示出 F 波或 QRS 波群变窄而确诊。后者常有房室脱节、心室夺获或室性融合波，若出现其中之一，则可明确诊断。若宽大畸形 QRS 波群既不符合右束支阻滞图形，也不符合左束支阻滞图形或预激综合征图形，则考虑为阵发性室性心动过速。

七、与心房扑动发作有关的心电图改变

心房扑动发作前常有一度房室传导阻滞、不完全性心房内传导阻滞、左心房肥大、V₁ Ptf 负值增大及预激综合征等病因存在，适时的房性早搏落在心房易颤期内，则可诱发心房扑动，或者心房扑动由房性心动过速或心房颤动演变而来。心房扑动持续时间多较短，有时呈短阵性发作，可以突然终止或先增速或先减慢后再终止，也可以转变为心房颤动。

八、临床意义

心房扑动多见于器质性心脏病患者，尤以风湿性心脏病二尖瓣狭窄最为多见，其次为冠心病、高血压性心脏病、心肌病、病窦综合征、预激综合征等，偶见于健康人。

第二节　经典的心房颤动及其进展

心房颤动是一种极速型的房性心律失常，为最常见的心律失常之一。其心房波表现为一系列形态不一、波幅不等、时距不等、方向各异、波间无等电位线的 f 波，频率极快，达 350～600 次/min。心房颤动是慢性心律失常中最具有严重危害性的异位心律，主要表现为快速而不规则的心室率造成血流动力学障碍、增加血栓栓塞的机会及心房肌的电重构。

一、分型

心房颤动可根据颤动波的粗细、心室率的快慢和发作持续时间的长短等进行分型，有助于鉴别病因、判断预后和指导治疗。对心房颤动病例应尽可能根据这三方面同时分型。

1. 根据 f 波粗细分为 2 种类型

（1）粗波型心房颤动：凡 f 波振幅＞0.1mV 者，称为粗波型心房颤动。见于风湿性心脏病、甲状腺功能亢进、在心房颤动与心房扑动转变过程中或新近发生的心房颤动。本型复律疗效好，复发率低，故治疗指征较强。

（2）细波型心房颤动：凡 f 波振幅≤0.1mV 者，称为细波型心房颤动。有时 f 波纤细到难以辨认，仅根据 R-R 间期绝对不规则来诊断心房颤动。见于冠心病及病程较久的慢性心房颤动。本型复律疗效差，复发率高，易误诊为其他心律失常。

2. 根据心室率的快慢分为 4 种类型

（1）心房颤动伴缓慢的心室率：又称为缓慢型心房颤动，平均心室率＜60 次/min。需注意有无合并房室传导阻滞。见于：①慢性心房颤动，病程较久，房室传导系统有器质性损害所致的不应期延长影响 f 波下传；②老年性心房颤动，心室率慢的原因同上，且老年人迷走神经张力多增高；③应用洋地黄治疗，如出现此型心房颤动，提示洋地黄过量，应及时减量或停药；④合并房室传导阻滞；⑤双结病；⑥少数健康人的特发性心房颤动。

（2）心房颤动伴正常心室率：平均心室率 60～100 次/min，亦见于上述 6 种情况。

（3）心房颤动伴快速的心室率：又称为快速型心房颤动，平均心室率 100～180 次/min。见于新近发生未经治疗的心房颤动。为最常见而典型的心房颤动。大多需用洋地黄治疗。

（4）心房颤动伴极速的心室率：又称为极速型心房颤动，平均心室率＞180 次/min，偶尔可达 250 次/min。多见于心房颤动合并预激综合征。当最短 R-R 间期＜0.18s 时，易诱发心室颤动，需及时治疗，但禁用洋地黄。

3. 根据发作持续时间的长短分为 3 种类型

（1）阵发性心房颤动：指发作能够自行终止的心房颤动，多数持续数秒钟至数天（＜1 周）。起止多突然，见于持续性心房颤动的前奏、隐匿性房室旁道诱发的心房颤动或特发性心房颤动等。

（2）持续性心房颤动：指发作后不能自行终止，但经过药物治疗或电击复律治疗能够恢复窦性心律的心房颤动。一般持续发作＞1 周，多见于器质性心脏病。

（3）永久性心房颤动：指用各种治疗手段均不能终止发作的心房颤动，又称为慢性心房颤动。见于器质性心脏病。

4. 根据 f 波、F 波多少分为 3 种类型

（1）不纯性心房颤动：以 f 波为主的颤动波之间夹有少量的 F 波。

（2）不纯性心房扑动：以 F 波为主的扑动波之间夹有少量的 f 波。

（3）心房颤动-心房扑动：f 波与 F 波持续时间大致相等。

二、发生机制

1. 心房颤动的病理生理学基础

各种病因所致的心房内传导组织和（或）心房肌缺血、炎症或心房肥大、压力增高等是产生心房颤动的病理生理学基础。

2. 心脏电生理异常

（1）心房内传导延缓或不完全性心房内传导阻滞，易产生多环路微折返形成心房颤动。

（2）心房肌不应期缩短，有利于快速冲动的形成。

（3）单向阻滞及各异向性传导，有利于多环路微折返的形成。

（4）心房或肺静脉内异位起搏点自律性极度增高。

（5）心房肌的颤动阈值下降。

3. 产生心房颤动的 4 种学说

心房颤动的发生机制尚未明了,有心房重构现象、环形运动学说、多发性折返学说、单源快速激动学说及多源快速激动学说等。

4. 心房重构现象

心房重构现象是目前公认的发生心房颤动的主要机制。根据心房颤动病理生理特征,可以将其分为电重构、收缩功能重构及结构重构 3 种形式。

(1)心房电重构:是指心房颤动时心房有效不应期进行性缩短、心房不同区域内不应期的离散度增加及其正常生理性频率适应性缺失,增强了心房对功能性折返激动的易感性,形成心房颤动的连缀现象,即心房颤动引起心房颤动现象。故心房电重构是心房颤动发生和维持的重要环节,其基本病理生理机制是细胞内 Ca^{2+} 超载所致。

(2)心房收缩功能重构:心房颤动复律后,心房压力曲线 A 波消失,表明存在心房肌收缩功能不全,提示 L 型 Ca^{2+} 内流下降是心房收缩功能重构的主要机制,其次是心房颤动时心房肌细胞溶解。

(3)心房结构重构:指心房肌细胞的超微结构改变,以心肌细胞纤维化、脂肪变性、细胞体积增大及肌原纤维溶解为主。

5. 心房颤动的诱发和维持的相关因素

心房颤动的诱发和维持与心房大小、心房不应期的长短、传导速度的快慢、折返波的长度(波长)及子波数量的多少等因素有关。波长(cm)等于有效不应期(s)与折返速度(cm/s)的乘积。较长的波长(>8cm)、较少的子波数量(≤3 个)及心房结构正常者,则不利于心房颤动的诱发和维持;而较短的波长(<8cm)、较多的子波数量(≥4~6 个)及心房结构异常者,则有利于心房颤动的诱发和维持。

三、心电图特征

(1)P 波消失,代之以一系列形态不一、波幅不等、时距不等、方向各异、波间无等电位线的 f 波,在 V_1 导联波幅最大、最清晰,频率极快,达 350~600 次/min。

(2)R-R 间期绝对不规则,平均心室率多在 60~180 次/min。

(3)QRS 波形正常,长-短周期后可伴有心室内差异性传导或蝉联现象,需与室性早搏或短阵性室性心动过速相鉴别。

四、合并房室传导阻滞

1. 合并一度房室传导阻滞

理论上应该存在,但实际心电图上无法诊断。

2. 合并二度房室传导阻滞

该诊断争议较多,有学者甚至提出废除心房颤动合并二度房室传导阻滞的诊断。鉴于以下 3 个原因,不能废除该诊断:①心血管病患者窦性心律时亦会出现二度房室传导阻滞(发生率约为 2.7%);②持续时间较长的慢性心房颤动患者,由于解剖学重构和电学重构必然会累及到窦房结和房室结,发生病理性二度房室传导阻滞的概率肯定明显增加;③慢性心房颤动患者往往服用洋地黄类药物,而洋地黄中毒是心房颤动合并房室传导阻滞最常见的原因。若心房颤动患者在洋地黄治疗过程中,记录 1min 心电图,其平均心室率<60 次/min 且伴下列情况之一者,可提示合并二度房室传导阻滞:①不等长的 R-R 间期≥1.8~2.0s(白天 1.8s,夜间 2.0s)出现次数≥3 次;②等长的 R-R 间期 1.5~1.8s 出现次数≥3 次;③等长的 R-R 间期 1.2~1.5s 连续出现 2 次,且重复出现次数≥3 次;④等长的 R-R 间期 1.0~1.2s 连续出现 3 次,且重复出现次数≥3 次;⑤有明确的房室交接性逸搏(如伴非时相性心室内差异性传导)或室性逸搏,次数≥3 次。上述标准依据:①>1.8~

2.0s 的长 R-R 间期仅用隐匿性传导来解释不太合理；②f 波在房室交接区发生隐匿性传导，易使逸搏节律点隐匿激动，导致逸搏周期不固定，一旦逸搏周期规律整齐，表明房室交接区的不应期异常地延长，出现二度房室传导阻滞的可能性很大，等长的 R-R 间期＞1.5s，频率＜40 次/min，已降至房室交接性逸搏频率以下；③要求重复出现次数≥3 次，以避免偶然的巧合（图 13-14、图 13-15）。

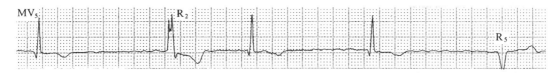

图 13-14　心房颤动伴缓慢的心室率、双源性室性逸搏（R₂、R₅）、二度房室传导阻滞、T 波改变

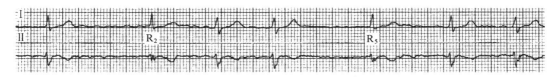

图 13-15　心房颤动伴缓慢的心室率、房室交接性逸搏伴非时
相性心室内差异性传导（R₂、R₅），提示二度房室传导阻滞

3. 合并高度房室传导阻滞

心室率＜60 次/min，房室交接性逸搏及其心律或室性逸搏及其心律所占的时间大于所记录心电图时间的 1/2，提示合并高度房室传导阻滞（图 13-16）。

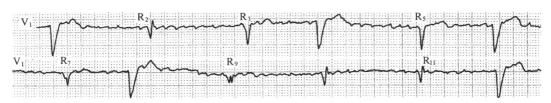

图 13-16　V₁ 导联连续记录，定准电压 5mm/1mV。显示心房颤动伴缓慢的心室率、完全性左束支阻滞、加速的室性逸搏（R₃）及心律、室性融合波不同程度正常化（R₂、R₅、R₇、R₉～R₁₁），提示高度房室传导阻滞

4. 合并几乎完全性房室传导阻滞

心室率＜60 次/min，在慢而规则的心室率中，偶有提早出现的 QRS 波群，系 f 波下传。

5. 合并三度房室传导阻滞

存在完全性房室脱节，心室率＜60 次/min，本人总结了 48 例病例，其心电图表现形式有以下10 种：

（1）R-R 间期规则，频率≤60 次/min，QRS 波形正常，表现为三度房室传导阻滞、房室交接性逸搏心律（图 13-17）。

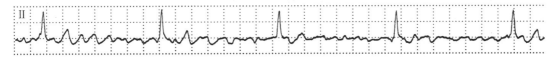

图 13-17　风心病、心房颤动患者服用洋地黄后出现三度房室阻滞、房室交接性逸搏心律，提示洋地黄中毒

（2）R-R 间期规则，频率≤40 次/min，QRS 波群宽大畸形，表现为三度房室传导阻滞、室性逸搏心律。

（3）R-R 间期规则，频率 41～60 次/min，QRS 波群宽大畸形，表现为三度房室传导阻滞、加速的室性逸搏心律。

（4）R-R间期基本规则，频率≤60次/min，QRS波形多种，表现为三度房室传导阻滞、房室交接性逸搏心律、加速的室性逸搏伴室性融合波（图13-18）。

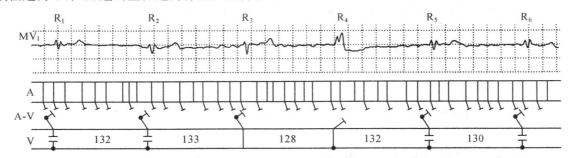

图13-18　心房颤动伴缓慢的心室率、三度房室传导阻滞、房室交接性逸搏心律（R_3）、加速的室性
逸搏心律（如 R_4，频率46～47次/min）伴室性融合波（R_1、R_2、R_5、R_6），提示洋地黄中毒

（5）绝大部分R-R间期慢而规则，频率≤60次/min，适时的室性早搏后诱发数个不等且较短的R-R间期，表现为几乎完全性～三度房室传导阻滞、房室交接性逸搏心律、室性早搏诱发房室交接区韦金斯基现象（图50-17）。

（6）心室率慢而显著不规则，QRS波群宽大畸形，表现为三度房室传导阻滞、室性逸搏心律伴不齐及停搏引起短暂性心室停搏。

（7）室性早搏二、三联律，其逆偶联间期（R'-R间期）固定或逸搏周期相等，且频率≤60次/min，表现为三度房室传导阻滞、房室交接性逸搏-室性早搏二、三联律。此种类型易漏诊三度房室传导阻滞（图13-19）。

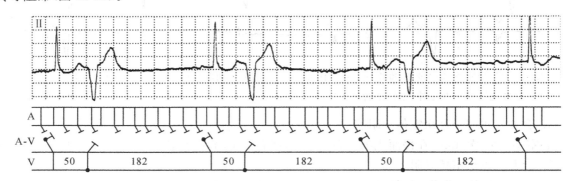

图13-19　心房颤动伴缓慢的心室率、三度房室传导阻滞、缓慢的房室
交接性逸搏-室性早搏二联律，提示洋地黄中毒、ST段改变

（8）R-R间期由长→短→突长或由短→长→突长，周而复始，QRS波形正常，表现为房室交接区上层三度阻滞、房室交接性逸搏心律或加速的房室交接性逸搏心律伴结-室文氏型阻滞。此种类型易误诊为一般的心房颤动（图13-20）。

（9）R-R间期呈长、短数种，长、短R-R间期呈倍数关系，QRS波形正常，表现为房室交接区上层三度阻滞、房室交接性逸搏心律或加速的逸搏心律伴结-室二度Ⅱ型～高度阻滞（图13-21）。

（10）心室率较快时QRS波群呈完全性预激图形，其R-R间期不规则，而延迟出现的QRS波形正常，其R-R间期规则，频率≤60次/min，表现为三度房室传导阻滞、房室交接性逸搏、"获得性"预激综合征（图50-8）。此种类型易漏诊三度房室传导阻滞。

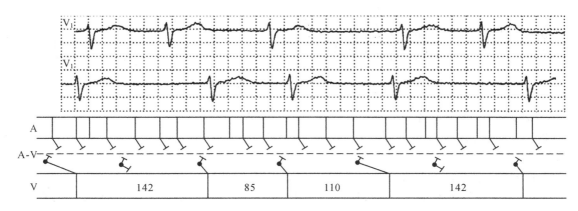

图 13-20　V_1 导联系冠心病、心房颤动患者服用洋地黄后连续记录,显示缓慢的
心室率、房室交接区上层三度阻滞、加速的房室交接性逸搏心律(其基本周期 0.85s,
频率 70 次/min)伴异-肌交接区或结-室 4:3 不典型文氏现象,提示洋地黄中毒

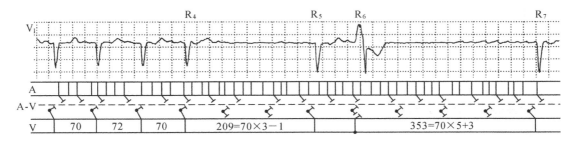

图 13-21　心房颤动、房室交接区上层三度阻滞、加速的房室交接性
逸搏心律伴结-室二度Ⅱ型~高度阻滞、室性早搏(R_6)

五、合并房室干扰现象

1. 心房颤动伴散在的长 R-R 间期

偶尔出现<1.5~1.8s 的长 R-R 间期,很可能是 f 波在房室交接区内产生不同程度隐匿性传导干扰了 f 波下传。

2. 心房颤动伴加速的房室交接性逸搏心律合并不完全性干扰性房室脱节

大多数 R-R 间期规则,QRS 波形正常,频率 61~100 次/min,偶尔有 f 波下传致 QRS 波群提早出现者。若房室交接性逸搏频率 61~75 次/min,是干扰性房室脱节所致,还是二度阻滞性房室脱节所致,两者较难鉴别,需结合临床用药情况、心电图随访等加以鉴别。若逸搏频率>75 次/min,则考虑为干扰性房室脱节所致。

3. 心房颤动伴加速的房室交接性逸搏心律合并完全性干扰性房室脱节

R-R 间期规则,QRS 波形正常,频率 61~75 次/min,可能是干扰性或阻滞性房室脱节;若频率>75 次/min,则为干扰性房室脱节。

4. 心房颤动伴早搏性房室交接性心动过速合并干扰性房室脱节

f 波与一系列快速而绝对规则的室上性 QRS-T 波群(频率>100 次/min)完全脱离关系。

5. 心房颤动伴加速的室性逸搏心律合并干扰性房室脱节

大多数 R-R 间期规则或基本规则,QRS 波群宽大畸形,频率 61~100 次/min。若频率 61~75 次/min,则该房室脱节可能是干扰性或阻滞性所致;若频率>75 次/min,则为干扰性房室脱节(图 13-22)。

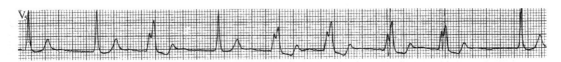

图 13-22　心房颤动、加速的室性逸搏心律合并不完全性房室脱节、不能排除 3 相性左束支阻滞

6. 心房颤动伴早搏性室性心动过速合并干扰性房室脱节

f 波与一系列快速而基本规则的宽大畸形 QRS-T 波群(频率＞100 次/min)完全脱离关系(图 13-23)。

7. 心房颤动伴短阵性室性心动过速、加速的房室交接性逸搏合并干扰性房室脱节

心房颤动并发短阵性室性心动过速,其后出现等长的类代偿间歇,f 波与 QRS 波群无关。

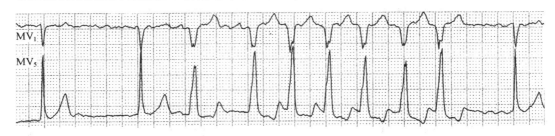

图 13-23　心房颤动、短阵性室性心动过速、不完全性干扰性房室脱节

六、合并心室内传导异常

1. 心房颤动伴心室内差异性传导

较多见,易发生在心室率较快及长-短周期后,多呈不同程度右束支阻滞图形,偶联间期不一,多无类代偿间歇。

2. 心房颤动伴束支内蝉联现象

即连续出现≥3 次心室内差异性传导(图 13-24)。

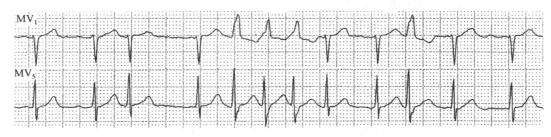

图 13-24　心房颤动伴心室内差异性传导及右束支内蝉联现象

3. 心房颤动伴快频率依赖性束支阻滞

快频率依赖性束支阻滞又称为 3 相性束支阻滞,即心室率较快时出现束支阻滞图形,而心室率较慢时或长 R-R 间期后 QRS 波形恢复正常,与束支的相对不应期病理性延长有关。

4. 心房颤动伴慢频率依赖性束支阻滞

慢频率依赖性束支阻滞又称为 4 相性束支阻滞,即心室率较慢时或长 R-R 间期后出现束支阻滞图形,而心室率较快时或较短 R-R 间期后 QRS 波形恢复正常。这是一种病理现象。

5. 心房颤动并存 3 相、4 相性束支阻滞

少见,较长、较短的 R-R 间期后均出现束支阻滞图形,而某一范围内的 R-R 间期则出现正常的 QRS 波形(图 13-25)。

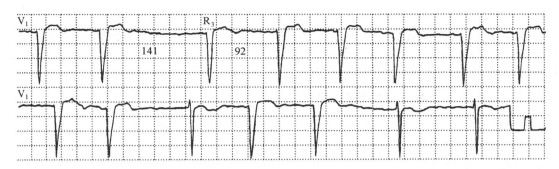

图 13-25　V_1 导联连续记录,显示心房颤动、3 相及 4 相性左束支阻滞并存(定准电压 5mm/1mV)

6. 心房颤动伴间歇性束支阻滞

QRS 波群呈束支阻滞图形的出现与 R-R 间期的长短无关(图 13-26)。

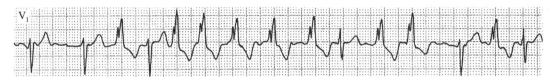

图 13-26　心房颤动合并间歇性右束支阻滞

7. 心房颤动伴持续性束支阻滞

QRS 波群始终呈束支阻滞图形。

七、合并室性异位搏动

1. 心房颤动合并室性早搏

凡室性 QRS 波群的偶联间期≤0.80s 者,称为室性早搏。

2. 心房颤动合并加速的室性逸搏

凡室性 QRS 波群的偶联间期 0.81～1.49s 者,称为加速的室性逸搏。

3. 心房颤动合并室性逸搏

凡室性 QRS 波群的偶联间期≥1.50s 者,称为室性逸搏。

4. 心房颤动合并室性异位搏动

有单源性、多形性、多源性之分,根据偶联间期、QRS 波形加以区分。

5. 心房颤动合并室性异位心律

连续出现≥3 次室性异位搏动,若频率>100 次/min,则为早搏性室性心动过速(图 13-27);若频率 40～100 次/min,则为加速的室性逸搏心律;若频率<40 次/min,则称为室性逸搏心律。

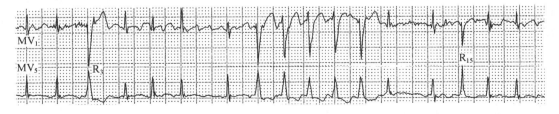

图 13-27　心房颤动伴快速的心室率、室性早搏(R_3)、短阵性室性心动过速、室性融合波(R_{15})

八、心房颤动的发作与终止

心房颤动的发生可由适时房性早搏落在心房易颤期内而诱发,亦可由心房扑动、房性心动过速发展而来。

心房颤动可突然终止或先减慢后再终止或经过不纯性心房扑动→心房扑动→房性心动过速等过渡阶段后再终止。心房颤动终止后至窦性节律恢复前可有一个较长的间歇,可能与窦房结超速抑制或功能不良有关。

九、与心房颤动发作有关的心电图改变

与心房扑动相似,常有一度房室传导阻滞、不完全性心房内传导阻滞、左心房肥大、V_1 Ptf 负值增大或预激综合征等,多数有器质性心脏病。

十、特殊类型的心房颤动

(一)预激综合征合并心房颤动

1. 心电图特征

除具有心房颤动的基本特征外,QRS 波形多样化,是预激综合征合并心房颤动的特征性改变。根据房室旁道和正道前传功能的强弱,心电图改变有 3 种类型:

(1)房室旁道前传优势型:常见于显性预激综合征患者。f 波主要经房室旁道下传心室,心室率极快而不规则,常>200 次/min,最高可达 300 次/min,QRS 波群宽大畸形,多呈完全性预激图形。平均心室率、平均 R-R 间期或最短 R-R 间期是预测高危患者的重要指标,当平均 R-R 间期≤0.25s 或最短 R-R 间期≤0.18s 时,易恶化为心室颤动而猝死(图 13-28)。

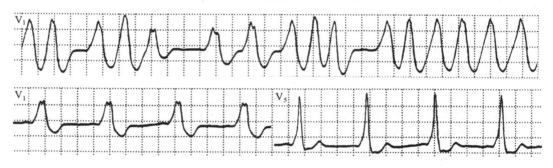

图 13-28　上行系突发心动过速时记录,显示 A 型预激综合征合并快速型心房
颤动(房室旁道前传优势型);下行系电击复律后记录,显示 A 型预激综合征

(2)房室正道前传优势型:常见于隐性预激综合征或间歇性预激综合征患者。f 波主要由房室正道前传,偶由旁道下传,心室率快而不规则,>100 次/min,QRS 波群多以正常形态为主,偶有部分性或完全性预激图形。

(3)中间型:介于上述两型之间,f 波经房室旁道、正道下传,心室率快而不规则,在 150～200 次/min,可见完全性预激、部分性预激和正常形态 3 种 QRS 波群,该型心房颤动在患者交感神经紧张性增高,如激动、惊恐等或不适当使用洋地黄等药物时,可恶化为房室旁道前传优势型,甚至蜕变为心室颤动(图 13-29)。

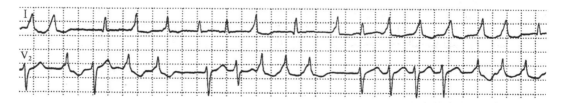

图 13-29　31 岁患者突发心动过速 1h,定准电压 5mm/1mV。显示 A 型预激综合征合并快速型心房颤动

2. 发生机制

预激综合征合并心房颤动的发生率较高,可能与心脏内同时存在≥2个激动波所产生的波峰碰撞有关,即一个激动波经房室旁道逆传心房与心房内顺传的激动波发生碰撞,导致波峰的碎裂和扭转,形成多种途径的折返而触发心房颤动的发生,并参与了心房颤动的维持。

3. 预激综合征合并心房颤动的急诊治疗

可首选普罗帕酮,次选胺碘酮。若心室率极快、最短 R-R 间期≤0.18s 或上述药物治疗不能控制心室率者,应及时选用低能量电击复律。房室旁道射频消融术是根治预激综合征合并心房颤动最有效的手段。

(二)局灶起源性心房颤动

由激动方式恒定的单个或成对房性早搏诱发的心房颤动,在房性早搏的起源部位成功消融房性早搏后,心房颤动不再发生者称为局灶起源性心房颤动。90%以上局灶起源性心房颤动源于肺静脉口附近和其入口内 1~4cm 的异位冲动。其心电图特征:①频发提早出现的 P′波形态一致,偶联间期多<0.50s;②单个、成对房性早搏或短阵性房性心动过速部分 P′波落在前一激动的 T 波上而诱发心房颤动发作,呈 Pon-T 现象;③心房颤动每次持续数秒钟至数分钟不等;④f 波间期相对较规整,频率相对较慢,类似不纯性心房扑动波。

(三)交感神经和迷走神经介导的心房颤动

现已证实部分心房颤动的发生与自主神经功能异常有关。因交感神经张力增高而诱发的心房颤动称为交感神经介导的心房颤动,多见于有心脏病者,无年龄与性别的差异,常在晨起后,应激或运动时诱发,发作前心率增快。因迷走神经张力增高而诱发的心房颤动称为迷走神经介导的心房颤动,约80%为男性,年龄较轻,无器质性心脏病,常在夜间或休息时发作,清晨或运动后终止,发作前心率减慢,多数病例临界心率<60 次/min,可同时出现房性早搏,多呈二联律,常可见心房颤动与Ⅰ型心房扑动交替出现。

(四)孤立性心房颤动

存在双向阻滞圈内的一小部分心房肌发生心房颤动,出现短阵性或持续性细小的 f 波,但 f 波始终不能传出阻滞圈而无 QRS 波群跟随,与窦性 P-QRS-T 波群并存,表现为完全性心房脱节,需与伪差波、肌电干扰等相鉴别。

(五)吞咽性心房颤动

偶尔心房颤动的发作与吞咽动作有关,称为吞咽性心律失常。

(六)家族性心房颤动

与染色体 10q22~24 异常有关。

十一、鉴别诊断

1. 心房颤动伴心室内差异性传导与心房颤动伴室性早搏的鉴别

心房颤动易伴发心室内差异性传导,也常伴发室性早搏,有时两者会同时发生(图 13-30)。对两者的鉴别诊断具有重要意义,但有时又较难鉴别。表 13-1 有助于两者的鉴别。

表 13-1　心房颤动伴心室内差异性传导与心房颤动伴室性早搏的鉴别

鉴别要点	心房颤动伴心室内差异性传导	心房颤动伴室性早搏
①平均心室率	心室率较快时易发生	心室率大多较慢
②周期顺序	多发生在长-短周期后	短-长周期后出现异形 QRS 波群者为室性早搏,继发性室性早搏亦表现为长-短周期后出现
③偶联间期	短而不固定	较短而固定(但多源性、并行心律型、自律性增高型者不固定)

续　表

鉴别要点	心房颤动伴心室内差异性传导	心房颤动伴室性早搏
④联律情况	多不呈联律出现	常呈二、三、四联律出现
⑤V_1 导联 QRS 波形	多呈三相波 rsR′ 型，时间≤0.12s	多呈单相、双相波，如呈 R、qR、QR、Rs、RS、QS、rS 型等，时间≥0.12s
⑥QRS 波群起始向量及易变性	起始向量多一致，QRS 波形易变	起始向量不一致，QRS 波形多固定，（融合波、多形性、多源性除外）
⑦V_5、V_6 导联 QRS 波形	呈 Rs，qRs 型	多呈 R、RS、QR、QS、rS 型
⑧类代偿间期	无	多有
⑨无人区电轴（−90°～±180°）	不可能出现	仅见于室性早搏
⑩长-短周期比较法	若经过上述 9 点比较，尚不能明确诊断，还可通过同一份心电图长-短周期比较法加以鉴别，即偶联前的长 R-R 间期相等或基本相等时，偶联间期短的 QRS 波群理应出现宽大畸形却反而正常，而偶联间期略长的 QRS 波群理应出现正常形态却反而呈宽大畸形，则该宽大畸形 QRS 波群优先考虑为室性早搏。	

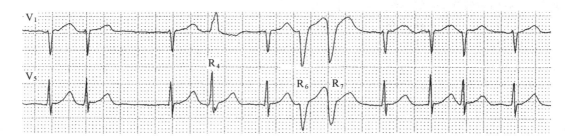

图 13-30　V_1、V_5 导联同步记录，显示心房颤动伴心室内差异性传导（R_4）及成对室性早搏（R_6、R_7）

2. 心房颤动伴一系列快速宽大畸形 QRS-T 波群的鉴别诊断

心房颤动伴束支阻滞、预激综合征、束支内蝉联现象及室性心动过速的鉴别诊断极其重要，因为它们在治疗和预后上均迥然不同。鉴别要点见表 13-2。

表 13-2　心房颤动伴一系列快速宽大畸形 QRS-T 波群的鉴别诊断

鉴别要点	心房颤动伴束支阻滞	心房颤动伴预激综合征	心房颤动伴束支蝉联现象	心房颤动伴室性心动过速
①心室节律（R-R 间期）	绝对不规则，极速时可基本规则	同左	同左	基本规则或绝对规则
②QRS 波群畸形程度与心室率快慢的关系	心室率可快可慢，QRS 波群畸形程度与心室率快慢无关	心室率极快，常＞180 次/min，心室率愈快，QRS 波群愈宽大畸形	心室率增快时易出现畸形程度不一致的 QRS 波群	多数心室率较快，QRS 波群畸形程度一致，与心室率快慢无关
③V_1、V_5 导联 QRS 波形特征	多呈完全性右束支或左束支阻滞图形	常有 δ 波，符合 A 型、B 型预激波形的特征	V_1 导联多呈 rsR′ 型，少数可呈左束支阻滞型，V_5 导联多呈 qRs、Rs 型	V_1 导联多呈单相、双相波形，如呈 R、QS、qR、QR、Rs、RS 型；V_5 导联呈 R、RS、rS、QS 型等
④QRS 波群时间	一般≥0.12s，但＜0.16s	多≥0.16s	≤0.12s	多≥0.12s
⑤QRS 波形易变性及其与时相的关系	易变性小，与时相无关	易变性最大，有完全性预激、部分性预激、正常 QRS 波群 3 种形态，与时相无关	易变性较大，可呈不同程度束支阻滞图形，与时相有密切关系	易变性最小，与时相无密切关系

续　表

鉴别要点	心房颤动 伴束支阻滞	心房颤动 伴预激综合征	心房颤动 伴束支蝉联现象	心房颤动 伴室性心动过速
⑥偶联间期	长短不一	长短不一	长短不一,但宽大畸形 QRS 波群者多短且不固定	多固定,与室性早搏的偶联间期一致
⑦类代偿间期	无	无	无	有
⑧室性融合波	无	为同源性融合波	无	有异源性融合波
⑨心室率减慢后 QRS 波形	不变	正常和(或)预激波形	正常	可有同形态的室性早搏
⑩无人区电轴（−90°～±180°）	不会出现,但合并右室肥大时除外	不会出现	不会出现	若出现,则可确诊为室性心动过速

十二、临床意义

95％心房颤动发生在器质性心脏病患者,尤其是有严重心肌病变并发心力衰竭的患者。常见于冠心病、高血压性心脏病、风湿性心脏病、甲状腺功能亢进、心肌病、心肌炎、心包炎、先天性心脏病、预激综合征及原因不明特发性心房颤动等。心房颤动患者的死亡率和致残率为一般人群的 2 倍,主要与基础心脏病的加重、动脉栓塞及脑卒中有关。因心房失去有效收缩,影响心脏排血功能,一方面易形成附壁血栓脱落后发生动脉栓塞,另一方面心输出量减少使血压降低易加重或诱发心绞痛、心力衰竭等。

第三节　心室扑动

心室扑动是一种介于室性心动过速与心室颤动之间的极其严重的室性心律失常。心室呈蠕动状态失去有效的整体收缩能力,持续时间短暂,很快转为心室颤动,有时可转为室性心动过速。常为心脏病或其他疾病临终前的心电图改变。其发生机制很可能与心房扑动相似,系激动在心室内沿着固定的折返环路折返产生波形一致、间距匀齐的心室扑动波。

一、心电图特征

(1)典型心室扑动:P-QRS-T 波群消失,代之以规则的、连续的、快速的、高振幅的"正弦曲线"波形,无法辨认 QRS 波、ST 段及 T 波;频率 180～250 次/min。

(2)不纯性心室扑动:在典型的心室扑动波形之中,夹有少量的心室颤动波或扑动波的形态、波幅、间距有所不同。

二、鉴别诊断

心室扑动主要与室性心动过速、心室颤动相鉴别,见表 13-3 所示。

表 13-3　心室扑动与室性心动过速、心室颤动的鉴别诊断

鉴别要点	心室扑动	室性心动过速	心室颤动
①发生率	最少见	多见	少见
②临床表现	出现阿-斯综合征	视室性心动过速的频率,可有血压下降或晕厥发作	出现阿-斯综合征
③心室节律	规则	基本规则或规则	绝对不规则

续　表

鉴别要点	心室扑动	室性心动过速	心室颤动
④心室率	180～250 次/min	100～250 次/min	150～300 次/min,也可＞300 次/min
⑤QRS-T 波群	QRS 波、ST 段、T 波不能分辨,呈大的"正弦曲线"	清晰可辨	不能分辨,呈大小不等的圆钝型波
⑥心室波形一致性	一致	一致	不一致
⑦心室波幅	最大	可大可小	较小
⑧心室波宽度	最宽	较宽,≥0.12s	相对较窄
⑨等电位线	无	有	无
⑩预后	恶劣	相对较好	很恶劣

第四节　心室颤动

一、分类与临床意义

1. 根据心室颤动的病因分为 4 种类型

(1)原发性心室颤动:是由于心室存在具体的电生理异常所致,发作前不伴有严重的血流动力学紊乱,冠心病是最常见的病因,预后相对略佳。

(2)继发性心室颤动:是由于心肌严重损害导致充血性心力衰竭而诱发心室颤动,难免死亡。

(3)特发性心室颤动:指经过临床详细检查未能发现心脏有结构性异常的自发性心室颤动,猝死是其首发和致死表现,若及时安装 ICD 能幸免猝死。

(4)无力型心室颤动:又称临终前心室颤动,颤动波频率慢、振幅低,很快转为一条直线而心电消失。

2. 根据颤动波粗细分为 2 种类型

(1)粗颤型心室颤动:其波幅≥0.5mV,见于心肌收缩功能相对较好病例,对电击除颤疗效较好,预后相对略佳,即刻进行电击除颤。

(2)细颤型心室颤动:其波幅＜0.5mV,见于心肌收缩功能差的病例,对电击除颤疗效差,预后恶劣,不宜立即进行电击除颤,须先行心脏按摩、人工呼吸和肾上腺素心内注射等方法,使细颤转为粗颤后予以电击除颤。

3. 根据颤动波频率分为 2 种类型

(1)快速型心室颤动:颤动波的频率＞100 次/min,预后相对略佳。

(2)缓慢型心室颤动:颤动波的频率＜100 次/min,预后差,为濒死表现。

二、发生机制

(1)心室颤动的发生机制:不十分清楚,局部激动对心室颤动的触发起着重要作用,而心室颤动的维持主要是折返机制。由功能性阻滞形成的主导折返环和结构性阻滞形成的折返环均能产生自旋波,并形成自我维持的折返激动。已经存在的自旋波在受到激动后可以产生新的自旋波,两者相互作用形成更复杂的折返。有学者认为心室颤动的发生与心外膜下心室壁中层具有独特电生理特性的 M 细胞和复极化异常密切相关。传统的心室颤动发生机制有单源性快速激动学说、多源性快速激动学说、环行学说和多发性微折返学说。

(2)发生心室颤动的基质:①解剖学基质,如心肌梗死、室壁瘤、心肌肥厚等;②功能性基质,如心肌缺血、炎症、电解质紊乱、心功能不全等;③诱发基质,如长-短周期现象、电解质紊乱等。

（3）触发因素:①适时的室性早搏,如 Ron-T 的早搏;②多形性、多源性、尖端扭转性、极速型室性心动过速。

三、心电图特征

QRS-T 波基本形态完全消失,呈现一系列快速的但波形、波幅、时距均不等的小的圆钝波,频率 180～500 次/min。

第五节　紊乱性心律

由多个异位起搏点发放的极不稳定的激动所形成的多源性、多类性的自律性异常,常以频发多源性早搏为主体所组成的多波形、极不规则而快速的心律,称为紊乱性心律。有的可发展为颤动,又称为颤动前心律。

一、房性紊乱性心律

多发生在老年的慢性肺心病患者,尤其是伴有难治性心力衰竭的重症患者,常发展为心房颤动,病死率高。其心电图特征:①至少有发自 3 个不同的房性异位灶的 P'波出现在同一导联上,P'波的形态不同,P'-P'间期不等,P'-R 间期长短不一;②心房率 100～250 次/min;③P'波与 P'波之间有等电位线;④心房率、心室率快而不规则;⑤无起止突然的特征。

二、室性紊乱性心律

多见于临终前。指极不稳定的多源性室性心律,包括多种室性心律失常,如多源性室性早搏、多源性室性心动过速,夹杂有室性停搏、逸搏,可同时伴有高度或三度房室传导阻滞、心室扑动、心室颤动等,频率快慢不一,QRS 波形多变且宽。

三、混合性紊乱性心律

同时具备上述两种紊乱性心律。

第十四章

折返性心律失常

第一节　概　述

一、折返形成的条件

（1）必须存在解剖学或电生理学上一个有效的折返环路，即在结构或功能上至少存在两条传导径路。

（2）该折返环路的两条径路不应期不一致，其中一条径路存在单向传导或单向阻滞。

（3）另一条径路内出现充分的传导延缓，以利于产生足够长的折返时间，使原来激动过的传导组织和心肌脱离不应期。

二、折返环路的类型

（1）微折返：该折返环路多发生在浦肯野纤维与心室肌连接处，因浦肯野纤维的"Y"形分叉与心室肌所构成的立体三角形是形成微折返的解剖基础。亦可发生在窦房结、窦房交接区、结间束、心房肌、房室交接区、束支、分支及心室肌等部位。微折返是产生早搏的主要电生理机制。

（2）巨折返：该折返激动所经过的折返环较大，多发生在较大范围的心房、心室内或双束支、希氏束所构成的折返环及房室折返等。

三、折返部位及名称

（1）在窦房结、窦房交接区内发生微折返：若出现1次或连续2次折返，则形成窦性早搏、窦房交接性早搏或窦性回波；若连续出现≥3次的快速折返，则形成窦房结内、窦房交接区折返性心动过速。

（2）在房内束、心房肌内发生微折返、大折返：若出现1次或连续2次折返，则形成房性早搏；若连续出现≥3次的快速折返，则形成房性心动过速。

（3）若在房内束、心房肌内发生快速规则的环形运动，则形成心房扑动。

（4）若在房内束、心房肌内发生快速散乱的折返，则形成心房颤动。

（5）在房室交接区内发生折返：若出现1次或连续2次折返，则形成房室交接性早搏、各类反复搏动；若连续出现≥3次的快速折返，则形成房室交接性心动过速或反复性心动过速。

（6）在希氏束、束支、浦肯野纤维与心室肌交接处、心室肌内发生微折返、大折返：若出现1次或连续2次折返，则形成室性早搏；若连续出现≥3次的快速折返，则形成室性心动过速。

（7）若在心室内发生快速规则的环形运动，则形成心室扑动。

（8）若在心室内发生快速散乱的折返，则形成心室颤动。

（9）在房室正道、旁道之间发生折返：若出现1次或连续2次折返，则形成各类的房室反复搏动；若连续出现≥3次的快速折返，则形成顺向型、逆向型房室折返性心动过速。

四、折返性心律失常的基本特征

（1）大多数折返系同一折返环路等速折返，所形成早搏的偶联间期相等、波形一致；少数可表现为折返径路内递减性传导出现折返径路内文氏现象或多径路折返形成多形性早搏。

（2）刺激迷走神经可使阵发性室上性心动过速终止。

（3）折返性心动过速常可被适时的早搏或调搏所诱发或终止。

（4）折返性心动过速的节律大多匀齐规则。

第二节　窦房结及窦房交接区内折返性心律失常

一、发生机制

（1）电生理基础：属慢反应细胞的窦房结起搏细胞（P细胞）和属快反应细胞的心房肌细胞的不应期不一致，窦房结内各细胞间不应期也存在着差异；结周纤维也属慢反应细胞，电生理特性类似于房室结细胞，可形成递减性传导。这些细胞间不应期不一致及结周纤维递减性传导是形成窦房结及窦房交接区折返的电生理基础。

（2）折返环路：由窦房结、结周纤维组织和高位右心房肌构成。

（3）折返性激动的诱发：大多数由适时的房性早搏所诱发，亦可因窦性节律本身的改变而诱发。

二、窦房结内折返性心律失常

1. 窦性早搏（见第一章第一节）

2. 窦房结内折返性心动过速

（1）心动过速的P波形态与窦性P波一致或略异。

（2）具有突然发生和突然停止的特征，绝大多数呈短阵性反复发作，每次发作仅持续10～20次心搏，其间插入数个正常的窦性搏动。

（3）心动过速的频率为100～150次/min，每次发作时频率是相等的，但各次发作时的频率又是多变的。

（4）心动过速终止后的代偿间歇呈等周期代偿（图14-1）。

（5）可被适时的房性早搏或调搏所诱发或终止，刺激迷走神经可减慢心率或使其终止。

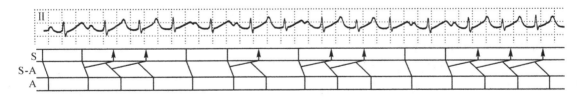

图14-1　窦性心动过速（105次/min）、单发及成对窦性早搏、短阵性窦房结内折返性心动过速

三、窦房交接区内折返性心律失常

1. 窦性回波（见第一章第一节）

2. 窦房交接性早搏（见第一章第一节）

3. 窦房交接区折返性心动过速

适时的房性早搏逆传窦房结时，可在窦房交接区内产生连续折返，形成窦房交接区折返性心动过速。其心电图特征如下：

（1）心动过速由适时的房性早搏诱发，其P波形态与窦性P波一致或略异。

（2）心动过速的频率为100～150次/min。

（3）心动过速的频率与窦性基本节律之间有明显的频率界线，呈跳跃式互相转换。

（4）心动过速终止后的代偿间歇呈次等周期、等周期代偿或不完全性代偿间歇。

（5）可被适时的房性早搏或调搏所诱发或终止，刺激迷走神经可减慢心率或使其终止。

四、临床意义

窦房结及窦房交接区折返的形成可以是窦房结及结周组织病理性改变所致（如病窦综合征），也可以是功能性改变所致，需结合临床及随访观察而定。

第三节　心房内折返性心律失常

一、发生机制

（1）各种原因引起的不完全性心房内传导阻滞、心房肥大及心房肌纤维化是产生心房内折返性心律失常的病理生理基础。

（2）心房内传导组织如结间束、房间束及心房肌之间不应期不一致和传导不均匀性或递减性传导是形成心房内折返性心律失常的电生理基础。

（3）在心房内传导组织、心房肌内发生微折返、大折返，可形成折返性房性早搏和房性心动过速；若发生快速规则的环行运动，则形成心房扑动；若发生快速散乱的折返，则形成心房颤动。

二、心律失常类型

（一）折返性房性早搏

1. 心电图特征

（1）提早出现 P′波或 P′-QRS-T 波群，P′波形态与窦性 P 波不一致，前者呈阻滞型，后者可出现干扰性 P′-R 间期延长及心室内差异性传导，有时 P′波重叠在 T 波上使 T 波变形（图 14-2）。

（2）呈不完全性代偿间歇。

（3）偶联间期相等（双径路折返及折返径路内文氏现象除外）。

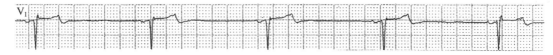

图 14-2　阻滞型房性早搏二联律引起缓慢的心室率

2. 心房折返径路内折返情况

（1）房性早搏伴折返径路内交替性 A 型文氏周期：房性早搏二联律时，其偶联间期逐渐延长，直至早搏消失，连续出现 3 次窦性搏动，周而复始，表明心房折返径路内近端 2∶1 阻滞，远端文氏现象。

（2）房性早搏伴折返径路内交替性 B 型文氏周期：房性早搏二联律时，其偶联周期逐渐延长，直至早搏消失，连续出现 2 次窦性搏动，周而复始，表明心房折返径路内近端文氏现象，远端 2∶1 阻滞。

（3）房性早搏伴折返径路内交替性 A 型反向文氏周期：房性二联律时，其偶联间期逐渐缩短，直至早搏消失，连续出现 3 次窦性搏动，周而复始，表明心房折返径路内近端 2∶1 阻滞，远端反向文氏现象。

（4）房性早搏伴折返径路内交替性 B 型反向文氏周期：房性早搏二联律时，其偶联间期逐渐缩短，直至早搏消失，连续出现 2 次窦性搏动，周而复始，表明心房折返径路内近端反向文氏现象，远端 2∶1 阻滞。

（5）房性早搏伴折返径路内文氏现象或反向文氏现象：房性早搏呈成对出现或连续 3 次以上形成短阵性房性心动过速时，其 P-P′、P′-P′间期由短→长或由长→短，直至异位搏动消失，周而复始，表现为折返径路内文氏现象或反向文氏现象（图 14-2）。

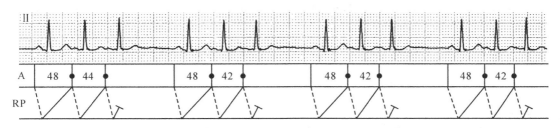

图 14-3　成对房性早搏呈三联律、心房折返径路内 3：2 反向文氏现象

（6）房性早搏伴折返径路内二度Ⅱ型传出阻滞：房性早搏的偶联间期固定，各显性早搏之间夹有窦性搏动的个数呈 $2n+1$ 规律（n 为自然数），为隐匿性房性早搏二联律，表明折返径路内存在着两个水平阻滞区，近端为固定性 2：1 阻滞，远端为不固定的隐匿性阻滞；若呈 $3n+2$ 规律，则为隐匿性房性早搏三联律，表明折返径路内存在着三个水平阻滞区，近端为固定性 3：1 阻滞，中、远端为不固定的隐匿性阻滞；折返激动若能传出远端，就出现显性早搏，反之，则形成隐匿性早搏。

（7）房性早搏伴折返径路内双径路传导：①房性早搏的 P′波形态一致，而偶联间期呈长、短两种交替或间歇性出现，经快径路传导呈短的偶联间期，循慢径路传导呈长的偶联间期；②房性早搏的 P′波形态有两种，而偶联间期固定，称为双形性房性早搏，表明心房内有两条折返径路且其出口位置各异，但传至心房所需时间是相等的。

（二）折返性房性心动过速

（1）多为阵发性或短阵性发作，每次发作时的偶联间期固定。

（2）心动过速的 P′波形态与窦性 P 波不同，若 P′波重叠在 T 波上，下传时可伴有各种房室干扰现象。

（3）心动过速的频率 100～150 次/min，少数可达 250 次/min（图 14-4）。

（4）等速折返时，心动过速的 P′-P′间期规则；若 P′-P′间期逐渐延长直至心动过速终止，则为折返径路内文氏现象；若 P′-P′间期逐渐缩短直至心动过速终止，则为折返径路内反向文氏现象。

（5）心动过速可由适时的房性早搏或调搏所诱发或终止。

（6）刺激迷走神经可减慢心室率，但不能终止心动过速。

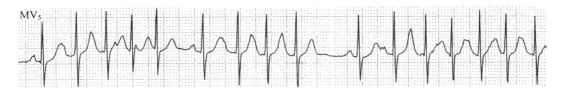

图 14-4　窦性搏动、短阵性折返性房性心动过速

（三）慢性反复性房性心动过速

慢性反复性房性心动过速是一种病程长、重复出现的特殊类型的心房内折返性心动过速，其心电图有以下特征（图 14-5）：

（1）病程长，反复出现。

（2）每隔 1～2 个窦性搏动出现短阵性房性心动过速，频率 100～150 次/min。

（3）P′波极性通常在Ⅱ、Ⅲ、aVF 导联上直立，aVR 导联上倒置。

（4）短阵性房性心动过速的发作由窦性节律周期缩短到某一临界值时诱发。

(5)临床上绝大部分患者无器质性心脏病依据。

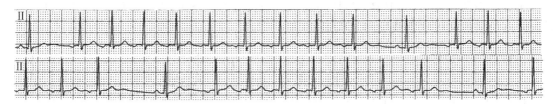

图14-5　患者女性,27岁,Ⅱ导联连续记录,显示窦性搏动(属逸搏范畴)、慢性反复性房性心动过速

(四)心房扑动

P波消失,代之以F波,视房室传导比例情况,其R-R间期规则或不规则。有Ⅰ型、Ⅱ型心房扑动之分,前者在Ⅱ、Ⅲ、aVF导联呈负向锯齿波,锐角尖端向下,后者在Ⅱ、Ⅲ、aVF导联呈较圆钝锯齿波,凸面向上。

(五)心房颤动

P波消失,代之以f波,R-R间期绝对不规则。

第四节　房室结内折返性心律失常

一、房室交接区解剖特点及电生理特性

1. 房室交接区含有起搏细胞、移行细胞、浦肯野纤维细胞,其中移行细胞起传导功能作用,起搏细胞和浦肯野纤维细胞一般情况下不发放冲动,当窦房结功能不良或窦房、房室传导阻滞时,可被动地发放冲动,形成逸搏或逸搏心律;当心脏受缺血、炎症等因素影响时,亦可主动地发放冲动,形成房室交接性早搏或交接性心动过速。

2. 房室交接区解剖特点与心律失常的关系

(1)房-结区:位于房室结和结间束之间,又称为房室结上部,属快反应细胞,含有起搏细胞,具有传导性和潜在的自律性。

(2)结区:属慢反应细胞,以移行细胞为主,夹有少量的P细胞和浦肯野纤维细胞,这些细胞交织成迷宫状形成迷路样结构,导致室上性冲动下传时出现生理性传导延搁0.05~0.10s,又称为房室交接区的"闸门作用",它有着极其重要的生理意义:一方面使心室收缩在心房收缩之后,心室充盈量增加,提高心室的工作效率;另一方面更重要的是发生心房扑动、颤动时,过快的心房冲动绝大多数受阻于房室结,避免诱发或加重心力衰竭、心源性休克及严重的室性心律失常。由于结区存在迷路样结构、不应期最长,最容易出现各种心律失常:①一度～三度房室传导阻滞;②房室结内不同程度的隐匿性传导;③递减性传导;④前向或逆向单向阻滞甚至双向阻滞;⑤横向分离出现房室结内双层阻滞或多层阻滞;⑥纵向分离出现双径路或多径路传导;⑦可出现各种反复搏动及反复性心动过速;⑧空隙现象;⑨纵向优先传导引起非时相性心室内差异性传导;⑩晚近认为房室结也具有自律性,可出现早搏、早搏性心动过速、逸搏或逸搏心律。

(3)结-希区:位于房室结和希氏束之间,又称为房室结下部,属快反应细胞,含有起搏细胞,主要是浦肯野纤维细胞,具有传导性和潜在的自律性。

3. 起源于房室交接区的异位冲动具有双向性传导特征,前向传导产生QRS波群,逆向传导产生逆行P⁻波,可表现为:①呈P⁻-QRS-T序列,其P⁻-R间期<0.12s;②呈QRS-P⁻-T序列,R-P⁻间期<0.16s;③P⁻波重叠在QRS波群中;④始终不出现P⁻波。QRS波形正常或伴心室内差异性传导,后者有时与室性早搏难以鉴别。

4. 房室交接区异位冲动有无 P⁻ 波及 P⁻ 波出现位置与下列因素有关(图 14-6)：

(1)双向传导功能：①若逆传受阻，而前传正常，则无 P⁻ 波出现，仅有 QRS 波群；②若逆传正常，而前传受阻，则仅有 P⁻ 波出现，而无 QRS 波群跟随；③若逆传、前传均受阻，则形成隐匿性早搏，它所产生的不应期可影响下一个室上性冲动的下传，会出现假性一度、二度房室传导阻滞；④若逆传、前传均正常，则 P⁻ 波、QRS 波群均会出现，有时 P⁻ 波重叠在 QRS 波群之中而难以辨认。

(2)异位起搏点位置：若前传与逆传速度一致，则 P⁻ 波出现位置取决于起搏点的位置。若起源于房-结区，则出现 P⁻-QRS-T 序列；若起源于结-希区，则出现 QRS-P⁻-T 序列。

(3)前传与逆传速度差：若起搏点位置固定，则 P⁻ 波出现位置取决于前传与逆传速度的快慢，若前传速度快，先传至心室，则出现 QRS-P⁻-T 序列；若逆传速度快，先传至心房，则出现 P⁻-QRS-T 序列；若前传与逆传分别同时到达心室与心房，则 P⁻ 波重叠在 QRS 波群之中。

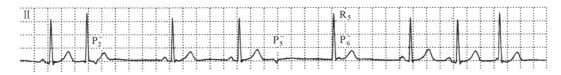

图 14-6　窦性心律不齐、频发房室交接性早搏，有时伴前传受阻(P₅⁻)、
房室交接性逸搏(R₅)逆传时出现房性融合波(P₆⁻)

5. P⁻-R 间期、R-P⁻ 间期的长短并不代表房室、室房的传导时间，而是该异位搏动在房室交接区内前传与逆传的时间差。

二、心律失常类型

(一)各种反复搏动

1. 产生反复搏动的条件

(1)房室结内至少存在两条传导径路，其类型有：①Y 型，即下共同通道型，常出现窦性或房性反复搏动；②倒 Y 型，即上共同通道型，常出现室性反复搏动；③菱形，即上、下共同通道型，常出现房室交接性反复搏动；④平行型，即无共同通道型。

(2)这些传导径路不应期不一致或存在单向阻滞或递减性传导。

(3)必须有足够长的折返时间以利于心房、心室肌及传导组织脱离不应期。

2. 窦性或房性反复搏动

(1)基本概念：指窦性或房性激动，先由房室结内一条径路下传心室，同时又循另一条径路逆传至心房产生 P⁻ 波，该折返激动又可通过前一条径路下传心室，形成 P(P′)-QRS-P⁻-QRS、P(P′)-QRS-P⁻ 序列或呈 P(P′)-P⁻、P(P′)-QRS-QRS、P(P′)-P⁻-QRS 序列，前两者为完全性反复搏动，后三者为不完全性反复搏动。

(2)类型及心电图特征：①慢-快型窦性、房性反复搏动：多见，约占 90%，指窦性或房性激动先由房室结内慢径路前传心室，后经快径路逆传心房。心电图特征为 P(P′)-R 间期较长，且＞R-P⁻ 间期，R-P⁻ 间期＜0.08s，R-R 间期＜0.50s。②快-慢型窦性、房性反复搏动：少见，约占 10%，指窦性或房性激动先沿着房室结内快径路前传心室，后经慢径路逆传心房。心电图特征为 P(P′)-R 间期＜R-P⁻ 间期(图 14-7)。

(3)易发情况：窦性、房性反复搏动易发生在二度 I 型房室传导阻滞、不完全性干扰性房室分离窦性夺获伴干扰性 P-R 间期、房性早搏伴干扰性 P′-R 间期延长、间位型室性早搏及房室结双径路传导等。

3. 房室交接性反复搏动

(1)基本概念：①房室交接区异位激动先由房室结内一条径路下传心室，产生 QRS 波群，同时

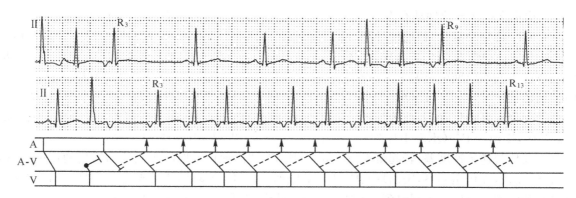

图 14-7　Ⅱ导联连续记录,显示间位型高位室性早搏或房室交接性早搏伴非时相性心室内
差异性传导、快-慢型窦性反复搏动(上行 R_3、R_9)及反复性心动过速(下行 $R_3 \sim R_{13}$)

又循另一条径路逆传至心房产生 P^- 波,该折返激动又可通过前一条径路折回心室,形成 QRS-P^--QRS 序列或 QRS-QRS 序列,前者为完全性反复搏动,后者为不完全性搏动;②房室交接区异位激动沿着房室结内一条径路先逆传心房产生 P^- 波,后前传心室产生 QRS 波群,在交接区下端激动又循另一条径路折回心房再次产生一个 P^- 波,形成 P^--QRS-P^- 序列,其 P^--R 间期大多<0.12s。

(2)类型及心电图特征:①慢-快型房室交接性反复搏动:呈 QRS-P^--QRS 序列者,P^- 波多落在 ST 段上,其 R-P^- 间期<P^--R 间期;②快-慢型房室交接性反复搏动:呈 QRS-P^--QRS 序列者,P^- 波多落在 QRS 波群之前,其 R-P^- 间期>P^--R 间期(图 14-8)。

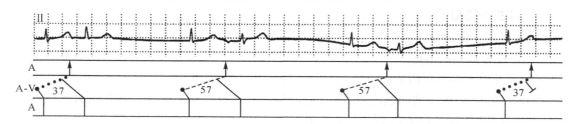

图 14-8　窦性停搏、房室交接性逸搏伴交接性反复搏动、结-房逆传双径路(R-P^- 间期呈 0.37s、0.57s)

4. 室性反复搏动

(1)基本概念:室性异位激动(室性早搏、逸搏、心室人工起搏),先沿着一条径路逆传至房室结或心房,后又循另一条径路折回心室,形成 QRS′-P^--QRS 或 QRS′-QRS 序列,前者为完全性反复搏动,后者为不完全性反复搏动。

(2)类型及心电图特征:①慢-快型室性反复搏动:室性异位激动沿快径路逆传,慢径路前传,其心电图特征为 QRS′-P^--QRS 序列,R′-P^- 间期<P^--R 间期;②快-慢型室性反复搏动:室性异位激动沿慢径路逆传,快径路前传,其心电图特征为 QRS′-P^--QRS 序列,R′-P^- 间期>P^--R 间期,R′-P^- 间期多在 0.40s 左右,最长可达 0.70s 左右(图 14-9、图 14-10)。

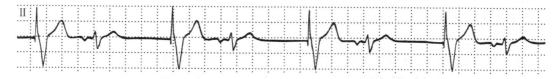

图 14-9　病窦综合征患者安装 VVI 起搏器后,显示窦性停搏、心室人工起搏伴完全性室性反复搏动

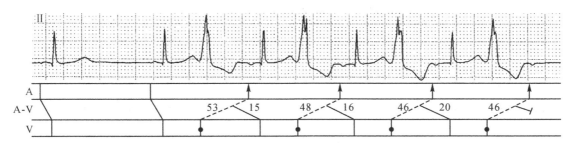

图 14-10　窦性心动过缓、室性早搏二联律、室性反复搏动伴前向传导 4：3 文氏现象（P^--R 间期由 0.15→
0.16→0.20s→下传受阻），逆向传导不典型反向文氏现象（R'-P^- 间期由 0.53→0.48→0.46→0.46s）

（二）折返性房室交接性早搏

房室交接性早搏的偶联间期相等。

（三）房室结内折返性心动过速

房室结内连续折返≥3 次，便形成房室结内折返性心动过速，有 2 种类型。

1. 慢-快型房室结内折返性心动过速（图 14-11）

（1）多见，约占 90％，心动过速多由室上性早搏、窦性夺获等激动所诱发，诱发心搏的 P'（P）-R 间期突然延长。

（2）心动过速 QRS 波形正常或呈束支阻滞图形。

（3）R-R 间期绝对规则，频率 160～250 次/min。

（4）大多数 P^- 波重叠在 QRS 波群之中，难以辨认，少数 P^- 波落在 ST 段起始处或 QRS 波群终末部，在 V_1 导联形成假性 r 波，R-P^- 间期＜0.08s，R-P^- 间期＜P^--R 间期。

（5）可出现房室传导阻滞或室房传导阻滞，但不会终止心动过速。

（6）呈突然发作、突然停止特征，刺激迷走神经可终止心动过速。

（7）食道调搏可诱发或终止心动过速。

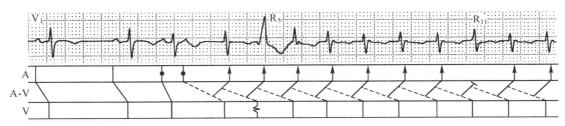

图 14-11　房性早搏诱发慢-快型房室结内折返性心动过速，偶伴
心室内差异性传导（R_5），可能存在结-房逆传二度阻滞（R_{11}）

2. 快-慢型房室结内折返性心动过速（图 14-12）

（1）少见，约占 10％，心动过速可由各种早搏诱发，心率加快时也可发生，诱发心搏的 P-R 间期正常。

（2）心动过速 QRS 波形正常或呈束支阻滞图形。

（3）R-R 间期绝对规则，频率 100～150 次/min。

（4）P^- 波位于 QRS 波群之前，R-P^- 间期＞P^--R 间期。

（5）可出现房室传导阻滞或室房传导阻滞，但不会终止心动过速。

（6）呈突然发作、突然停止特征，持续时间较短，刺激迷走神经可终止心动过速。

（7）食道调搏可诱发或终止心动过速。

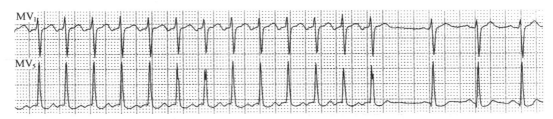

图 14-12　反复发作心动过速年轻患者,出现快-慢型房室结内折返性心动过速

第五节　心室内折返性心律失常

一、心室内折返形成的条件

需具备 3 个条件:①浦肯野纤维与心室肌连接处在结构或功能上存在两条或多条传导径路,为心室内双径路或多径路传导的电生理基础;②在一条径路内存在单向阻滞;③在另一条径路内出现充分的传导延缓,系心室折返径路内发生文氏现象、交替性文氏周期的电生理基础。

二、心电图基本特征

在希氏束、束支、浦肯野纤维与心室肌交接处、心室肌内发生微折返、大折返是引起室性早搏、快速性室性心律失常的主要机制。多数室性早搏的偶联间期、QRS 波形是一致的,少数可因折返径路内出现文氏现象、多径路传导,引起室性早搏的偶联间期不等或 QRS 波形多变。

三、心律失常类型

1. 折返性室性早搏的心电图特征

(1)偶联间期、QRS 波形均一致的室性早搏,常呈显性或隐性二、三联律。

(2)偶联间期呈短、长两种交替或间歇出现而 QRS 波形一致,提示折返环路内存在双径路传导(图 14-13)。

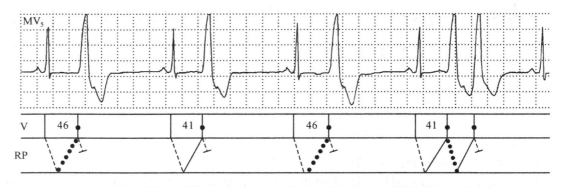

图 14-13　室性早搏二联律,有时呈成对出现、心室折返径路内双径路传导、T 波改变

(3)偶联间期固定而 QRS 波形各异,为多形性早搏(图 14-14)。

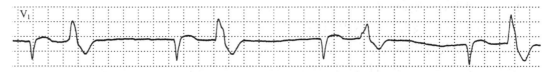

图 14-14　冠心病、心房颤动患者服用洋地黄后出现频发的房室交接性
逸搏-多形性室性早搏二联律、三度房室传导阻滞,提示洋地黄中毒

（4）偶联间期、QRS波形均不一致，属多源性早搏。

（5）折返径路内交替性文氏周期、反向文氏周期：QRS波形一致而偶联间期逐渐延长或缩短，直至早搏消失，连续出现2～3次窦性搏动，周而复始，表现为折返径路内交替性文氏周期或反向文氏周期（图14-15）。其心电图诊断要点为：①须证明早搏系折返所致，最好有记录到QRS波形、偶联间期均一致的室性早搏。②偶联间期逐渐延长或缩短，直至早搏消失，周而复始，若连续出现3个窦性搏动，则为折返径路内A型交替性文氏周期；若连续出现2个窦性搏动，则为B型交替性文氏周期。③两异位搏动间距的长短与窦性周期、偶联间期长短有关。④需排除特殊类型并行心律。

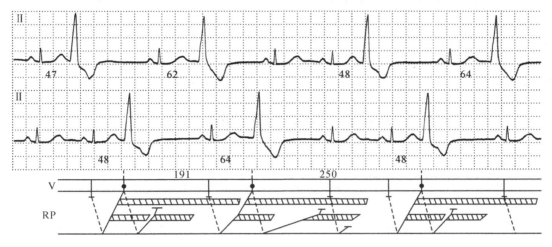

图14-15 Ⅱ导联连续记录，显示室性早搏二～三联律、心室折返径路内
B型交替性文氏周期（近端5∶4文氏现象，远端2∶1阻滞）

2. 折返性室性心动过速的心电图特征

（1）发作前常有室性早搏，特别是出现成对室性早搏或由其诱发。

（2）心动过速的QRS波群宽大畸形，时间≥0.12s。

（3）频率多在100～180次/min，亦有快至250次/min者。

（4）R′-R′间期大多规则，若R′-R′间期由短→长或由长→短，直至折返中断室性异位搏动消失，则心室折返径路内存在文氏现象或反向文氏现象（图14-16）。

（5）绝大多数室性心动过速持续时间较短，由3个至数十个QRS波群组成，历时数秒钟至数十分钟，自行发作，自行终止，呈短阵性发作。

（6）出现不完全性干扰性房室分离，可有心室夺获或室性融合波出现。

（7）若出现多径路连续折返，则可引起多形性室性心动过速。

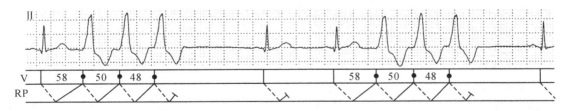

图14-16 短阵性室性心动过速、心室折返径路内4∶3反向文氏现象

3. 若心室内发生快速规则的环形运动，则形成心室扑动。

4. 若心室内发生快速散乱的折返，则形成心室颤动或尖端扭转型室性心动过速伴Q-T间期延长。

四、鉴别诊断

(1)室性早搏二联律伴折返径路传入双径路需与折返径路内交替性文氏周期相鉴别:前者偶联间期由短变长或由长变短,不经过折返中断就变短或变长,仍保持显性二联律;而后者需经过一次折返中断后才变短或变长,出现隐性二联律或偶数变异型隐性二联律,但有时两者可并存于同一病例。

(2)折返径路内交替性文氏周期或反向文氏周期应与特殊类型并行心律相鉴别:①偶联间期递增型或递减型间歇性并行心律:两者鉴别有时较困难,但毕竟并行心律属起源异常,两异位搏动间距相等,与窦性周期长短、偶联间期递增量或递减量多少无关,非倍数长异位搏动间距出现与逆偶联间期(R'-R 间期)长短有关,可找出传入并行灶的期限,介于早期和晚期之间,即 3 相和 4 相不应期之间的失保护期;②室性并行心律伴文氏型传出阻滞:其偶联间期长短无规律地改变,两个相邻的异位搏动 R'-R'间期呈渐短突长,长 R'-R'间期短于最短 R'-R'间期的 2 倍。

第六节　房室折返性心律失常

一、发生机制

(1)显性与隐匿性房室旁道、结-室旁道,束-室旁道是构成房室折返性心律失常的解剖学基础,以房室旁道折返多见。

(2)旁道与房室结不应期不一致性、单向阻滞与单向传导是形成房室折返性心律失常的电生理基础。

(3)房室折返性心律失常必须由前一心搏所诱发,诱发心搏多为房性早搏、室性早搏、窦性夺获、心室人工起搏及食道人工调搏等,心动过速发作后可被早搏、人工调搏所终止。

(4)连续1～2次房室折返称为房室反复搏动;连续≥3次房室折返称为房室折返性心动过速。有顺向型、逆向型之分,前者与房室结内反复搏动较难鉴别。

二、心律失常类型

(一)各种房室反复搏动

1. 窦性或房性顺向型房室反复搏动

(1)基本概念:指窦性或房性激动先沿房室正道前传心室产生 QRS 波群,后循房室旁道逆传心房产生 P^- 波,出现 1～2 次折返搏动,形成 P(P')-QRS-P^- 或 P(P')-QRS-P^--QRS 序列。

(2)折返环路:心房→房室正道前传→心室→房室旁道逆传→心房。

(3)心电图特征:①多由适时的窦性早搏、窦性夺获、房性早搏等激动所诱发;②必有逆行 P^- 波出现,呈 P(P')-QRS-P^- 或 P(P')-QRS-P^--QRS 序列。

③P(P')-R 间期>R-P^- 间期,且 R-P^- 间期>0.08s,QRS 波形正常或伴心室内差异性传导、束支阻滞图形。

2. 窦性或房性逆向型房室反复搏动

(1)基本概念:指窦性或房性激动先沿房室旁道前传心室产生完全性预激 QRS 波群,后循房室正道逆传心房产生 P^- 波,出现 1～2 次折返搏动,形成 P(P')-预激 QRS-P^- 或 P(P')-预激 QRS-P^--预激 QRS 序列。

(2)折返环路:心房→房室旁道前传→心室→房室正道逆传→心房。

(3)心电图特征:①多由适时的窦性早搏、窦性夺获、房性早搏等激动所诱发;②必有逆行 P^- 波出现,呈 P(P')-QRS-P^- 或 P(P')-QRS-P^--QRS 序列,QRS 波形均呈完全性预激图形;③P(P')-R 间期<R-P^- 间期,且 P(P')-R 间期、P^--R 间期均<0.12s。

3. 房室交接性顺向型房室反复搏动。

(1) 基本概念：指房室交接性早搏、逸搏先沿房室正道前传心室产生 QRS 波群，逆传心房受阻，后循房室旁道逆传心房产生 P⁻ 波，出现 1～2 次折返搏动，形成 QRS-P⁻-QRS 或 QRS-P⁻-QRS-P⁻-QRS序列。

(2)折返环路：房室交接性激动沿房室正道前传而逆传受阻→心室→房室旁道逆传→心房。

(3)心电图特征：①多由适时的房室交接性早搏、逸搏等激动所诱发；②必有逆行 P⁻ 波出现，呈 QRS-P⁻-QRS 或 QRS-P⁻-QRS-P⁻-QRS 序列；③R-P⁻ 间期＜P⁻-R 间期，R-P⁻ 间期＞0.08s，P⁻-R间期均≥P-R 间期，QRS 波形正常或伴心室内差异性传导、束支阻滞图形。

4. 房室交接性逆向型反复搏动

(1)基本概念：指房室交接性早搏、逸搏先沿房室正道前传心室产生 QRS 波群，同时也逆传心房产生 P⁻ 波，该 P⁻ 波激动再循房室旁道前传心室产生完全性预激 QRS 波群，形成交接性 QRS-P⁻-完全性预激 QRS 序列。

(2)折返环路：房室交接性激动先沿房室正道前传→心室→但房室旁道逆传受阻或单向阻滞，同时该激动沿房室正道逆传至心房→房室旁道前传→心室。

(3)心电图特征：①多由适时的房室交接性早搏、逸搏等激动所诱发；②必有逆行 P⁻ 波出现，呈交接性 QRS-P⁻-完全性预激 QRS。

5. 室性顺向型房室反复搏动

(1)基本概念：指室性早搏、逸搏、心室人工起搏等激动先沿房室旁道逆传心房产生 P⁻ 波，后循房室正道前传心室产生 QRS 波群，出现 1～2 次折返搏动，形成 QRS'-P⁻-QRS 或 QRS'-P⁻-QRS-P⁻-QRS 序列。

(2)折返环路：室性异位激动沿房室旁道逆传→心房→房室正道前传→心室。

(3)心电图特征：①多由适时的室性早搏、逸搏、心室人工起搏等激动所诱发；②必有逆行 P⁻ 波出现，呈 QRS'-P⁻-QRS 或 QRS'-P⁻-QRS-P⁻-QRS 序列；反复搏动 QRS 波形态正常或伴心室内差异性传导、束支阻滞图形；③R'-P⁻ 间期＜P⁻-R 间期，R'-P⁻ 间期＞0.08s，P⁻-R 间期均≥P-R 间期。

6. 室性逆向型房室反复搏动

(1)基本概念：指室性早搏、逸搏、心室人工起搏等激动先沿房室正道逆传心房产生 P⁻ 波，后循房室旁道前传心室产生完全性预激 QRS 波群，出现 1～2 次折返搏动，形成 QRS'-P⁻-预激 QRS 或 QRS'-P⁻-预激 QRS-P⁻-预激 QRS 序列。

(2)折返环路：室性异位激动沿房室正道逆传→心房→房室旁道前传→心室。

(3)心电图特征：①多由适时的室性早搏、逸搏、心室人工起搏等激动所诱发；②必有逆行 P⁻ 波出现，呈 QRS'-P⁻-预激 QRS 或 QRS'-P⁻-预激 QRS-P⁻-预激 QRS 序列；③R'-P⁻ 间期＞P⁻-R 间期，P⁻-R 间期＜0.12s。

(二)房室折返性心动过速

有旁道参与的房室折返搏动连续出现≥3 次，便称为房室折返性心动过速，为传导组织中最大的折返环，有 2 种类型。

1. 顺向型房室折返性心动过速

(1)折返环路：心房→房室正道前传→心室→房室旁道逆传→心房，周而复始。

(2)发生机制：房室旁道前向传导的有效不应期大于逆向传导的有效不应期，旁道仅有逆传功能而无前传功能形成隐匿性旁道，适时的室上性激动沿房室正道下传心室，旁道逆传心房，产生连续折返。

(3)心电图特征：①房性或室性早搏可诱发或终止心动过速。②心室率很快，绝大多数≥200

次/min,R-R 间期规则或长、短交替。③QRS 波形正常和(或)呈功能性束支阻滞图形,两者波形并存时,后者的 R-R 间期较前者延长≥35ms,且同时伴有 R-P⁻ 间期延长,表明束支阻滞型同侧存在游离壁旁道。④常伴有 QRS 波幅电交替,窄 QRS 波心动过速伴 QRS 波幅电交替对判断顺向型房室折返性心动过速具有高度的特异性(图 14-17)。⑤在 ST 段或 T 波上必有逆行 P⁻波,其 R-P⁻ 间期<P⁻-R 间期,且 R-P⁻ 间期>0.08s,可与房室结内慢-快型折返性心动过速相鉴别。⑥若逆行 P⁻波在 Ⅰ 导联倒置、V₁ 导联直立,食管导联 R-P⁻ 间期<V₁ 导联 R-P⁻ 间期,是左侧旁道参与折返的特征性改变(图 14-18);若逆行 P⁻波在 Ⅰ 导联直立、V₁ 导联倒置,食管导联 R-P⁻ 间期>V₁ 导联 R-P⁻ 间期,是右侧旁道参与折返的特征性改变;若逆行 P⁻波在 Ⅱ、Ⅲ、aVF 导联呈深倒置,是后间隔旁道折返所致;若同一导联出现两种 R-P⁻ 间期或两种逆行 P⁻波或房性融合波,是多旁道参与折返的表现。⑦若发生二度房室传导阻滞或室房传导阻滞,心动过速将立即终止,这是房室旁道折返性心动过速的特征性改变。

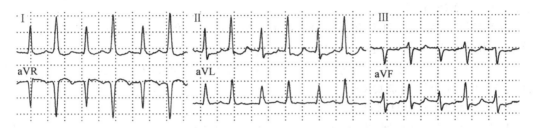

图 14-17　室上性心动过速伴 R-R 间期短长交替(0.30s、0.34s)及
QRS-T 波群电交替现象,提示顺向型房室折返性心动过速

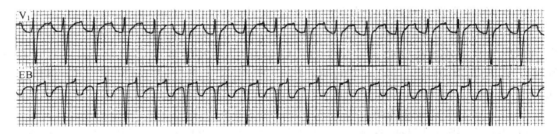

图 14-18　左侧旁道参与折返的顺向型房室折返性心动过速(下行为食道导联)

2. 逆向型房室折返性心动过速

(1)折返环路:心房→房室旁道前传→心室→房室正道逆传→心房,周而复始。

(2)发生机制:形成这种折返需具备 3 个条件:①房室旁道前传的有效不应期比房室结短,而逆传的不应期比房室结长;②房室正道有稳定的逆传能力;③有足够长的折返时间。

(3)心电图特征:①房性或室性早搏可诱发或终止心动过速;②心室率很快,通常≥200 次/min,R-R 间期规则;③QRS 波群宽大畸形,呈完全性预激波形,与既往预激波形相似或更宽大;④如能辨认出逆行 P⁻波,则 R-P⁻ 间期>P⁻-R 间期,且 P⁻-R 间期<0.12s(图 31-6)。与室性心动过速鉴别有时很困难,最有用的鉴别要点是:该宽大畸形 QRS 波群是否与既往预激波形或室性早搏波形相似,有无逆行 P⁻波及房室分离。

(三)Mahaim 纤维参与的折返性心动过速

(1)心动过速的 QRS 波群起始部有"δ"波,时间增宽,但<0.15s。

(2)心动过速的 R-R 间期在 0.22~0.45s,频率 140~275 次/min。

(3)QRS 波群在 Ⅰ 导联呈 R 型,Ⅲ 导联呈 rS 型,电轴左偏(0~-75°)。

(4)胸前导联 QRS 主波向下转为向上的过渡区在 V₄ 导联之后(图 31-7)。

三、鉴别诊断

(一)房室反复搏动与房室结内反复搏动的鉴别(表 14-1)

表 14-1 房室反复搏动与房室结内反复搏动的鉴别

鉴别要点	房室反复搏动	房室结内反复搏动
①折返部位	包括心房、房室正道、心室、房室旁道	仅局限于房室结内
②漏搏情况	心房、心室必须参与折返,不会出现漏搏情况,一旦出现,反复搏动立即终止	可伴有心房或心室漏搏情况,形成不完全性反复搏动
③R-P⁻ 间期	顺向型窦性、房性反复搏动的 R-P⁻ 间期 >0.08s	慢-快型窦性、房性反复搏动的 R-P⁻ 间期 <0.08s
④反复搏动 QRS 波形	逆向型反复搏动呈完全性预激波形,顺向型反复搏动呈正常形态或伴心室内差异性传导	呈正常形态或伴心室内差异性传导
⑤发生率	仅见于显性、隐匿性预激综合证,相对少见	见于房室结双径路、多径路传导,相对多见

(二)顺向型房室折返性心动过速与慢-快型房室结内折返性心动过速的鉴别(表 14-2)

表 14-2 顺向型房室折返性心动过速与慢-快型房室结内折返性心动过速的鉴别

鉴别要点	顺向型房室折返性心动过速	慢-快型房室结内折返性心动过速
①诱发心动过速的 P-R 间期	大多正常	突然延长
②逆行 P⁻ 波发生率	一定有 P⁻ 波出现	不一定有 P⁻ 波出现
③心动过速 R-R 间期	可有长、短交替出现	绝对规则
④R-P⁻ 间期	>0.08s	<0.08s
⑤房室分离	无	可有
⑥刺激迷走神经	多不能终止心动过速	多能终止心动过速
⑦电生理检查	心内膜标测可确定旁道所在部位	P-R 间期呈跳跃式延长
⑧发生率	仅见于显性、隐匿性预综合征,相对少见	见于房室结双经路、多经路传导,相对多见

第七节 并行灶周围折返性心律失常

请见第十六章第七节特殊类型的并行心律:二、并行灶周围显性和隐性折返(包括并行灶周围折返径路内文氏现象及折返性心动过速)。

第十五章

自律性增高型心律失常

第一节 概 述

一、心肌细胞类型

根据心肌细胞的解剖、组织学特点、生理特性及功能上区别，心肌细胞可分为六类。

(1)优先起搏细胞：仅分布在窦房结中。具有自律性。很多优先起搏细胞相互连接成优先起搏点。

(2)潜在起搏细胞：分布于优先起搏细胞的外围及窦房结以外的组织，如右心房、冠状窦、房室结等。具有自律性，但节律较慢。主要生理功能是将冲动从优先起搏细胞传出，同时具有潜在起搏作用。

(3)过渡型细胞：介于潜在起搏细胞与心房肌细胞之间。在正常情况下无自律性，其生理功能是将冲动从窦房结传至心房。

(4)心房肌细胞：具有收缩功能而无自律性。

(5)心室肌细胞：具有收缩功能而无自律性。

(6)浦肯野纤维细胞：几乎分布在心室特殊传导系统的浦肯野纤维网中，少量分布在房室结，具有自律性。

二、自律细胞分布及其强度

(1)窦房结：在正常情况下，窦房结自律性最高，达 60～100 次/min，成为心脏最高起搏点。自律性增高时，将出现窦性早搏、窦性心动过速。

(2)心房：心房内传导组织(结间束、房间束)的起搏点发放频率为 50～60 次/min。自律性轻度增高时，将出现加速的房性逸搏及其心律；自律性中度增高时，将出现房性早搏和房性心动过速；自律性重度增高时，将出现心房扑动；自律性极度增高时，将出现心房颤动。

(3)房室交接区：为次级起搏点，发放频率为 40～60 次/min。自律性轻度增高时，将出现加速的房室交接性逸搏及其心律；自律性中度增高时，将出现房室交接性早搏和交接性心动过速。

(4)心室：心室内传导组织(束支、分支、浦肯野纤维)的起搏点发放频率为 20～40 次/min。自律性轻度增高时，将出现加速的室性逸搏及其心律；自律性中度增高时，将出现室性早搏和室性心动过速。

(5)Kent 束：Kent 束的慢旁道是由希-浦传导组织构成，具有自律性，发放频率为 40～60 次/min。现已证明在旁道束纤维内或旁道束插入心房和心室的部位均易产生异位激动，所形成的早搏大多以并行节奏点的性质单个出现，有时亦可形成异位心律。

三、各起搏点节律的相互关系

心脏最高起搏点窦房结对下级潜在起搏点的控制主要是通过"抢先占领"和"超速抑制"来实

现的。

(1)抢先占领:窦房结起搏点自律性最高,抢先发放激动下传心房、心室,沿途所经过的各级潜在起搏点均被窦性激动所重整。

(2)超速抑制:窦房结发放的快频率冲动对下级潜在起搏点起直接超速抑制作用,频率差别愈大,对低位起搏点抑制的程度愈严重;反之,当下级潜在起搏点自律性明显增高形成快速性心律失常时,对窦房结的节律也有直接超速抑制作用,心动过速终止后,窦房结需要较长时间才能恢复窦性节律。

四、影响自律性的电生理因素

(1)4 相除极化速度:4 相除极化又称为舒张期自动除极化,其速度愈快、坡度愈陡,则到达阈电位所需的时间愈少,单位时间内发放冲动的频率愈快,自律性增高;反之,则自律性降低。舒张期自动除极化速度在快反应自律细胞(结间束、希氏束、束支、浦肯野纤维)取决于起搏电流的强度,在慢反应自律细胞(窦房结、房室结)则取于钙离子内流的速度。

(2)舒张期膜电位水平:最大舒张期膜电位水平上移(负值减少),到达阈电位的时间缩短,可使自律性增高;反之,最大舒张期膜电位水平下移(负值增大),到达阈电位的时间延长,则自律性降低。

(3)阈电位水平:阈电位水平下移(负值增大),从最大舒张期膜电位到达阈电位所需时间缩短,可使自律性增高;反之,阈电位水平上移,则自律性降低。

五、自律性强度的分级

0 级为停搏,1 级为过缓的逸搏心律,2 级为正常频率的逸搏心律,3 级为加速的逸搏心律,4 级为早搏性心动过速,5 级为心房或心室扑动,6 级为心房或心室颤动。

六、自律性增高引起的心律失常特征

(1)异位起搏点周围无传入阻滞保护,易被主导节律重整。若起搏点单个提早发放冲动,则其偶联间期不等,两异位搏动之间无倍数关系。

(2)若异位起搏点连续发放冲动,则可有起步现象(又称为温醒现象)或冷却现象。

第二节　窦房结自律性增高型心律失常

一、窦性心动过速

1. 发生机制

窦性心动过速是人体生理性或病理性应激反应的表现,通常是因迷走神经张力减弱或交感神经张力增高引起窦房结 4 相自动除极化速度加快所致。

2. 心电图特征

(1)窦性心动过速时,冲动发自窦房结头部,故 Ⅱ、Ⅲ、aVF 导联 P 波直立且振幅较高,aVR 导联倒置较深。

(2)P 波频率多在 100~160 次/min(新生儿~2 岁>150 次/min,2~4 岁>125 次/min,4~6 岁>115 次/min),极量活动时可达 180 次/min 左右。

(3)窦性心动过速开始阶段,频率逐渐加快直至达到相对的稳定状态;终止时,频率逐渐减慢到原有的频率。

(4)可伴有 ST 段压低、T 波低平。

二、不适当性窦性心动过速

不适当性窦性心动过速又称为非阵发性窦性心动过速或持续性窦性心动过速,是一种难以明

确定义的临床综合征。

1. 发病机制

(1)自主神经调节窦房结节律功能异常:表现为交感神经张力过高,迷走神经张力过低。

(2)窦房结本身节律功能异常:表现为内源性窦房结自律性(固有心率)显著增快,心脏迷走神经反射传出下降及对β肾上腺素能的敏感性增加。

2. 心电图特征

(1)24h 心电图分析总心率、平均心率和休息睡眠时心率均增加,运动耐量明显下降,轻微活动便可引起过度的心率反应,常≥140 次/min,心率呈不相称性增加。

(2)P 波极性与正常窦性 P 波一致。

(3)排除引起窦性心动过速的其他原因,如贫血、甲状腺功能亢进、妊娠、药物等。

(4)病程长达数年,以年轻女性多见,约占 90%。

三、慢性非阵发性窦性心动过速

这是一种少见的特殊类型的窦性心动过速,是由于自主神经调节失调,如交感神经张力过高或迷走神经张力过低,导致窦房结自律性过高所致。主要发生在健康人,无明确病因,持续数月至数年,预后良好。

四、窦性早搏

窦性早搏的偶联间期不等,两异位搏动之间无倍数关系。

第二节　心房自律性增高型心律失常

一、加速的房性逸搏及其心律

1. 基本概念

心房内异位起搏点自律性轻度增高时(频率 61～100 次/min),出现 1～2 个搏动,称为加速的房性逸搏;若连续出现≥3 个搏动,则称为加速的房性逸搏心律。

2. 发生机制

心房内异位起搏点频率超过窦性或其他异位起搏点的频率。

3. 心电图特征

(1)略提早出现的 P′波形态与窦性 P 波不一致,多发生在舒张中、晚期。

(2)偶联间期 0.60～1.0s,可相等或不一致,其长短代表异位起搏点自律性的高低。

(3)多呈完全性代偿间歇。因发生在舒张中、晚期的加速的房性逸搏逆传时与窦性搏动在窦房交接区发生干扰,未能重整窦性节律。

(4)若单个、成对出现,则两异位搏动之间无倍数关系。

(5)若异位搏动连续出现,频率 61～100 次/min,可有起步现象。若心电图上始终未见窦性 P 波,仅出现单一的房性 P′波,则称为加速的房性逸搏心律(图 15-1);若窦性 P 波与房性 P′波频率接近,两者竞争性地控制心房,则称为非阵发性房性心动过速,此时可见房性融合波(图 15-2)。

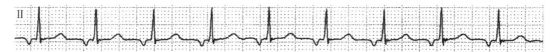

图 15-1　加速的房性逸搏心律(92 次/min)

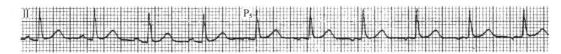

图 15-2　非阵发性房性心动过速伴房性融合波(P_5)

4. 临床意义

加速的房性逸搏及其心律的出现,若不伴有窦性心律竞争,则说明窦房结自律性降低,部分见于器质性心脏病,如冠心病、病窦综合征等;部分则无器质性心脏病。若伴有窦房结-心房节律竞争,则见于心肌炎、急性心肌梗死、洋地黄中毒及心脏手术等。

二、自律性房性早搏及其心动过速

1. 基本概念

心房内异位起搏点自律性中度增高时(频率>100 次/min),出现 1~2 个搏动,称为房性早搏、成对房性早搏;若连续出现≥3 个搏动,则称为短阵性房性心动过速;若持续时间较长,则称为阵发性或持续性房性心动过速。

2. 心电图特征

(1)房性早搏 P′波形态一致,偶联间期不等且较短(<0.60s),多发生在收缩晚期、舒张早期,易出现阻滞型、干扰性 P′-R 间期延长及心室内差异性传导,两异位搏动之间无倍数关系。

(2)自律性房性心动过速多呈短阵性反复发作,频率易变,101~250 次/min,可有起步现象。刺激迷走神经、早搏、调搏均不能使心动过速终止(图 15-3)。

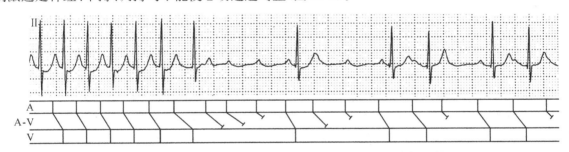

图 15-3　自律性增高型房性心动过速伴二度房室传导阻滞

3. 临床意义

自律性房性心动过速常见于心肌缺血、炎症等器质性心脏病、洋地黄过量及低钾血症等患者。

三、紊乱性房性心动过速

1. 基本概念

心房内异位起搏点≥3 个,其自律性中度增高(频率≥100 次/min),连续出现≥3 个搏动,称为紊乱性房性心动过速。

2. 心电图特征

(1)提早出现的 P′波形态≥3 种(不含房性融合波)。

(2)P′-P′间期长短不一,有等电位线,频率 100~250 次/min。

(3)P′-R 间期长短不一。

(4)心室率快而不规则,常合并不同程度房室传导阻滞。

3. 临床意义

常见于肺心病、冠心病、洋地黄中毒等,为心房颤动的前奏。

四、自律性增高型心房扑动

心房内异位起搏点自律性重度增高时,频率多＞250 次/min,其 F-F 间期长短不一,若连续出现≥3 个搏动,则称为自律性增高型心房扑动(图 15-4)。

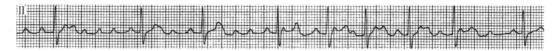

图 15-4　自律性增高型心房扑动伴正常心室率,房室呈 2∶1～5∶1 传导

第四节　房室交接区自律性增高型心律失常

一、加速的房室交接性逸搏及其心律

1. 基本概念

房室交接区异位起搏点自律性轻度增高时(频率 61～100 次/min),出现 1～2 个搏动,称为加速的房室交接性逸搏;若连续出现≥3 个搏动,则称为加速的房室交接性逸搏心律。

2. 发生机制

房室交接性异位起搏点频率超过窦房结或其他异位起搏点的频率。

3. 心电图特征

(1)略提早出现 P^--QRS-T 波群(P^--R 间期＜0.12s)、QRS-T 波、QRS-P^--T 波群(R-P^- 间期＜0.16s),QRS 波形正常或伴非时相性心室内差异性传导。

(2)偶联间期 0.6～1.0s,可相等或不一致,其长短代表异位起搏点自律性的高低。

(3)多呈完全性代偿间歇,表明窦性节律未被重整。

(4)若单个、成对出现,则两异位搏动之间无倍数关系。

(5)若连续出现时,频率 60～100 次/min,可有起步现象。若心电图上始终未见窦性 P 波,仅出现单一的房室交接区异位节律,则称为加速的房室交接性逸搏心律;若窦性 P 波与房室交接区异位节律频率接近,两者竞争性地控制心室,则称为非阵发性房室交接性心动过速,此时可见不完全性干扰性房室分离;若房室交接区异位节律逆传心房,则易与窦性激动在心房内产生房性融合波,两者竞争性地控制心房(图 15-5)。

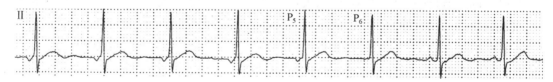

图 15-5　非阵发性房室交接性心动过速(71 次/min)及房性融合波(P_5、P_6)

4. 临床意义

与加速的房性逸搏及其心律的临床意义相同。

二、自律性房室交接性早搏及其心动过速

1. 基本概念

房室交接性异位起搏点自律性中度增高时(频率＞100 次/min),出现 1～2 个搏动,称为房室交接性早搏、成对房室交接性早搏;若连续出现≥3 个搏动,称为短阵性房室交接性心动过速;若持续时间较长,则称为阵发性、持续性或无休止性房室交接性心动过速。

2. 心电图特征

（1）房室交接性早搏的偶联间期不等且较短（<0.60s），两异位搏动之间无倍数关系，QRS 波形正常或伴非时相性心室内差异性传导。

（2）房室交接性心动过速频率一般在 101～150 次/min，可有起步现象。刺激迷走神经、早搏、调搏均不能使心动过速终止（图 15-6）。

（3）无休止性房室交接性心动过速有 3 种类型：①儿童型：存在明显的遗传倾向，自幼发病，心动过速的频率高达 230 次/min，多呈无休止性发作，药物治疗效果差，易发生心动过速性心肌病，预后差，病死率高；②成年型：成年发病，心动过速的频率多在 101～150 次/min，药物治疗效果尚可，预后相对良好（图 15-7）；③先心病外科手术型：发病于先心病外科手术后，常为一过性，约持续数天后自行停止。

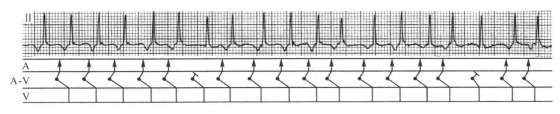

图 15-6　自律性增高型房室交接性心动过速，有时伴结-房逆传二度阻滞

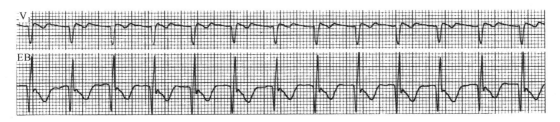

图 15-7　50 岁男性患者，持续性心动过速半年余。下行为食道导联，食道调搏终止心动过速后未能诱发 S-R 间期跳跃现象及心动过速，提示成年型无休止性房室交接性心动过速（频率 125 次/min，V$_1$ 导联 QRS 波群终末部有 P$^-$波重叠）

4. 临床意义

常见于器质性心脏病、洋地黄过量及低钾血症等患者。

第五节　心室自律性增高型心律失常

一、加速的室性逸搏及其心律

1. 基本概念

心室内异位起搏点自律性轻度增高时（频率 41～100 次/min），出现 1～2 个搏动，称为加速的室性逸搏；若连续出现≥3 个搏动，则称为加速的室性逸搏心律。若心室内有两个异位起搏点自律性轻度增高，则称为双源性加速的室性逸搏和（或）心律。

2. 发生机制

心室内异位起搏点频率超过窦性、心房及房室交接性起搏点的频率，或频率虽然未超过窦性、心房及房室交接性起搏点的频率，但由于存在高度～三度房室传导阻滞（阻滞部位发生在希氏束远端）或心房颤动在房室交接区内发生隐匿性传导引起较长的 R-R 间期。

3. 心电图特征

(1)略提早出现宽大畸形 QRS-T 波群,其前无相关 P 波。

(2)偶联间期 0.60~1.5s,可相等或不一致,其长短代表异位起搏点自律性的高低。

(3)可见室性融合波。

(4)若单个、成对出现,则两异位搏动之间无倍数关系。

(5)若宽大畸形 ORS-T 波群形态不一致,则表明心室内有多个起搏点,属多源性。

(6)若连续出现时,频率 41~100 次/min,可有起步现象。若心电图上始终未见窦性 P 波,仅出现单一的 QRS-T 波群,则称为加速的室性逸搏心律(图 15-8);若宽大畸形 QRS 波频率与窦性 P 波频率接近,两者竞争地控制心室,则称为非阵发性室性心动过速(频率 60~100 次/min),此时可出现干扰性房室分离、窦性夺获及室性融合波。

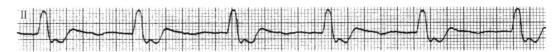

图 15-8　心肺复苏后患者出现加速的室性逸搏心律(54 次/min)

4. 临床意义

加速的室性逸搏及其心律,表明室性起搏点自律性增高,见于心肌炎、急性心肌梗死、洋地黄中毒、心肌再灌注损伤、心脏手术后等

二、自律性室性早搏及其心动过速

1. 基本概念

心室内异位起搏点自律性中度增高时(频率≥100 次/min),出现 1~2 个搏动,称为室性早搏、成对室性早搏;若连续出现≥3 个搏动,称为短阵性室性心动过速;若持续时间较长,则称为阵发性或持续性室性心动过速;若有两个起搏点自律性中度增高,则称为双源性室性早搏或双源性室性心动过速。

2. 自律性室性早搏心电图特征

(1)室性早搏 QRS 波形一致,偶联间期不等且较短(<0.60~0.80s),有时偶联间期特短的室性早搏可伴有心室内差异性传导,两异位搏动之间无倍数关系,可与并行心律型早搏相鉴别(图 15-9)。

(2)若室性早搏有两种 QRS 波形,偶联间期长短不一,则为双源性室性早搏。

(3)若室性早搏有多种 QRS 波形,偶联间期长短不一,则为多源性室性早搏。

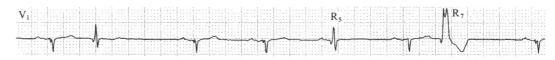

图 15-9　自律性增高型室性早搏伴室性融合波(R_5)及心室内差异性传导(R_7)

3. 自律性室性心动过速心电图特征

(1)心动过速 QRS 波群宽大畸形,时间≥0.12s。

(2)频率>100 次/min,多在 150 次/min 左右,可有起步现象。

(3)多呈短阵性反复发作,历时数秒钟,由 3~10 个室性 QRS 波群组成,多自行发作,自行终止。

(4)心动过速常由室性早搏诱发,两者形态多一致。

(5)可有窦性夺获、室性融合波出现。

（6）常出现不完全性干扰性房室分离（图 15-10）。

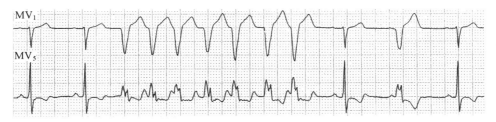

图 15-10　MV$_1$ 导联，定准电压 5mm/1mV，显示自律性增高型室性早搏及室性心动过速、ST-T 改变

4. 临床意义

常见于器质性心脏病、洋地黄过量及低钾血症等患者。

三、多源性室性心动过速

1. 基本概念

心室内异位起搏点≥3 个，其自律性中度增高（频率>100 次/min），连续出现≥3 个搏动，称为多源性室性心动过速。

2. 心电图特征

（1）心动过速由多源性室性早搏组成，QRS 波形态≥3 种（不含室性融合波）

（2）R′-R′间期长短不一，频率>100 次/min。

3. 临床意义

见于器质性心脏病特别是心肌梗死、心力衰竭及洋地黄过量、低钾血症等患者。

四、混合性室性异位心律

在一阵室性异位心律中，既有室性早搏，也有加速的室性逸搏及室性逸搏出现，其 R′-R′间期明显不等，长 R′-R′间期与短 R′-R′间期无倍数关系，称为混合性室性异位心律，系心室内异位起搏点自律性强度高低改变所致，心电图可诊断为室性早搏、加速的室性逸搏及室性逸搏组成的短阵性室性异位心律。

第六节　房室旁道自律性增高型心律失常

多以房室旁道性早搏、加速的旁道性逸搏及其心律（61～100 次/min）形式出现。提早出现的宽大畸形 QRS-T 波群类似于既往预激综合征时 QRS-T 波群，但更宽，表现为完全性预激波形特征。

第十六章

并行心律型心律失常

第一节 概 述

心脏内有两个节律点,各自独立地发放激动,竞争性地控制心房或心室,其中一个节律点周围有传入阻滞圈保护,免遭另一个节律点对其节律重整,这个被保护的节律点就称为并行心律。

一、发生机制

1. 并行节律点的形成

心脏某部分组织发生舒张期自动除极化达到阈电位,成为异位起搏点而有规律地发放激动,且不受主导节律的影响。

2. 保护性传入阻滞的机制

Rosenbaum 等认为传入阻滞是由 3 相阻滞和 4 相阻滞共同组成的,在这两相之间可以有或无一狭窄的正常传导窗。当主导节律的激动较早地到达异位起搏点周围时,受阻于动作电位 3 相而不能侵入;若较晚地到达又受阻于动作电位 4 相,也不能侵入异位起搏点。若 3 相和 4 相之间无传导窗,则产生完全性传入阻滞,并行节律点不受主导节律的影响;若 3 相和 4 相之间有一或宽或窄的传导窗,适时的主导节律的激动通过此窗传入并行节律点使其节律重整,便形成间歇性并行心律。

3. 传出阻滞

(1)传出阻滞是并行心律的另一重要特征,是一种单向阻滞。当并行节律点发放的激动出现在主导节律的绝对不应期时,便不能显现,系生理性干扰所致;若出现在主导节律的相对不应期内而未能显现时,则系 3 相传出阻滞所致;若出现在应激期内而未能显现,则存在真正的二度传出阻滞或 4 相传出阻滞。

(2)若并行灶周围出现高度或几乎完全性传出阻滞,则并行节律点以散在的单个早搏、加速的逸搏或逸搏形式出现。

(3)若并行灶周围出现较持久的双向阻滞,则形成隐匿性并行节律点。

(4)若并行节律点的频率快于主导节律,而又不存在传出阻滞,则形成并行性心动过速。

(5)Cranefield 认为传出阻滞的原因是隐匿性传导,即并行灶周围组织可被来自主导节律和并行节律点本身的激动不完全性侵入,使其周围组织的不应期延长,从而导致并行节律点的激动发生传出阻滞。

二、分类

(1)根据起源部位:分为窦性、房性、房室交接性、室性和旁道性并行心律,其中以室性并行心律最常见,房性、房室交接性并行心律次之。

(2)根据起搏点的多少:分为单源性、双源性、多源性和混合性并行心律。

（3）根据变异程度：分为典型、变异型（特殊类型）并行心律。

三、心电图基本特征

（1）偶联间期不等，互差＞0.08s，多数以早搏形式出现，也可以加速的逸搏或逸搏形式出现。

（2）最短的两异位搏动的间距相等或有一最大的公约数，互差（均值变异范围）≤±5％。均值变异范围的计算方法：均值＝（最大值＋最小值）÷2，均值变异范围＝（最大值－均值）÷均值×100％或（最小值－均值）÷均值×100％。

（3）可见房性或室性融合波。

（4）主导节律可被并行节律点激动所重整。

（5）并行心律的频率大多为 30～70 次/min。

四、鉴别诊断

1. 与自律性增高型早搏的鉴别

两者均表现为偶联间期不等，也可见融合波，但并行心律型早搏的两异位搏动之间有倍数关系（典型的并行心律）或部分有倍数关系（变异型的并行心律），而自律性增高型早搏则无倍数关系。

2. 与折返型早搏的鉴别

（1）偶联间期固定型并行心律与折返型早搏的鉴别：当并行心律的基本周期与主导节律有简单的倍数关系时，则偶联间期可凑巧固定，与折返型早搏难以区别；只有在心率变化过程中才能确认，如起卧活动、延长记录时间等，就能发现前者偶联间期不等，若伴有外出阻滞，则两异位搏动之间有倍数关系。

（2）偶联间期递增型或递减型间歇性并行心律与折返径路内交替性文氏周期或反向文氏周期的折返型早搏的鉴别：两者鉴别有时较困难，但毕竟前者属起源异常，两异位搏动的间距相等，与窦性周期的长短、偶联间期递增量或递减量的多少无关，非倍数长的两异位搏动间距的出现与逆偶联间期（P′-P 或 R′-R 间期）的长短有关，可找出传入并行灶的期限，介于 3 相和 4 相不应期之间的失保护期。而后者两异位搏动间距的长短与窦性周期、偶联间期的长短有关，偶联间期变短或变长需要经过 1 次折返中断后才会变短或变长。

五、临床意义

并行心律常见于老年人和器质性心脏病患者，也见于健康人（占 15％左右）；发病年龄在 50～70 岁之间发生率最高，约 65％的患者在 60 岁以上。男性约为女性的 2 倍。冠心病、高血压性心脏病是最常见的病因，常合并心力衰竭。并行节律点对抗心律失常药物比较耐药，有学者认为耐药的早搏，尤其是老年人，常提示并行心律所致。

第二节　窦性并行心律

窦性并行心律是一种比较少见而特殊的并行心律。它可以显性形式出现，即窦房结内存在两个节律点，其中一个节律点周围有传入性阻滞圈保护，免遭另一个节律点对其节律重整；亦可以隐性形式出现，"隐而不露"，由其他心律失常所揭示，即窦房结仅有一个节律点，其节律始终未被不同时相的房性早搏或（和）房性逸搏等异位激动所打乱，仍按自己固有的频率发放冲动，需要仔细分析方能明确诊断。

一、窦性并行心律的类型

1. 早搏型窦性并行心律

窦房结内有两个起搏点，其中一个为主导节律点，无传入性阻滞圈保护，可被另一个节律点的激动所重整；另一个节律点的周围有传入阻滞保护，免遭主导节律激动的侵入。

2. 由房性早搏揭示的窦性并行心律

当窦房交接区有传入阻滞保护时,也可形成窦性并行心律。此时偶联间期不等的不同时相的房性早搏,尤其是多源性房性早搏,均未能重整窦性节律而出现完全性代偿间歇。表明窦房结周围存在 3 相性传入阻滞,免遭房性异位激动的侵入,仍按原有的节律发放激动。

3. 由房性心动过速揭示的窦性并行心律

短阵性房性心动过速的异位冲动均未能侵入窦房结使其节律重整,窦性激动仍按原有的节律发放,表明窦房结周围存在 3 相性保护性传入阻滞。

4. 由窦房传导阻滞、房性逸搏及其心律揭示的窦性并行心律

窦性并行心律可与窦房传导阻滞同时存在,传出阻滞是不完全的,而传入阻滞则是完全的。此时发生的房性逸搏及其心律均不能逆传侵入窦房结使其节律重整,窦房结仍按原有的节律发放激动,表明窦房结周围存在 4 相性保护性传入阻滞。

5. 由房性逸搏、房性早搏共同揭示的窦性并行心律

此时窦房结周围同时存在 3 相、4 相性保护性传入阻滞。

二、各型窦性并行心律的心电图特征

(1)早搏型窦性并行心律:提早出现 P'-QRS-T 波群,P'波形态与窦性 P 波一致,呈等周期代偿间歇;偶联间期不等,两异位搏动的间距相等或呈倍数关系,互差≤±5%(图 16-1)。

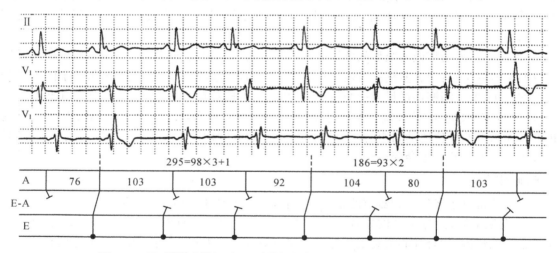

图 16-1　V₁导联连续记录,显示并行性窦性早搏二～三联律伴快频率
依赖性完全性右束支阻滞、不完全性右束支阻滞

(2)房性早搏揭示窦性并行心律:偶联间期不等的房性早搏或多源性房性早搏,均出现完全性代偿间歇,窦性激动按原有的节律发放激动,呈间位型房性早搏可使窦性 P 波后延(图 16-2)。

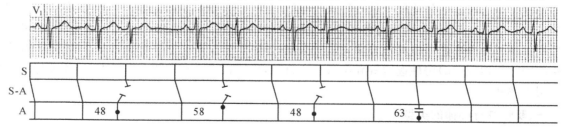

图 16-2　多源性房性早搏(含房性融合波)揭示窦性并行心律

(3)短阵性房性心动过速揭示窦性并行心律:当短阵性房性心动过速的 P'波落在收缩晚期和

舒张早期时,其前后两个窦性搏动的间期为窦性基本周期的倍数,表明房性心动过速 P′波的冲动均未能侵入窦房结使其节律重整,提示窦房交接区或窦房结周围存在 3 相性保护性传入阻滞(图16-3)。

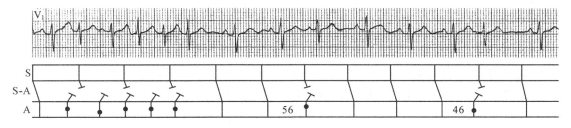

图 16-3　与图 16-2 系同时不连续记录,显示多源性房性早搏、短阵性房性心动过速揭示窦性并行心律

(4)房性逸搏揭示窦性并行心律:当二度窦房传导阻滞引起房性逸搏及其心律时,窦性的长 P-P 间期与短 P-P 间期仍呈倍数关系,房性逸搏未能逆传重整窦性节律(图16-4)。

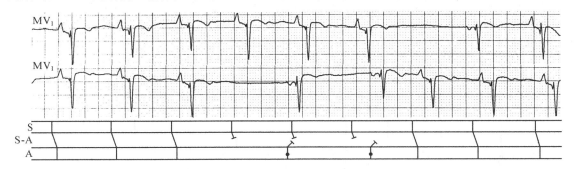

图 16-4　MV$_1$ 导联连续记录,显示二度Ⅱ型～高度窦房传导阻滞、房性逸搏伴不齐
或起步现象、房性逸搏揭示窦性并行心律、前间壁异常 Q 波

(5)房性逸搏、房性早搏并存揭示窦性并行心律:房性逸搏揭示窦房交接区存在传入 4 相阻滞、房性早搏揭示窦房交接区存在传入 3 相阻滞,由此组成了保护性传入阻滞圈(图16-5)。

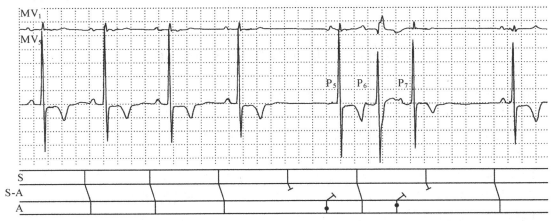

图 16-5　二度Ⅱ型窦房传导阻滞、房性逸搏(P$_5$)、房性早搏(P$_7$)、
窦性夺获伴心室内差异性传导(P$_6$)、窦性并行心律、T 波改变

(6)若窦性并行心律的频率＜60 次/min,则称为并行性窦性心动过缓;若频率在 60～100 次/min,则称为窦性并行心律;若频率＞100 次/min,则称为并行性窦性心动过速。

(7)可见房性融合波。

第三节　房性并行心律

典型房性并行心律的心电图特征如下：

（1）提早出现 P'-QRS-T 波群，P'波形态与窦性 P 波不一致，P'波下传时可出现各种房室干扰现象。

（2）偶联间期不等，互差＞0.08s，有时可出现逆偶联间期（P'-P 间期）固定现象。

（3）两异位搏动的间距（P'-P'间期）相等或有一最大公约数，互差≤±5%。

（4）常有房性融合波。

（5）常重整窦性节律出现不完全性代偿间歇。

（6）若异位搏动的基本周期＞1.2s，频率＜50 次/min，则称为过缓的房性并行心律；若异位搏动的基本周期 1.0～1.2s，频率 50～60 次/min，则称为房性并行心律；若异位搏动的基本周期在 0.6～1.0s，频率 61～100 次/min，则称为加速的房性并行心律；若异位搏动的基本周期在 0.24～0.6s，频率 101～250 次/min，P'-P'之间有等电位线者，则称为并行性房性心动过速；若异位搏动的基本周期在 0.17～0.24s，频率 251～350 次/min，呈锯齿状，则称为并行性心房扑动（图 16-6）。

（7）若并行节律点发放的激动在异-肌交接区发生多径路传出，则预期出现的 P'波形态多变。

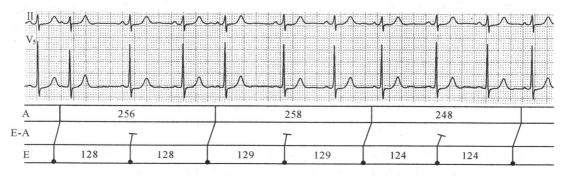

图 16-6　并行性房性早搏三联律

第四节　房室交接性并行心律

典型房室交接性并行心律的心电图特征如下：

（1）提早出现 QRS 波形与窦性一致或略异或部分伴有心室内差异性传导。

（2）逆行 P⁻波可位于 QRS 波群的前、中、后，其 P⁻-R 间期＜0.12s 或 R-P⁻间期＜0.16s 或无逆行 P⁻波。

（3）偶联间期不等，互差＞0.08s。若逆行 P⁻波位于 QRS 波群之前，则以 P-P⁻间期作为偶联间期；若逆行 P⁻波位于 QRS 波群之后，则以 R-R'间期作为偶联间期；若 P⁻波与 QRS 波群之间的关系随偶联间期的变化而变化，则以偶联间期长者为准（图 16-7、图 16-8）。

（4）两异位搏动的间距相等或有一最大公约数，互差≤±5%。因房室交接区搏动会出现前向或逆向传导延缓，故只需 P⁻-P⁻间期或 R'-R'间期一项符合有倍数关系即可。

（5）可见房性融合波。

（6）可有房室交接区隐匿性早搏引起的假性一度或二度房室传导阻滞而表现为突然出现长短不一的较长 P-R 间期或 P 波下传受阻（图 16-9）。

（7）若异位搏动的基本周期＞1.5s，频率＜40 次/min，则称为过缓的房室交接性并行心律；若

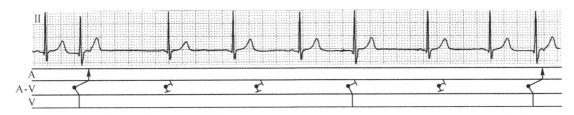

图 16-7　并行性房室交接性早搏伴非时相性心室内差异性传导

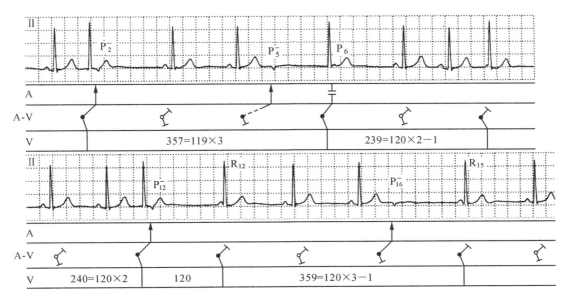

图 16-8　Ⅱ导联连续记录,显示窦性心律不齐、并行性房室交接性早搏及逸搏伴前传或(和)
逆传受阻,提示房室结逆传双径路或逆向传导延缓(P_5^-延迟出现)、房性融合波(P_6)

异位搏动的基本周期在 1.0～1.5s,频率 40～60 次/min,则称为房室交接性并行心律;若异位搏动的基本周期在 0.6～1.0s,频率 61～100 次/min,则称为加速的房室交接性并行心律;若异位搏动的基本周期<0.6s,频率>100 次/min,则称为并行性房室交接性心动过速。

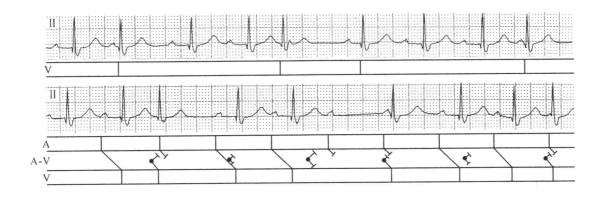

图 16-9　Ⅱ导联连续记录,显示一度房室传导阻滞、完全性右束支阻滞、房室交接性并
行心律(以早搏、逸搏形式出现)、隐匿性房室交接性早搏引起假性二度房室传导阻滞

第五节　室性并行心律

典型室性并行心律的心电图特征如下：

（1）提早出现宽大畸形的 QRS-T 波群，其前无相关的 P 波。

（2）偶联间期不等，互差＞0.08s，多以早搏形式出现，也可同时以逸搏、加速的逸搏形式出现。

（3）两异位搏动的间距相等或有一最大公约数，互差≤±5%。

（4）常有室性融合波出现。

（5）若异位搏动的基本周期＞3.0s，频率＜20 次/min，则称为过缓的室性并行心律；若异位搏动的基本周期在 1.5～3.0s，频率 20～40 次/min，则称为室性并行心律；若异位搏动的基本周期在 0.6～1.5s，频率 41～100 次/min，则称为加速的室性并行心律；若异位搏动的基本周期＜0.6s，频率＞100 次/min，则称为并行性室性心动过速（图 16-10、图 16-11、图 16-12）。

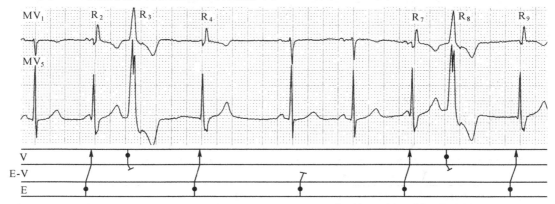

图 16-10　并行性舒张晚期室性早搏（R_2、R_7）及加速的室性逸搏（R_4、R_9）伴折返性室性早搏（R_3、R_8）

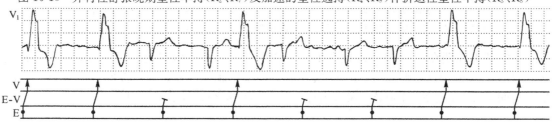

图 16-11　心房颤动、并行性特宽型室性早搏及加速的室性逸搏（QRS 时间 0.20s）

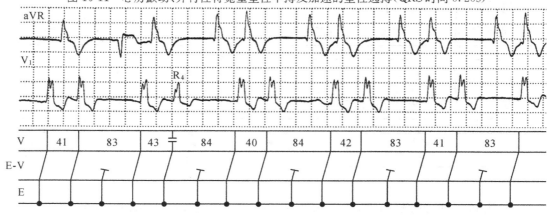

图 16-12　心房颤动、并行性室性心动过速伴异-肌交接区外出二度阻滞呈 3：2 传导、
不完全性干扰性房室脱节、室性融合波（下行 R_4）、提示洋地黄中毒

第六节　房室旁道性并行心律

房室旁道性并行心律少见,其心电图特征如下:

(1)提早出现宽大畸形的 QRS-T 波群类似于既往预激综合征时 QRS-T 波群,但更宽大,表现为完全性预激波形。

(2)可有逆行 P'波位于 QRS 波群的前、中、后或无逆行 P'波。若逆行 P'波位于 QRS 波群之前,其 P'-R 间期<0.12s,则与心房下部早搏伴预激综合征无法区别。

(3)偶联间期不等,互差>0.08s。

(4)两异位搏动的间距相等或有一最大公约数,互差≤±5%。

(5)常有室性融合波出现,系房室旁道异位起搏点激动沿旁道下传与窦性激动沿正道下传,两者在心室内产生融合所致。

(6)异位搏动的基本周期大多在 1.0~1.5s,频率 40~60 次/min(图 16-13)。

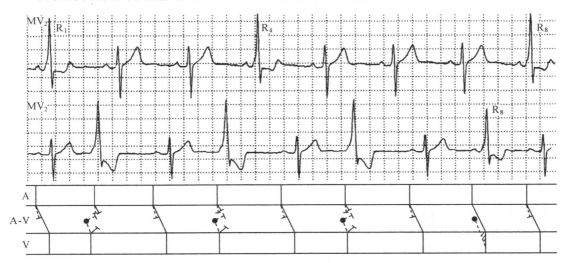

图 16-13　32 岁 A 型预激综合征患者,上行显示间歇性预激综合征,
下行出现频发并行性房室旁道性早搏二联律、室性融合波(R_8)

第七节　特殊类型的并行心律

一、间歇性并行心律

1. 电生理基础

并行灶周围由不同受损程度细胞环绕构成保护性阻滞区,其传入阻滞早期是 3 相阻滞,系其周围组织细胞复极延缓导致动作电位时间延长所致;传入阻滞晚期是 4 相阻滞,系部分组织细胞舒张期自动去极化加速→膜电位水平降低→0 期除极时上升速度减慢、幅度减低→传导速度减慢或阻滞所致。在 3 相和 4 相阻滞之间可有一狭窄的正常传导窗,适时的窦性激动可通过这一传导窗侵入并行灶使其节律重整而形成间歇性并行心律。

2. 心电图特征

(1)异位搏动的偶联间期不等。

(2)部分两异位搏动的间距相等或有倍数关系。

　　(3)有非倍数长的两异位搏动间距,它的出现与逆偶联间期(R'-R 间期)的长短有关,可找出传入并行灶的期限。一般介于早期和晚期之间(即 3 相和 4 相不应期之间的失保护期),即逆偶联间期短时,窦性激动不能侵入并行灶,为 3 相阻滞保护;逆偶联间期长时,窦性激动亦不能侵入并行灶,为 4 相阻滞保护;在短与长之间,窦性激动便能侵入并行灶。

　　(4)重排周期一般恒定,且大于并行灶的基本周期(图 16-14)。

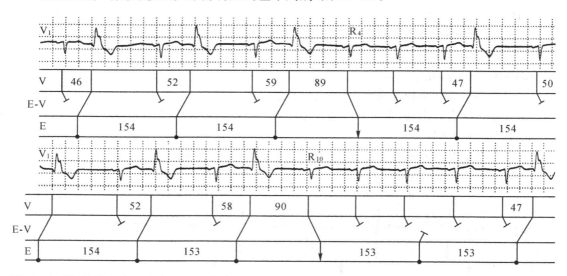

图 16-14　V_1 导联连续记录,定准电压 5mm/1mV。显示短阵性室性早搏二联律、偶联间期递增型的间歇性室性并行心律(当逆偶联间期≤0.90s 时,窦性激动侵入并行灶,如 R_4、R_{10} 搏动,阻滞圈是由 4 相阻滞保护)

二、并行灶周围显性和隐性折返(包括并行灶周围折返径路内文氏现象及折返性心动过速)

　　1. 电生理基础

　　保护性阻滞区从内到外细胞受损程度由重至轻,膜电位水平由小至大,故窦性激动传入过程呈衰减性传导,终止于保护性阻滞区的不同深度而呈隐匿性传导,所产生的不应期不一致可引发并行灶周围折返。此外,保护性阻滞区内还可存在单向阻滞,亦促使并行灶周围折返的形成。

　　2. 显性折返和隐性折返概念

　　并行灶发放的激动在传出过程中,部分激动可在并行灶周围组织产生折返。该折返激动既可再次兴奋并行灶使其节律重整或因并行灶尚处于前一激动的不应期而未被再次兴奋,也可传出保护性阻滞区使心房或心室除极而呈显性折返;若该折返激动未传出保护性阻滞区,仅使并行灶节律重整,则为隐性折返。

　　3. 心电图特征

　　(1)异位搏动的偶联间期不等。

　　(2)有多个成对早搏,其 R'-R' 间期一般恒定,为显性折返周期。

　　(3)长 R'-R' 间期不是成对早搏 R'-R' 间期的倍数,而是所测得并行灶基本周期的倍数和余数,其余数为成对早搏 R'-R' 间期的倍数(图 16-15)。

　　(4)若同时存在并行灶周围折返径路内文氏现象,则其显性折返搏动的 R'-R' 间期由长→短或由短→长,直至异位搏动消失,且能重复出现。

　　(5)若存在并行灶周围折返性心动过速,则连续出现≥3 次异位搏动,其折返心搏的 R'-R' 间期基本恒定(图 16-16)。

三、偶联间期递增型、递减型、固定型的并行心律

　　当并行灶基本周期稍长于两个窦性周期且呈二联律出现时,每个异位搏动愈来愈接近后面的

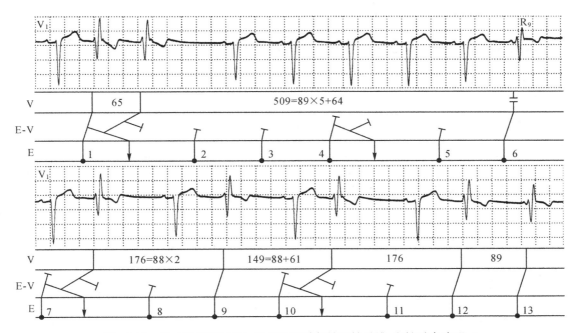

图 16-15　V₁ 导联连续记录,显示频发并行性室性早搏、室性融合波(R₉)
(有时呈成对及二联律)、室性并行灶周围呈显性或隐性折返四联律

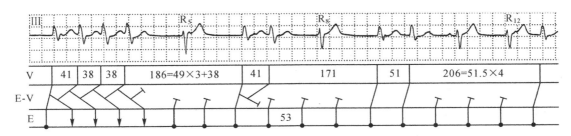

图 16-16　窦性心动过缓、频发加速的房室交接性逸搏(R₅、R₈、R₁₂)、频发并行性
室性早搏及加速的室性逸搏(系并行性室性心动过速伴外出高度阻滞所致)、并
行灶周围连续显性折返引起短阵性室性心动过速、不完全性干扰性房室脱节

窦性搏动,直至落到后一个窦性搏动的不应期内而消失,表现为偶联间期递增型的并行心律(图16-14),酷似折返型早搏伴折返径路内文氏现象。但前者属起源异常,与其前配对的心搏无关,两个异位搏动之间的距离相等或呈倍数关系,仍保持并行心律特征,或者相邻两个异位搏动的长 R′-R′间期虽然与等长的短 R′-R′间期无倍数关系,但与异位搏动的逆偶联间期的长短有关,可找出传入并行灶的期限。反之,当并行灶基本周期稍短于两个窦性周期且呈二联律出现时,则表现为偶联间期递减型的并行心律(图 16-17)。偶联间期固定型的并行心律很容易误诊为折返型早搏,在下列情况下,并行节律点的偶联间期可以固定:①并行节律点与主导节律偶合同步成为简单的倍数关系:此时偶联间期可以恒定,但采取措施改变主导节律频率,这种巧合现象即消失。②超常期应激:并行灶发放激动较弱,都是阈下刺激,只有落在主导节律隐匿性传入保护阻滞区所产生的超常期,才能引起兴奋,此时表现为间歇性偶联间期固定型的早搏。③逆偶联间期固定:并行灶有单向性保护性传入阻滞,其激动可侵入并重整主导节律的周期,于是主导节律便"主动"地与并行节律点保持着配对;若主导节律规则,则并行节律点就与主导节律保持固定的偶联间期(图 16-18)。

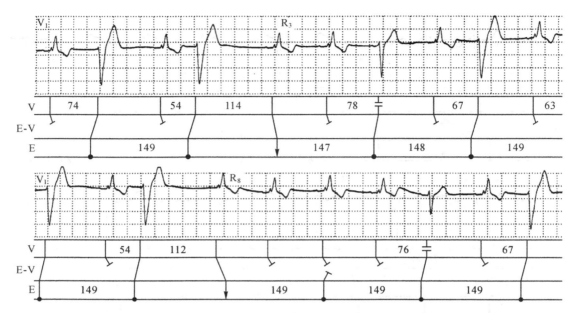

图 16-17　V₁ 导联连续记录,定准电压 5mm/1mV。显示完全性右束支阻滞、频发室性早搏及室性融合波,
呈短阵性二联律、偶联间期递减型的间歇性室性并行心律(当逆偶联间期≥1.12s 时,窦性激动便能
侵入并行灶,如 R₃、R₈ 搏动,阻滞圈是由 3 相阻滞保护),可能与右束支阻滞有关的室性并行心律

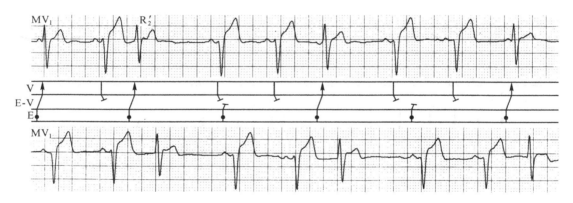

图 16-18　上、下两行 MV₁ 导联非连续记录,上行显示并行性高位室性早搏三联律,
有时伴逆传心房(R₂′),下行显示偶联间期固定型并行性高位室性早搏三联律

四、并行灶周围外出文氏现象

1. 电生理基础

(1)保护性阻滞区从内到外细胞受损程度由重到轻,膜电位水平由小到大,只要并行灶的激动
有足够的强度,传出一定范围后,其外出传导速度就逐渐加快。

(2)并行灶周围组织可被来自主导节律和并行灶节律本身的激动不完全性侵入而产生隐匿性
传导,使并行灶周围组织的不应期延长,从而引起外出阻滞。

2. 心电图特征

(1)异位搏动的偶联间期不等。

(2)异位搏动的 R′-R′ 间期由长→短→突长或由短→长→突长,周而复始。根据各组文氏周期
的长度可推算出并行灶的基本周期(图 16-19)。

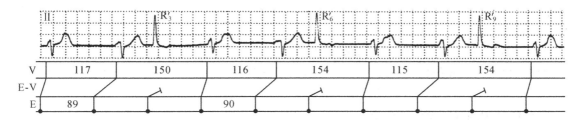

图 16-19　室性并行心律伴异-肌交接区外出 3∶2 文氏现象、
折返性室性早搏三联律（R_3'、R_6'、R_9'）、完全性干扰性房室脱节

五、并行灶周围外出交替性文氏周期

1. 电生理基础

保护性阻滞区由不同程度受损细胞组成，这是并行灶周围组织的近端和远端存在分层阻滞的电生理基础。

2. 心电图特征

（1）偶联间期不等。

（2）异位搏动的 R'-R' 间期由长→短→突长或由短→长→突长，周而复始。

（3）根据各组文氏周期长度推算出来的周期恰好为并行灶基本周期的 2 倍。

（4）若并行灶周围近端 2∶1 阻滞，远端文氏现象，导致连续 3 次并行灶激动外出受阻，则为 A 型交替性文氏周期；反之，近端文氏现象，远端 2∶1 阻滞，导致连续 2 次并行灶激动外出受阻，则为 B 型交替性文氏周期。以 A 型交替性文氏周期多见（图 50-7）。

六、并行灶周围外出韦金斯基现象

1. 电生理基础

（1）并行灶周围外出阻滞早期是 3 相阻滞，系其周围组织正处于主导节律激动后生理性不应期所致；晚期是 4 相阻滞，即预期应当出现并行灶节律点搏动而未能出现时，可能存在真正二～三度外出阻滞，与其周围组织舒张期自动除极化加速致膜电位降低有关，即 4 相阻滞。

（2）有学者认为外出阻滞的原因是隐匿性传导，即并行灶周围组织可被来自主导节律和（或）并行灶节律本身的激动不完全性侵入，使其周围组织的不应期延长，从而引起传出阻滞；同时亦可因总和现象而促进传导，即两个激动若分别到达某一抑制区时均不能通过，若同时到达该抑制区，则两个激动可因相互增强而能通过抑制区。

（3）主导节律的激动不完全性侵入并行灶保护性阻滞区内，使保护性阻滞区远端受到其激动强刺激后，应激阈值降低，适时而来的原不能通过阻滞区的并行灶激动却能意外地连续数次传至心室。

2. 心电图特征

（1）偶联间期不等。

（2）两异位搏动之间有倍数关系，并行灶周围呈高度外出阻滞。

（3）连续出现数次异位搏动与另一源早搏或适时的窦性激动刺激有关。

七、并行灶周围间歇性外出一度阻滞

1. 电生理基础

（1）主导节律激动以二度 Ⅰ 型、Ⅱ 型形式侵入并行灶保护性阻滞区内，使并行灶发放激动外出时遇及其相对不应期而出现传导延缓。

（2）并行灶周围出现纵向分离，异位搏动间歇性地由慢径路传出。

3. 心电图特征

(1)偶联间期不等。

(2)大部分两异位搏动的间距相等或呈倍数关系。

(3)有数个长、短异位搏动的间距出现,该长、短异位搏动间距之和恰好为并行灶基本周期的2倍。

八、并行灶周围外出多径路传导

1. 电生理基础

(1)并行灶激动可在保护性阻滞区周围的不同出口处传出。

(2)并行灶周围出现纵向分离,异位搏动间歇性地由快、慢径路传出。

2. 心电图特征

(1)偶联间期不等。

(2)异位搏动 P′ 波或 R′ 波形态多变。

(3)两异位搏动的间距相等或有倍数关系。

(4)有数个长、短异位搏动的间距出现,虽然长、短异位搏动的间距无倍数关系,但该长、短异位搏动的间距之和恰好为并行灶基本周期的2倍(图 16-20)。

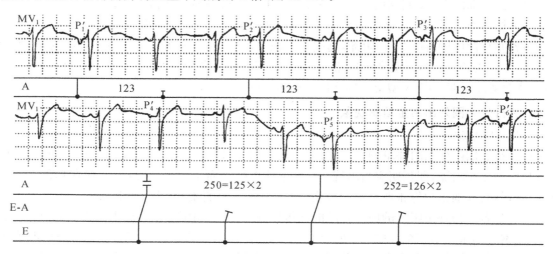

图 16-20　MV₁ 导联连续记录,显示并行性房性早搏及房性融合波呈三联律、
房性并行心律伴异-肌交接区多径路传导(P′₂、P′₃、P′₅、P′₆形态不一致)

3. 鉴别诊断

主要与多源性早搏相鉴别。后者亦属起源异常,与其前配对的心搏无关,但两异位搏动之间不等或无倍数关系而有别于并行灶周围外出多径路传导。

九、多重性并行心律

可表现为心房或心室内有 2 个源以上的并行节律点或心房、房室交接区、心室等部位同时存在 1 个源或 2 个源以上的并行节律点,由此产生多种形态的融合波、多种形态的 P′ 波或 R′ 波,往往使心律失常复杂化(图 16-21)。

十、与束支阻滞有关的室性并行心律

1. 电生理基础

Pick 等指出,只要有束支阻滞存在,就具备产生阻滞侧室性并行心律的条件,因阻滞远端的异位灶可保证不受主导节律的干扰。Watanabe 亦证明束支阻滞时室性并行心律常发生于束支阻滞

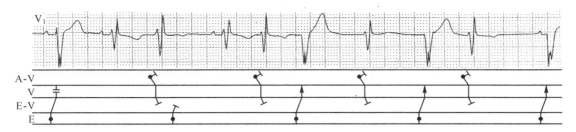

图 16-21　双重性并行心律（房室交接性、室性）、完全性右束支阻滞、不完全性干扰性房室脱节

区,保护机制也发生在阻滞束支中或在其周围组织中(图 16-17)。

2. 心电图特征

(1)主导节律的 QRS 波形呈束支阻滞型。

(2)室性异位搏动的 QRS 波形与主导节律束支阻滞形态相反,即主导节律呈右束支阻滞型,室性异位搏动呈左束支阻滞型。

(3)两异位搏动的间距相等或呈倍数关系。

(4)当束支阻滞消失时,该室性异位搏动消失或呈单纯性异位兴奋性增高特征,即两异位搏动之间无倍数关系。

十一、隐匿性并行心律

并行灶周围较持久地存在双向阻滞,其节律点处于隐匿状态。

十二、电紧张调频性并行心律

1. 概念

指窦性或异位搏动通过电紧张影响对并行灶激动的发放起着促进(加快)或延迟(减慢)的调频作用,使显性并行搏动之间缺乏倍数关系。

2. 延迟相、促进相的概念及机制

显性并行搏动出现与否,取决于其前的异-窦逆偶联间期的长短及并行灶周围心室肌是否脱离不应期。当逆偶联间期较短时(一般指短于并行灶基本周期的 1/2),可延迟并行搏动的释放,称为延迟相;当逆偶联间期较长时(一般指长于并行灶基本周期的 1/2~2/3),可促进并行搏动的提早释放,称为促进相;在延迟相和促进相之间的异-窦逆偶联间期即为双相性时相反应曲线(简称 BPC)的转折点(图 16-22、图 16-23)。Wennemark 等认为早期的电紧张影响是由于暂时性 K^+ 再激活导致心肌细胞部分复极,因而延迟了下一次冲动的释放,而晚期的电紧张影响是促进动作电位初相的 Na^+ 内流,使下一次冲动提早释放。

3. 诊断线索

(1)显性并行搏动的偶联间期不等,两异位搏动的间距无最大公约数,其间距的长短与异-窦逆偶联间期的长短有关,即存在"促进相"和(或)"延迟相"现象,应疑及电紧张调频性并行心律。

(2)若能构画出 BPC,则可诊断之。构画 BPC 时应推算:①真正(未调频)的并行灶基本周期(简称 E-P 间期);②调频的程序;③BPC 转折点的位置。以 E-P 间期确定最为重要,可从以下线索获得:①成对出现的两个异位搏动间期即为 E-P 间期的估计值;②若无成对搏动出现,则采用刺激迷走神经方法减慢窦性激动,使异位搏动连续出现;③当出现显性二联律时,取异-窦逆偶联间期最长一组的异位搏动间期作为 E-P 间期的估计值,此时真正 E-P 间期的值较 E-P 间期估计值略长。

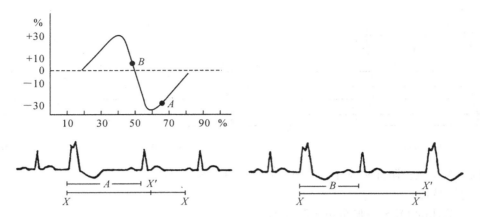

图 16-22　双相性时相反应曲线示意图。横坐标为异-窦逆偶联间期占异位搏动基本周期长度的百分率,纵坐标为异位搏动周期延长或缩短的百分率。A 点表示左图 ECG 中异-窦逆偶联间期,A 的长度相当于异位搏动基本周期长度 X-X 的 66%,即 2/3,其调频作用使异位搏动周期缩短 30%,即下一次异位搏动应于 X′处发出,但此时异位灶周围的心肌恰遇窦性搏动后的有效不应期,故 ECG 上无显性异位搏动出现。B 点表示右图 ECG 中异-窦逆偶联间期,B 的长度相当于异位搏动基本周期长度 X-X 的 50%,即 1/2,其调频作用使异位搏动周期延长 5%,当异位灶在 X′处发生搏动时,周围心肌正处于应激期,故 ECG 中有显性异位搏动出现

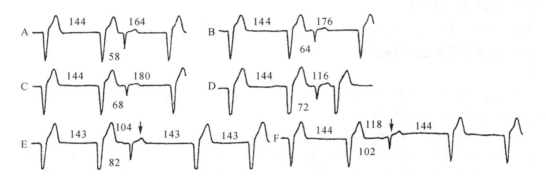

图 16-23　电紧张调频性室性并行心律。A 至 F 行为非连续记录的 V₁ 导联 ECG,呈左束支阻滞图形者为室性并行搏动,其基本周期为 1.44s(图中所标数值的单位为 cs)。每行第 3 个窄 QRS 波群均为其前窦性 P 波下传心室产生。自 A 至 C 行可见随着异-窦逆偶联间期逐渐延长(0.58s→0.68s),异位搏动周期亦逐渐比基本周期延长(1.64s→1.80s),此为延迟相现象。但自 D 至 F 行,随着异-窦逆联律间期继续延长(0.72s→1.02s),异位搏动间期均比原固有周期缩短(1.04s→1.18s),此为促进相现象。两者转折点的异-窦逆偶联间期约 0.70s 左右。E 和 F 行中箭头处显示异位搏动释放时恰遇周围心肌有效不应期,故呈隐匿性并行搏动

第十七章

触发活动型心律失常

一、概述

触发活动是引起心律失常的重要机制之一。它产生于前一心肌动作电位后所形成的膜电位振荡,若该电位达到阈电位水平时,便能形成 1 次早搏。该早搏的形成必须由前一动作电位所触发,故称为触发活动。这种在前一动作电位基础上产生的提前于下一个动作电位的振荡膜电位,称为后除极,它包括早期后除极(EAD)和延迟后除极(DAD)。

二、早期后除极

1. 基本概念

早期后除极是指发生在动作电位 2 相平台期或 3 相早期的振荡性电位变化。它出现在动作电位完全复极之前,大致相当于 ST 段、T 波顶峰之前,产生 Ron-T 现象的室性早搏。可以表现为 1 次激动,形成早搏;也可以发生连续激动,形成短阵性心动过速或颤动。多发生在基础频率缓慢时,呈现慢频率依赖性特征。由 Ca^{2+} 内流增加或(和)K^+ 外流减少引起,Ca^{2+} 拮抗剂、提高细胞外 K^+ 和 Mg^{2+} 浓度可有效地抑制早期后除极的形成。

2. 引发早期后除极的因素

早期后除极是平台期膜电位振荡所致,凡是影响 3 相复极,使动作电位曲线滞留在平台期的因素均可导致早期后除极。

(1)明显延长复极过程的因素,如长 Q-T 间期综合征、某些抗心律失常药物,如普鲁卡因酰胺等,使复极时间延长,有利于动作电位曲线滞留在平台期,产生振荡电位。

(2)低氧血症、高碳酸血症及儿茶酚胺浓度增高。

(3)电解质紊乱,如低钾血症、高钙血症等。

(4)心肌缺血、损伤及牵拉、挤压等机械刺激,如室壁瘤。

3. 早期后除极引起的心律失常特征

(1)室性早搏的偶联间期极短,发生在前一心搏 ST 段终末、T 波顶峰之前,Q-T 间期正常。发生 Ron-T 现象时,可形成尖端扭转型或多形性室性心动过速,用 Ca^{2+} 拮抗剂治疗极为有效(图 17-1)。

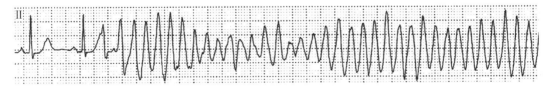

图 17-1　反复发作晕厥患者,极短偶联间期室性早搏诱发尖端扭转型室性心动过速(Ron-T 现象),该患者后转为心室颤动,可能由心室早期后除极所致,最终安装 ICD

(2)当发生触发活动条件不变时,被触发早搏的偶联间期相对固定,可形成二联律或心动过速。

（3）随着触发活动本身的复极，膜电位负值增大，心动过速最终会自行终止；在终止之前，其频率可以逐渐减慢。

（4）超速起搏可使动作电位时间缩短，能终止由触发机制引起的心动过速；相反，当心率减慢后，又可触发早期后除极及心动过速的发作。

三、延迟后除极

1. 基本概念

延迟后除极是指复极完成之后或终末时所产生的膜电位振荡。当该振荡电位达到阈电位水平时，便可触发激动，形成早搏；若触发活动的本身又引发一系列延迟后除极及其动作电位，则形成触发性心动过速。多发生在基础频率较快时，呈现快频率依赖性特征。延迟后除极产生的原因可能与细胞内 Ca^{2+} 超载使细胞膜对 Na^+ 通透性增高有关。

2. 引发延迟后除极的因素

（1）洋地黄类药物中毒：细胞膜上 Na^+-K^+ 泵受到抑制，导致细胞内 Na^+ 增加，通过 Na^+-Ca^{2+} 交换机制，Ca^{2+} 大量内流，细胞内 Ca^{2+} 超载，引起延迟后除极及一系列异位性心律失常。

（2）低钾血症：因 K^+ 与 Ca^{2+} 竞争性进入细胞内，细胞外低 K^+，使 Ca^{2+} 进入细胞内增多。

（3）血液中儿茶酚胺浓度增高：使内流 Ca^{2+} 加强。

（4）超速起搏：有利于细胞内 Ca^{2+} 积聚，使延迟后除极幅度增大，一旦达到阈电位即可触发。

（5）心肌缺血或心肌梗死。

（6）短偶联间期的早搏会使其后的延迟后除极幅度明显增加。

3. 延迟后除极引起的心律失常特征

（1）诱发延迟后除极的起搏频率相对较快，呈现快频率依赖性特征。

（2）随着起搏频率加快或偶联间期缩短，随后的延迟后除极幅度可更大，从而导致一连串的触发活动，形成异位性心动过速。

（3）触发性心动过速初始时有温醒现象，随后达到稳定，终止前有冷却现象。

（4）洋地黄、儿茶酚胺引起的触发活动常能自行终止，但终止后容易立即出现第 2 次触发活动。

（5）程序起搏可诱发或终止触发活动，超速起搏可使触发活动的频率增加。

四、触发活动在临床心律失常中的意义

1. 触发活动与室性心动过速

（1）维拉帕米（异搏定）能终止急性心肌梗死时室性心动过速，提示这种心律失常与 Ca^{2+} 内向电流有关。

（2）维拉帕米治疗极短偶联间期伴 Q-T 间期正常的多形性室性心动过速极为有效，提示该心动过速与早期后除极或慢通道 Ca^{2+} 内流引起折返有关。

（3）维拉帕米治疗特发性室性心动过速或分支性室性心动过速有效，提示该心动过速与触发活动有关。

（4）维拉帕米治疗并行性室性心动过速有效，提示并行灶的异常自律性可能与触发活动有关。

（5）二尖瓣脱垂症患者的室性心动过速发作可能与触发活动有关。

（6）急性心肌梗死进行溶栓治疗时，出现加速的室性逸搏心律可能与延迟后除极有关，也可能与瞬间外向 K^+ 电流介导的 2 相折返有关。

2. 触发活动与房性心动过速

多源性房性心动过速经维拉帕米治疗有效者，提示该心动过速与触发活动有关。

3. 洋地黄中毒性心律失常（室性早搏二联律、室性心动过速）可能与延迟后除极有关

4. 推测室壁瘤、心力衰竭或缺氧、儿茶酚胺浓度增高、低钾血症或运动诱发等因素引起的某些

心律失常,可能与触发活动有关(图 17-2)

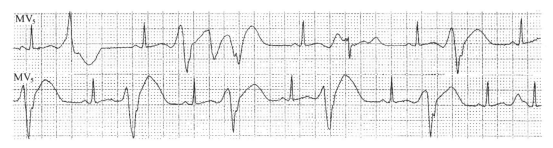

图 17-2　MV$_5$ 导联连续记录,定准电压 5mm/1mV。冠心病、低钾血症患者(血 K$^+$ 3.1mol/L)出现 T 波浅倒、U 波高大、多源性室性早搏呈二联律、短阵性室性心动过速,该心律失常可能由心室延迟后除极所致,即由高大 U 波触发引起

第十八章

文氏现象

第一节 概 述

1. 基本概念

(1)文氏现象:心脏传导系统中任何部位的传导速度逐搏减慢,直至出现传导中断现象,称为文氏现象或文氏型阻滞(又称为二度Ⅰ型阻滞)。若传导速度逐搏加快,直至出现传导中断现象,则称为反向文氏现象(又称为逆文氏现象)。

(2)文氏周期:指先后两次窦性或异位激动脱漏后的第1个搏动之间的距离称为文氏周期。根据文氏周期的长短,可推算出窦性或异位激动的基本周期,即文氏周期长度÷(文氏周期内 P-P 间期数+1)或文氏周期长度÷文氏周期内 P 波的个数。

2. 发生机制

文氏现象的本质是递减性传导,系心脏传导系统某部位的有效不应期和相对不应期轻、中度延长所致,一般以相对不应期延长为主。

3. 常见原因

(1)传导组织因缺血、炎症等病理性因素或由药物、电解质紊乱等因素影响。

(2)因心率增快或受迷走神经兴奋影响而造成的生理性文氏现象。

4. 发生部位

可发生在窦房交接区、心房、房室交接区(含双径路、希氏束)、束支、分支、浦肯野纤维与心室肌、房室旁道、异-肌交接区及早搏的折返径路内,但以房室交接区内文氏现象最为常见(约占80%),其次为窦房交接区内文氏现象。文氏现象可存在于顺向传导过程中,也可存在于逆向传导过程中,偶可在双向传导过程中同时出现。

5. 分类

文氏现象有多种分类方法,可根据阻滞部位、表现形式、传导速度、传导方向及临床意义等分类。

(1)根据阻滞部位:有窦房文氏现象、心房内文氏现象、房室交接区文氏现象(含双径路、希氏束)、束支内文氏现象、分支内文氏现象、浦肯野纤维与心室肌内文氏现象、房室旁道内文氏现象、异-肌交接区外出文氏现象及早搏的折返径路内文氏现象等9种类型。

(2)根据心电图表现形式:有典型文氏现象和不典型文氏现象2种类型,以后者为多见。一般传导比例>5:4者,多呈不典型文氏现象。

(3)根据传导速度:有正向文氏现象(传导速度逐搏减慢,即通常所说的文氏现象)和反向文氏现象(传导速度逐搏加快)2种类型,以前者为多见。

(4)根据传导方向:有前向性(顺向性)文氏现象、逆向性文氏现象和双向性文氏现象3种类型。

(5)根据临床意义:有病理性文氏现象和生理性文氏现象2种类型。这2种类型主要依据心率快慢及激动出现的时相进行区别。若心率>150 次/min 或激动出现在收缩中、晚期（即落在 ST 段、T 波上）时所出现的文氏现象，多为生理性文氏现象；若心率<150 次/min 或激动出现在舒张期（即落在 T 波以后的部位）时所出现的文氏现象，则为病理性文氏现象。

（6）根据阻滞部位多少：有双重性、多重性文氏现象及交替性文氏周期（又有 A 型、B 型之分）3 种类型。

（7）束支、分支内文氏现象可分为直接显示型、不完全隐匿型、完全隐匿型文氏现象 3 种类型。

6. 临床意义

由于文氏现象本身代表了中等程度的传导阻滞，多由器质性心脏病、药物、电解质紊乱或迷走神经张力过高等因素引起，故判断文氏现象的临床意义，除紧密结合临床外，还要注意其发生部位、出现时间、基础心率、持续时间等。一般来讲，文氏现象发生在白天、传导系统的多个部位、基础心率较慢、持续时间较长者，具有一定的临床价值；若发生在夜间、基础心率较快者，多由生理性文氏现象所致，一般无临床价值；若发生在异-肌交接区及早搏的折返径路内，则有利于减少或消除异位激动的发放。大多数文氏型房室传导阻滞的病变部位发生在房室结内，其预后较好；少数患者则发生在希氏束及束支内，易发展为三度房室传导阻滞，是安装人工起搏器的指征。一部分不典型的房室文氏现象，可能是房室结内双径路传导所致。窦房文氏现象若能排除药物影响，则可能是早期病窦综合征的表现。束支、分支内文氏现象，则是出现固定性或永久性束支、分支阻滞的前兆。

第二节　各个传导组织的文氏现象

一、传导组织中的顺向传导文氏现象

1. 窦房文氏现象

（1）典型的窦房文氏现象：①P-P 间期逐搏缩短，直至出现一个长 P-P 间期；②最长的 P-P 间期小于最短 P-P 间期的 2 倍；③长 P-P 间期后的第 1 个 P-P 间期大于长 P-P 间期前的任何一个 P-P 间期；④各心房脱漏后的第 1 个 P 波之间的距离，即为文氏周期，由此可推算出窦性节律的基本周期，为文氏周期长度÷（文氏周期内 P-P 间期数＋1）或文氏周期长度÷文氏周期内 P 波的个数；⑤上述现象必须重复出现≥2 个文氏周期。其 P-P 间期可用"渐短突长，周而复始"概括之。

（2）不典型的窦房文氏现象：①P-P 间期逐搏延长，直至出现一个长 P-P 间期；②最长的 P-P 间期小于最短 P-P 间期的 2 倍；③各心房脱漏后的第 1 个 P 波之间的距离，即为文氏周期；④上述现象必须重复出现≥2 个文氏周期；⑤部分不典型的窦房文氏现象与窦性心律不齐较难鉴别，但如 P 波形态一致，虽然 P-P 间期极不匀齐却很有规律，并能重复多个文氏周期，也能就此作出合理的推理性诊断（图 18-1）。其 P-P 间期可用"渐长突长，周而复始"概括之。

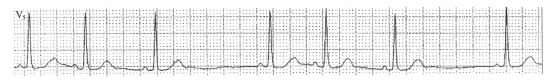

图 18-1　不典型的窦房文氏现象，呈 4∶3 传导

2. 心房内文氏现象（见第十九章第二节不完全性心房内传导阻滞）

3. 房室文氏现象

（1）典型的房室文氏现象：①P-R 间期呈进行性逐搏延长，直至出现 P 波受阻，QRS 波群脱漏；②P-R 间期延长的增量逐搏减少；③R-R 间期逐搏缩短，直至出现一个长 R-R 间期，最长的 R-R 间期小于最短 R-R 间期的 2 倍；④长 R-R 间期后的第 1 个 R-R 间期大于长 R-R 间期前的任何一个

R-R 间期;⑤长 R-R 间期后的第 1 个搏动的 P-R 间期多恢复正常;⑥上述现象必须重复出现≥2 个文氏周期。可用"P-R 间期逐搏延长、R-R 间期渐短突长,周而复始"来概括之(图 18-2)。

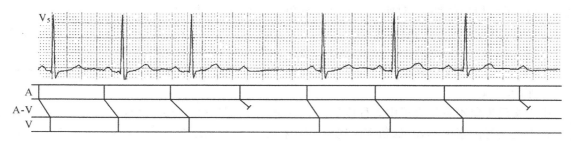

图 18-2　呈 4：3 传导的房室文氏现象

(2)不典型的房室文氏现象:由于窦性心律不齐、房室交接性逸搏的干扰、室性早搏、隐匿性传导、房室结内折返、超常期传导、房室结内双径路传导等因素的影响,使房室不典型文氏现象远较典型的多见。其心电图表现呈多样化改变:①虽然 P-R 间期逐搏延长,但延长的增量也逐搏延长,导致 R-R 间期逐搏延长,直至出现一个长 R-R 间期;②虽然 P-R 间期逐搏延长,但延长的增量长短不一,导致 R-R 间期长短不一,直至出现一个长 R-R 间期;③P-R 间期逐搏延长过程中,夹有等长的 P-R 间期(其递增量为零),出现 R-R 间期长短不一,直至出现一个长 R-R 间期;④文氏周期末一个 P-R 间期增量反而最大,使 P-R 间期特别延长,易产生心房回波终止文氏周期;⑤合并房室结内双径路传导,导致 R-R 间期长短不一;⑥长 R-R 间期内有隐匿性传导,出现顿挫型文氏现象或使长 R-R 间期后的第 1 个搏动的 P-R 间期长短不一(图 18-3、图 18-4)。

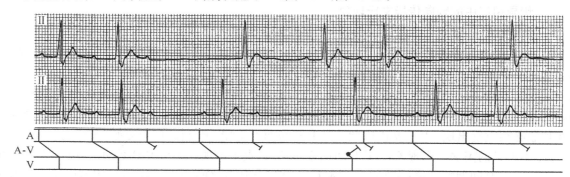

图 18-3　Ⅱ 导联连续记录,显示二度 Ⅱ 型窦房传导阻滞、不典型的房室文氏现象、
完全性右束支阻滞、缓慢的房室交接性逸搏、Q-T 间期缩短(0.28～0.30s)

(3)房室反向文氏现象:指突然延长的 P-R 间期呈进行性逐搏缩短直至恢复正常的现象。常见于:①文氏现象心室脱漏后继以连续的 2：1 传导,其中下传搏动的 P-R 间期先是突然延长,后逐搏缩短,直至恢复正常,再现文氏现象。可能与漏搏的激动在房室交接区内发生不同程度的隐匿性传导有关。②间位型房室交接性早搏或间位型室性早搏,使随后的窦性搏动的 P-R 间期突然延长,再逐搏缩短,直至恢复正常;与窦性搏动逐渐远离前一搏动的生理性不应期有关(图 18-5)。③真正的房室反向文氏现象,非常少见,其 P-R 间期呈进行性逐搏缩短,直至出现 P 波受阻,QRS 波群脱漏;若 P-R 间期缩短的增量逐搏减少,则 R-R 间期逐搏延长,直至出现一个长 R-R 间期;若 P-R 间期缩短的增量逐搏增加,则 R-R 间期逐搏缩短,直至出现一个长 R-R 间期。

4. 房室交接区双径路内文氏现象

P-P 间期基本规则时,出现长、短两组的 P-R 间期;短的一组 P-R 间期呈进行性逐搏延长,继而突然出现跳跃性长 P-R 间期,该长 P-R 间期也呈进行性逐搏延长,直至出现 P 波受阻,QRS 波群脱漏,或继而突然出现跳跃性短 P-R 间期。上述情况,周而复始,有规律地演变(图 18-6)。

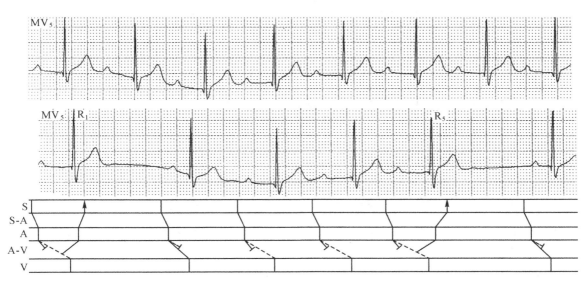

图18-4 上、下两行MV₅导联系同时不连续记录,上行显示一度房室传导阻滞(房室结慢径路传导),下行
显示房室结内双径路传导伴慢径路文氏现象及心房回波(R₁、R₅其终末S波较深,考虑有逆行P⁻波重叠)

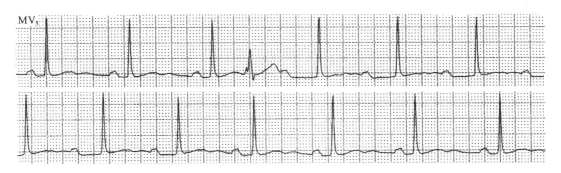

图18-5 MV₅导联连续记录,显示间位型室性早搏后出现房室反向不典型文氏现象、T波改变

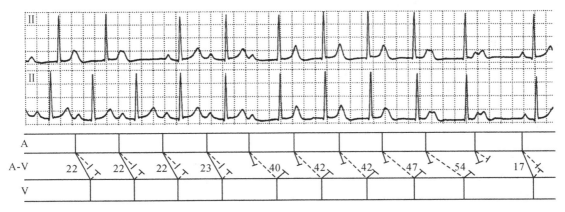

图18-6 Ⅱ导联连续记录,显示房室结内双径路传导伴快、慢径路同时
出现不典型文氏现象,快径路及慢径路均出现蝉联现象

5. 束支内文氏现象

诊断束支内文氏现象,必须要求P-P间期规则,P-R间期固定,以排除室性逸搏、室性融合波、预激综合征、舒张晚期室性早搏、频率依赖性束支阻滞等。它有以下3种表现形式:

（1）直接显示型文氏现象：QRS 波形由正常→不完全性束支阻滞图形→完全性束支阻滞图形逐渐演变,周而复始,有规律地改变(图 18-7)。

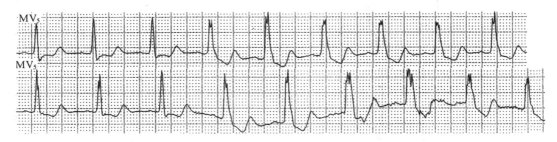

图 18-7 MV₅ 导联连续记录,显示左束支内不典型的直接显示型文氏现象、ST 段改变

（2）不完全隐匿型文氏现象：QRS 波形由不完全性束支阻滞图形→完全性束支阻滞图形,周而复始,有规律地演变(图 18-8)。

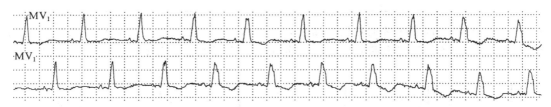

图 18-8 MV₁ 导联连续记录,显示右束支内不完全隐匿型文氏现象

（3）完全隐匿型文氏现象：自始至终 QRS 波形呈完全性束支阻滞图形,但时间可有轻度变化,如由 0.14s 延长至 0.18s,与一般的完全性束支阻滞难以区别,诊断时必须要有直接显示型或不完全隐匿型文氏现象同时出现在一份心电图上,方能诊断。

束支内直接显示型文氏现象的出现需具备两个条件：①文氏周期开始的第 1、2 个心搏,其左、右束支的传导时间互差分别为<25ms、25～40ms；②文氏周期最后 1 个激动不逆传到受损的束支一侧,使其得到充分的休息而恢复正常传导；否则,受损束支不能恢复应激性,下一个文氏周期的第 1 个心搏就会出现束支阻滞图形。

若 QRS 波形由完全性束支阻滞图形→不完全性束支阻滞图形→正常,周而复始,有规律地演变,则为束支内反向文氏现象(图 18-9)。

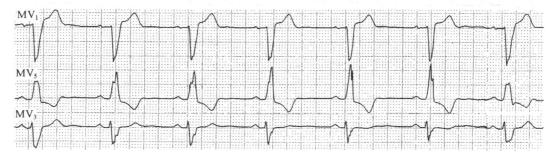

图 18-9 MV₁、MV₅、MV₃ 导联同步记录,定准电压均为 5mm/1mV。
显示窦性心动过缓、左束支内不完全隐匿型反向文氏现象

6. 分支内文氏现象

诊断分支内文氏现象,也必须要求 P-P 间期规则,P-R 间期固定,以排除房室交接性逸搏、舒张晚期的房室交接性早搏、频率依赖性分支阻滞等。

（1）左前分支内文氏现象：心电轴由正常或轻度左偏→中度左偏→重度左偏，周而复始，有规律地演变。

（2）左后分支内文氏现象：心电轴由正常或轻度右偏→中度右偏→重度右偏，周而复始，有规律地演变。

7. 浦肯野纤维或心室肌内文氏现象

少见。也要求 P-P 间期规则，P-R 间期固定，以排除室性逸搏、室性融合波、舒张晚期室性早搏等，QRS 波形、时间由正常→逐渐增宽→不定型心室内传导阻滞，周而复始，有规律地演变（图18-10）。

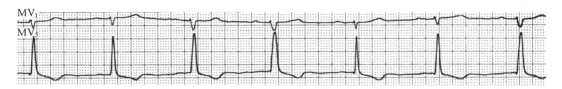

图 18-10　MV₁（定准电压 5mm/1mV）、MV₅ 导联同步记录，显示窦性心动过缓（50 次/min）、一度房室传导阻滞（P-R 间期 0.26s）、不定型心室内直接显示型文氏现象、ST-T 改变

8. 房室旁道内文氏现象

非常少见，发生在慢旁道内。与束支内文氏现象一样，可分为直接显示型、不完全隐匿型、完全隐匿型 3 种类型。以直接显示型房室旁道内文氏现象为例：①原来缩短的 P-R（P-δ）间期逐搏延长，直至旁道发生一次完全性阻滞，P-R 间期才恢复正常；②明显的 δ 波逐搏减小直至消失；③宽大畸形的 QRS 波群也逐搏恢复正常；④上述现象必须重复出现≥2 个文氏周期（图18-11）。

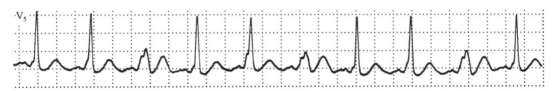

图 18-11　B 型预激综合征患者出现不完全隐匿型房室旁道内反向文氏现象（P-δ 间期由 0.18s→0.14s→0.13s 逐搏缩短，δ 波逐搏明显，QRS 波群逐搏宽大畸形，表明激动在旁道内的传导速度逐搏加快）

9. 双重性文氏现象

双重性文氏现象是指心脏传导系统不同水平同时存在文氏型阻滞。最常见的是窦房文氏现象合并房室文氏现象，也有房性或室性异位节律外出文氏现象合并房室文氏现象等（图18-12）。

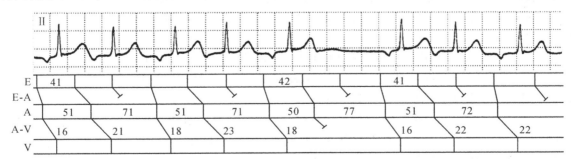

图 18-12　房性心动过速伴双重性文氏现象，即异-肌交接区外出 3：2 文氏现象（P⁻-P⁻ 间期 0.50～0.51s、0.71～0.77s 短长交替）、房室交接区不典型文氏现象

10. 交替性文氏现象

交替性文氏现象又称为交替性文氏周期,在 2∶1 阻滞基础上,下传心搏呈文氏现象,出现连续 1～3 个心搏下传受阻的现象。交替性文氏现象可分为 A 型和 B 型。它可发生在心脏传导组织的各个部位,但以房室交接区最为多见,其次为束支、异-肌交接区、折返径路内等。

(1)房室交接区交替性文氏周期:①A 型:房室交接区上层 2∶1 阻滞,下层文氏现象,连续出现 3 个激动(P 波或 F 波)下传受阻(图 18-13)。②B 型:房室交接区上层文氏现象,下层 2∶1 阻滞,连续出现 1～2 个激动下传受阻。若上层文氏周期的心动次数即心房搏动数为奇数,如 3∶2 传导,则连续出现 2 个激动受阻;若心房搏动数为偶数,如 4∶3 传导,则上层终止一个文氏周期时未下传的 1 个激动正好也是下层 2∶1 阻滞未下传者,故仅有 1 个激动受阻。即使这个 P 波或 F 波能传到下层,也将遇到下层的 2∶1 阻滞,故仍属 B 型,有学者称之为 C 型交替性文氏周期。

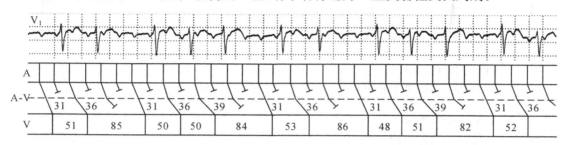

图 18-13　心房扑动伴正常心室率(房室呈 2∶1～4∶1 传导)、房室交接区
A 型交替性文氏周期(上层 2∶1 阻滞、下层 3∶2～4∶3 文氏现象)

(2)束支内交替性文氏周期:在 2∶1 阻滞基础上(可发生在房室结、希氏束或束支上层),下传 QRS 波形表现为束支内文氏现象。多呈 A 型交替性文氏周期(图 24-13)。

(3)房室旁道内交替性文氏周期:在 2∶1 阻滞基础上(房室正道、旁道同步阻滞),旁道内出现文氏现象,连续出现 1～3 个激动(P 波或 F 波)下传受阻。多呈 A 型交替性文氏周期。

二、传导组织中的逆向传导文氏现象

1. 房室交接区异位节律(房室交接性逸搏心律、加速的逸搏心律、房室交接性心动过速)伴逆传文氏现象

多见于窦性 P 波消失(窦性停搏、三度窦房传导阻滞、窦性心动过缓伴窦房分离)。当房室交接区异位节律的激动顺传速度不变,而逆传出现文氏现象时,其心电图表现为:①R-R 间期规则,R-P⁻ 间期逐搏延长,直至逆传受阻,P⁻ 波消失;②根据 R-P⁻ 间期逐搏延长增量的多少,其 P⁻-P⁻ 间期可表现为逐搏缩短或延长;③上述现象必须重复出现≥2 个文氏周期(图 37-8)。

2. 室性异位节律(室性逸搏心律、加速的逸搏心律、室性心动过速、心室人工起搏心律)伴逆传文氏现象

(1)室性异位节律伴房室正道逆传文氏现象:①R′-R′ 间期规则,R′-P⁻ 间期逐搏延长,直至逆传受阻,P⁻ 波消失;②根据 R′-P⁻ 间期逐搏延长增量的多少,其 P⁻-P⁻ 间期可表现为逐搏缩短或延长;③上述现象必须重复出现≥2 个文氏周期。

(2)室性异位节律伴房室旁道逆传文氏现象:①R′-R′ 间期规则,R′-P⁻ 间期逐搏延长(R′-P⁻ 间期开始多较短,约 0.09s),直至逆传受阻,P⁻ 波消失;②根据 R′-P⁻ 间期逐搏延长增量的多少,其 P⁻-P⁻ 间期可表现为逐搏缩短或延长;③上述现象必须重复出现≥2 个文氏周期。

三、传导组织中的双向性文氏现象

房室交接区异位节律若顺传与逆传同时出现文氏现象时,便称为双向性文氏现象。其顺向与逆向的传导比经常相等,但传导时间逐搏延长的情况却不尽相同。

（1）顺向与逆向的传导比相等：①R-R 间期逐搏缩短，直至 QRS 波群脱漏，出现一个长 R-R 间期；②R-P⁻ 间期逐搏延长，直至逆传受阻，P⁻ 波消失，出现一个长 P⁻-P⁻ 间期；③长 R-R 间期、长 P⁻-P⁻ 间期均小于任何短 R-R 间期、短 P⁻-P⁻ 间期的 2 倍；④上述现象必须重复出现≥2 个文氏周期。

（2）顺向与逆向的传导比不相等：①R-R 间期逐搏缩短，直至 QRS 波群脱漏，出现一个长 R-R 间期，期间仅见 P⁻ 波出现；②R-P⁻ 间期逐搏延长，直至逆传受阻，P⁻ 波消失，出现一个长 P⁻-P⁻ 间期，期间仅见 QRS 波群出现；③长 R-R 间期、长 P⁻-P⁻ 间期均小于任何短 R-R 间期、短 P⁻-P⁻ 间期的 2 倍；④上述现象必须重复出现≥2 个文氏周期。

第三节　折返径路内的文氏现象

1. 心房折返径路内的文氏现象（见第十四章第三节）
2. 心室折返径路内的文氏现象（见第十四章第五节）
3. 并行灶周围折返径路内的文氏现象（见第十六章第七节）

第四节　异-肌交接区内的文氏现象

异-肌交接区内的文氏现象指异位起搏点的冲动在向外周心肌传导过程中出现文氏型阻滞。异位起搏点可以是逸搏心律、加速的逸搏心律、阵发性心动过速或并行心律。异位起搏点的部位也遍及心脏各处。

1. 房性异位节律伴异-肌交接区内的文氏现象

其心电图特征：①P'-P' 间期逐搏缩短，直至出现一个长 P'-P' 间期；②最长的 P'-P' 间期小于最短 P'-P' 间期的 2 倍；③长 P'-P' 间期后的第 1 个 P'-P' 间期大于长 P'-P' 间期前的任何一个 P'-P' 间期；④根据文氏周期，可推算出房性节律的基本周期，为文氏周期长度÷（文氏周期内 P'-P' 间期数＋1）或文氏周期长度÷文氏周期内 P' 波的个数；⑤上述现象必须重复出现≥2 个文氏周期（图 18-14）。

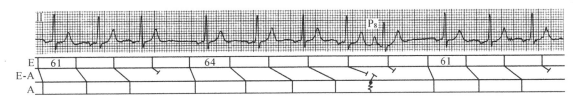

图 18-14　加速的房性逸搏心律（频率 93～98 次/min）伴异-肌交接区外出 4∶3～顿挫型
6∶4 传导、房性早搏伴 3 相性右心房内传导阻滞（P₈ 提早出现呈肺型 P 波特点）

2. 房室交接区异位节律伴异-肌交接区内的文氏现象

多见于三度房室传导阻滞。其心电图表现为：①R-R 间期逐搏缩短，直至 QRS 波群脱漏，出现一个长 R-R 间期；②长 R-R 间期小于最短 R-R 间期的 2 倍；③长 R-R 间期后的第 1 个 R-R 间期大于长 R-R 间期前的任何一个 R-R 间期；④根据文氏周期，可推算出房室交接区节律的基本周期；⑤上述现象必须重复出现≥2 个文氏周期（图 13-20）。

3. 室性异位节律伴异-肌交接区内的文氏现象

多见于完全性房室分离（三度房室传导阻滞、干扰性房室分离）。其心电图特征：①R'-R' 间期逐搏缩短，直至出现一个长 R'-R' 间期；②最长的 R'-R' 间期小于最短 R'-R' 间期的 2 倍；③长 R'-R'

间期后的第 1 个 R′-R′间期大于长 R′-R′间期前的任何一个 R′-R′间期;④根据文氏周期,可推算出室性节律的基本周期;⑤上述现象必须重复出现≥2 个文氏周期(图 18-15)。

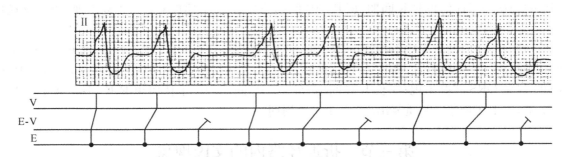

图 18-15　室性心动过速伴异-肌交接区内外出 3∶2 文氏现象(103 次/min)(引自卢喜烈)

4. 室性并行灶周围外出文氏现象及交替性文氏周期(见第十六章第七节)。

第十九章

心房内传导阻滞

第一节 概 述

心房内传导阻滞系指发生在心房内结间束、房间束或心房肌内的传导障碍。其病理生理基础是心房内压力增高、心房肥大、心房内传导组织及心房肌缺血、纤维化、电解质异常等;电生理基础是心房内传导组织、心房肌不应期延长,传导速度减慢或阻滞。其临床意义:①心房内传导阻滞的出现意味着心房内传导组织或心房肌有病变,见于器质性心脏病、电解质紊乱(如低钾血症、高钾血症等)或药物影响等;②易并发房性心律失常,如房性早搏、阵发性房性心动过速、心房扑动、心房颤动等;③易误诊为心房肥大;④易误诊为其他心律失常,如窦房结内游走节律、窦房结至心房内游走节律、房性逸搏心律等。

第二节 不完全性心房内传导阻滞

心房内传导阻滞可表现为一度~三度房室传导阻滞,体表心电图上不易与房室结内阻滞相鉴别。这里主要介绍不完全性心房内传导阻滞引起 P 波形态、时间及振幅的改变,而不能用左心房或右心房肥大、负荷过重或房性异位搏动来解释者。

一、不完全性右心房内传导阻滞

阻滞部位发生在右心房传导组织或心房肌内。心电图表现为"肺型 P 波",可以文氏型、间歇性、频率依赖性或固定性形式出现。

(1)文氏型右心房内传导阻滞:P-P 间期规则或基本规则,P 波由正常逐渐过渡到"肺型 P 波"或由"肺型 P 波"逐渐过渡到正常(属反向文氏现象),周而复始,而不能用游走节律或房性逸搏心律伴房性融合波来解释者(图 19-1)。

(2)间歇性右心房内传导阻滞:P-P 间期规则或基本规则,出现两种 P 波形态,即正常 P 波和"肺型 P 波",两者呈交替性或间歇性出现,而不能用游走节律或房性逸搏及其逸搏心律来解释者(图 19-2)。

(3)固定性右心房内传导阻滞:P 波形态持续地表现为"肺型 P 波",而不能用右心房肥大、负荷过重或房性异位心律来解释者。

(4)快频率依赖性右心房内传导阻滞:又称为 3 相性右心房内传导阻滞。心率增快时,出现"肺型 P 波";而心率减慢时,出现正常 P 波。前者不能用游走节律、房性早搏或房性异位心律来解释者(图 19-3)。

(5)慢频率依赖性右心房内传导阻滞:又称为 4 相性右心房内传导阻滞。心率减慢时,出现"肺型 P 波";而心率增快时,出现正常 P 波。前者不能用游走节律或房性逸搏及其逸搏心律来解释者。

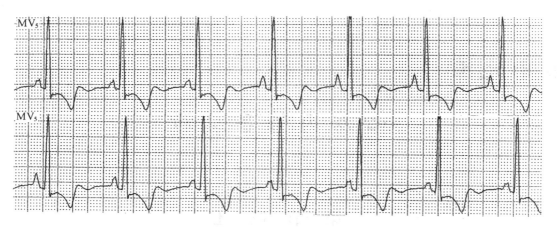

图 19-1　MV₅ 导联连续记录，显示右心房内文氏现象及反向文氏现象、左心室肥大伴劳损

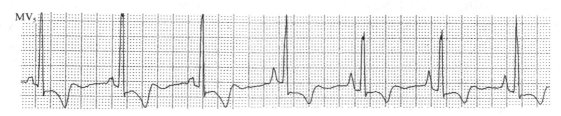

图 19-2　与图 19-1 系同一患者，显示窦性心动过缓、间歇性右心房内传导阻滞、左心室肥大伴劳损

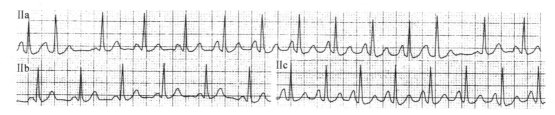

图 19-3　风心病、二尖瓣狭窄伴关闭不全患者，Ⅱa 导联显示房性早搏及早搏后心房内差异性传
导、3 相性右心房内传导阻滞；Ⅱb 导联系患者静卧片刻后记录，显示二尖瓣型 P 波，符合左心房
肥大的心电图改变；Ⅱc 导联系患者起卧活动后记录，显示肺型 P 波，为 3 相性右心房内传导阻滞

二、不完全性左心房内传导阻滞

阻滞部位发生在左心房内传导组织如房间束（Bachmann 束）、前结间束或心房肌内。心电图
表现为"二尖瓣型 P 波"，可以文氏型、间歇性，频率依赖性或固定性形式出现。

（1）文氏型左心房内传导阻滞：P-P 间期规则或基本规则，P 波由正常逐渐过渡到"二尖瓣型 P
波"，即 P 波时间、双峰间距逐渐增宽，或 P 波由"二尖瓣型 P 波"逐渐过渡到正常 P 波（属反向文氏
现象），周而复始，而不能用游走节律或房性逸搏心律伴房性融合波来解释者。

（2）间歇性左心房内传导阻滞：P-P 间期规则或基本规则，出现两种 P 波形态，即正常 P 波和
"二尖瓣型 P 波"，两者呈交替性或间歇性出现，而不能用游走节律或房性逸搏及其逸搏心律来解
释者（图 19-4）。

（3）固定性左心房内传导阻滞：P 波形态持续地表现为"二尖瓣型 P 波"，而不能用左心房肥大、
负荷过重或房性异位心律来解释者（图 19-5）。

（4）快频率依赖性左心房内传导阻滞：又称为 3 相性左心房内传导阻滞。心率增快时，出现"二
尖瓣型 P 波"；而心率减慢时，出现正常 P 波。前者不能用游走节律、房性早搏或房性异位心律来

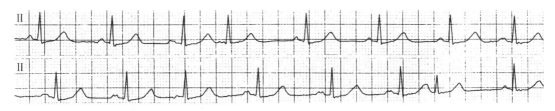

图 19-4　Ⅱ导联连续记录,显示多源性房性早搏、间歇性左心房内传导阻滞

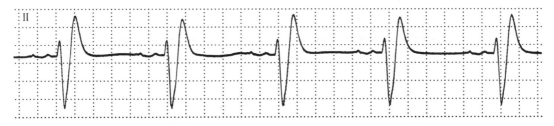

图 19-5　冠心病、多发性损伤患者,心肺复苏后出现窦性心动过缓、不完全性左心房内传导阻滞(P 波时间
0.25s)、一度房室传导阻滞(左心房内传导阻滞所致)、不定型心室内传导阻滞、继发性 Q-T 间期缩短(0.31s)

解释者。

　　(5)慢频率依赖性左心房内传导阻滞:又称为 4 相性左心房内传导阻滞。心率减慢时,出现"二
尖瓣型 P 波";而心率增快时,出现正常 P 波。前者不能用游走节律、房性逸搏及其逸搏心律来解
释者(图 19-6)。

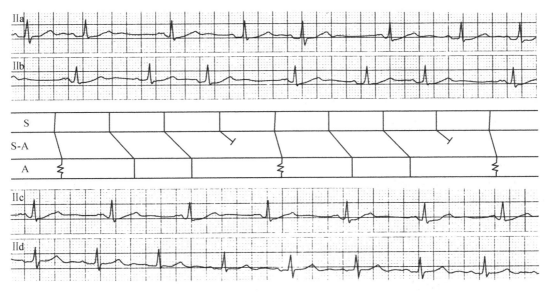

图 19-6　Ⅱa、Ⅱb 导联连续记录,显示 4:3 文氏型窦房传导阻滞、4 相性左心房
内传导阻滞;Ⅱc 导联系静卧片刻后记录,显示 4 相性左心房内传导阻滞;
Ⅱd 导联系起卧活动后记录,心率增快后 P 波形态、时间均恢复正常

三、房间隔传导阻滞

　　房间隔传导阻滞是一种特殊类型的心房内传导阻滞,表现为窦性冲动在左心房内除极不仅延
缓,还从左心房下部向上部除极,形成终末负相 P 波。系上房间束(Bachmann 束)传导完全阻滞所
致,形成正、负双相型 P 波伴时间增宽,称为房间隔阻滞型 P 波,见于不完全性左心房内传导阻滞

伴左心房逆行传导（图 19-7）。

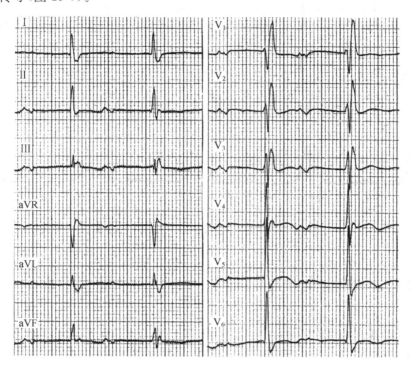

图 19-7　Ⅱ、Ⅲ、aVF 导联显示房间隔阻滞型 P 波（P 波时间 0.14s）、一度房室
传导阻滞（P-R 间期 0.53s）、完全性右束支阻滞、下壁及前侧壁 T 波改变

1. 心电图特征

（1）Ⅱ、Ⅲ、aVF 导联 P 波呈正、负双相。

（2）P 波时间增宽（≥0.12s）。

（3）P 波前半部分与后半部分的 P 环电轴夹角常>90°。

（4）心内电生理检查时，心房除极顺序为高位右心房→低位右心房→低位左心房→高位左心房。

2. 鉴别诊断

需与窦性 P 波电轴左偏相鉴别。两者虽然均表现为Ⅱ、Ⅲ、aVF 导联 P 波呈正、负双相，但后者 P 波时间正常，活动后 P 波转为直立，可资鉴别。

3. 临床意义

（1）出现正、负双相型 P 波伴时间≥0.12s 是左心房扩大或肥大非常特异的征象。

（2）意味着上房间束传导完全阻滞。

（3）具有较高的快速性房性心律失常发生率，尤其是心房扑动。

四、不完全性右心房内传导阻滞合并左心房内传导阻滞

（1）两者同时持续出现：P 波表现为既宽大又高尖，即 P 波时间≥0.12s，振幅≥0.25mV，而不能用双心房肥大或房性异位心律来解释者（图 19-8）。

（2）两者间歇性出现：P-P 间期规则或基本规则，间歇性出现正常 P 波、"肺型 P 波"和"二尖瓣型 P 波"，而不能用游走节律、房性逸搏及其逸搏心律来解释者（图 19-9）。

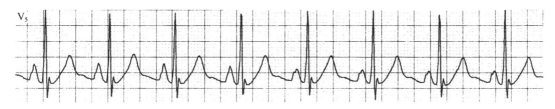

图 19-8　冠心病患者出现不完全性左、右心房内传导阻滞

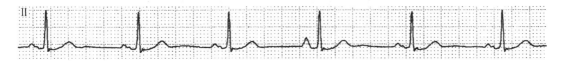

图 19-9　间歇性不完全性左、右心房内传导阻滞

五、心房肥大合并不完全性心房内传导阻滞

心房肥大时,因心房肌、心房内传导组织长期受机械性牵拉而损伤,易发生心房内传导阻滞。其心电图表现为在"肺型 P 波"或"二尖瓣型 P 波"基础上,当 P-P 间期规则或基本规则时,出现 P 波形态、时间、振幅的改变,而不能用游走节律、房性异位心律、房性融合波来解释者(图 19-3)

六、房性异位心律合并不完全性心房内传导阻滞

一般而言,诊断不完全性心房内传导阻滞的基本节律应该是窦性节律。当基本节律为房性异位心律时,其 P′波时间≥0.12s,两峰距≥0.04s,或 P′波高尖,振幅≥0.25mV,可考虑合并不完全性心房内传导阻滞(图 18-14、图 19-10)。

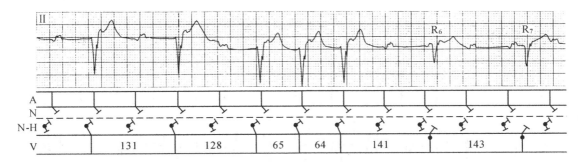

图 19-10　先心病、房间隔缺损术后第 2 天,出现加速的房性逸搏心律伴不完全性心房内传导
阻滞(P 波呈负正双相,时间 0.16s,其中正相波呈双峰切迹,两峰距 0.06s)、三度房室传导
阻滞、加速的房室交接性逸搏心律伴结-室二度Ⅱ型阻滞及左前分支阻滞、室性逸搏(R₆、R₇)

第三节　局限性完全性心房内传导阻滞

1. 基本概念

局限性完全性心房内传导阻滞又称为心房分离或心房脱节,系指心房肌的某一部分与心房肌的其余部分,分别由两个独立的、互不干扰的起搏点所激动。通常前者由心房内异位起搏点控制,且绝不下传心室;后者多由窦性节律控制,且下传心室产生 QRS 波群。

2. 发生机制

心房内异位起搏点周围存在着传入、传出双向性完全性阻滞圈,导致主导节律(通常为窦性)不能侵入,圈内的房性异位起搏点以自身固有节律和频率发放冲动,引发圈内心房肌除极产生低矮的

P′波,但该激动不能传出圈外,故 P′波后面无 QRS 波群跟随。

　　3. 心电图类型及其特征

　　(1)窦性心律伴孤立性缓慢的房性异位节律:窦性心律可以表现为窦性心动过缓、心动过速或不齐,异位 P′波振幅低小,形态一致,P′-P′间期可规则或不等,频率 30～50 次/min,可与窦性 P 波重叠在一起形成"房性重叠波"(图 19-11)。

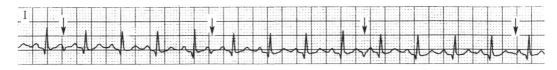

　　图 19-11　慢性肺心病患者,出现窦性心动过速、孤立性缓慢的房性异位节律伴不齐、心房分离(引自都兴亚)

　　(2)窦性心律伴孤立性心房颤动:窦性 P 波与快速的心房颤动波同时存在,但窦性 P-P 间期或 R-R 间期不受心房颤动波的影响,仍是规则的。

　　(3)窦性心律伴孤立性心房扑动:窦性 P 波与快速的心房扑动波同时存在,但和一般心房扑动相比,F 波的波幅要小且不规律,而窦性 P-P 间期或 R-R 间期不受心房扑动波的影响,仍是规则的。

　　(4)窦性心律伴孤立性房性心动过速:窦性 P 波与房性心动过速的 P′波同时存在,但 P′-P′间期的变化较普通房性心动过速明显,且频率亦慢一些。

　　(5)窦性心律伴孤立性窦性心律:见于心脏移植术后。主导节律为移入心脏的窦性心律,非主导心律为患者手术后残留的自体心房组织(含窦房结)的窦性心律或房性心律,形成人工性心房分离。这是一种双心房现象,为广义的心房分离(图 19-12)。

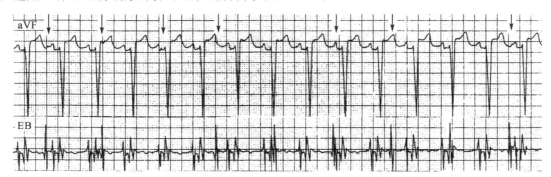

　　图 19-12　心脏移植术后出现特殊的双心房现象,为广义的心房分离(下行为食道导联,李忠杰供图)

　　(6)房性心律伴孤立性缓慢的房性异位节律、心房颤动、心房扑动或房性心动过速:基本节律为房性节律少见,主要起源于心房下部,表现为逆行 P⁻波。若为直立 P 波,则与窦性节律难以鉴别。房性节律可表现为房性逸搏心律、加速的房性逸搏心律或房性心动过速。

　　(7)房室交接区节律伴孤立性缓慢的房性异位节律、心房颤动、心房扑动或房性心动过速:基本节律为房室交接区节律更少见,主要是伴有逆行心房传导的房室交接性逸搏心律、加速的房室交接性逸搏心律或房室交接性心动过速。

　　4. 诊断与鉴别诊断

　　(1)诊断心房分离,必须排除各种干扰(如肌电干扰、呼吸因素影响等)、人工伪差所致的"伪差性 P′波"以及阻滞型房性早搏、房性并行心律,并且异位心房波(P′、F 或 f 波)均未下传心室,又无房室传导阻滞者,方可诊断。

　　(2)各种干扰、伪差的鉴别方法:可由不同心电图机,在不同时间、不同条件、屏气等反复检测。

（3）与房性并行心律的鉴别：见表 19-1。

表 19-1 心房分离与房性并行心律的鉴别

鉴别点	心房分离	房性并行心律
①阻滞圈	大，圈内有心房肌	小，圈内无心房肌，仅限于起搏点周围
②阻滞圈性质	完全双向性阻滞	不完全双向性阻滞
③引起节律重整	不能	能
④心房率	一般在 30～60 次/min	一般在 60 次/min 左右
⑤下传心室	不能	能
⑥房性 P′波形态	一般较小	一般较大
⑦P′-P′间期	多不规则	一般规则
⑧房性重叠波	可有	无
⑨房性融合波	无	可有

5. 临床意义

心房分离多见于器质性心脏病危重期、洋地黄中毒、尿毒症等。预后不良，属垂危征象。

第四节 弥漫性完全性心房肌阻滞

1. 基本概念

弥漫性完全性心房肌阻滞又称为窦-室传导，系指在心房肌丧失兴奋性的情况下，窦性激动经结间束、心房内传导组织传至房室结再传入心室，而不能引起心房肌激动的一种现象。

2. 发生机制

高钾血症时，心房肌的兴奋性受到明显抑制以致麻痹，出现 P 波消失；而心室肌及心脏传导组织对 K^+ 的敏感性不及心房肌，窦性激动仍能通过结间束、心房传导组织、房室结、希氏束下传心室产生 QRS 波群。

3. 心电图特征

随着血钾浓度的逐渐增高，P 波振幅逐渐降低，直至消失，QRS 波群逐渐增宽，酷似室性异位节律；心室率在 60 次/min 左右，ST 段缩短或消失，T 波高尖呈"帐篷状"（图 44-19、图 50-15）。

4. 临床意义

高钾血症出现窦-室传导时，多表明血钾＞8.0mmol/L；QRS 波群宽大畸形，极易误诊为室性异位节律，需密切结合临床加以鉴别。

第二十章

经典的房室传导阻滞及其诊断热点

第一节　经典的房室传导阻滞

一、概述

P-R间期代表房室传导时间,包括冲动在心房、房室结、希氏束及束支、分支直至心室开始除极所需的传导时间,正常值为0.12~0.20s,随着心率的改变,其值会有所变化,但互差<0.04~0.05s。窦性冲动在上述4个部位发生传导延缓或阻滞,均会引起P-R间期延长或P波下传受阻,但以房室结最为常见,因房室结属慢反应细胞,以移行细胞为主,夹有少量的P细胞和浦肯野纤维细胞,这些细胞交织成迷宫状形成迷路样结构,一方面使其具有较长的不应期和窦性冲动下传时出现0.05~0.10s生理性延搁,另一方面使其最容易出现不同程度的隐匿性传导、递减性传导、前向性或逆向性一度~三度阻滞甚至双向阻滞及双层、多层阻滞。

二、分类

1. 根据阻滞程度分类

(1)一度房室传导阻滞:有Ⅰ型、Ⅱ型、Ⅲ型之分。

(2)二度房室传导阻滞:有2∶1~3∶1阻滞、二度Ⅰ型、二度Ⅱ型、高度及几乎完全性房室传导阻滞之分。

(3)三度房室传导阻滞。

2. 根据阻滞部位分类

(1)心房内传导阻滞:希氏束电图表现为P-A间期延长。

(2)房室结内传导阻滞:希氏束电图表现为A-H间期延长。

(3)希氏束内传导阻滞:希氏束电图表现为H-V间期延长。

(4)束支内传导阻滞:希氏束电图也表现为H-V间期延长。

3. 根据阻滞与频率相关性分类

(1)快频率依赖性阻滞:又称为3相性阻滞,在心率增快时出现房室传导阻滞。

(2)慢频率依赖性阻滞:又称为4相性阻滞,在心率减慢时出现房室传导阻滞。

(3)非频率依赖性阻滞:又称为间歇性阻滞,房室传导阻滞的出现与心率快慢无关。可分为:①间歇性一度阻滞,需注意是否由房室结内双径路传导、隐匿性房室交接性早搏引起的干扰性P-R间期延长所致;②间歇性二度阻滞,需注意是否由隐匿性房室交接性早搏引起的干扰性P波下传受阻所致;③间歇性三度阻滞,又称为阵发性三度房室传导阻滞。

4. 根据阻滞性质分类

(1)病理性阻滞:房室交接区的不应期病理性延长,导致其传导能力减低而引起传导阻滞。

(2)功能性阻滞:又称为生理性阻滞或干扰性阻滞。房室交接区的不应期并无异常,而是因窦性、房性冲动下传过早或频率过快，当冲动传至房室交接区时，遇及其生理性不应期，而出现传导延缓或传导中断现象。

5. 根据阻滞部位组合情况分类

（1）单水平阻滞：仅发生在心房、房室结、希氏束或束支某一个水平的阻滞。

（2）双水平阻滞：心房、房室结、希氏束或束支这 4 个水平中，同时出现 2 个水平的阻滞。

（3）三水平或多水平阻滞：上述 4 个水平中，同时出现 3 个水平的阻滞。

三、发生机制

（1）一度房室传导阻滞：房室交接区组织中某个部位的有效不应期尚属正常，而相对不应期却异常地延长，并占据了整个心动周期，不论窦性频率如何变化，下传时均会遇及其相对不应期而出现 P-R 间期延长。

（2）二度Ⅰ型房室传导阻滞：房室交接区组织中某个部位的有效不应期有所延长，相对不应期也明显延长，但并未占据整个心动周期，还留有正常的兴奋期或应激期，故文氏周期中，下传的 P-R 间期仍有机会在正常范围内，但会出现递减性传导，直至传导中断而阻滞。

（3）二度Ⅱ型房室传导阻滞：房室交接区组织中某个部位主要是有效不应期显著地延长为主，只留下很短的相对不应期，其传导表现为"全或无"的特点，要么能下传，其 P-R 间期恒定，大多正常，偶尔延长，要么不能下传而呈阻滞状态。

（4）三度房室传导阻滞：房室交接区组织中某个部位完全丧失了兴奋性，有效不应期占据了整个心动周期，所有室上性冲动均被阻滞而不能下传（图 20-1）。

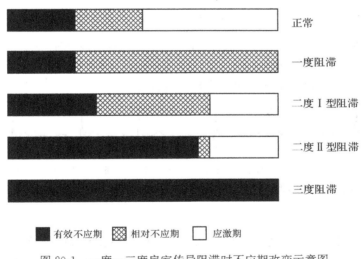

图 20-1　一度～三度房室传导阻滞时不应期改变示意图

四、心电图表现

1. 一度房室传导阻滞

经典的一度房室传导阻滞的基本节律必须是窦性心律，若成人 P-R 间期≥0.21s、儿童 P-R 间期≥0.19s，且所有冲动均能下传心室，便可诊断为一度房室传导阻滞；或者同一患者在心率相近时，前后两次心电图比较，若出现 P-R 间期互差≥0.04～0.05s，即使 P-R 间期仍在正常范围内，亦被认为是一度房室传导阻滞的表现；或者心率增快时，P-R 间期不缩短，反而较原来延长≥0.04～0.05s，也应考虑一度房室传导阻滞（3 相性阻滞）。后两种情况需与房室结内慢径路下传相鉴别。根据 P-R 间期延长情况，一度房室传导阻滞又可分为 3 种类型：

（1）一度Ⅰ型：又称为流产型二度Ⅰ型房室传导阻滞，P-R 间期在延长的基础上又逐搏延长，但始终未见心室漏搏出现(图 20-2)。

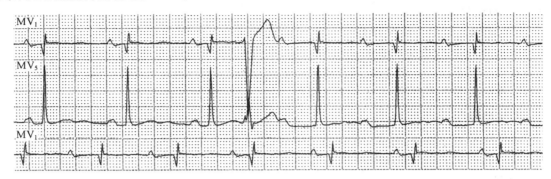

图 20-2　MV₁、MV₅ 导联同步记录,其中 MV₁ 连续记录,陈旧性前间壁心肌梗死患者
出现一度房室传导阻滞(P-R 间期 0.24s)、间位型室性早搏后出现流产型反向二度Ⅰ
型房室传导阻滞(又称为反向一度Ⅰ型房室传导阻滞)、前间壁异常 Q 波、T 波改变

(2)一度Ⅱ型:即通常所说的一度房室传导阻滞,其 P-R 间期固定地延长。

(3)一度Ⅲ型:延长的 P-R 间期长短不一,与迷走神经张力波动有关(图 20-3)。

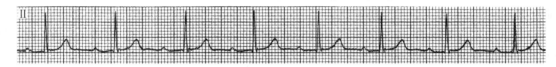

图 20-3　患者女性,16 岁,出现一度Ⅲ型房室传导阻滞

若上述 P-R 间期延长与心率快慢有关,则称为频率依赖性一度房室传导阻滞(图 20-4);若 P-R 间期延长与频率快慢无关,则称为间歇性一度房室传导阻滞,可能是房室结内双径路传导或隐匿性房室交接性早搏所致(需有显性交接性早搏出现作为佐证)。

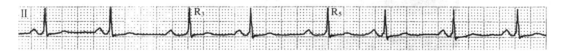

图 20-4　慢频率依赖性即 4 相性一度房室传导阻滞(R₃、R₅ 搏动的 P-R
间期 0.27s),但不能完全排除房室结内双径路传导、轻度 T 波改变

2. 二度房室传导阻滞

不管下传的 P-R 间期是正常还是延长,只要有 P 波受阻 QRS 波群脱落,均称为二度房室传导阻滞,包括 2∶1 或 3∶1 传导的房室传导阻滞、二度Ⅰ型及Ⅱ型阻滞、高度及几乎完全性房室传导阻滞,阻滞程度的轻重通常以房室传导比率来表示,即 P 波数目与它下传 QRS 波群数目之比,如4∶3 传导,表示 4 个 P 波中有 3 个下传心室,仅有 1 个 P 波下传受阻。

(1)2∶1 或 3∶1 传导的房室传导阻滞:固定的 2∶1 或 3∶1 传导无法区分是二度Ⅰ型阻滞还是二度Ⅱ型阻滞所致,故只能笼统地称为二度房室传导阻滞(图 20-5)。

(2)二度Ⅰ型房室传导阻滞:又称为文氏型房室传导阻滞、莫氏Ⅰ型房室传导阻滞。有典型和不典型文氏现象之分,前者表现为 P-R 间期逐搏延长,直至 QRS 波群脱落,但 P-R 间期延长的增量逐搏减少,导致 R-R 间期逐搏缩短,直至出现长 R-R 间期,R-R 间期呈"渐短突长"特点;而后者P-R 间期总的来说是逐搏延长的,直至 QRS 波群脱落,但 P-R 间期延长的增量不是逐搏减少,而是变化不定,R-R 间期可呈"渐长突长"等特点(图 20-6)。不管是典型的还是不典型的文氏现象,其P-R 间期与 R-P 间期大多符合反比关系规律。

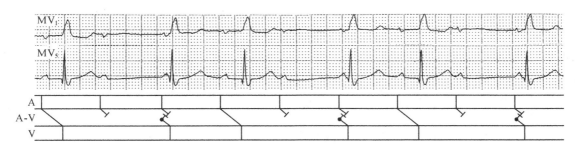

图 20-5　二度房室传导阻滞（房室呈 3∶1 传导，无法区分是Ⅰ型阻滞还是Ⅱ型阻滞）、
房室交接性逸搏干扰窦性 P 波下传、完全性右束支阻滞（MV₁ 定准电压 5mm/1mV）

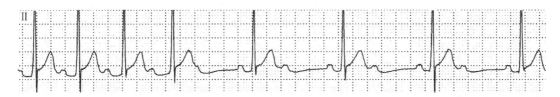

图 20-6　不典型房室文氏现象（房室呈 2∶1～5∶4 传导）、QRS 波群电阶梯现象（S 波由浅到深）

（3）二度Ⅱ型房室传导阻滞：又称为莫氏Ⅱ型房室传导阻滞。发生 QRS 波群脱落之前和之后的所有下传的 P-R 间期是固定的，可正常或延长。P-R 间期的长短与 R-P 间期的长短无关，即在短 R-P 间期后和长 R-P 间期后的 P-R 间期总是相等的（图 20-7）。

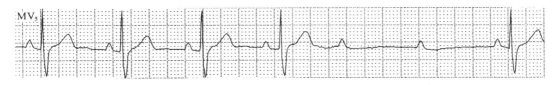

图 20-7　二度Ⅱ型房室传导阻滞

（4）高度房室传导阻滞：①P 波频率≤135 次/min；②房室传导比率≥4∶1；③房室交接性或室性逸搏的 R-R 间期≥2 个 P-P 间期或逸搏频率＜45 次/min；④P 波下传受阻必须是由真正阻滞引起，而非由下级起搏点干扰所致。高度房室传导阻滞可以是莫氏Ⅰ型或Ⅱ型阻滞所致，但由于逸搏或逸搏心律出现，很难区分是Ⅰ型还是Ⅱ型阻滞所致（图 20-8）。

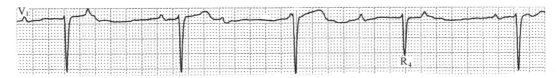

图 20-8　高度～几乎完全性房室传导阻滞、以极长的 P-R 间期下传心室（R₄
搏动的 P-R 间期 0.55s）、房室交接性逸搏心律伴非时相性心室内差异性传导

（5）几乎完全性房室传导阻滞：与高度房室传导阻滞的心电图表现类似，但房室传导比率更高，仅极少数 P 波在某一适当位置能下传心室，与房室交接区超常期传导有关。

3．三度房室传导阻滞

所有窦性（或房性）冲动（频率≤135 次/min）到达房室交接区时，理应下传而不能下传者，称为三度房室传导阻滞或完全性房室传导阻滞（图 20-9）。这个下传条件包括心房率≤135 次/min、R-R间期≥2 个 P-P 间期或心室率＜45 次/min。如心房率＞135 次/min 时，所出现的房室传导阻滞有可能是窦性(或房性)冲动遇及房室交接区生理性不应期而引起的干扰性阻滞;如逸搏的 R-R 间期<2 个 P-P 间期或心室率>45 次/min 时,有可能是 2:1 房室传导阻滞合并房室干扰(P 波下传时被逸搏冲动所干扰)酷似三度房室传导阻滞。故诊断三度房室传导阻滞,必须具备以下 3 个条件:

(1)P-R 间期长短不一,存在完全性房室分离,即 P 波与 QRS 波群无关。

(2)P 波频率≤135 次/min。

(3)逸搏的 R-R 间期≥2 个 P-P 间期或频率足够慢(<45 次/min),P 波落在应激期内而未能下传。

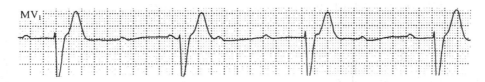

图 20-9　三度房室传导阻滞、室性逸搏心律

五、阻滞部位的判断

1. 一度房室传导阻滞

一度房室传导阻滞的部位可发生在心房、房室结、希氏束或双侧束支水平内,但最常见的部位是房室结内阻滞,其次为心房内阻滞,希氏束、双侧束支内阻滞虽然较少见,但预后不良。

(1)P-R 间期显著延长者(>0.40s),多为房室结内阻滞所致。

(2)P-R 间期轻度延长伴"肺型 P 波",提示房室传导阻滞与右心房内传导延缓有关。

(3)P-R 间期轻度延长伴"二尖瓣型 P 波",提示房室传导阻滞与房间隔或左心房内传导延缓有关(图 20-10)。

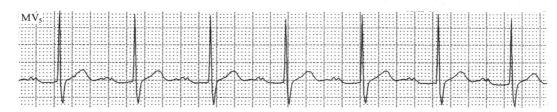

图 20-10　冠心病患者出现不完全性左心房内传导阻滞、一度房室传导阻滞

(4)P-R 间期轻度延长伴左束支阻滞,提示房室传导阻滞发生在希氏束及束支内(75%～90%)。

(5)P-R 间期轻度延长伴右束支阻滞,房室传导阻滞多数发生在房室结内,少数发生在希氏束及束支内。

(6)P-R 间期轻度延长伴右束支阻滞、左前分支或左后分支阻滞,提示房室传导阻滞发生在束支或分支内。

(7)先天性心脏病患者出现 P-R 间期延长,约 20%房室传导阻滞是由右心房内传导延缓引起,50%心内膜垫缺损患者房室传导阻滞是由心房内完全或部分传导延缓引起。

2. 二度房室传导阻滞

(1)二度 Ⅰ 型房室传导阻滞:其阻滞部位大多发生在房室结内(约 72%),少数可发生在希氏束(7%)及双侧束支内(21%),后两者文氏周期中的 P-R 间期逐搏递增量和总增量的幅度均很少。

(2)二度 Ⅱ 型房室传导阻滞:其阻滞部位几乎发生在希氏束、双侧束支内,尤其是出现宽大畸形

QRS 波群者。

（3）2：1 或 3：1 二度房室传导阻滞：该阻滞为Ⅰ型或Ⅱ型阻滞的变异型，其阻滞部位可发生在房室结或希氏束、双侧束支内（图 20-11）。

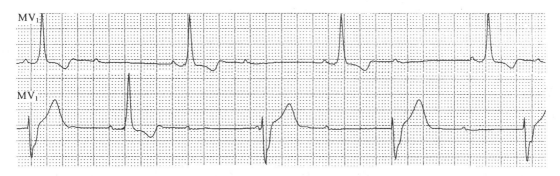

图 20-11　上、下两行 MV₁ 导联系不同时刻记录。上行显示略有室相性窦性心律不齐、2：1 二度房室传导阻滞、完全性右束支阻滞；下行显示貌似高度或几乎完全性房室传导阻滞（实为 2：1 二度房室传导阻滞伴逸搏干扰现象）、完全性右束支阻滞、室性逸搏心律，提示双束支阻滞（即 2：1 二度房室传导阻滞发生在左束支内）

（4）高度房室传导阻滞：其阻滞部位主要根据窦性和逸搏 QRS 波形加以确定。若窦性和逸搏 QRS 波形均正常，则阻滞部位发生在房室结内或希氏束以上（图 20-12）；若窦性 QRS 波形正常而逸搏 QRS 波群宽大畸形或窦性 QRS 波群宽大畸形而逸搏 QRS 波形反而正常者，则阻滞部位发生在双侧束支内。

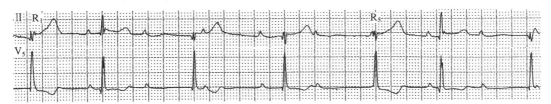

图 20-12　Ⅱ、V₅ 导联同步记录，提示高度房室传导阻滞（房室呈 6：1 传导，提示阻滞部位发生在房室结内）、房室交接性逸搏心律伴非时相性心室内差异性传导及 ST-T 改变（R₁、R₅ 搏动的 ST-T 改变明显）

3. 三度房室传导阻滞

其阻滞部位可发生在房室结、希氏束或双侧束支内，阻滞部位的确定与高度房室传导阻滞一样，主要根据窦性和逸搏 QRS 波形来确定。

4. 兴奋迷走神经措施确定房室传导阻滞的部位

迷走神经通常仅影响房室结传导，对希氏束、双侧束支传导一般无影响。在房室传导阻滞时，通过兴奋迷走神经方法（如按压颈动脉窦）来确定阻滞部位。若阻滞程度加重，则提示阻滞部位发生在房室结内；若阻滞程度减轻，则提示阻滞部位发生在希氏束或双侧束支内。

5. 静脉注射阿托品确定房室传导阻滞的部位

阿托品可解除迷走神经对窦房结、房室结的抑制作用，增加窦性频率，改善房室结传导，抑制希氏束、双侧束支的传导，故静脉注射阿托品（0.02mg/kg）有助于鉴别房室传导阻滞的部位。静脉注射阿托品后，若房室传导阻滞程度减轻，如延长的 P-R 间期缩短、二度Ⅰ型阻滞转为一度房室传导阻滞、房室 3：1 传导转为 2：1 传导、房室 2：1 传导转为一度房室传导阻滞、三度房室传导阻滞转为二度阻滞或房室交接性逸搏的频率显著增加（≥70 次/min），则提示阻滞部位发生在房室结内；反之，若房室传导阻滞程度加重或改善不明显，则提示阻滞部位发生在希氏束或双侧束支内。

6. 希氏束电图确定房室传导阻滞的部位

临床上可通过兴奋迷走神经的措施和静脉注射阿托品,再结合其他心电图表现,能对绝大部分房室传导阻滞的部位作出临床诊断,只有极少数患者需借助希氏束电图进行定位。

(1)希氏束电图的组成:由3个波、2个间期组成:①希氏束电图由A波(与体表心电图P波同步,为房室结邻近的心房电位)、V波(与体表心电图QRS波群同步,代表希氏束和束支邻近的心室波)、H波(位于A波与V波之间,系希氏束激动时产生的电位波)组成;②A-H间期及H-V间期。

(2)H波及各间期正常值:①P-A间期:从P波起始至A波起始之间的间期,代表激动在心房内传导时间,正常值为25~45ms;②A-H间期:从A波起始至H波起始之间的间期,相当于激动在房室结内传导时间,正常值为60~140ms;③H波时间:从H波开始至结束的时间,代表希氏束内传导时间,正常值为15~20ms;④H-V间期:从H波开始至V波起始之间的间期,代表希-浦系统传导时间,正常值为30~55ms。

(3)定位诊断:①一度房室传导阻滞:若P-A间期延长,则阻滞部位在心房内;若A-H间期延长,则阻滞部位在房室结内;若H波增宽或分裂为H_1和H_2两个成分,则阻滞部位在希氏束内;若H-V间期延长,则阻滞部位在束支内。②二度房室传导阻滞:若A-H间期逐搏延长直至H波缺失,则该文氏型阻滞发生在房室结内,一般预后良好;若A-H间期正常而H-V间期固定延长,被阻滞的心搏H波后无V波,则该二度Ⅱ型阻滞部位发生在希氏束远端,常提示病变范围广泛而严重。③三度房室传导阻滞:若A波与V波无关,A波后无H波,而V波前有H波,则表明该逸搏起搏点位于结-希区,其阻滞部位在房室结内;若A波与V波无关,H波分裂为H_1和H_2两个波,A波后有H_1波,V波前有H_2波,H_2-V间期正常,则阻滞部位在希氏束内;若A波与V波无关,A波后有H波,而V波前无H波,QRS波群宽大畸形,则表明该逸搏起搏点位于心室内,其阻滞部位在希氏束远端或束支内。④希氏束电图是明确诊断隐匿性房室交接性早搏(希氏束早搏)的唯一方法,能鉴别一度或二度房室传导阻滞是传导组织真正阻滞引起,还是由隐匿性早搏引起的假性阻滞。

六、伴发心律失常

房室传导阻滞可伴有任何已知的心律失常:

(1)可伴有其他部位的传导障碍,如窦房传导阻滞、心房及心室内传导阻滞。

(2)二度以上房室传导阻滞可伴有房室交接性、室性逸搏及其逸搏心律。

(3)可出现室相性窦性心律不齐:夹有QRS波群的P-P间期与无夹有QRS波群的P-P间期互差>0.12~0.16s,一般以前者P-P间期短、后者P-P间期长为多见。

(4)可伴有房室交接区超常期传导、韦金斯基现象。

(5)可伴有各种早搏、反复搏动、快速性室性心律失常。

(6)少数患者可出现短暂性心室停搏,导致阿-斯综合征发作。

(7)若存在室房传导且R′-P⁻间期较长,则植入DDD起搏器患者有可能产生起搏器介导性心动过速。

七、鉴别诊断

1. 一度房室传导阻滞的鉴别诊断

(1)干扰性P-R间期延长,即干扰性一度房室传导阻滞:凡是窦性、房性激动提早出现落在前一搏动U波顶峰之前而出现P(P′)-R间期延长,且R-P(P′)间期与P(P′)-R间期符合反比关系时,该P(P′)-R间期延长应考虑为干扰性P(P′)-R间期延长,是一种生理现象,如较早的房性早搏、窦性夺获、间位型室性早搏后第1个窦性搏动等,其下传P(P′)-R间期延长,但有时可能合并真正的一度房室传导阻滞(图20-13)。

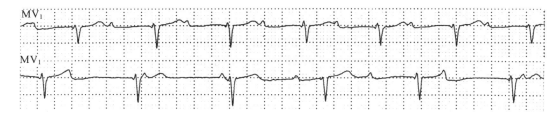

图 20-13 扩张型心肌病、心房颤动射频消融术后患者,上、下两行系 MV₁ 导联不连续记录。上行显示长 P-R 间期,下行显示房室交接性逸搏心律、完全性房室脱节;提示上行长 P-R 间期系干扰性与阻滞性并存的一度房室传导阻滞,下行完全性房室脱节长 P-R 间期型的一度房室传导阻滞合并房室交接性逸搏干扰所致

(2)房室结内双径路传导引起 P-R 间期突然显著延长:P-P 间期基本规则时,突然出现 P-R 间期显著延长(≥0.06ms),应考虑房室结内双径路传导(图 20-14);有时窦性激动持续地从慢径路下传出现较长 P-R 间期,易诊断为一度房室传导阻滞。

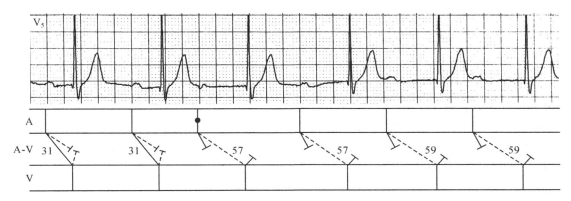

图 20-14 一度房室传导阻滞、不完全性右束支阻滞(QRS 时间 0.11s)、房性早搏揭示房室结内前向性双径路传导(P-R 间期 0.31s、0.57～0.59s)

(3)隐匿性房室交接性异位搏动引起干扰性 P-R 间期延长:多见于房室交接性并行心律,该异位搏动前向、逆向传导均发生阻滞,但所产生的不应期将影响下一个窦性激动下传,出现长短不一的 P-R 间期延长或 P 波下传受阻,酷似一度或二度房室传导阻滞。在同一份心电图上,有显性房室交接性早搏或逸搏出现,若突然发生长短不一的 P-R 间期延长或 P 波下传受阻,应首先考虑隐匿性房室交接性早搏或逸搏引起的干扰性 P-R 间期延长或干扰性 P 波下传受阻(图 35-13、图 35-15)。

(4)加速的房室交接性逸搏心律:有时窦性 P 波落在 T 波上,伴较长的 P-R 间期,若不注意仔细辨认 T 波形态,则易误诊为加速的房室交接性逸搏心律。

2. 二度房室传导阻滞的鉴别诊断

(1)呈 2∶1、3∶1 传导的二度房室传导阻滞需要确定是 I 型阻滞还是 II 型阻滞所致:这两种类型阻滞的部位、预后迥然不同。持续呈 2∶1、3∶1 传导,两者是较难区别的,可通过起卧活动、兴奋迷走神经措施或静脉注射阿托品等方法改变房室传导比率,观察 P-R 间期是逐搏延长还是恒定不变。若为前者,则该 2∶1、3∶1 传导是由二度 I 型阻滞所致;若为后者,则由二度 II 型阻滞所致。有时还可根据 P-R 间期、QRS 波形的特点加以区别,若 P-R 间期延长伴正常 QRS 波群,则应考虑为 I 型阻滞所致;若 P-R 间期正常伴 QRS 波群呈束支阻滞型,则应考虑为 II 型阻滞所致(图 20-15)。

(2)一部分不典型的房室文氏现象,是由房室结内双径路传导所致(图 20-16)。

(3)隐匿性房室交接性异位搏动引起伪二度房室传导阻滞。

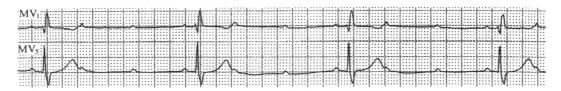

图 20-15　MV₁、MV₅ 导联同步记录，定准电压 5mm/1mV。显示 3：1 传导的二度房室传导阻滞、完全性右束支阻滞、提示二度 Ⅱ 型阻滞所致（可能发生在房室结或左束支内）、提示下级起搏点功能低下

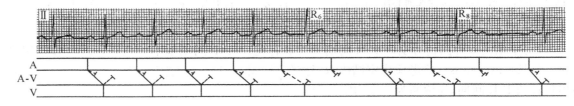

图 20-16　不典型的房室文氏现象、房室结内前向性双径路传导（R₆、R₈ 搏动的 P-R间期突然延长至 0.37s，系房室结慢径路下传）、房室结慢径路内蝉联现象

(4)高度房室传导阻滞时心室夺获伴心室内差异性传导与室性早搏的鉴别：心室夺获 QRS 波群的前面肯定有相关的窦性 P 波，且 P 波多在一个较恒定的位置上下传心室，其 P-R 间期是固定的，QRS 波群多呈右束支阻滞型，而室性早搏则与其前的 P 波完全无关。

(5)呈 2：1 传导的二度房室传导阻滞伴逸搏干扰酷似高度或几乎完全性房室传导阻滞：2：1 房室传导阻滞，当逸搏周期＜2 个 P-P 间期时，逸搏干扰可使原 2：1 房室传导阻滞突然变为高度或几乎完全性房室传导阻滞（图 20-17）。

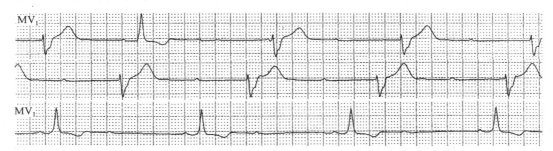

图 20-17　上、中两行系 MV₁ 导联 15：07 连续记录。显示几乎完全性房室传导阻滞、室性逸搏心律、完全性右束支阻滞；下行系 19：44 记录，显示呈 2：1 传导的二度房室传导阻滞、完全性右束支阻滞；提示上、中两行几乎完全性房室传导阻滞系 2：1 传导的二度房室传导阻滞伴逸搏干扰所致（定准电压均为 5mm/1mV）

3. 三度房室传导阻滞的鉴别诊断

(1)干扰性完全性房室分离：窦性 P 波频率慢，而 QRS 波群频率快，下级起搏点冲动逆传所产生的不应期干扰窦性 P 波下传，与三度房室传导阻滞的心电图特点迥然不同，两者不难鉴别。

(2)长 P-R 间期型的一度房室传导阻滞合并逸搏干扰酷似三度房室传导阻滞（图 20-18）。

(3)持续 2：1 房室传导阻滞伴逸搏干扰酷似三度房室传导阻滞：2：1 房室传导阻滞时，若逸搏周期＜2 个 P-P 间期，则在房室交接区上部，窦性激动以 2：1 下传，在交接区下部，因逸搏心率快于下传的窦性激动，窦性激动被逸搏所干扰，极易误诊为三度房室传导阻滞；当起卧活动或静脉注射阿托品使窦性频率加快致逸搏周期≥2 个 P-P 间期时，下传的窦性激动比逸搏心率快，逸搏冲动被抑制，将又呈现 2：1 房室传导阻滞图形。故 2：1 房室传导阻滞时，测量 P-P 间期、R-R 间期极为重要，如 R-R 间期＜2 个 P-P 间期，则此时的完全性房室分离很可能是因 2：1 房室传导阻滞

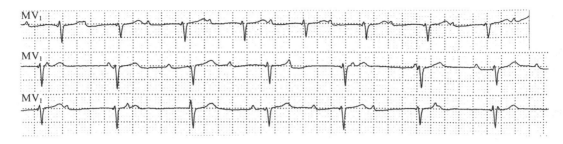

图 20-18 扩张型心肌病、心房颤动射频消融术后患者。MV₁ 导联上行显示长 P-R 间期;中、下两行系连续记录,显示房室交接性逸搏心律、完全性房室脱节;提示上行长 P-R 间期系干扰性与阻滞性并存的一度房室传导阻滞,中、下两行系长 P-R 间期型的一度房室传导阻滞合并逸搏干扰酷似三度房室传导阻滞

伴逸搏干扰所致,不宜轻易作出三度房室传导阻滞的诊断(图 20-17)。

八、临床意义

(1)一度及二度Ⅰ型房室传导阻滞:其病变部位大多发生在房室结内,预后一般良好,可由迷走神经张力增高、抗心律失常药物、电解质紊乱及器质性心脏病等引起。若病变部位发生在希氏束、双束支内,则由器质性心脏病引起,易发展为三度房室传导阻滞。若 P-R 间期过度延长引起心室有效充盈期显著缩短及二尖瓣返流等而影响心功能,出现 P-R 间期过度延长综合征,则应考虑安装 DDD 起搏器。若病变部位发生在心房内,则可引发多种房性心律失常,如房性早搏、心房颤动或心房扑动等。

(2)二度Ⅱ型房室传导阻滞:其病变部位几乎发生在希氏束、束支内,极易发展为三度房室传导阻滞,需安装人工起搏器。

(3)三度房室传导阻滞:除先天性三度房室传导阻滞外,后天性三度房室传导阻滞见于器质性心脏病、电解质紊乱、药物中毒等。若阻滞部位发生在房室结内,逸搏起搏点位置较高且频率较快,则预后相对较好;若阻滞部位发生在希氏束、束支内,逸搏 QRS 波群宽大畸形、频率＜40 次/min,则预后较差,应及时安装人工起搏器。

第二节 房室传导阻滞的诊断热点

一、房室传导延迟(或延缓)和一度房室传导阻滞

有学者认为不应将 P-R 间期延长称为房室传导阻滞,而称为房室传导延缓较为妥贴。传统将 P-R 间期≥0.21s(儿童≥0.19s)或超过正常最高值,便称为一度房室传导阻滞。诚然,在正常人群中,有 0.65% 中年人、1.1% 青年人、1.3% 50 岁以上中老年人 P-R 间期延长,并不一定意味着房室传导异常。在一般情况下,窦性冲动在房室交接区下传时较原来延长≥0.04~0.05s 时,被视为房室交接区存在一度阻滞。既然 P-R 间期正常最高值为 0.20s,是否可将 P-R 间期 0.21~0.23s 称为房室传导延缓,将 P-R 间期≥0.24s 称为一度房室传导阻滞?

二、房室传导阻滞诊断时需要关注的问题

诊断房室传导阻滞时,除了要关注 P-R 间期延长程度和房室传导比率外,还需要关注能够影响房室传导的其他条件,如心房率、心室率及阻滞部位。

(1)心率相近时,P-R 间期动态变化较持续性 P-R 间期延长更有价值:如患者原来 P-R 间期 0.13s,风湿活动期或心绞痛发作时,P-R 间期延长 0.04~0.05s(已发生一度房室传导阻滞),但延长后的 P-R 间期为 0.17~0.18s,虽属正常范围,但实际上这种动态的 P-R 间期延长,其临床意义更大、更有价值。

(2)跨P波的房室传导:当P-R间期显著延长>P-P间期时,便出现跨P波的房室传导,下传心室的P波称为"跳跃P波",未能下传的P波则称为"被跳跃P波",多见于房室结内慢径路传导、生理性或病理性一度或二度Ⅰ型房室传导阻滞(图39-2),此时,过度延长的P-R间期将显著缩短心室有效充盈期及二尖瓣返流等而影响心功能,出现P-R间期过度延长综合征,需酌情安装DDD起搏器或射频消融慢径路。

(3)跨R波的房室传导:指发生在QRS波群前的P波越过QRS波群下传心室的房室传导现象(1:2房室传导除外)。当P-R间期显著延长大于房室交接区有效不应期(R-R间期)时,QRS波群之前存在可激动间隙,在该时相发生的窦性激动即可跨R波下传心室。见于房室结内慢径路传导、生理性或病理性一度或二度Ⅰ型房室传导阻滞(图20-19)。

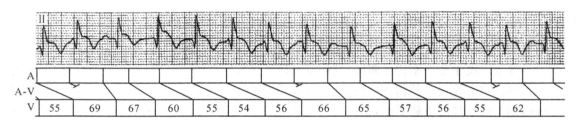

图20-19 急性下壁心肌梗死患者出现窦性心动过速(120次/min)、异常Q波伴ST-T改变、长P-R间期型一度房室传导阻滞伴跨R波的房室传导(引自刘仁光)

(4)关注心房率对房室传导的影响:①当心房率>135次/min时,所出现的房室传导阻滞,很可能是窦性激动遇及房室结生理性不应期而引起的干扰性阻滞。②当房室结不应期已有明显病理性延长,但小于P-P间期时,正常心率或较慢心率便可掩盖房室传导阻滞;只有在心率增快到一定程度时,才表现出房室传导阻滞,呈现快频率依赖性房室传导阻滞。③少数患者在心率增快时房室传导正常,而心率减慢时才表现出房室传导阻滞,呈现慢频率依赖性房室传导阻滞。

(5)关注心室率对房室传导的影响:见上一节三度房室传导阻滞鉴别诊断的内容。

(6)关注自主神经对房室传导的影响:房室结不应期在生理情况下受自主神经影响而波动较大,交感神经兴奋可使不应期缩短,而迷走神经兴奋则使不应期延长出现房室传导阻滞,如少数患者卧位时或夜间出现房室传导阻滞,而立位或活动时房室传导阻滞消失,这样的"房室传导阻滞"显然没有病理意义。

(7)关注房室传导阻滞的"度"与阻滞部位并重:传统的房室传导阻滞着重关注"度"及房室传导比率的问题,并被用于代表阻滞的严重程度,但实际上"度"这一概念并不能反映传导障碍的严重性及阻滞部位,而阻滞部位对临床更具重要意义。因此,在诊断房室传导阻滞时,除了诊断"度"及房室传导比率外,同时应尽可能确定阻滞部位。有条件的最好做希氏束电图检查。

(8)关注呈2:1、3:1传导二度房室传导阻滞的分型:呈2:1、3:1传导的二度房室传导阻滞可由二度Ⅰ型或Ⅱ型阻滞所致,其中呈3:1传导甚至由B型交替性文氏周期所致(房室交接区上层3:2文氏现象、下层2:1阻滞),两者阻滞部位、预后迥然不同。

三、阵发性三度房室传导阻滞的诊断问题

1. 基本概念

阵发性三度房室传导阻滞是指突然发生的持续数秒至数天所有窦性P波均不能下传心室,且符合三度房室传导阻滞的诊断标准,同时多伴有短暂性心室停搏现象。

2. 分类

(1)根据阻滞部位：分为房室结内阻滞、希氏束内阻滞、束支内阻滞。

(2)根据与心率的关系：分为快频率依赖性、慢频率依赖性及非频率依赖性。

(3)根据致病因素：分为功能性阻滞与急性、慢性病因所致的病理性阻滞。

3. 心电图特征(见第二十二章第四节)

4. 诊断问题

阵发性三度房室传导阻滞需要多少个窦性P波连续受阻方能诊断，各种文献、专著均无统一定论。一般将2:1、3:1传导定为二度房室传导阻滞，4:1~5:1传导定为高度房室传导阻滞，6:1传导定为几乎完全性房室传导阻滞，故笔者初步将≥7:1传导，即连续出现6个P波下传受阻，定为阵发性三度房室传导阻滞。

5. 临床意义

阵发性三度房室传导阻滞，若阻滞部位发生在房室结内、持续时间短暂、逸搏起搏点位置较高且频率较快者，大多数随病因消除而消失，预后较好；若阻滞部位发生在希氏束、束支、分支内，往往伴随低位逸搏起搏点冲动形成障碍而出现较长时间的心室停搏，导致晕厥或阿-斯综合征发作而危及生命，是安装人工起搏器的指征。

四、心房扑动合并房室传导阻滞

见第十三章第一节。

五、心房颤动合并房室传导阻滞

见第十三章第二节。

六、预激综合征合并房室传导阻滞

见第三十六章第二节。

第二十一章

束支、分支阻滞及双束支、多分支阻滞

第一节 概 述

一、心脏传导系统

(1)心脏传导系统的组成及电生理特性：心脏传导系统包括窦房结、结间束、房间束、房室结、希氏束、束支、分支及浦肯野纤维，少数人尚有房室旁道(Kent 束)、结-室或束-室旁道(Mahaim 纤维)。窦房结是正常激动形成的部位，而其他传导组织，则为窦性激动从窦房结传向心室的必经之路。其电生理特性为自律性、兴奋性、传导性和不应性。

(2)心室内传导系统：由左束支、右束支、左前分支、左后分支、左中隔支及浦肯野纤维组成了心室内传导系统。其中右束支、左前分支、左后分支、左中隔支(又称左间隔支)组成了心室内四分支传导系统。

(3)束支、分支分布部位及血液供应：①左束支：主干长约 15mm，宽约 5mm，穿行于室间隔左侧心内膜深部(室间隔上 1/3 处)并发出分支，由左冠状动脉的前降支和右冠状动脉双重供血；②左前分支：长约 35mm，具有"窄、薄、长"特点，支配左心室前乳头肌、室间隔前半部、左心室前壁、侧壁、高侧壁等，由前降支的间隔支供血；③左后分支：长约 30mm，宽约 6mm，具有"宽、厚、略短"特点，支配左心室后乳头肌、室间隔后半部、左心室后下壁等，由回旋支的左心室后支和右冠状动脉的后降支双重供血；④左中隔支：与左前、左后两分支相比，左中隔支要细小，主要支配室间隔，由前降支、右冠状动脉的后降支双重供血；⑤右束支：长约 15～20mm，宽约 1～3mm，前分支支配室间隔前下部和右心室前壁，外分支支配右心室游离壁，后分支支配室间隔后部、左心室后乳头肌、左心室后壁等，由左前降支的间隔支供血。

(4)束支、分支的电生理特征：①不应期的长短：右束支的不应期最长，其次分别为左前分支、左束支、左后分支、左中隔支；②传导速度：左束支传导速度较右束支略快，但两者差值<25ms，左后分支较左前分支略快，但两者差值<15ms；③传导阻滞发生率：不应期的长短与传导阻滞的发生率有直接关系，不应期长者易发生阻滞，故临床上以右束支阻滞最为多见，其次分别为左前分支、左束支、左后分支、左中隔支阻滞。

二、束支、分支阻滞的机制

室上性激动传至心室，是否出现束支、分支阻滞图形，取决于冲动经左、右束支及左前分支、左后分支传至心室所需时间的差值。当冲动在左、右束支传导时间的差值≥40ms 时，便出现完全性束支阻滞图形；若时间差值在 25～40ms 时，便呈不完全性束支阻滞图形。当冲动在左前分支、左后分支的传导时间差≥20～25ms 时，便出现分支阻滞图形。因此，当室上性激动下传心室时，若遇及束支、分支的生理性不应期、病理性不应期延长或解剖学上断裂、纤维化，就会出现束支、分支阻滞图形。

三、临床意义及预后

束支、分支阻滞的临床意义及预后有较大的差别。

（1）由于右束支的主干特别细长、大部分在心内膜下行走易损害、不应期长及单一的血管供血等因素影响，其阻滞的发生率远高于左束支。单纯性右束支阻滞，尤其是不完全性右束支阻滞，可见于正常人；新发或突发的右束支阻滞，则应首先考虑为病理性，可能是心脏疾病的早期表现；病理性右束支阻滞，则多见于有右心室肥大的病例，如风心病、先心病、肺心病等，也可发生在冠心病、心肌病等器质性心脏病。单纯性右束支阻滞的预后常较好。

（2）由于左束支的主干较短粗、不应期较短及双重血管供血等因素，故出现传导阻滞的机会远少于右束支。但一旦出现，则意味着心脏受损范围较广、病变较重。多由器质性心脏病引起，冠心病、高血压性心脏病是其最常见的原因，其次为心肌病、主动脉瓣疾病等。约80%的左束支阻滞患者有解剖学上的左心室肥厚。45岁以上发生左束支阻滞，其猝死的发生率增加10倍。

（3）由于左前分支细长、跨过左心室流出道，易受血流冲击的影响及仅由单一的血管供血等因素影响，左前分支阻滞的发生率远高于左后分支阻滞。它最常见的原因是冠心病，其次是高血压病、心肌病、主动脉瓣疾病等。

（4）由于左后分支较短粗、位于不易受侵犯的左心室流入道、双重血管供血等因素影响，左后分支阻滞的发生率远低于左前分支阻滞。但一旦出现，常提示有较广泛而严重的病变。

（5）左中隔支阻滞最常见于冠心病，其次见于糖尿病、心肌病等。与左冠状动脉前降支的病变有较好的相关性。

束支、分支阻滞的预后，一方面决定于有无器质性心脏病及其严重程度，另一方面与传导阻滞是否进展有关。若发展为双束支或三分支阻滞，则易出现三度房室传导阻滞，预后较差，需安装人工起搏器。

第二节　束支与分支阻滞

一、左束支阻滞

1. 心电图特征

（1）V_1、V_2 导联 QRS 波群呈 rS 型或 QS 型，V_5、V_6 导联呈 R 型，R 波平顶、挫折。

（2）I、aVL 导联 QRS 波群可呈 R 型或 rS 型，II、III、aVF 导联可呈 rS 型或 R 型、qR 型，心电轴可正常、左偏或右偏。

（3）QRS 波群时间≥0.12s，多数达 0.16s 左右。

（4）ST-T 方向多数与 QRS 主波方向相反，呈继发性改变（图 21-1）。

2. 分类

（1）根据 QRS 波群时间分类：①完全性左束支阻滞（时间≥0.12s）；②不完全性左束支阻滞（时间 0.10～0.11s），非常罕见。

（2）根据阻滞程度分类：

一度左束支阻滞：属功能性阻滞，即左束支出现传导延缓，较右束支慢 25～40ms 以上（图 21-2）。

二度 I 型左束支阻滞：即左束支内文氏型阻滞，诊断前提是要求 P-P 间期规则，P-R 间期固定，以排除室性逸搏、室性融合波、预激综合征、舒张晚期室性早搏、频率依赖性左束支阻滞等。有 3 种表现形式：①直接显示型文氏现象：QRS 波形由正常→不完全性左束支阻滞图形→完全性左束支阻滞图形逐渐演变，周而复始，有规律地改变（图 21-3）；②不完全隐匿型文氏现象：QRS 波形由不

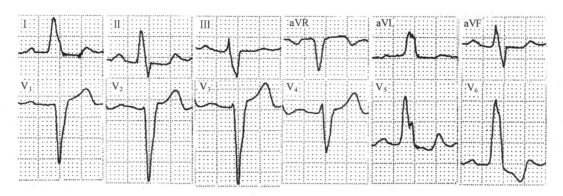

图 21-1　$V_1 \sim V_4$ 导联定准电压 5mm/1mV，显示完全性左束支阻滞、
一度右束支阻滞（P-R 间期 0.24s，提示发生在右束支内）

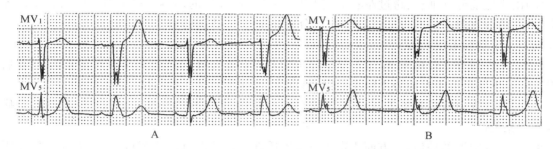

图 21-2　图 A、B 系 MV_1、MV_5 导联不同时间同步记录，定准电压 5mm/1mV。
图 A 显示交替性左束支阻滞，图 B 显示窦性心动过缓、不完全性左束支阻滞

完全性左束支阻滞图形→完全性左束支阻滞图形，周而复始，有规律地演变；③完全隐匿型文氏现象：自始至终 QRS 波形呈完全性左束支阻滞图形，但时间可有轻度变化，与一般的完全性左束支阻滞难以区别，诊断时必须要有直接显示型或不完全隐匿型文氏现象同时出现在一份心电图上，方能诊断。

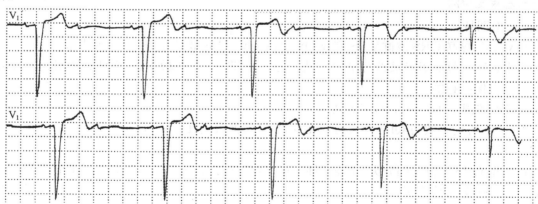

图 21-3　V_1 导联连续记录，显示二度房室传导阻滞（房室呈 2：1 传导）、左束支内反向文氏现象

二度 Ⅱ 型左束支阻滞：出现间歇性完全性左束支阻滞图形。

高度左束支阻滞：完全性左束支阻滞图形占半数以上。

三度左束支阻滞：即通常所说的完全性左束支阻滞，往往是不可逆的，阻滞图形持续存在。

（3）根据频率分类：

3 相性左束支阻滞：又称为快频率依赖性阻滞，即心率增快时，出现左束支阻滞图形；而心率减

慢后,左束支阻滞图形消失。

4 相性左束支阻滞:又称为慢频率依赖性阻滞,即心率减慢时,出现左束支阻滞图形;而心率增快后,左束支阻滞图形消失。

间歇性左束支阻滞:左束支阻滞图形的出现与心率快慢无关。

二、右束支阻滞

1. 心电图特征

(1)V$_1$ 导联 QRS 波群呈 rsR′或 rSR′型,ST 段压低,T 波倒置。

(2)其他导联终末 S 波或 R 波宽钝、错折。

(3)QRS 波群时间≥0.10s,电轴正常。

(4)部分患者 V$_1$ 导联 QRS 波群可出现以下变异:①呈 R 型或 M 型(图 21-4);②呈 qR 型,多见于合并前间壁、广泛前壁心肌梗死及重度右心室肥大时;③呈 rS 型,而 V$_2$ 导联呈 rsR′型,见于右位心合并右束支阻滞;④呈 rS 或 RS 型,S 波错折,加做 V$_3$R 导联呈 rsR′型,见于逆钟向转位、隐匿性不完全性右束支阻滞。

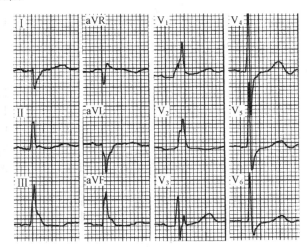

图 21-4　显示心房 P 波低电压、双支阻滞(完全性右束支阻滞合并左后分支阻滞)

2. 分类

(1)根据 QRS 波群时间分类:①完全性右束支阻滞(时间≥0.12s);②不完全性右束支阻滞(时间 0.10～0.11s)。

(2)根据阻滞程度分类:

一度右束支阻滞:属功能性阻滞,即右束支出现传导延缓,较左束支慢 25～40ms 以上。

二度Ⅰ型右束支阻滞:即右束内文氏型阻滞,诊断前提是要求 P-P 间期规则,P-R 间期固定,以排除室性逸搏、室性融合波、预激综合征、舒张晚期室性早搏、频率依赖性右束支阻滞等。有 3 种表现形式:①直接显示型文氏现象:QRS 波形由正常→不完全性右束支阻滞图形→完全性右束支阻滞图形逐渐演变,周而复始,有规律地改变;②不完全隐匿型文氏现象:QRS 波形由不完全性右束支阻滞图形→完全性右束支阻滞图形,周而复始,有规律地演变;③完全隐匿型文氏现象:自始至终QRS 波形呈完全性右束支阻滞图形,但时间可有轻度变化,与一般的完全性右束支阻滞难以区别,诊断时必须要有直接显示型或不完全隐匿型文氏现象同时出现在一份心电图上,方能诊断(图21-5)。

二度Ⅱ型右束支阻滞:出现间歇性完全性右束支阻滞图形。

高度右束支阻滞:完全性右束支阻滞图形占半数以上。

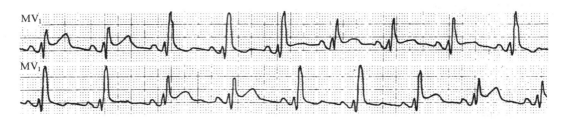

图 21-5　冠心病患者,夜间胸痛发作时 MV₁ 导联连续记录,显示
不完全隐匿型或完全隐匿型右束支内文氏现象伴 ST-T 改变

三度右束支阻滞:即通常所说的完全性右束支阻滞,往往是不可逆的,阻滞图形持续存在。

隐匿性不完全性右束支阻滞:V_1 导联呈 rS 型,S 波错折或呈 rSr′s′型,其他导联 QRS 终末波较宽钝、错折,时间 0.10~0.11s,加做 V_3R 或 V_4R、V_5R 导联出现 rS(s)R′或 rS(s)r′型。主要是右束支细小分支阻滞所致(图 21-6)。

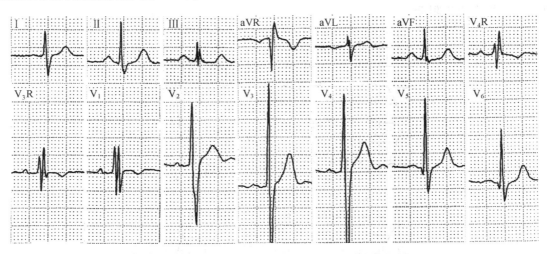

图 21-6　隐匿性不完全性右束支阻滞

(3)根据频率分类:

3 相性右束支阻滞:又称为快频率依赖性阻滞,即心率增快时,出现右束支阻滞图形;而心率减慢后,右束支阻滞图形消失。

4 相性右束支阻滞:又称为慢频率依赖性阻滞,即心率减慢时,出现右束支阻滞图形;而心率增快后,右束支阻滞图形消失。

间歇性右束支阻滞:右束支阻滞图形的出现与心率快慢无关。

三、左前分支阻滞

1. 心电图特征

(1)Ⅰ、aVL 导联 QRS 波群呈 qR 型,$R_{aVL}>R_{I,aVR}$,Ⅱ、Ⅲ、aVF 导联呈 rS 型,$S_{Ⅲ}>S_{Ⅱ}>r_{Ⅱ}$。

(2)心电轴左偏-45°~-90°,有学者认为-31°~-44°,若波形典型即可诊断。

(3)V_1~V_6 导联 R 波振幅降低,V_3~V_6 导联 S 波加深呈 RS 型,有时 V_1、V_2 导联可出现 q 波,呈 qrS 型(图 21-7)。

(4)QRS 波群时间正常。

2. 类型

(1)一度左前分支阻滞:为不完全性左前分支阻滞,电轴左偏-31°~-44°。

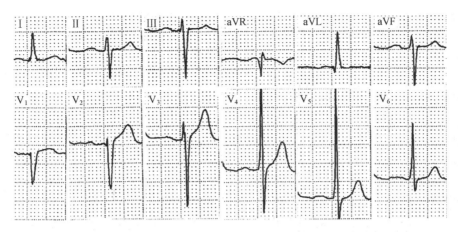

图 21-7　左心室高电压、左前分支阻滞及其引起的前间壁异常 Q 波

（2）二度Ⅰ型左前分支阻滞：即左前分支内文氏型阻滞，心电轴由正常或轻度左偏→中度左偏→重度左偏，周而复始，有规律地演变。

（3）二度Ⅱ型左前分支阻滞：间歇性出现左前分支阻滞图形（图 21-8）。

（4）高度左前分支阻滞：左前分支阻滞图形占半数以上。

（5）三度左前分支阻滞：即通常所说的左前分支阻滞。

（6）3 相性左前分支阻滞：心率增快时，出现左前分支阻滞图形；而心率减慢后，左前分支阻滞图形消失。

（7）4 相左前分支阻滞：心率减慢时，出现左前分支阻滞图形；而心率增快后，左前分支阻滞图形消失。

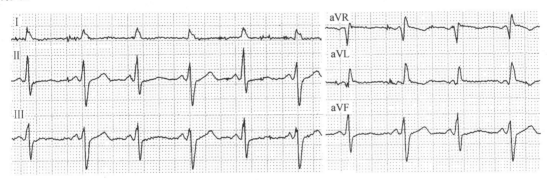

图 21-8　肢体导联显示交替性左前分支阻滞，即左前分支呈 2：1 阻滞

四、左后分支阻滞

1. 心电图特征

（1）Ⅰ、aVL 导联 QRS 波群呈 rS 型，$S_{aVL}>S_I$，Ⅱ、Ⅲ、aVF 导联呈 qR 型，$R_Ⅲ>R_Ⅱ$。

（2）心电轴＞＋110°。若出现交替性或间歇性电轴右偏，又具有左后分支阻滞特征，即使未达到＋110°，亦可诊断为左后分支阻滞。

（3）QRS 波群时间正常。

（4）需排除右心室肥大、侧壁心肌梗死、悬位型心脏等。

2. 左后分支阻滞亦可表现为文氏型阻滞、间歇性阻滞及频率依赖性阻滞，但少见。

五、左中隔支阻滞

根据 QRS 初始向量的指向，分为两型，临床上多见于冠心病。

（1）Ⅰ型左中隔支阻滞：QRS 初始向量指向左后，导致 V₁、V₂ 导联呈 QS 型或 qrS 型。只有间歇性出现时方能诊断（图 21-9）。

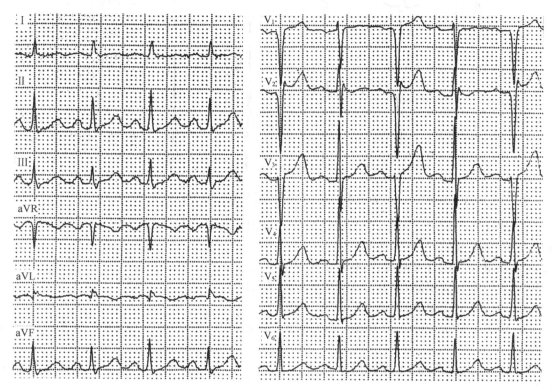

图 21-9　前间壁出现交替性异常 Q 波，提示交替性Ⅰ型左中隔支阻滞

（2）Ⅱ型左中隔支阻滞：QRS 初始向量指向左前，且明显增大，其心电图特征为：①V₁、V₂ 导联 QRS 波群呈 Rs 型，R/s＞1；②V₅、V₆ 导联 QRS 波群呈 Rs 型或 qRs 型，其 q 波很小，时间＜0.01s，深度＜0.1mV；③$R_{V_2}＞R_{V_6}$；④QRS 波群时间正常（合并束支阻滞时除外）；⑤多见于老年的冠心病患者；⑥需排除右心室肥大、逆钟向转位、A 型预激综合征、后壁心肌梗死等（图21-10）。

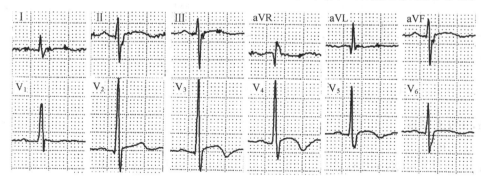

图 21-10　左前分支阻滞合并左中隔支阻滞、前侧壁 ST-T 改变

第三节　双束支与多分支阻滞

一、双束支阻滞

双束支阻滞是指右束支和左束支主干同时发生阻滞。根据阻滞程度(一度、二度、三度)、传导速度、传导比例以及是否同步阻滞,可有许多不同的组合,但归纳起来不外乎下列 6 种类型:

(1)表现为 P-R 间期延长,QRS 波形正常:系左、右束支同时发生一度阻滞,且两者传导速度减慢程度相等。

(2)表现为 2∶1 阻滞,QRS 波形正常:系左、右束支同时发生二度阻滞,且两者同步 2∶1 阻滞。

(3)表现为一侧束支阻滞图形伴 P-R 间期延长:①左、右束支同时发生一度阻滞,且两者传导速度减慢程度不等;②一侧束支发生一度阻滞,而另一侧束支为三度阻滞。

(4)表现为一侧束支阻滞图形伴 2∶1 阻滞:①左、右束支同时发生一度阻滞,且同时出现 2∶1 同步阻滞,但两者传导速度不等;②一侧束支发生 2∶1 阻滞,而另一侧束支为三度阻滞。

(5)表现为交替性左、右束支阻滞图形:①双侧束支同时发生二度阻滞,为不同步 2∶1 阻滞,双侧束支传导速度可异同;②一侧束支发生一度阻滞,而另一侧发生二度阻滞。

(6)表现为三度房室传导阻滞、缓慢的室性逸搏心律:P 波与 QRS 波群完全无关,QRS 波群宽大畸形,频率缓慢,多<40 次/min。

从理论上讲,双束支阻滞的心电图有上述 6 种表现,但第 1、2 两种无法与房室结内阻滞相区别,第 3、4 两种可能是双束支阻滞,也可能是一侧束支阻滞伴房室结一度、二度阻滞,只有第 5、6 两种可诊断为双束支阻滞。如能通过希氏束电图检查,则可获得明确诊断。

在临床工作中,可将双束支阻滞的心电图类型简化为以下 4 种类型:

(1)出现交替性或间歇性左、右束支阻滞图形(图 21-11)。

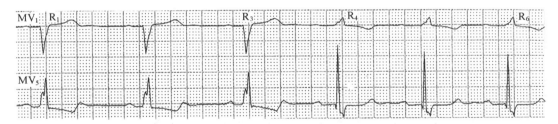

图 21-11　MV₁(定准电压 5mm/1mV)与 MV₅ 导联同步记录,显示窦性心动过缓伴不齐、
双束支阻滞,其中左束支表现为 4 相性二度阻滞伴右束支一度阻滞(R₁~R₃ 搏动在
心率较慢时出现左束支阻滞图形,P-R 间期 0.22s),右束支表现为 3 相性二度阻滞伴
左束支一度阻滞(R₄~R₆ 搏动在心率较快时出现右束支阻滞图形,P-R 间期 0.28s)

(2)完全性左束支阻滞伴房室阻滞型(P-R 间期延长、二度Ⅰ型、二度Ⅱ型)(图 21-1)。

(3)三度房室传导阻滞伴缓慢的室性逸搏心律。

(4)完全性右束支阻滞伴房室阻滞型(P-R 间期延长、二度Ⅰ型、二度Ⅱ型)。此型心电图表现,一般将 P-R 间期延长、二度Ⅰ型、二度Ⅱ型阻滞部位首先考虑发生在房室结内;若逸搏 QRS 波群宽大畸形呈左束支阻滞图形,则应将 P-R 间期延长、二度Ⅰ型、二度Ⅱ型阻滞部位首先考虑发生在左束支内(图 21-12)。

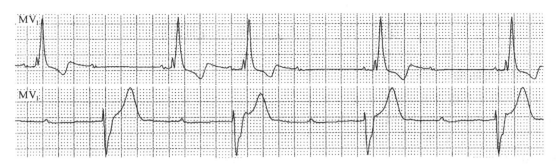

图 21-12　上、下两行系 MV₁ 导联不同时刻记录。上行显示完全性右束支阻滞、2∶1～3∶2文
氏型房室传导阻滞;下行显示三度房室传导阻滞伴室性逸搏心律或呈 2∶1 传导的二度房室
传导阻滞伴室性逸搏干扰现象,提示上行 2∶1～3∶2文氏型房室传导阻滞发生在左束支内

二、双支阻滞

双支阻滞是指右束支阻滞合并任何一支左束支分支阻滞。

(1)右束支阻滞合并左前分支阻滞(图 21-13):临床上最常见。

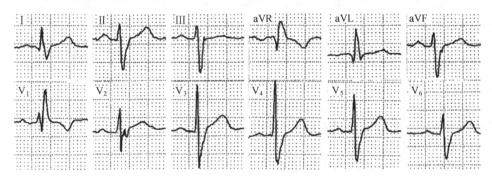

图 21-13　完全性右束支阻滞合并左前分支阻滞

(2)右束支阻滞合并左后分支阻滞(图 21-14):临床上较常见。

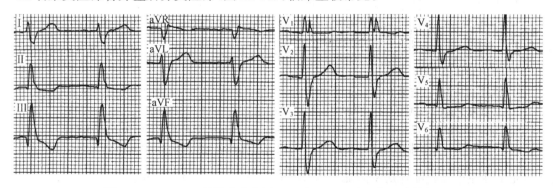

图 21-14　V₁～V₆ 导联定准电压 5mm/1mV,显示心房 P 波低电压、
完全性右束支阻滞合并左后分支阻滞、下壁及前侧壁轻度 T 波改变

(3)右束支阻滞合并左中隔支阻滞:临床上少见。

三、双分支阻滞

双分支阻滞是指左束支中的两个分支阻滞。

(1)左前分支阻滞合并左中隔支阻滞(图 21-10)。

（2）左后分支阻滞合并左中隔支阻滞。

（3）间歇性左前、左后分支阻滞。

四、三支阻滞

三支阻滞是指右束支、左前分支、左后分支、左中隔支中任何三支同时或间歇性程度不等的传导阻滞。有以下 5 种类型：

（1）右束支阻滞、左前分支阻滞合并房室阻滞型（P-R 间期延长、二度 I 型、二度 II 型）。此型心电图表现，一般将 P-R 间期延长、二度 I 型、二度 II 型阻滞部位首先考虑发生在左后分支内（图21-15）。

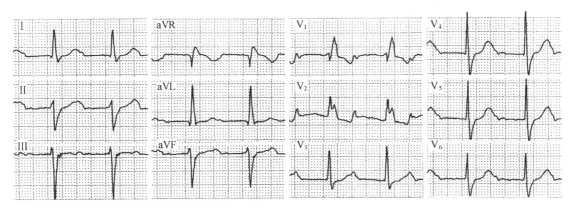

图 21-15　完全性右束支阻滞、左前分支阻滞合并左后分支一度阻滞（P-R 间期 0.46s）

（2）右束支阻滞、左后分支阻滞合并房室阻滞型（P-R 间期延长、二度 I 型、二度 II 型）。此型心电图表现，一般将 P-R 间期延长、二度 I 型、二度 II 型阻滞部位首先考虑发生在左前分支内（图21-16）。

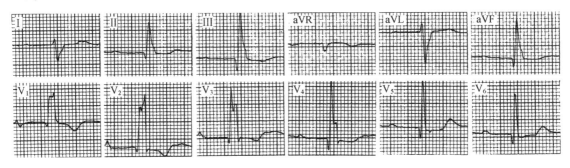

图 21-16　完全性右束支阻滞、左后分支阻滞合并左前分支一度阻滞（P-R 间期 0.34s）

（3）间歇性出现右束支、左前、左后分支阻滞（图 21-17）。

（4）右束支阻滞、左前分支阻滞合并左中隔支阻滞。

（5）右束支阻滞、左后分支阻滞合并左中隔支阻滞。

临床上以前 3 种类型最为常见。

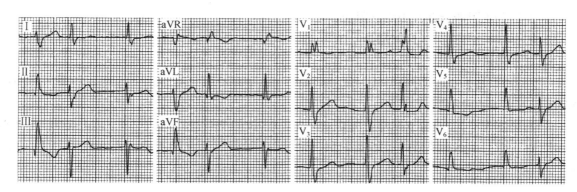

图 21-17　$V_1 \sim V_6$ 导联定准电压 5mm/1mV，肢体导联与胸前导联分别同步
记录。显示心房 P 波低电压、房性早搏、完全性右束支阻滞合并间歇性左
后分支阻滞及左前分支阻滞（3、4 相阻滞并存）、前侧壁轻度 ST-T 改变

五、四支阻滞

四支阻滞是指右束支、左前分支、左后分支、左中隔支同时或间歇性程度不等的传导阻滞。临
床上罕见。

第二十二章

3相、4相阻滞及阵发性房室传导阻滞

第一节 概 述

心脏各个部位的传导组织均可出现传导阻滞,其心电图表现有3种类型:①频率依赖性阻滞(3相、4相阻滞);②间歇性阻滞(与频率无关);③永久性阻滞(固定性阻滞)。心肌组织传导速度的快慢主要取决于动作电位0相上升的速度和幅度,0相上升速度愈快,幅度愈大,则传导速度就愈快;反之,则传导速度减慢,甚至出现传导阻滞。而0相上升的速度和幅度与细胞膜电位的水平有关,膜电位的负值愈大,则0相上升的速度愈快、幅度愈大;反之,膜电位的负值愈小,则0相上升速度愈慢、幅度愈小。复极不完全和除极不完全是引起膜电位负值减少的主要原因,也分别是出现3相、4相阻滞的主要机制。

第二节 3相阻滞

1. 基本概念

频率增快时或较短间歇后出现传导阻滞,称为3相阻滞或快频率依赖性阻滞。

2. 发生机制

(1)复极不完全:过早出现的激动落在前一心搏动作电位的3相,此时膜电位较低,该激动引发的0相上升速度较慢、幅度较小,导致传导速度减慢,出现3相阻滞,如激动落在U波顶峰之前出现的传导阻滞,是一种生理性不应期引起的干扰性阻滞。

(2)传导组织不应期异常延长:心率增快时,激动便遇及传导组织异常延长的不应期而阻滞,如激动落在U波顶峰以后出现的传导阻滞。

3. 各部位3相阻滞的心电图特征

(1)窦房结周围3相性阻滞:收缩早、中期的房性早搏,逆传时遇及窦房结周围组织尚处于前一激动后的不应期而未能重整窦性节律,呈间位型房性早搏的特点。

(2)3相性心房内传导阻滞:窦性频率增快时,出现"肺型P波"或"二尖瓣型P波",而窦性频率减慢后,出现正常P波,前者不能用房性异位心律或房性融合波来解释,称为3相性右心房内传导阻滞或3相性左心房内传导阻滞。当房性早搏P′波形态呈"肺型P波"、"二尖瓣型P波"或"巨大型P波"时,很可能也存在3相性心房内传导阻滞(图22-1)。

(3)3相性房室传导阻滞:①3相性一度房室传导阻滞:指窦性频率增快时,其P-R间期较频率慢时P-R间期延长≥0.04s(图22-2);室上性早搏、各类反复搏动、干扰性房室分离时窦性夺获及间位型房室交接性早搏、室性早搏所出现的P′(P⁻、P)-R间期延长,虽然也属3相性一度房室传导阻滞范畴,但因其P′(P⁻、P)-R间期属于干扰性延长,一般不诊断为3相性一度房室传导阻滞。上述这两种情况尚需排除房室结内慢径路传导。②3相性二度房室传导阻滞:指窦性频率增快时,出

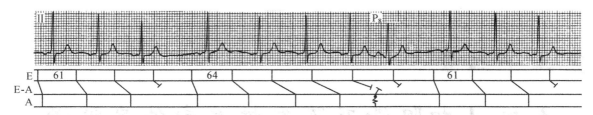

图 22-1　加速的房性逸搏心律(频率 93～98 次/min)伴异-肌交接区外出 4∶3～顿挫型
6∶4 传导、房性早搏伴 3 相性左心房内传导阻滞(P₈ 提早出现呈"二尖瓣型 P 波"特点)

现 P 波下传受阻,而频率减慢后,P 波均能下传心室(图 22-3、图 22-4);收缩中、晚期、舒张早期房性早搏(P'波落在 ST 段、T 波、U 波之前),临床上一般也不诊断为 3 相性二度房室传导阻滞,仅写出阻滞型房性早搏即可。

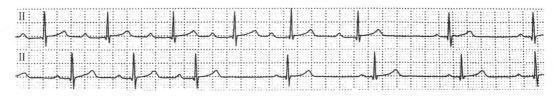

图 22-2　Ⅱ 导联连续记录,定准电压 5mm/1mV。显示窦性心动过缓伴窦房结内游走节律、3 相性
一度房室传导阻滞(心率增快时 P-R 间期长达 0.23～0.32s),但不能排除房室结内双径路传导

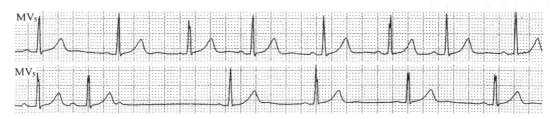

图 22-3　MV₅ 导联连续记录,定准电压 5mm/1mV。显示窦房结内游走节律、二度Ⅱ型
窦房传导阻滞(下行长 P-P 间期为短 P-P 间期的 2 倍)、3 相性二度Ⅰ型房室传导阻滞

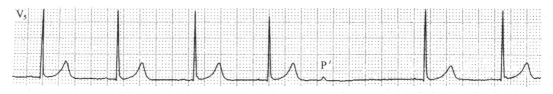

图 22-4　房性早搏揭示 3 相性二度房室传导阻滞

(4)3 相性束支、分支阻滞:指窦性频率增快时,出现束支、分支阻滞图形,而频率减慢后,束支、分支阻滞图形消失(图 22-5、图 22-6);室上性早搏、各类反复搏动、窦性夺获、心房扑动、心房颤动长-短周期后出现束支、分支阻滞图形,虽然也属 3 相性阻滞范畴,但一般只诊断为心室内差异性传导,以示与室性早搏、室性心动过速的区别。

(5)3 相性房室旁道传导阻滞:心率增快时,预激波形消失,而心率减慢后,又出现预激波形(图22-7)。

(6)并行灶周围 3 相性阻滞:逆偶联间期 P'-P 或 R'-R 间期较短时,主导节律不能侵入并行灶使其节律重整,而 P'-P 或 R'-R 间期较长时,主导节律能侵入并行灶,形成间歇性并行心律,表明并行灶周围由 3 相阻滞保护。

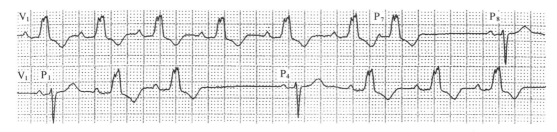

图 22-5　V_1 导联连续记录，显示窦性停搏、房性早搏（P_7）、
房性逸搏（上行 P_8、下行 P_1、P_4）、3相性右束支阻滞

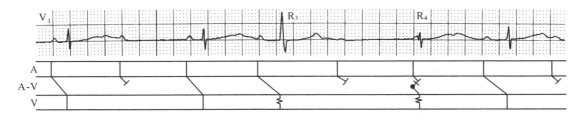

图 22-6　2∶1～3∶2 文氏型房室传导阻滞、3相性左中隔支阻滞（R_3）、
房室交接性逸搏伴非时相性心室内差异性传导（R_4）

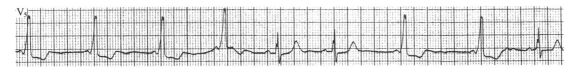

图 22-7　窦性心律不齐、房室旁道3相性阻滞（定准电压 5mm/1mV）

4. 临床意义

3 相性阻滞的临床意义取决于基础的心脏病和伴发的心律失常，如发生在短偶联间期、Ashman 现象及快速心室率（＞135 次/min）时出现 3 相性房室传导阻滞、束支阻滞，则多为功能性或生理性；若心室率稍增快时便出现心房内传导阻滞、房室传导阻滞、束支阻滞尤其是左束支阻滞，则是病理性，多见于器质性心脏病；此外，3 相性阻滞可诱发多种复杂心律失常，如 P′（P）-R 间期延长可诱发房性反复搏动、反复性心动过速等。

5. 功能性 3 相阻滞与病理性 3 相阻滞的鉴别（表 22-1）

表 22-1　功能性 3 相阻滞与病理性 3 相阻滞的鉴别

鉴别要点	功能性 3 相阻滞	病理性 3 相阻滞
①束支不应期	正常	延长
②畸形 QRS 波群提早程度	明显提早，出现在前一搏动 U 波顶峰之前	略有提早，出现在前一搏动 U 波顶峰之后
③QRS 波形	多呈右束支阻滞图形	多呈左束支阻滞图形
④临界心率	＞135 次/min	一般＜120 次/min
⑤周期顺序	呈长-短周期顺序及 Ashman 现象	长-短周期顺序不明显，仅稍短于基本心搏的周期
⑥临床意义	属生理性	属病理性

第三节　4 相阻滞

1. 基本概念

频率减慢时或较长间歇后出现传导阻滞,称为 4 相阻滞或慢频率依赖性阻滞。

2. 发生机制

(1)舒张期自动除极速度过快:这是产生 4 相阻滞最主要的原因。舒张期自动除极速度过快,导致膜电位负值降低,该激动引发的 0 相上升速度较慢、幅度较小,出现传导速度减慢或中断。

(2)传导组织膜电位普遍降低:心肌缺血、电解质紊乱等因素引起膜电位普遍降低而出现传导延缓或中断。

(3)传导组织反应性降低:在某些药物影响下,同一膜电位水平产生的动作电位 0 相上升速度减慢、幅度降低,出现传导延缓或中断。

3. 各部位 4 相阻滞的心电图特征

(1)4 相性心房内传导阻滞:窦性频率减慢时,出现"肺型 P 波"或"二尖瓣型 P 波",而窦性频率增快后,出现正常 P 波,前者不能用房性异位心律或房性融合波来解释,称为 4 相性右心房内传导阻滞或 4 相性左心房内传导阻滞(图 22-8)。

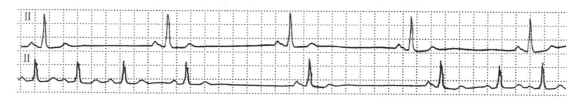

图 22-8　冠心病、病窦综合征患者。上行显示显著的窦性心动过缓(35 次/min)、不完全性左心房内传导阻滞;下行系静脉注射阿托品 2mg 后记录,显示窦性心律不齐、二度Ⅱ型窦房传导阻滞、4 相性左心房内传导阻滞;提示上行显著的窦性心动过缓系 2∶1 二度窦房传导阻滞所致,左心房内传导阻滞属 4 相阻滞

(2)4 相性房室传导阻滞:①4 相性一度房室传导阻滞:理论上应该存在,但诊断较困难。因房室传导时间在一定心率范围内,随着心率的加快,其 P-R 间期会相应缩短;随着心率的减慢,其 P-R 间期又会相应延长,若两者 P-R 间期互差≥0.06s,又需要排除房室结内双径路传导(图 22-9、图 22-10)。此外,尚需排除隐匿性房室交接性激动引起的干扰性 P-R 间期延长。黄宛主编的第五版《临床心电图学》,吴祥主编的《心律失常梯形图解法》所报道 2 例 4 相性一度房室传导阻滞,实为房室结内双径路传导所致(由慢径路下传)。故笔者认为 4 相性一度房室传导阻滞的诊断应慎重,只有当心率减慢时或较长间歇后(窦性停搏、二度窦房传导阻滞、早搏后代偿间歇等)出现 P-R 间期延长达 0.04~0.06s,可考虑为 4 相性一度房室传导阻滞。②4 相性二度房室传导阻滞:上述两本专著均认为不存在 4 相性二度房室传导阻滞,但杨钧国等编著的《心律失常的近代概念》认为心率减慢时或较长间歇后出现数次 P 波下传受阻,可以诊断为 4 相性二度Ⅱ型房室传导阻滞,笔者同意此观点(图 22-11、图 22-12)。③4 相性三度房室传导阻滞:当心率增快时,保持 1∶1 房室传导;当心率减慢时或较长间歇后连续出现 P 波下传受阻,表现为 4 相性阵发性三度房室传导阻滞。

(3)4 相性束支、分支阻滞:指心率减慢时或较长间歇后出现束支、分支阻滞图形,而心率增快后,束支、分支阻滞图形消失。一般以左束支多见,因左束支 4 相性阻滞的临界周期较右束支短;当心率进一步减慢时,才能表现出 4 相性右束支阻滞。诊断 4 相性束支、分支阻滞时必须排除舒张晚期室性早搏、室性融合波、室性逸搏及预激综合征,其心电图诊断标准为:①由窦性心动过缓、窦性停搏、二度窦房传导阻滞、二度房室传导阻滞、早搏后代偿间歇等较长间歇所诱发;②QRS 波形呈

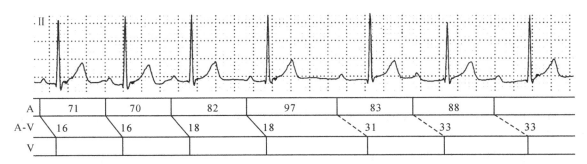

图 22-9　窦性心律不齐、房室结内双径路传导貌似 4 相性一度房室传导阻滞

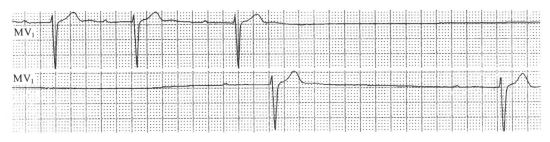

图 22-10　MV₁ 导联连续记录，显示窦性心动过缓、窦性停搏、短暂性心室停搏、一度房室传导阻滞、4 相性 P-R 间期显著延长（考虑房室结慢径路下传）、下级起搏点功能不良、符合双结病的心电图改变

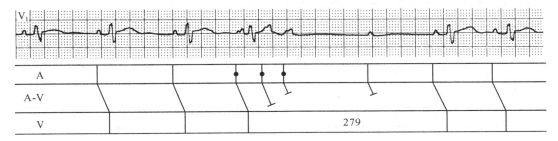

图 22-11　短阵性房性心动过速伴 3 相性左心房内传导阻滞（P′ 波呈"二尖瓣型 P 波"特点），有时呈阻滞型、4 相性二度房室传导阻滞

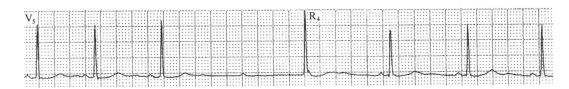

图 22-12　窦性心律不齐、4 相性二度房室传导阻滞、房室交接性逸搏伴非时相性心室内差异性传导（R₄）

典型的束支、分支阻滞图形，其前有相关的 P 波或 F 波，P（F）-R 间期固定且与同导联基本心搏的 P（F）-R 间期一致，借此排除舒张晚期室性早搏、室性融合波、室性逸搏及预激综合征；③呈束支、分支阻滞图形的 QRS 波群能按其临界周期重复出现；④基本心搏 QRS 波形必须正常，即不存在不全性双束支阻滞，且与束支意外性传导无关；⑤心房颤动长 R-R 间歇后出现典型的束支、分支阻滞图形时，其长间歇必须不固定，借以排除加速的室性逸搏、室性逸搏。

（4）4 相性房室旁道阻滞：心率减慢时或较长间歇后预激波形消失，QRS 波形正常，而心率增快后，又出现预激波形（图 22-13）。

（5）并行灶周围 4 相性阻滞：逆偶联间期 P′-P 或 R′-R 间期较长时，主导节律不能侵入并行灶

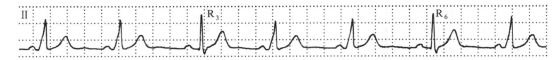

图 22-13   房室旁道 4 相性阻滞(R_3、R_6 形态正常)

使其节律重整,而 P'-P 或 R'-R 间期较短时,主导节律能侵入并行灶,形成间歇性并行心律,表明并行灶周围由 4 相阻滞保护。

(6)4 相阻滞引起折返性早搏:在较长间歇之后易发生偶联间期固定型室性早搏,其后代偿间歇又为下一次室性早搏的出现创造了条件,形成室性早搏二联律,这种现象称为二联律法则,这种室性早搏称为继发性室性早搏。二联律法则的电生理机制可用 4 相阻滞来解释,浦肯野纤维异位起搏点有自发的舒张期除极,在较长间歇后,膜电位降低到不能产生传导的临界点,而出现单向阻滞及传导延缓,形成心室内折返产生继发性室性早搏,进而形成二联律。

(7)窦房结周围或窦房交接区 4 相阻滞:当二度窦房传导阻滞引起房性逸搏及其心律出现时,若窦性长 P-P 间期与短 P-P 间期仍呈倍数关系,表明窦房交接区传出阻滞是不完全的,而传入阻滞是完全的(属 4 相阻滞),此时发生的房性逸搏及其心律均不能逆传侵入窦房结使其节律重整,窦房结仍按原有的节律发放激动(图 22-14)。

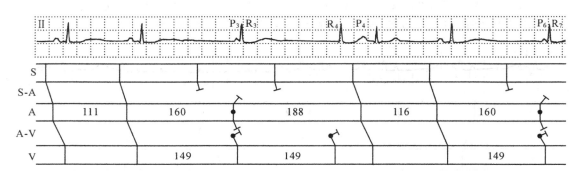

图 22-14   窦性心动过缓、二度Ⅱ型窦房传导阻滞、房性逸搏(P_3、P_6)、房室交接性逸搏(R_3、R_4、R_7)、房性逸搏揭示窦性并行心律(窦房交接区 4 相性阻滞)、窦性夺获(P_4)、轻度 T 波改变

4. 临床意义

4 相阻滞绝大多数为病理性,见于器质性心脏病患者。尤其是原有束支阻滞或双束支阻滞基础上出现 4 相性二度、三度房室传导阻滞,该房室传导阻滞实际上是由 4 相性束支阻滞所致,易并发心室停搏而出现阿-斯综合征,应及时安装人工起搏器。

5.4 相性束支阻滞与室性异位搏动(加速的室性逸搏、舒张晚期室性早搏、室性逸搏)的鉴别(表 22-2)。

表 22-2   4 相性束支阻滞与室性异位搏动的鉴别

鉴别要点	4 相性束支阻滞	室性异位搏动
①QRS 波形	4 相性束支阻滞呈典型的完全性束支阻滞图形	室性异位搏动呈类束支阻滞图形
②QRS 波群之前有无 P 波及 P-R 间期长短	窦性时必有 P 波,其 P-R 间期与基本心搏的 P-R 间期一致	无 P 波或虽有 P 波,但 P-R 间期较基本心搏的 P-R 间期短 0.05s 以上
③R-R 周期情况	R-R 间期为束支阻滞的临界周期,长短不一,多数较短(<1.5s)	R-R 间期为室性异位搏动的基本周期,大多固定,室性逸搏周期较长(>1.5s)

第四节　3相、4相阻滞并存及阵发性房室传导阻滞

1. 3相合并4相性房室传导阻滞

3相合并4相性房室传导阻滞又称为频率依赖性混合型房室传导阻滞,表现为心率正常时房室传导正常,呈1∶1传导;而当心率增快或减慢到一定程度时,则出现房室传导阻滞。多见于阻滞型房性早搏(3相性阻滞)代偿间歇后的第1个窦性搏动的P-R间期延长(0.04~0.06s)或P波下传受阻,甚至连续数个P波下传受阻(4相性房室传导阻滞)(图22-15)。

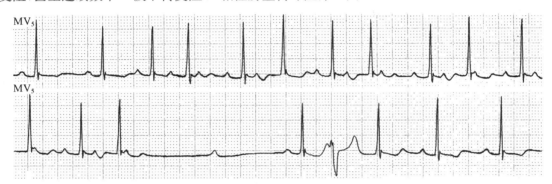

图22-15　MV₅导联连续记录,显示自律性增高型短阵性房性心动过速伴干扰性
3∶2房室文氏现象、4相性二度房室传导阻滞、间位型室性早搏、T波改变

2. 3相合并4相性束支阻滞

3相合并4相性束支阻滞又称为频率依赖性混合型束支阻滞,表现为心率正常时QRS波形正常,而当心率增快或减慢到一定程度时,则出现束支阻滞图形。有4种心电图表现:①3相性左束支阻滞合并4相性左束支阻滞;②3相性右束支阻滞合并4相性右束支阻滞;③3相性左束支阻滞合并4相性右束支阻滞;④3相性右束支阻滞合并4相性左束支阻滞。由于左束支4相阻滞的临界周期较右束支短,故4相性左束支阻滞相对多见,而右束支3相阻滞的临界周期较左束支短,故3相性右束支阻滞较多见。因此,在同一份心电图上,3相性右束支阻滞合并4相性左束支阻滞概率较高。

3. 3相性房室传导阻滞合并4相性束支阻滞

房性早搏、阵发性房性心动过速及窦性心率增快时所产生的3相性二度房室传导阻滞,其长R-R间期的出现为4相性束支阻滞创造了条件。

4. 4相性房室传导阻滞合并3相性束支阻滞

心率增快时或较短间歇后,出现束支阻滞图形,而心率减慢时或较长间歇后,出现房室传导阻滞。

5. 阵发性房室传导阻滞

阵发性房室传导阻滞是指突然发生的连续3个以上窦性P波下传受阻,同时多伴有短暂性心室停搏(R-R间期>3.0s)。根据受阻P波的多少可分为阵发性二度Ⅱ型、高度、三度房室传导阻滞,亦可根据与频率关系,可分为3相性、4相性及与频率无相关性阵发性房室传导阻滞。这里着重讨论阵发性三度房室传导阻滞。

(1)3相性阵发性三度房室传导阻滞:窦性频率较慢时,房室呈正常的1∶1传导,而心率增快后,便连续出现P(P′)波下传受阻。至于需要多少个P(P′)波连续受阻,方能诊断为阵发性三度房室传导阻滞,各种文献、专著尚未统一定论。一般将2∶1、3∶1传导定为二度房室传导阻滞,4∶1~5∶1传导定为高度房室传导阻滞,6∶1传导定为几乎完全性房室传导阻滞,故笔者认为≥

7：1房室传导,即连续出现6个P(P′)波下传受阻,可诊断为阵发性三度房室传导阻滞。其心电图表现,根据阻滞发生部位不同可分为两种类型:①频率较慢时,P波下传的QRS波形正常;而心率增快时,P(P′)波便不能下传心室,可能是这些P(P′)波在房室交接区产生反复隐匿性传导所形成新的不应期影响后面P(P′)波下传;若同时存在隐匿性重整下级逸搏起搏点时,则会出现短暂性心室停搏。②频率较慢时,P波下传的QRS波形呈双束支或不全性三分支阻滞图形;当心率增快到一定程度,使得另一侧束支或分支发生3相性三度阻滞,便形成希氏束以下的阵发性三度房室传导阻滞,此时多伴随心室停搏现象,易发生晕厥。

　　(2)4相性阵发性三度房室传导阻滞:窦性频率较快时,房室传导正常;而心率减慢时或较长间歇后连续出现6个以上P波下传受阻。其心电图表现有两种类型:①心率较快时,P波下传的QRS波形正常;而心率减慢时,便出现阵发性三度房室传导阻滞,如逸搏的QRS波形也正常,则提示阻滞部位在房室结内,此种情况较少见。②频率较快时,P波下传的QRS波形呈双束支或不全性三分支阻滞图形;当心率减慢到一定程度时,使得另一侧束支或分支发生4相性三度阻滞,便形成希氏束以下的阵发性三度房室传导阻滞,多伴随心室停搏现象,此种情况较多见,且病情凶险。

　　(3)3相性二度房室传导阻滞诱发4相性阵发性三度房室传导阻滞:阻滞型房性早搏、短阵性房性心动过速代偿间歇后,可诱发4相性阵发性三度房室传导阻滞(图22-16)。

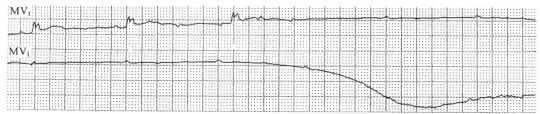

图22-16　MV₁导联连续记录,定准电压5mm/1mV。显示窦性心动过缓、完全性
右束支阻滞、短阵性房性心动过速伴3相性二度房室传导阻滞诱发4相性
阵发性三度房室传导阻滞(很可能是双束支阻滞所致)及短暂性心室停搏

　　(4)与频率无相关性阵发性三度房室传导阻滞:窦性频率一致时,突然出现阵发性三度房室传导阻滞(图22-17)。

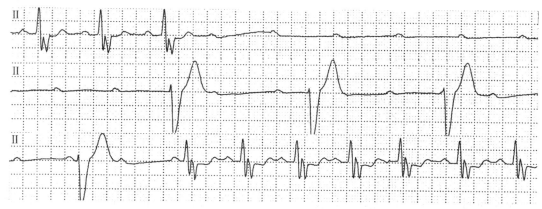

图22-17　Ⅱ导联连续记录,显示完全性右束支阻滞、阵发性三度房室阻滞(很可能是双束支
阻滞所致)伴短暂性心室停搏、室性逸搏心律、房室交接区或左束支内韦金斯基现象

　　阵发性三度房室传导阻滞,无论与频率快慢是否相关,其阻滞部位大多发生在希氏束或希氏束以下(束支、分支内)。当出现阵发性三度房室传导阻滞时,往往伴随低位逸搏点冲动形成障碍,不能及时发放冲动而出现较长时间的心室停搏,导致晕厥或阿-斯综合征发作而危及生命,是安装人工起搏器的指征。

第二十三章

传出阻滞(外出阻滞)

一、概述

1. 基本概念

任何起搏点所发放的冲动,当其周围心肌组织处于应激期时而未能传出使心房或心室除极所产生的漏搏现象,就称为传出阻滞或外出阻滞。

2. 分类

(1)根据传出阻滞部位:分为窦房交接区、异-心房肌交接区、异-房室交接区、异-心室肌交接区、异-旁道交接区传出阻滞 5 种。

(2)根据阻滞程度:理论上可分为一度、二度、三度阻滞,而实际上一度、三度传出阻滞,心电图是无法诊断的,仅能诊断二度传出阻滞。

(3)根据阻滞性质:分为干扰性和病理性阻滞 2 种。当起搏点发放冲动频率极快(>200 次/min)时,所发生的传出阻滞,大多是干扰性阻滞所致;当频率较慢或中等频率时发生传出阻滞,多为病理性或药物作用所致。

3. 临床意义

(1)二度、高度窦房传导阻滞是病窦综合征的心电图表现之一,大多见于器质性心脏病,少数由药物、电解质紊乱、迷走神经张力过高所致;而异-肌交接区出现传出阻滞正是发挥抗心律失常药物作用之目的,借以消除异位冲动的发放。

(2)存在传出阻滞,有时又易诱发窦房交接区、异-肌交接区折返性心律失常而使心律失常复杂化。

二、窦房传导阻滞

(1)一度窦房传导阻滞:无法直接诊断。在窦性 P-P 间期规则时,可通过测量房性早搏后代偿间歇来评估窦房传导时间,即 S-A 间期=(P′-P 间期减去 P-P 间期)/2,若 S-A 间期>0.16s,即可考虑存在一度窦房阻滞(S-A 间期正常值为 0.07~0.16s)。

(2)持续性 2:1 窦房传导阻滞:与窦性心动过缓难以区别(图 22-8)。

(3)二度Ⅰ型窦房传导阻滞:P-P 间期呈"渐短突长"或"渐长突长"特点,周而复始;部分不典型文氏现象与窦性心律不齐、窦性停搏难以区别。

(4)二度Ⅱ型窦房传导阻滞:长 P-P 间期为短 P-P 间期的 2~3 倍。

(5)高度窦房传导阻滞:长 P-P 间期≥4 倍短 P-P 间期。

三、异-心房肌交接区传出阻滞

异-心房肌交接区传出阻滞系指心房异位起搏点与其周围心房肌之间发生的传导阻滞。各种频率的房性心律,包括房性逸搏心律、加速的房性逸搏心律、阵发性房性心动过速、心房扑动及房性并行心律均可发生不同程度和类型的传出阻滞。

1. 心房扑动伴异-肌交接区传出阻滞

(1)持续性 2：1 传出阻滞：此时显示的 F 波频率慢至 120～180 次/min,易诊断为房性心动过速或慢频率型心房扑动(图 23-1)。

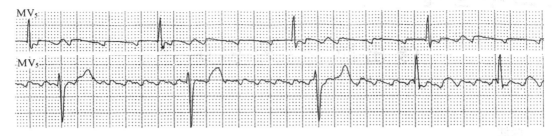

图 23-1　上、下两行系 MV₅ 导联不同时刻记录。上行显示慢频率型心房扑动(F 波频率 160 次/min)
伴缓慢的心室率(房室呈 4：1 传导),提示二度房室传导阻滞;下行显示正常频率型心房扑动
(F 波频率 320 次/min)伴缓慢的心室率、室性逸搏心律、二度～高度房室传导阻滞。根据上、
下两行 F 波频率的改变,提示上行慢频率型心房扑动实为异-肌交接区 2：1 传出阻滞所致

(2)二度Ⅰ型传出阻滞：F-F 间期呈"渐短突长"或"渐长突长"特点,周而复始。

(3)二度Ⅱ型传出阻滞：长 F-F 间期为短 F-F 间期的 2～3 倍(图 23-2)。

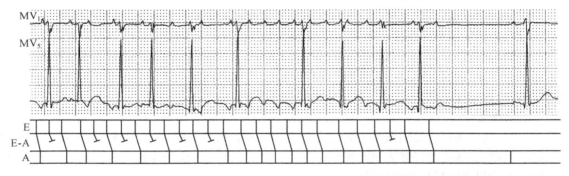

图 23-2　自律性增高型阵发性心房扑动伴异-肌交接区二度传出阻滞(有时呈 2：1 传导)、窦性逸搏

(4)高度传出阻滞：传导比例≥4：1,若显示的 F 波频率为 60～100 次/min,则易诊断为加速的房性逸搏心律。

2. 房性心动过速伴异-肌交接区传导阻滞

(1)持续性 2：1 传出阻滞：若显示的 P′ 波频率在 60～100 次/min,则诊断为加速的房性逸搏心律;若显示的 P′ 波频率在 50～60 次/min,则易诊断为房性逸搏心律。

(2)二度Ⅰ型传出阻滞：P′-P′间期呈"渐短突长"或"渐长突长"特点,周而复始。

(3)二度Ⅱ型传出阻滞：长 P′-P′间期为短 P′-P′间期的 2～3 倍(图 23-3)。

(4)高度传出阻滞：此时显示的 P′ 波频率<50 次/min,易诊断为过缓的房性逸搏心律。

3. 房性并行心律伴异-肌交接区传出阻滞

房性异位搏动的偶联间期不等,可有房性融合波出现,两异位搏动之间能测得最大公约数。若房性异位冲动远离窦性 P 波,即心房肌处于应激期内而未能出现 P′波,则存在异-肌交接区传出二度Ⅱ型阻滞;若 P′-P′间期呈"渐短突长"规律,周而复始,则表明异-肌交接区存在传出二度Ⅰ型阻滞。

4. 加速的房性逸搏心律

持续性 2：1 传出阻滞与过缓的房性逸搏心律、正常频率的房性逸搏心律无法区别;若 P′-P′间期呈"渐短突长"规律,周而复始,则表明异-肌交接区存在传出二度Ⅰ型阻滞(图 23-4);若长 P′-P′

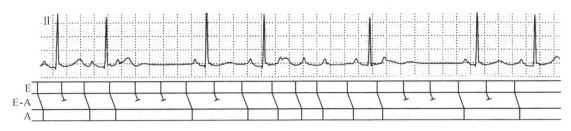

图 23-3 自律性增高型房性心动过速伴异-肌交接区二度传出阻滞(有时呈 2∶1～3∶1
传导表现为加速的房性逸搏及逸搏心律)、干扰性二度房室传导阻滞

间期为短 P′-P′间期的 2～3 倍,则表明异-肌交接区存在传出二度Ⅱ型阻滞(图 23-5)。

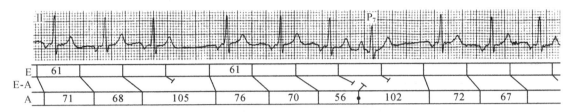

图 23-4 加速的房性逸搏心律(频率 97 次/min)伴异-肌交接区传出 4∶3～顿挫型
5∶3 文氏现象、房性早搏伴 3 相性右心房内传导阻滞(P₇ 提早出现且形态高尖)

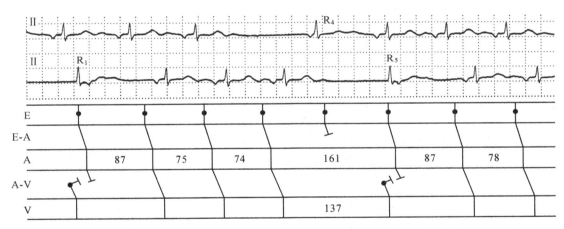

图 23-5 Ⅱ导联连续记录,显示加速的房性逸搏心律伴不齐及异-肌交接区
二度Ⅱ型传出阻滞、房室交接性逸搏(上行 R₄,下行 R₁、R₅)

四、房室交接区异-肌传出阻滞

房室交接区异-肌传出阻滞系指房室交接区起搏点与周围心肌组织之间发生的传导阻滞。各种频率的房室交接性心律,如房室交接性逸搏心律、加速的房室交接性逸搏心律、阵发性房室交接性心动过速及房室交接性并行心律等均可发生不同程度的顺向性、逆向性或双向性传出阻滞。

1. 顺向性异-肌交接区传出阻滞

(1)顺向性一度异-肌交接区传出阻滞:房室交接性心律的逆行 P⁻ 波位于 QRS 波群之前,其 P′-R 间期≥0.12s,与起源于心房下部的房性心律较难鉴别。前者经动态观察,其 P′-R 间期会出现<0.12s 的搏动,而后者则 P′-R 间期始终≥0.12s。

(2)顺向性二度Ⅰ型异-肌交接区传出阻滞:房室交接区心律的 R-R 间期呈"渐短突长"或"渐长突长"特点,周而复始(图 23-6)。

(3)顺向性二度Ⅱ型异-肌交接区传出阻滞:长 R-R 间期为短 R-R 间期的 2～3 倍(图 23-7)。

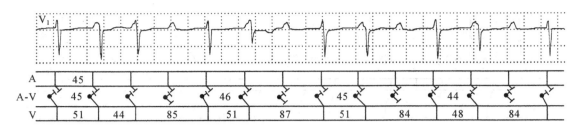

图 23-6 房性心动过速、房室交接性心动过速伴异-肌交接区顺向性

3：2～4：3 文氏型传出阻滞、完全性干扰性房室脱节

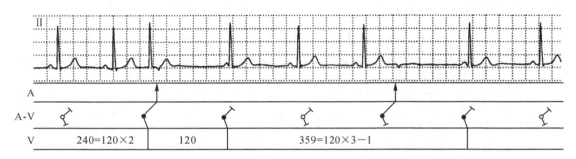

图 23-7 窦性心律不齐、房室交接性早搏时伴顺向性二度Ⅱ型异-肌
交接区传出阻滞、房室交接性逸搏，提示房室交接性并行心律

（4）顺向性持续性 2：1 阻滞：不易发现，当心室率成倍数增加或减少可确诊为 2：1 阻滞。

2. 逆向性异-肌交接区传出阻滞

（1）逆向性一度异-肌交接区传出阻滞：房室交接性心律的逆行 P⁻波位于 QRS 波群之后，其 R-P⁻间期恒定且＞0.16～0.20s，若 QRS 波群伴心室内差异性传导，则与室性早搏难以鉴别。

（2）逆向性二度Ⅰ型异-肌交接区传出阻滞：房室交接区心律的 R-R 间期规则，而 R-P⁻间期逐搏延长，直至 P⁻波脱漏，P⁻-P⁻间期呈"渐短突长"或"渐长突长"特点，周而复始。

（3）逆向性二度Ⅱ型异-肌交接区传出阻滞：长 P⁻-P⁻间期为短 P⁻-P⁻间期的 2～3 倍（图 23-8）。

（4）逆向性持续性 2：1 阻滞：不易发现，当心室率成倍数增加或减少可确诊为 2：1 阻滞。

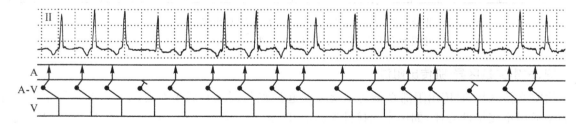

图 23-8 自律性增高型持续性房室交接性心动过速伴异-肌交接区逆向性二度Ⅱ型传出阻滞、T 波改变

3. 双向性异-肌交接区传出阻滞

房室交接区异位节律若顺向传导与逆行传导同时出现文氏现象，便称为双向性文氏现象。其前向与逆向的传导比经常相等，但传导时间逐搏延长的情况却不尽相同。

（1）顺向与逆向的传导比相等：①R-R 间期逐搏缩短，直至 QRS 波群脱漏，出现一个长 R-R 间期；②R-P⁻间期逐搏延长，直至逆传受阻，P⁻波消失，出现一个长 P⁻-P⁻间期；③长 R-R 间期、长 P⁻-P⁻间期均小于任何短 R-R 间期、短 P⁻-P⁻间期的 2 倍；④上述现象必须重复出现≥2 个文氏周期。

（2）顺向与逆向的传导比不相等：①R-R 间期逐搏缩短，直至 QRS 波群脱漏，出现一个长 R-R 间期，期间仅见 P⁻波出现；②R-P⁻间期逐搏延长，直至逆传受阻，P⁻波消失，出现一个长 P⁻-P⁻间期，期间仅见 QRS 波群出现；③长 R-R 间期、长 P⁻-P⁻间期均小于任何短 R-R 间期、短 P⁻-P⁻间期的 2 倍；④上述现象必须重复出现≥2 个文氏周期。

　　房室交接区异位节律若顺向传导与逆行传导同时出现异-肌交接区二度Ⅱ型传出阻滞时，则出现长 R-R 间期及长 P⁻-P⁻间期为短 R-R 间期及短 P⁻-P⁻间期的 2～3 倍(图 23-9)。

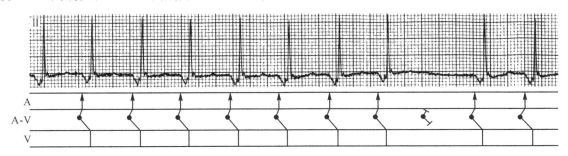

图 23-9　加速的房室交接性逸搏心律伴异-肌交接区双向性二度Ⅱ型传出阻滞、T 波改变

五、异-心室肌交接区传出阻滞

　　异-心室肌交接区传出阻滞系指心室异位起搏点与其周围心室肌之间或心室折返径路内发生的传导阻滞。各种频率的室性心律，包括室性逸搏心律、加速的室性逸搏心律、阵发性室性心动过速、室性并行心律及心室折返径路内均可发生不同程度和类型的传出阻滞，但心电图上仅能诊断二度Ⅰ型和二度Ⅱ型的传出阻滞。

　　（1）异-心室肌交接区或心室折返径路内二度Ⅰ型传出阻滞：R'-R'间期呈"渐短突长"或"渐长突长"特点，周而复始(图 23-10)。

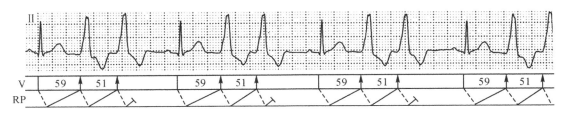

图 23-10　室性早搏三联律呈成对出现、心室折返径路内 3：2 反向文氏现象

　　（3）异-心室肌交接区或心室折返径路内二度Ⅱ型传出阻滞：长 R'-R'间期为短 R'-R'间期的 2～3 倍(图 23-11)。隐匿性室性早搏二联律(相邻两个室性早搏之间的窦性搏动数符合 $2n+1$ 的规律，n 为自然数)、隐匿性室性早搏三联律(相邻两个室性早搏之间的窦性搏动数符合 $3n+2$ 的规律)系室性早搏折返径路内出现二度Ⅱ型传出阻滞所致。

　　（3）室性心动过速伴异-肌交接区 2：1 传出阻滞：若显示的 R'波频率在 50～100 次/min，则易诊断为加速的室性逸搏心律。

　　（4）加速的室性逸搏心律伴异-肌交接区 2：1 传出阻滞：若显示的 R'波频率<40 次/min，则易诊断为室性逸搏心律。

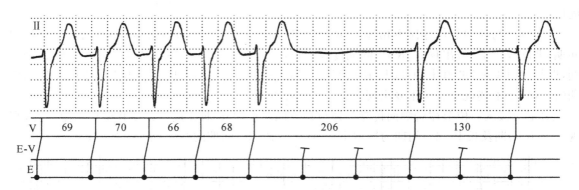

图 23-11　加速的室性逸搏心律伴异-心室肌交接区二度Ⅱ型传出阻滞

第二十四章

双层阻滞与多层阻滞

第一节　房室交接区内双层阻滞与多层阻滞

双层阻滞与多层阻滞可存在于心脏传导组织的各个部位,但以房室交接区最多见。双层阻滞与多层阻滞实际上是反映激动在传导组织中隐匿性传导程度的深浅。

一、房室交接区内双层阻滞

1. 交替性文氏周期

快速、规则的房性心动过速、心房扑动、心房起搏等异位心律,可引发房室交接区双层、三层阻滞现象。Slama 等将其中最常见的双层阻滞分为 A 型、B 型交替性文氏周期,即在 2∶1 房室传导阻滞的基础上,下传的 P′(F)-R 间期逐搏延长直至脱漏,导致连续 1～3 个 P′ 或 F 波下传受阻。

A 型:房室交接区上层 2∶1 阻滞,下层文氏现象,连续出现 3 个激动(P′ 或 F 波)下传受阻(图 24-1)。

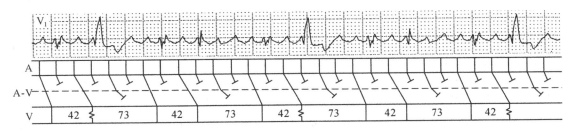

图 24-1　心房扑动伴房室交接区 A 型交替性文氏周期
(上层 2∶1 阻滞、下层 3∶2 文氏现象)及心室内差异性传导

B 型:房室交接区上层文氏现象,下层 2∶1 阻滞,连续出现 1～2 个激动下传受阻。若上层文氏周期的心动次数(即心房搏动数)为奇数(如 5∶4),则连续出现 2 个激动受阻(图 24-2);若心房搏动数为偶数(如 4∶3),则上层一个文氏周期终止时未下传的 1 个激动,正好也是下层 2∶1 阻滞未下传者,故仅有 1 个激动受阻。即使这个 P′ 或 F 波能传到下层,也将遇到下层的 2∶1 阻滞,故仍属 B 型,有学者称之为 C 型交替性文氏周期。根据我们遇到的众多病例及文献报道的病例,B型交替性文氏周期均表现为连续 2 个激动受阻。

交替性文氏周期的演变:房室交接区阻滞程度可从通常的单层 2∶1 阻滞或文氏现象→单层阻滞与双层阻滞交替出现→双层均为 2∶1 阻滞(即房室 4∶1 传导)或双层的交替性文氏周期 A 型、B 型或两者交替出现的混合型,若房室传导比例＞4∶1,则过渡为双层阻滞与三层阻滞交替出现或三层阻滞 AB 型、BA 型。现将其演变及发展规律简列如下:

(1)单层的 2∶1 阻滞或文氏现象。

(2)单层的 2∶1 阻滞或文氏现象与双层交替性文氏周期 A 型或 B 型两者交替出现。

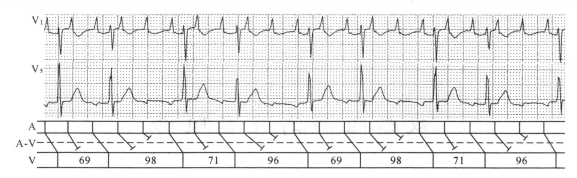

图 24-2　心房扑动伴房室交接区 B 型交替性文氏周期(上层 5∶4 文氏现象,下层 2∶1 阻滞)

(3)出现双层阻滞,表现为上层 2∶1 阻滞/下层 2∶1 阻滞、上层文氏现象/下层文氏现象、A 型、B 型或 A 型与单层文氏现象、A 型与单层 2∶1 阻滞、B 型与单层文氏现象、B 型与单层 2∶1 阻滞交替出现。

(4)双层阻滞(房室 4∶1 传导,上、下层均为 2∶1 阻滞)与三层阻滞 AB 型、BA 型交替出现。

(5)出现三层阻滞,表现为 AB 型、BA 型或上层一度阻滞、中层 2∶1 阻滞、下层文氏现象或上层一度阻滞、中层文氏现象、下层 2∶1 阻滞。

2. 4∶1 传导的二度房室传导阻滞

提示房室交接区上层 2∶1 阻滞,下层亦呈 2∶1 阻滞(图 24-3)。

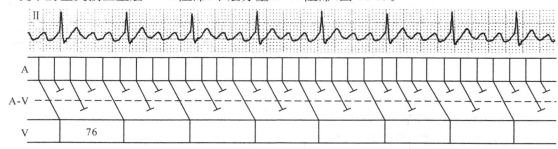

图 24-3　Ⅱ型心房扑动、房室呈 4∶1 传导(系房室交接区上、下层均呈 2∶1 阻滞所致)

3. 长 P-R 间期型文氏现象,即二度Ⅰ型伴一度房室传导阻滞

提示房室交接区存在双层阻滞,即房室交接区上层一度阻滞,下层二度Ⅰ型阻滞,其心电图表现为二度Ⅰ型房室传导阻滞,长间歇后第 1 个搏动的 P-R 间期仍延长(≥0.24s),且基本固定(图 24-4)。

4. 长 P-R 间期型莫氏现象,即二度Ⅱ型伴一度房室传导阻滞

提示房室交接区上层一度阻滞,下层二度Ⅱ型阻滞,其心电图表现为二度Ⅱ型房室传导阻滞,长间歇后第 1 个搏动的 P-R 间期仍延长(≥0.24s),且基本固定(图 24-5)。

5. 房室交接区上层三度阻滞,房室交接性逸搏心律或加速的房室交接性逸搏心律伴结-室二度Ⅰ型阻滞

表现为 P-R 间期长短不一,而 R-R 间期呈"渐短突长"或"渐长突长"有规律地重复出现。

6. 房室交接区上层三度阻滞,房室交接性逸搏心律或加速的房室交接性逸搏心律伴结-室二度Ⅱ型阻滞

表现为 P-R 间期长短不一,长 R-R 间期与短 R-R 间期呈倍数关系(图 24-6)。

7. 心房颤动时 R-R 间期呈"渐短突长"或"渐长突长"有规律地重复出现

提示房室交接区存在双层阻滞,即房室交接区上层三度阻滞,使房室交接区异位节律点免遭 f 波的隐匿性重整,房室交接性逸搏心律或加速的房室交接性逸搏心律伴结-室二度Ⅰ型阻滞(图 13-20)。

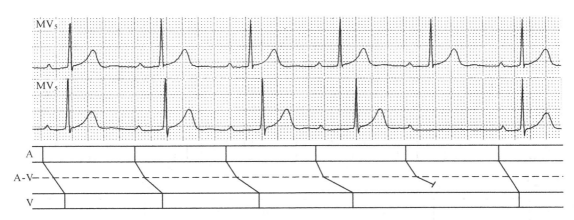

图 24-4　上、下两行 MV$_5$ 导联系不同时刻记录。上行显示一度房室传导阻滞（P-R 间期 0.28s），
下行显示窦性心动过缓、长 P-R 间期型二度 I 型房室传导阻滞，提示房室交接区存在双层阻滞
（即上层一度阻滞，下层二度 I 型阻滞），但不能排除房室结内双径路传导伴慢径路顿挫型 5∶3
文氏现象，出现长达 2.10s R-R 间期，提示窦性激动隐匿性重整房室交接性逸搏节律点所致

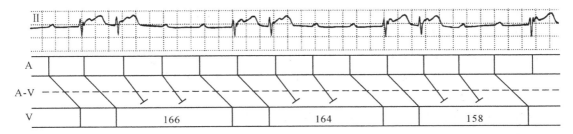

图 24-5　8 岁男孩，先心病、原发性房间隔缺损。II 导联系术后第 3 天连续记录，显示窦性心动过速（107
～113 次/min）、长 P-R 间期型二度 II 型房室传导阻滞，提示房室交接区双层阻滞（上层一度阻滞，下层
二度 II 型阻滞），出现长达 1.58～1.66s R-R 间期，提示窦性激动隐匿性重整房室交接性逸搏节律点所致

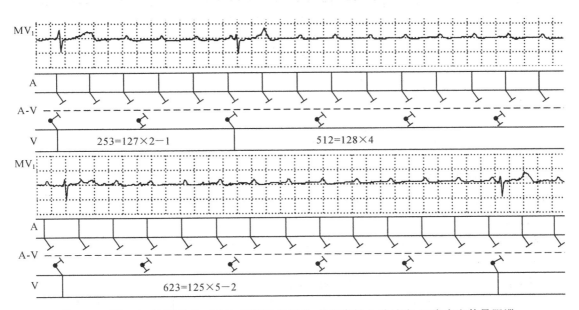

图 24-6　冠心病、晕厥患者。MV$_1$ 导联连续记录，显示窦性心动过速、三度房室传导阻滞、
房室交接性逸搏心律伴结-室二度 II 型～高度阻滞、短暂性心室停搏

8. 心房颤动时 R-R 间期规则或基本规则,长 R-R 间期与短 R-R 间期呈倍数关系

提示房室交接区上层三度阻滞,房室交接性逸搏心律或加速的房室交接性逸搏心律伴结-室二度Ⅱ型~高度阻滞(图 24-7)。

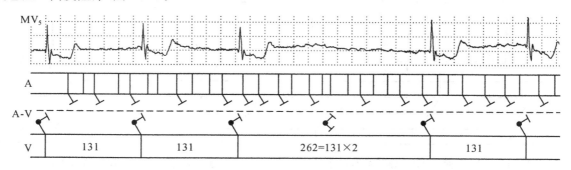

图 24-7 冠心病患者服用洋地黄后,MV₅ 导联显示心房颤动伴缓慢的心室率、三度房室
传导阻滞、房室交接性逸搏心律伴结-室二度Ⅱ型阻滞,提示洋地黄中毒、ST 段改变

9. 房室交接区裂隙现象Ⅰ型

近端延迟区发生在房室交接区,以相对不应期延长为主,出现一度阻滞区;远端阻滞区发生在希-浦系,以有效不应期延长为主,出现完全阻滞区。

10. 房室交接区裂隙现象 V 型

近端延迟区发生在房室交接区近端,远端阻滞区发生在房室交接区远端。

11. 上层双径路传导,下层 2:1 阻滞

房室传导在 2:1 阻滞基础上,P-R 间期出现长、短两种,且互差≥0.06s,至少有一种 P-R 间期≥0.24s(图 24-8)。

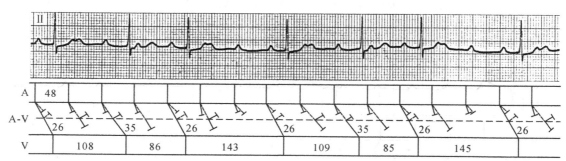

图 24-8 风湿性心肌炎、风湿活动患者,出现窦性心动过速、房室交接区双径路传导
合并双层阻滞(上层快、慢径路传导且存在二度~高度阻滞,下层 2:1 阻滞)

二、房室交接区内三层阻滞

当房室传导比例≥5:1 传导时,便出现房室交接区内三层阻滞。

1. AB 型

房室交接区上层 2:1 阻滞,中层文氏现象,下层 2:1 阻滞(图 24-9)。

2. BA 型

房室交接区上层文氏现象,中层 2:1 阻滞,下层文氏现象(图 24-10)。

3. 长 P-R 间期型交替性文氏周期 A 型,即 A 型交替性文氏周期伴一度房室传导阻滞

提示房室交接区上层一度阻滞,中层 2:1 阻滞,下层文氏现象。其心电图表现为连续出现 3 个激动受阻,长间歇后第 1 个搏动的 P-R 间期仍延长(≥0.24s),且基本固定(图 24-11)。

4. 长 P-R 间期型交替性文氏周期 B 型,即 B 型交替性文氏周期伴一度房室阻滞

提示房室交接区上层一度阻滞,中层文氏现象,下层 2 : 1 阻滞。其心电图表现为连续出现 1～2 个激动受阻,长间歇后第 1 个搏动的 P-R 间期仍延长(≥0.24s),且基本固定(图 24-12)。

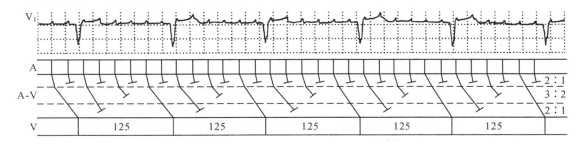

图 24-9　心房扑动伴缓慢的心室率(49 次/min)、房室交接区存在 AB 型三层阻滞
(上层 2 : 1 阻滞,中层 3 : 2 文氏现象,下层 2 : 1 阻滞)致房室 6 : 1 传导

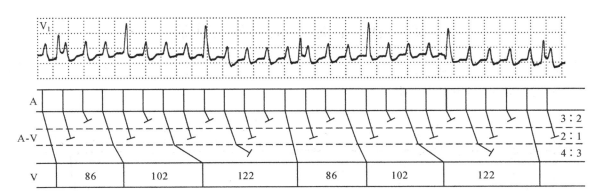

图 24-10　先心病、法洛四联症患者出现心房扑动伴缓慢的心室率、房室交接区存在 BA 型三层阻滞
(上层 3 : 2 文氏现象,中层 2 : 1 阻滞,下层 4 : 3 文氏现象)致房室 3 : 1～5 : 1 传导、右心室肥大

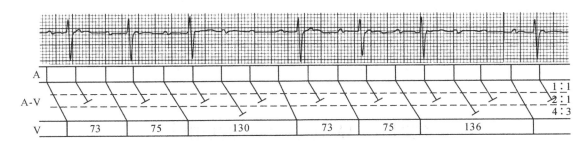

图 24-11　缓慢型心房扑动或房性心动过速(172 次/min)、长 F(P′)-R 间期型房室交接区交
替性 A 型文氏周期(提示房室交接区上层一度阻滞,中层 2 : 1 阻滞,下层 4 : 3 文氏现象)

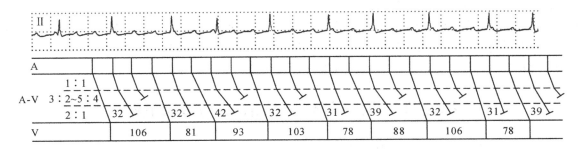

图 24-12　缓慢型心房扑动(168 次/min)或房性心动过速、长 F(P′)-R 间期型房室交接区交替性
B 型文氏周期(提示房室交接区上层一度阻滞,中层 3 : 2～5 : 4 文氏现象,下层 2 : 1 阻滞)

第二节　窦房交接区内双层阻滞

1. 4∶1 传导的二度窦房传导阻滞
提示窦房交接区上层(近端)2∶1 阻滞,下层(远端)2∶1 阻滞。
2. 窦房交接区 A 型交替性文氏周期
上层 2∶1 阻滞,下层文氏现象,连续出现 3 个窦性激动下传受阻。
3. 窦房交接区 B 型交替性文氏周期
上层文氏现象,下层 2∶1 阻滞,连续出现 2 个窦性激动下传受阻。
4. ≥5∶1 传导的高度窦房传导阻滞
提示窦房交接区内存在三层阻滞现象。

第三节　束支、分支内双层阻滞

在房室 2∶1 阻滞基础上,出现束支、分支直接显示型或不完全性隐匿性文氏现象时,可诊断为束支、分支内交替性文氏周期(图 24-13)。

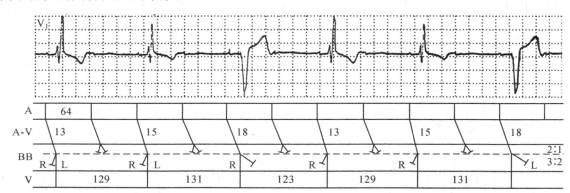

图 24-13　显示 2∶1 传导的二度房室传导阻滞、功能性双束支阻滞(左、右束支由不同程度传导延缓引起)、左束支内 A 型交替性文氏周期

第四节　异-肌交接区内双层阻滞

多见于房性或室性并行心律伴并行灶周围外出交替性文氏周期。其心电图特征:①偶联间期不等;②P′-P′间期或 R′-R′间期由长→短→突长或由短→长→突长,周而复始;③由一组文氏周期推算出来的周期恰好为并行灶基本周期的 2 倍;④若并行灶周围近端 2∶1 阻滞,远端文氏现象,导致并行灶激动连续 3 次外出受阻,则为 A 型交替性文氏周期(图 50-7);若近端文氏现象,远端 2∶1 阻滞,导致并行灶激动连续 2 次外出受阻,则为 B 型交替性文氏周期。

第五节　折返径路内双层阻滞与多层阻滞

折返径路内双层阻滞与多层阻滞可以发生在心房、房室交接区和心室内,根据文献报道,以发生在心室内为多见。现以室性早搏伴折返径路内双层阻滞与多层阻滞为例,简要说明之。

1. 隐匿性室性早搏二联律

其 QRS 波形、偶联间期均一致，各显性早搏之间窦性搏动的个数呈 $2n+1$（n 为自然数）规律。表明折返径路内存在着两个水平阻滞区，近端为固定性 2：1 阻滞，远端为不固定的隐匿性阻滞，即存在二度Ⅰ型或Ⅱ型阻滞。

2. 隐匿性室性早搏三联律

各显性早搏之间窦性搏动的个数呈 $3n+2$ 规律。表明折返径路内存在着三个水平阻滞区，近端为固定性 3：1 阻滞，中、远端为不固定的隐匿性阻滞，即存在二度Ⅰ型或Ⅱ型阻滞。

3. 折返径路内 A 型交替性文氏周期或反向文氏周期

室性早搏的偶联间期由短→长或由长→短，直至早搏消失，连续出现 3 个窦性搏动，周而复始。

4. 折返径路内 B 型交替性文氏周期或反向文氏周期

室性早搏的偶联间期由短→长或由长→短，直至早搏消失，连续出现 2 个窦性搏动，周而复始（图 24-14）。

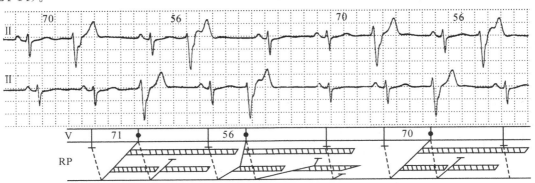

图 24-14　Ⅱ导联连续记录，显示室性早搏二～三联律、心室折返径路内
B 型交替性反向文氏周期（近端 5：4 文氏现象、远端 2：1 阻滞）

5. 折返径路内三层阻滞

室性早搏的偶联间期由短→长或由长→短，直至早搏消失，连续出现 4 个窦性搏动，周而复始（图 24-15）。

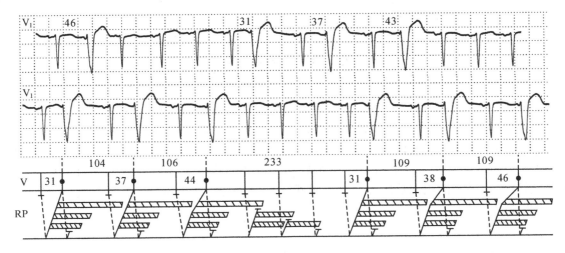

图 24-15　V_1 导联连续记录，显示短阵性室性早搏二联律、心室折返径路内 A 型交替性
文氏周期伴三水平阻滞（近端 2：1 阻滞、中端呈 5：4 传导、远端 4：3 文氏现象）

第六节　房室旁道内双层阻滞

少见。在房室 2：1 阻滞基础上，经旁道下传的 P-δ 间期由短→长，直至 δ 波消失，P 波完全由房室正道下传而恢复正常的 P-R 间期，相应的 QRS 波群由宽变窄直至正常。若连续出现 3 个激动下传受阻，则为房室旁道内的交替性 A 型文氏周期；反之，若连续出现 2 个激动下传受阻，则为交替性 B 型文氏周期。

第七节　传导系统多部位单层阻滞所组成的多层阻滞

晚期的冠心病、心肌病等严重器质性心脏病患者，心脏整个传导系统均可发生病变，出现窦房传导阻滞、心房内传导阻滞、房室传导阻滞、束支及其分支阻滞或不定型心室内传导阻滞，或者由上述不同部位单层阻滞所组成的多层阻滞。常见的组合有：①窦房传导阻滞合并房室传导阻滞；②窦房传导阻滞合并束支或（和）分支阻滞；③三度房室传导阻滞、房室交接性逸搏心律伴束支阻滞；④心房内传导阻滞合并房室传导阻滞或束支阻滞、分支阻滞等（图 24-16）。

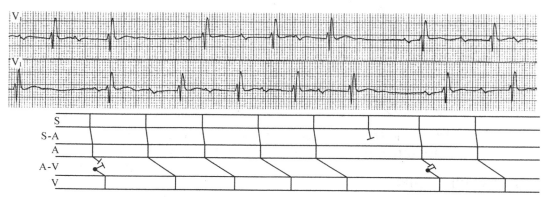

图 24-16　V₁ 导联连续记录，显示二度 II 型窦房传导阻滞、不完全性
左心房内传导阻滞（P 波时间 0.12s）、房室交接区双层阻滞（即上层一
度阻滞，下层二度 I 型阻滞）、完全性右束支阻滞、房室交接性逸搏

第八节　临床意义

房室交接区双层阻滞与多层阻滞常出现于规则的快速性房性心律失常，偶见于窦性心动过速，可以是功能性或病理性，应结合临床和心电图其他表现加以判断，如心房率≤135 次/min 的房性心动过速、心房扑动或窦性心律时仍出现双层阻滞与多层阻滞，则提示房室交接区存在病理性阻滞。传导系统多部位单层阻滞所组成的多层阻滞则多见于严重的器质性心脏病患者。异-肌交接区、折返径路内双层阻滞与多层阻滞则是应用抗心律失常药物的目的之一，有利于消除心律失常。

第二十五章

双径路和多径路传导现象

第一节 概 述

一、基本概念及发生部位

1. 快、慢径路的概念

整个心脏传导系统几乎均可产生功能性纵向分离,表现为传导速度不一致的快、慢径路传导或多径路传导现象。其电生理特点一般认为是快径路传导速度快,而不应期较长;慢径路传导速度慢,而不应期较短。

2. 房室结快径路内蝉联现象

当窦性或房性激动的周期≤快径路的前传有效不应期时,激动受阻于快径路,沿着慢径路下传心室,同时又沿近心室端的房室结共同径路处逆传至快径路阻滞区的下端使其除极产生新的不应期,随后连续出现的窦性或房性激动下传心室时均遇及快径路的有效不应期而阻滞,激动持续地沿着慢径路下传,表现为连续地出现长 P(P′)-R 间期≥3 次,称为房室结快径路内蝉联现象。

3. 房室结慢径路内蝉联现象

当窦性或房性激动的周期大于房室结快、慢径路的前传有效不应期时,激动沿着快、慢径路同时下传,因快径路传导速度快,率先下传心室,同时又沿近心室端的房室结共同径路处的慢径路逆传,与经慢径路下传的激动相遇而相互干扰,随后连续出现的窦性或房性激动持续地沿着快径路下传,表现为连续地出现正常或稍延长的 P(P′)-R 间期≥3 次,称为房室结慢径路内蝉联现象。但有学者对此持有异议,认为真正的慢径路内蝉联现象仅见于极少数慢径路不应期长于快径路不应期时,此型蝉联现象体表心电图一般不作诊断。

4. 发生部位

窦房交接区、房室间、房室结、希氏束、异-肌交接区、心房及心室折返径路内等部位均可出现,但以房室结内出现双径路和多径路现象最为常见。

二、研究房室双径路、多径路传导的常用方法

心房程序调搏是研究和揭示房室双径路、多径路传导最常用的方法。在固定的基础心动周期刺激后,再给予偶联间期逐渐缩短的人工房性早搏刺激。当人工房性早搏的偶联间期缩短到快径路前传的有效不应期时,激动受阻于快径路,沿慢径路下传心室,此时 S-R 间期或 A-H 间期突然延长,其一次延长量≥0.06s,即可诊断为房室结内双径路传导。若继续缩短偶联间期,达到慢径路前传的有效不应期时,则激动同时受阻于快、慢径路。若以偶联间期为 X 轴,以 S-R 间期或 A-H 间期为 Y 轴绘制房室传导曲线,可呈现中断和突然跳跃现象,反映出快、慢径路前传有效不应期和功能不应期。简易判断是根据偶联间期减少 0.01s,S-R 间期或 A-H 间期延长≥0.06s。亦可根据体表心电图特征推测出房室结内双径路、多径路传导。

第二节　窦房交接区双径路传导

一、窦房交接区发生双径路传导的电生理基础

窦房结及其周围组织的电生理功能和房室结有一定的相似性,细胞间的不应期和传导性均存在明显的差异,窦房结及窦房交接区可分离为两条传导功能不同的径路。

二、窦房交接区双径路传导

(1)适时的房性早搏或能逆传心房的房室交接性早搏诱发窦性回波(图25-1)。

(2)适时的房性早搏诱发窦房结内或窦房交接区折返性心动过速。

(3)窦房交接区快、慢径路交替传导时,其P波形态一致,窦性二联律时长、短P-P间期之和为二联律消失时所显现的窦性心律基本P-P间期的2倍(图25-2)。若快、慢径路不规则下传,则极易误诊为其他心律失常。

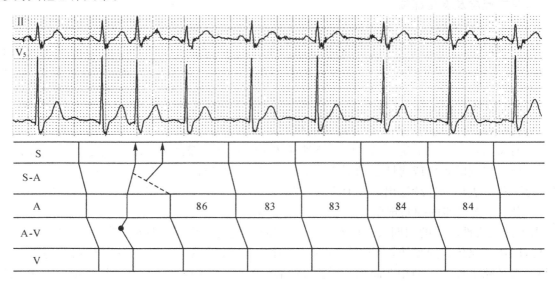

图 25-1　房室交接性早搏诱发窦性回波、完全性右束支阻滞

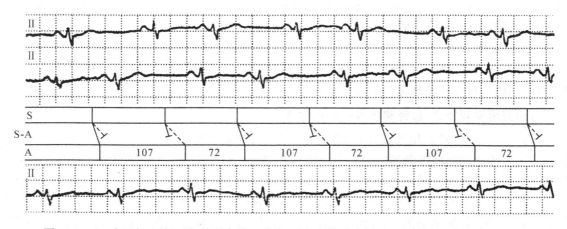

图 25-2　上、中两行连续记录,显示窦性二联律;下行系静卧片刻后记录,其P-P间期的2倍刚好为前者长、短P-P间期之和,提示前者窦性二联律系窦房交接区快、慢径路交替性传导所致

第三节　房室双径路、多径路传导

根据传导径路的解剖及生理特性可分为房室间双径路、多径路传导和房室结内双径路、多径路传导两类。前者除正常的房室结径路外,还有直接沟通心房肌与心室肌的房室旁道;后者指房室结纵向分离为传导速度和不应期不同的两条或多条径路,即通常所说的双径路、多径路传导。

一、房室间双径路传导

(1)出现预激综合征的心电图改变。

(2)出现各种的房室反复搏动,一般 P^--R 间期＞R-P^- 间期,R-P^- 间期＞0.08s。

(3)出现各种的房室反复性心动过速。

二、顺向性(前向性)房室结内双径路传导

正常窦性心律时,激动绝大多数是从房室结内快径路下传心室,只有极少数激动在某些因素的作用下或出现异位搏动时,窦性激动才从慢径路下传或快、慢径路交替下传或同步下传。顺向性房室结内双径路传导在体表心电图上的诊断线索有以下 6 点:

(1)P-P 间期基本规则时,出现长、短两种 P-R 间期,且互差≥0.06s(图 25-3)。

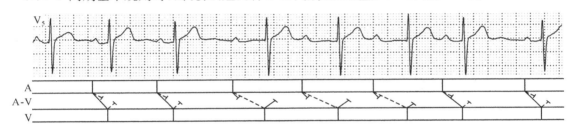

图 25-3　窦性心律不齐、一度房室传导阻滞、房室结内双径路传导及快、
慢径路内蝉联现象(P-R 间期 0.24～0.28s、0.44～0.47s)

(2)重复出现窦性或房性反复搏动,即呈 P(P′)-QRS-P^- 或 P(P′)-QRS-P^--QRS 或 P(P′)-P^- 序列的心房回波(图 25-4)。

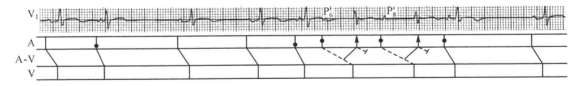

图 25-4　窦性心动过缓、双源性房性早搏、其中一源房性早搏(P_6'、P_8')引发房性反复搏动

(3)出现慢-快型房室结内折返性心动过速,其 P^--R 间期＞R-P^- 间期,R-P^- 间期＜0.08s(图 25-5)。

(4)1:2 传导现象,即 1 个 P 波跟随 2 个 QRS 波群,系一个室上性激动同时经快、慢径路下传,两次激动心室(图 25-6)。

(5)一部分不典型的房室文氏现象提示双径路传导:①P-R 间期呈跳跃式或成倍增长(图 25-7);②3:2 传导的文氏周期中,其第 2 个激动的 P-R 间期成倍增长(图 25-8);③长间歇前 1、2 个激动的 P-R 间期增量最大≥0.06s(图 25-9);④心室脱漏后第 1 个心搏的 P-R 间期有长有短,且各自固定,互差≥0.06s;⑤P-R 间期逐渐延长,最后出现反复搏动或反复性心动过速(图 25-10);⑥文氏周期中长、短 P-R 间期有各自的增长规律(图 25-11)。

(6)出现在收缩期、舒张早期的房性早搏的 P′-R 间期固定地延长或间位型房室交接性早搏、间

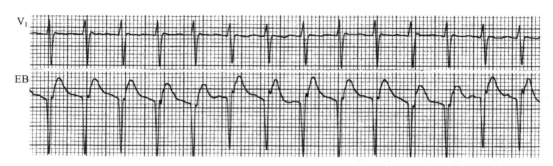

图 25-5　下行为食道导联，V_1 导联 QRS 波群终末部有一假性 r 波，
实为逆行 P⁻ 波，显示慢-快型房室结内折返性心动过速

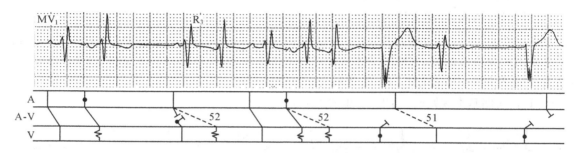

图 25-6　二度 Ⅱ 型窦房传导阻滞、房性早搏伴轻度的心室内差异性传导、
房室交接性逸搏（R_3）、房室结内双径路传导，有时呈 1：2 传导现象及轻度
的心室内差异性传导、室性早搏及加速的室性逸搏、完全性右束支阻滞

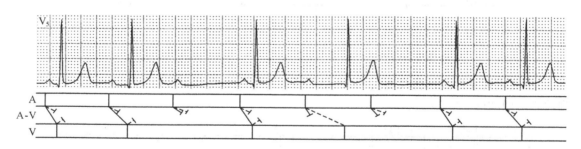

图 25-7　房室结内双径路传导、快径路有时呈 3：2 文氏现象

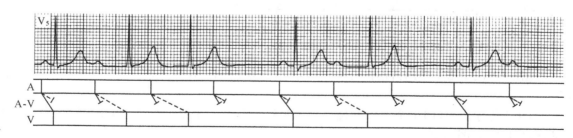

图 25-8　房室结内双径路传导、慢径路有时呈顿挫型 3：1～4：2 文氏现象

位型室性早搏后第 1 个搏动的 P-R 间期固定地延长，且 R-P 间期与 P-R 间期不呈反比关系的矛盾现象，不能以干扰性 P-R 间期延长来解释（图 25-12、图 25-13）。

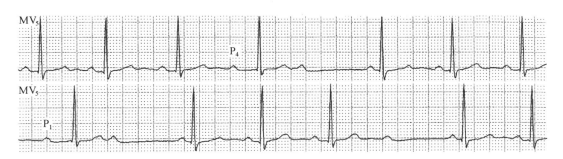

图 25-9　MV₅ 导联连续记录，显示房室结内双径路传导（上行 P₄、
下行 P₁ 均由慢径路下传），快径路呈不典型 4：3 文氏现象

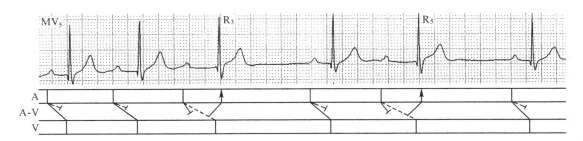

图 25-10　房室结内双径路传导、快径路有时呈 3：2 文氏现象、
窦性反复搏动（R₃、R₅ 搏动的 S 波稍深，系 P⁻ 波重叠所致）

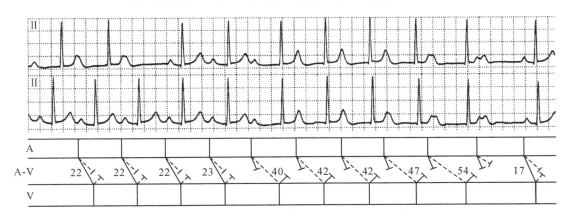

图 25-11　Ⅱ导联连续记录，显示房室结内双径路传导、快慢径路同时存在不典型文氏现象及蝉联现象

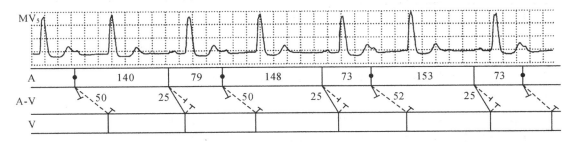

图 25-12　过缓的窦性搏动、二尖瓣型 P 波（提示不完全性左心房内传导阻滞）、房性早搏二联律并
揭示房室结内双径路传导、完全性左束支阻滞、一度右束支阻滞或一度房室传导阻滞（P-R 间期 0.25s）

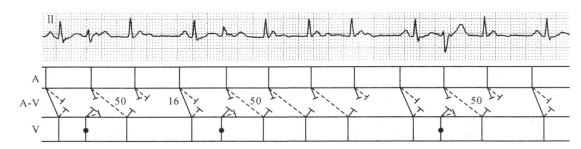

图 25-13　间位型多形性室性早搏揭示房室结内双径路传导、延期代偿间歇

三、逆向性房室结内双径路传导

当快径路前传的有效不应期短于慢径路前传的有效不应期时,激动始终由快径路下传。若房室结双径路呈 Y 型或平行型时,其心房端逆行出口有两个,快径路出口多位于右心房间隔下部,逆行激动心房的顺序是右心房间隔下部→冠状窦近端→右心房上部→右心房侧壁;而慢径路出口则多位于冠状窦口附近、快径路出口的左后下方,逆行激动心房的顺序是冠状窦近端→右心房间隔下部→右心房侧壁→右心房上部,出现两种形态的逆行 P⁻ 波。若房室结双径路呈倒 Y 型或菱型时,其心房端逆行出口只有 1 个,逆行 P⁻ 波形态只有 1 种。逆向性双径路在体表心电图上的诊断线索有以下 4 点:

(1)房室交接区异位搏动逆传心房时出现长、短两种 R-P⁻ 间期,且互差≥0.06s,P⁻ 波形态单一或两种(图 25-14、图 25-15)。

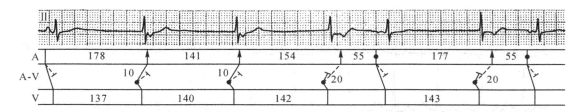

图 25-14　偶见窦性搏动、提示窦性停搏、双形性房性早搏、房室交接性逸搏
及其心律伴非时相性心室内差异性传导、房室结内逆向性双径路传导

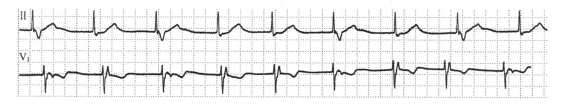

图 25-15　房室交接性逸搏心律伴不齐及结-房逆向性双径路传导

(2)室性异位搏动或心室人工起搏搏动逆传心房时出现长、短两种 R-P⁻ 间期,且互差≥0.06s,P⁻ 波形态单一或两种。

(3)重复出现呈 QRS-P⁻-QRS 或 QRS-QRS 序列的心室回波(图 25-16)。

(4)快-慢型房室结内折返性心动过速,其 R-P⁻ 间期＞P⁻-R 间期＞0.5R-R 间期(图 25-17)。

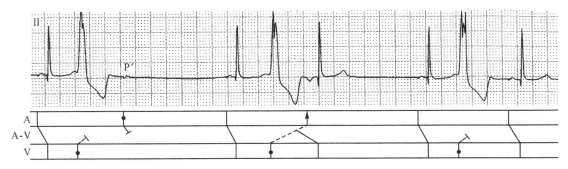

图 25-16　窦性心动过缓、阻滞型房性早搏(提示存在 3 相性二度房室
传导阻滞)、频发室性早搏有时呈间位型及室性反复搏动、T 波改变

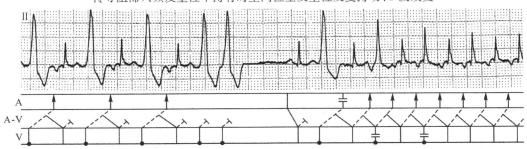

图 25-17　窦性搏动、房性融合波、有时呈室性早搏二联律、室性早搏
引发室性反复搏动及快-慢型房室结内折返性心动过速、室性融合波

四、双向性房室结内双径路传导

(1)不论是行心房程序刺激,还是作心室程序刺激,房室传导和室房传导曲线皆有中断。

(2)同一患者出现符合顺向性、逆向性房室结内双径路传导的心电图表现。

五、顺向性房室结内三径路传导

电生理研究表明,房室传导曲线有两处中断现象,每一处中断的时间≥0.06s,即提示房室结内存在三径路传导。若心房端有两处逆行出口,则出现两种形态的逆行 P⁻波。存在房室结内三径路传导时,若出现折返,则以慢径路下传、快径路逆传的慢-快型折返最为常见。顺向性三径路传导的诊断线索有以下 5 点:

(1)P-P 间期基本规则时,出现长、中、短三种 P-R 间期,且互差≥0.06s。

(2)有房性早搏、间位型房室交接性早搏或室性早搏时,P′-R、P-R 间期出现长、中、短三种,且互差≥0.06s,R-P 间期与 P-R 间期不呈反比关系的矛盾现象(图 25-18)。

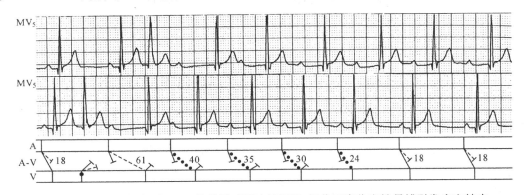

图 25-18　上、下两行系 MV₅ 导联同时不连续记录,间位型高位室性早搏引发房室结内
三径路传导(P-R 间期 0.18s、0.40~0.24s、0.61s),其中中速径路呈不典型反向文氏现象

（3）同一窦性或房性搏动后连续出现两种形态的逆行 P⁻ 波,呈 P(P′)-QRS-P₁⁻-P₂⁻ 序列,R-P₁⁻ 间期和 R-P₂⁻ 间期各自固定,且互差≥0.06s,各有固定的 P(P′)-P₁⁻ 间期和 P(P′)-P₂⁻ 间期,且能重复出现(图 11-12),P₁⁻、P₂⁻ 波易误诊为心房下部的阻滞型早搏。

（4）同一窦性或房性搏动后连续出现两种形态的逆行 P⁻ 波,呈 P(P′)-P₁⁻-P₂⁻ 序列,各有固定的 P(P′)-P₁⁻、P(P′)-P₂⁻ 间期,且能重复出现,易误诊为心房下部的阻滞型早搏。

（5）重复出现两种形态的心房回波,且各自有固定的 P(P′)-P⁻ 间期。

六、逆向性房室结内三径路传导

（1）房室交接区异位搏动逆传心房时出现长、中、短三种 R-P⁻ 间期,且互差≥0.06s,逆行 P⁻ 波形态单一、两种甚至三种(图 25-19)。

（2）室性异位搏动或心室人工起搏搏动逆传心房时出现长、中、短三种 R-P⁻ 间期,且互差≥0.06s,逆行 P⁻ 波形态单一、两种甚至三种。

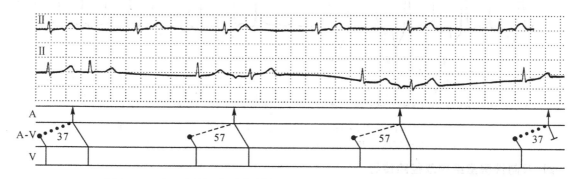

图 25-19　上、下两行系不同时刻记录,上行显示房室交接性逸搏心律,其
R-P⁻ 间期 0.21s;下行显示房室交接性逸搏及其反复搏动,其 R-P⁻ 间期
0.37、57s 两种;提示患者存在窦性停搏、逆向性房室结内三径路传导

七、双向性房室结内三径路传导

（1）心房程序刺激和心室程序刺激,房室传导和室房传导曲线均有两处中断现象,每一中断的时间≥0.06s。

（2）同一患者出现符合顺向性、逆向性房室结内三径路传导的心电图表现。

八、希氏束内双径路传导

希氏束内双径路传导的体表心电图诊断线索有 3 点,确诊有赖于通过心内电生理检查。

（1）同一导联上,P-P 间期基本规则时,出现长、短两种 P-R 间期且互差≥0.06s。

（2）由室性早搏引起窄 QRS 波群的心室回波,呈 QRS-QRS 序列,中间无逆行 P⁻ 波。

（3）1∶2 传导现象,即 1 个 P 波后面跟随着 2 个 QRS 波群,系快、慢径路同步下传所致。

第四节　心房、心室折返径路内双径路、多径路传导

一、基本概念

有狭义和广义之分。狭义的折返径路内双径路传导系指折返径路内功能性纵向分离成具有不同不应期和传导速度的快、慢径路;而广义的双径路则包括两条长、短不一的折返径路的传出支有一个公共出口,或传出支有两条径路、两个出口但传至心室所需的时间是相等的,或传出支有两条径路、两个出口但传至心室所需的时间是不等的。

二、折返径路内双径路传导的心电图表现

折返径路内双径路传导在体表心电图上有 6 种表现形式。现以室性早搏为例：

（1）偶联间期长、短交替型：室性早搏二联律时，其 R'波形一致，而偶联间期呈长、短交替出现，提示折返径路内纵向分离为快、慢双径路，其出口相同；或两条长、短不一的折返径路的传出支有一个公共出口，类似于房室结内 Y 型双径路，也可出现长、短两种偶联间期（图 25-20）。

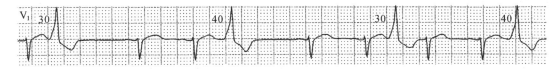

图 25-20　室性早搏三联律、心室折返径路内双径路传导（偶联间期 0.30、0.40s 交替出现）

（2）偶联间期无规律交替型：室性早搏的 R'波形一致，偶联间期呈长-长-短-短、短-长-长-短或长-短-短-长等无规律交替，无中间状态，与窦性周期的长短无关（图 25-21）。

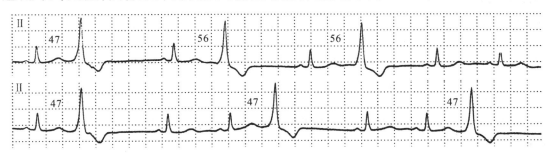

图 25-21　Ⅱ导联连续记录，显示室性早搏二、三联律、心室折返径路内双径路传导（偶联间期 0.47、0.56s）

（3）偶联间期有规律交替型：长、短偶联间期分别连续出现≥3 次，且相互突然转变，表现为快、慢径路内蝉联现象。

（4）成对早搏型：在适当长或短的偶联间期时，室性早搏呈成对出现，其形态相似或一致。Kinoshita 等认为心室折返径路内存在纵向分离和超常传导是引起成对室性早搏的原因。第 2 个折返性早搏的出现是折返径路内存在双径路传导的又一重要佐证，类似于房室结双径路传导时引起的心房或心室回波（图 14-13）。

（5）偶联间期固定而 R'波两种形态交替型：常称为双形性早搏，系传出支有两条径路、两个出口，但传至心室所需的时间是相等的，类似于房室结内倒 Y 型双径路（图 25-22）。

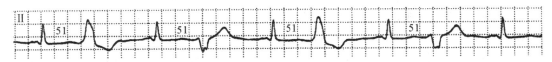

图 25-22　风心病、二尖瓣狭窄伴关闭不全患者，出现双形性室性早搏二联律
（提示心室折返径路内双径路等速折返）、二尖瓣型 P 波（提示左心房肥大）

（6）偶联间期长、短两种，而 R'波两种形态交替型：常称为双源性室性早搏，系传出支有两条径路、两个出口，且传至心室所需的时间是不等的。

三、折返径路内多径路传导的心电图表现

（1）多径路等速折返：表现为偶联间期固定而 R'波形态≥3 种，常称为多形性早搏，系传出支有多条径路、多个出口，但传至心室所需的时间是相等的（图 25-23）。

（2）多径路不等速折返：表现为偶联间期、R'波形态均≥3 种，常称为多源性早搏，系传出支有

多条径路、多个出口,且传至心室所需的时间是不等的。

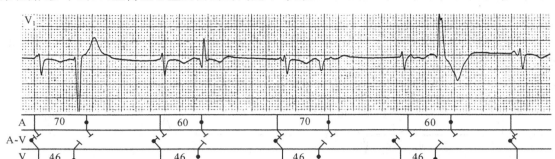

图 25-23　房性早搏二联律(双源性或心房内快、慢径路折返)、房室交接性逸搏、多
形性室性早搏二联律(系心室折返径路内多径路等速折返)、完全性干扰性房室分离

四、鉴别诊断

(1)房性或室性早搏折返径路内交替型文氏周期:折返径路内双径路传导的偶联间期由短变长或由长变短,不经过折返中断就变短或变长,仍保持显性二联律或三联律;而折返径路内交替性文氏周期需经过一次折返中断后偶联间期才变短或变长,出现隐性二联律或偶数变异性隐性二联律,但有时两者可并存于同一病例。

(2)房性或室性并行心律:折返径路内双径路传导的偶联间期为固定的长、短两种,两异位搏动之间无倍数关系,与属起源异常的并行心律的偶联间期长短不一及两异位搏动之间有倍数关系迥然不同。

第五节　异-肌交接区外出双径路、多径路传导

从理论上讲,心脏任何部位的起搏点与其周围的心肌组织均有可能出现外出双径路、多径路传导,但一般的起搏点因其周围缺乏传入阻滞圈的保护,常被主导节律所重整(三度房室传导阻滞时的房室交接性或室性逸搏心律除外),即使存在外出双径路、多径路传导,也很难识别。故异-肌交接区外出双径路、多径路传导一般在三度房室传导阻滞出现室性逸搏心律、并行心律时相对容易诊断,但需排除异位节律不齐所致。以下 3 点可能有助于异-肌交接区外出双径路或多径路传导的诊断:

(1)发生三度房室传导阻滞时,室性逸搏心律伴异-肌交接区外出快、慢径路交替传导时,可出现 R'-R' 间期短、长交替出现,其短、长 R'-R' 间期各自固定且两者之和恰好为室性逸搏心律基本周期的 2 倍。

(2)并行心律伴异-肌交接区外出快、慢径路交替传导时,可出现 R'-R' 间期短、长交替出现,其短、长 R'-R' 间期各自固定且两者之和恰好为并行心律基本周期的 2 倍。

(3)房性或室性并行心律伴异-肌交接区多径路传导时,预期出现的 P' 波或 R' 波形态不一致,而不能用多源性、融合波、差异性传导来解释者。

第二十六章

干扰与干扰性房室分离

第一节 干 扰

一、基本概念

凡是由生理性不应期引起的传导障碍均称为干扰;广义的干扰还包括一个起搏点的冲动重整另一个起搏点的节律。

二、分类

(1)根据干扰的程度分类:①不完全性干扰(相对干扰):系后一激动遇及前一激动的相对不应期而引起传导延缓或传导途径改变,出现时间延长或差异性传导;②完全性干扰(绝对干扰):系后一激动遇及前一激动的绝对不应期而出现传导中断。

(2)根据干扰的方向异同分类:同向性干扰、异向性干扰。

(3)根据节律点的异同分类:同源性干扰、异源性干扰。

(4)根据干扰发生的部位分类:窦房结内干扰、窦房交接区干扰、心房内干扰、房室交接区干扰、心室内干扰。

三、各类干扰的心电图特征

1. 窦房结内干扰

异位起搏点的冲动经窦房交接区逆传侵入窦房结,使其节律重整,出现不完全性代偿间歇,即夹有早搏的前后两个 P-P 间期小于窦性 P-P 间期的 2 倍。多见于适时的房性早搏,偶见于能逆传心房的房室交接性早搏、室性早搏(图 26-1)。

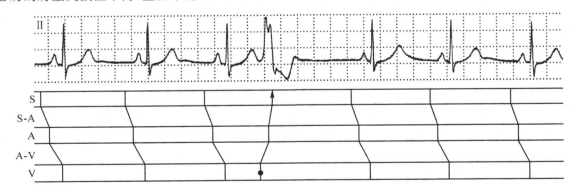

图 26-1 肺心病患者出现肺型 P 波、室性早搏逆传心房并重整窦性节律出现不完全性代偿间歇

2. 窦房交接区干扰

(1)绝对干扰:异位起搏点逆传的冲动与窦性激动在窦房交接区发生相互干扰,出现完全性代

偿间歇。见于舒张晚期的房性早搏、部分能逆传心房的房室交接性早搏、室性早搏。

(2)相对干扰:间位型房性早搏引起窦性 P 波后延而呈次等周期代偿间歇,系窦性激动下传时遇及房性早搏的冲动隐匿性逆传入窦房交接区所产生的相对不应期引起干扰性传导延缓,致窦性 P 波较预期出现的时间要晚。其心电图特征为夹有房性早搏的 P-P 间期>1 个窦性周期,早搏后的回归周期 P'-P 间期<1 个窦性周期。

3. 心房内干扰

(1)房性融合波:为最常见的心房内干扰,系两个不同节律点的冲动同时传入心房,各自激动心房的一部分而形成的 P 波。多见于窦性激动与房性激动或能逆传心房的房室交接性、室性异位搏动的融合,偶见于房性激动与另一源房性激动或能逆传心房的房室交接性、室性异位搏动的融合。其心电图特征为:①同时出现窦性 P 波、异位 P'波及介于两者之间的中间型 P 波(房性融合波);②房性融合波的 P 波形态多变;③房性融合波出现的位置应该是窦性 P 波与异位 P'波预期出现的位置(图 26-2)。

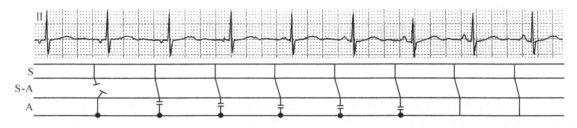

图 26-2　非阵发性房性心动过速伴不同程度的房性融合波

(2)时相性心房内差异性传导:系激动遇及前一激动后的心房肌、心房内传导组织的相对不应期而引起干扰性心房内传导延缓,出现心房内差异性传导。多见于单源性房性早搏、房性心动过速时,较短的 P'-P'间期与较长的 P'-P'间期的 P'波形态不同。

(3)非时相性心房内差异性传导:早搏的代偿间歇之后,出现 1 个或连续数个窦性 P 波形态发生改变(图 1-29)。与早搏在心房内传导束发生隐匿性传导或心房内 4 相性阻滞有关。应注意与窦房结内游走节律、窦房结至心房内游走节律、房性逸搏及房性融合波相鉴别。

4. 房室交接区干扰

房室交接区是室上性激动下传心室、心室激动逆传心房的"交通要道",各类激动可在此处出现同向性、异向性的绝对干扰或(和)相对干扰现象,呈现干扰性传导中断或(和)传导延缓。

(1)绝对干扰现象:系激动传至房室交接区时,遇及交接区仍处于前一激动后的绝对不应期而出现传导中断现象。根据激动传导方向的异同可分为:①同向性干扰:指前一次激动造成后一次或数次激动在房室交接区下传过程中受阻,见于房性心动过速、心房扑动伴不规则的房室传导、心房颤动时 R-R 间期绝对不规则及落在 ST 段、T 波上未能下传的房性早搏;造成上述现象,一方面是由生理性不应期所致,另一方面是受到隐匿性传导的影响,这是一种生理性保护机制,使心脏免遭频繁搏动。②异向性干扰:指起源于窦房结、心房的激动下传时与起源于房室交接区、心室的异位激动在房室交接区发生干扰性传导中断,见于房室交接性早搏、室性早搏干扰窦性 P 波下传而出现完全性代偿间歇及房室交接性逸搏、室性逸搏、心室人工起搏干扰窦性 P 波下传,如 P 波出现逸搏 QRS 波群之前,其 P-R 间期<0.12s 或较窦性 P-R 间期短 0.06s 以上,或 P 波落在 QRS 波群、ST 段、T 波上未能下传心室(图 26-3)。

(2)相对干扰现象:系激动传至房室交接区时,遇及交接区仍处于前一激动后的相对不应期而出现干扰性传导延缓。相对干扰现象包括:①同向性干扰:落在 T 波上的房性早搏下传时出现干扰性 P'-R 间期延长,其 P'-R 间期的长短与 R-P'间期呈反比关系,即 R-P'间期短,其 P'-R 间期长;

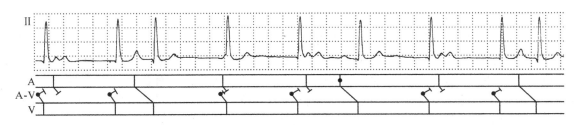

图 26-3　窦性心动过缓、房性早搏、房室交接性逸搏、窦性夺获伴干扰性 P-R 间期延长

反之，R-P′间期长，其 P′-R 间期短。②异向性干扰：间位型早搏、干扰性房室分离时窦性夺获心室时所出现的干扰性 P-R 间期延长（图 26-3）。

5. 房室结内双径路干扰现象

（1）快径路内蝉联现象（见第二十五章第一节）。

（2）慢径路内蝉联现象（见第二十五章第一节）。

6. 束支、分支内干扰现象

束支、分支内干扰现象即通常所说的心室内差异性传导，是指室上性激动下传心室时，遇及心室内传导组织的绝对或相对不应期而出现非同步传导，造成 QRS 波形呈束支和（或）分支阻滞图形。

（1）产生机制：①双束支、分支的不应期不一致：在正常情况下，右束支的不应期较左束支略长，左前分支的不应期较左后分支略长，故发生心室内差异性传导时，85％QRS 波群呈右束支阻滞或伴左前分支阻滞图形，其次为左束支阻滞图形；②冲动提早的程度：提早的冲动须发生在一定的时间内，即下传时遇及左、右束支传导时间互差≥25～40ms；③长-短周期情况：即 Ashman 现象，传导组织不应期的长短与前面的 R-R 间期长短有关，前面的 R-R 间期长，则产生相对长的不应期，有利于心室内差异性传导的发生。

（2）心电图特征：①室上性早搏（窦性早搏、房性早搏、房室交接性早搏）、各类的反复搏动、阵发性房性心动过速、心房扑动、心房颤动时出现 QRS 波群呈右束支、右束支伴左前分支、左束支阻滞图形（图 26-4）；②干扰性房室分离窦性夺获心室时出现异常的 QRS 波形（图 26-5）；③差异性传导的 QRS 波形多变。

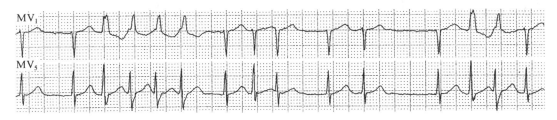

图 26-4　心房颤动伴快速心室率及连续的心室内差异性传导

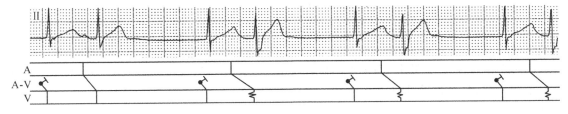

图 26-5　显著的窦性心动过缓（提示呈 2：1 传导的二度窦房传导阻滞所致）、房室交接性逸搏-窦性夺获二联律伴干扰性 P-R 间期延长及心室内差异性传导

7. 心室内干扰现象

(1)室性融合波：有异源性、同源性室性融合波两种。前者指两个不同节律点的冲动同时传入心室，各自激动心室一部分而形成的 QRS 波群；而后者指预激综合征时，窦性或房性冲动同时沿房室旁道、正道下传心室，各自激动心室一部分而形成的 QRS 波群。下面着重讨论窦性激动与室性异位激动所形成异源性室性融合波的心电图特征：①其 QRS 波形介于窦性 QRS 波群与室性 QRS 波群之间，且形态多变；②其前必有与其相关的窦性 P 波，且 P-R 间期较窦性 P-R 间期短 0～0.06s，0.06s 是冲动从最周边的室性异位起搏点逆传至房室交接区所需的最长时间；③其 QRS 波群时间介于窦性 QRS 波群与室性 QRS 波群之间，但决不会超过窦性 QRS 波群时间加上 0.06s；④有束支阻滞时，如室性异位激动起源于束支阻滞同侧的心室，则所产生的室性融合波可正常化（图 26-6）。

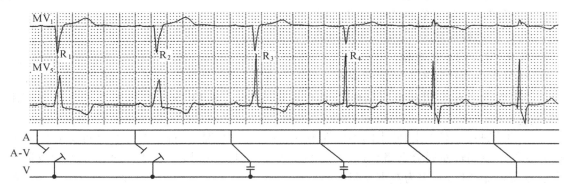

图 26-6　MV₁(定准电压 5mm/1mV)、MV₅ 导联同步记录，显示窦性心动过缓、一度房室传导阻滞、
完全性右束支阻滞、加速的室性逸搏心律(R₁、R₂)、室性融合波正常化(R₃、R₄)

(2)室性早搏伴心室内差异性传导：由于心室肌不应期较短，此情况少见，但在短阵性室性心动过速、成对出现的单源性室性早搏中，若第 1 个室性早搏的 QRS 波形较其他室性早搏更为宽大畸形，则可用室性早搏伴心室内差异性传导来解释。系长-短周期后，第 1 个室性早搏遇及前一次窦性激动后的心室相对不应期，使冲动在浦肯野纤维或心室肌内出现传导延缓（图 26-7、图 26-8）。

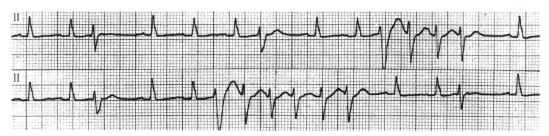

图 26-7　上、下两行 Ⅱ 导联系同时不连续记录，显示多形性室性早搏
（提示系心室内差异性传导所致）、短阵性室性心动过速

(3)室性并行心律外出时绝对干扰现象：若并行节律点的冲动发生在心室应激期时（TP 段）而未能出现异位 QRS 波群，则考虑异-肌连接区外出二度阻滞；若并行节律点的冲动发生在心室不应期时（QRS 波群、ST 段、T 波上）而未能出现异位 QRS 波群，则首先考虑遇及心室绝对不应期而发生绝对干扰所致，其次是异-肌连接区外出二度阻滞。

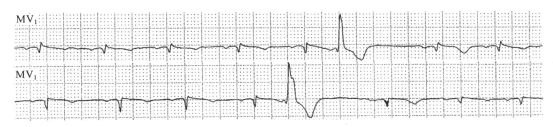

图 26-8　MV₁ 导联同时不连续记录,定准电压 5mm/1mV。下行显示室性早搏伴心室内差异性传导

四、室上性激动在房室交接区发生干扰时的心电图特征

房性早搏、房性心动过速、心房扑动在下传心室时,可发生房室交接区内绝对、相对干扰及束支内相对干扰,出现以下 4 种心电图表现:①P′(F)波呈阻滞型,系遇及房室交接区组织的绝对不应期;②P′(F)在房室交接区内发生隐匿性传导,系遇及房室交接区组织由绝对不应期向相对不应期过渡时;③P′(F)-R 间期出现干扰性延长,系遇及房室交接区组织的相对不应期;④P′(F)波下传的QRS 波群呈心室内差异性传导,系遇及左、右束支或分支的不应期不一致。以上 4 种情况有时会同时出现,可统称为房室干扰现象(图 26-9)。

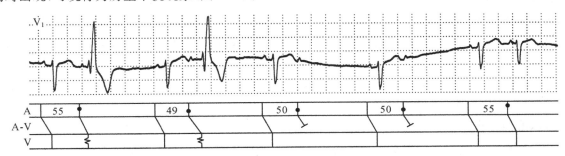

图 26-9　双源性或心房内双径路折返引起的房性早搏二联律伴房室干扰现象

五、干扰的诊断及临床意义

干扰是一种生理性传导障碍,属继发性改变。书写心电图诊断时,对于干扰现象一般可省略不写,特殊情况可列出,如伴心室内差异性传导,以示与室性早搏相区别。

干扰,一方面是一种生理性保护机制,在房性心动过速、心房扑动、心房颤动时可防止过快的心房率下传心室,免遭心室过于频繁搏动而诱发心源性休克、心室颤动等;另一方面若室上性激动在房室交接区发生连续干扰及重整下级逸搏起搏点(本质为隐匿性传导),则可出现貌似阵发性三度房室传导阻滞及短阵性心室停搏而诱发晕厥或阿-斯综合征;此外,认识各种干扰引起的心电现象,有利于提高疑难、复杂心律失常诊断的准确率。

第二节　干扰性房室分离

一、基本概念

窦性或房性激动与房室交接区或室性激动在房室交接区内发生连续≥3 次的绝对干扰所形成的房室分离,称为干扰性房室分离。若伴有心房或心室夺获,则称为不完全性房室分离;若无夺获,则称为完全性房室分离。

二、分类

干扰性房室分离分为完全性和不完全性房室分离两类,其区别点主要是根据有无心室夺获或心房夺获。

（1）完全性干扰性房室分离：绝对的完全性干扰性房室分离是极其罕见的。

（2）不完全性干扰性房室分离：心室夺获的表现形式有 4 种：①全部性夺获：其下传 QRS 波形正常或伴心室内差异性传导；②部分性夺获：以室性融合波形式出现；③企图性夺获：表现为房室交接区隐匿性传导且重整下级起搏点节律，使其节律不齐；④意外性夺获：表现为房室结内超常期传导、慢径路传导及空隙现象。

三、产生机制

（1）失职性分离：是由窦房结自律性降低引起。当窦性频率低于下级起搏点（房室交接区、心室）频率时，下级起搏点便被动地发放冲动，同时逆传至房室交接区与窦性激动发生连续≥3 次的干扰。

（2）超越性分离：是由下级起搏点自律性增高所致。窦房结自律性正常，而下级起搏点自律性明显增高，其频率超过窦性频率，因房室结多存在生理性室房逆传阻滞，下级起搏点的冲动仅逆传至房室交接区，心房仍由窦性控制，从而形成干扰性房室分离。

（3）等频性分离：窦房结（或心房）和房室交接区或心室起搏点发放冲动的频率相等或接近，且两者同时传至房室交接区产生一系列的绝对干扰现象，形成等频性房室分离。两个起搏点频率相等，可能是偶然的巧合，更可能是一种特殊的电生理现象——"趋同现象"或"同步化现象"所致，即心脏两个起搏点频率相差＜25％时，易出现"趋同现象"或"同步化现象"，频率慢的起搏点逐渐增速，接近于频率快的起搏点直至相等，形成等频率搏动（图 26-14）。"趋同现象"使随后 P 波固定地出现在 QRS 波群稍前、QRS 波群中、ST 段及 T 波顶峰之前，并持续一定时间（数分钟至数十分钟），则称为钩拢现象（图 26-11）。

四、心电图表现

（1）窦性心动过缓与房室交接性逸搏心律并存：表现为窦性 P 波位于房室交接性 QRS 波群之前（其 P-R 间期小于窦性下传心室的 P-R 间期 0.06s 以上或 P-R 间期长短不一）、P 波落在 QRS 波群之中或 P 波位于 ST 段、T 波顶峰之前的一段时间内，窦性 P 波不能下传心室；若 P 波出现在 T 波降肢以后，便可夺获心室；两者频率 40～60 次/min（图 26-10）。

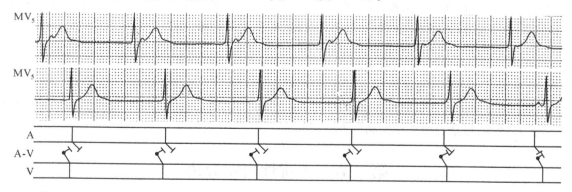

图 26-10　MV₅ 导联连续记录，显示窦性心动过缓、房室交接性逸搏心律、完全性干扰性房室分离

（2）窦性心动过缓与加速的室性逸搏心律或心室人工起搏心律并存：表现为窦性 P 波位于室性 QRS 波群之前（P-R 间期小于窦性下传心室的 P-R 间期 0.06s 以上或 P-R 间期长短不一）、P 波落在 QRS 波群之中或 P 波位于 ST 段、T 波顶峰之前的一段时间内，窦性 P 波不能下传心室；若 P 波出现在 T 波降肢以后，便可夺获心室；两者频率 40～60 次/min。

（3）正常心率的窦性心律或窦性心动过速与非阵发性房室交接性心动过速并存：表现为窦性 P 波位于房室交接性 QRS 波群之前（P-R 间期小于窦性下传心室的 P-R 间期 0.06s 以上或 P-R 间期

长短不一)、P 波落在 QRS 波群之中或 P 波位于 ST 段、T 波顶峰之前的一段时间内,窦性 P 波不能下传心室;若 P 波出现在 T 波降肢以后,便可夺获心室;两者频率接近且竞争性地控制心室,频率 61~130 次/min,多数为 70~100 次/min(图 26-11)。

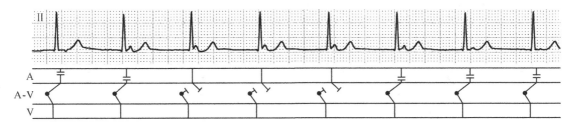

图 26-11　窦性心律、非阵发性房室交接性心动过速(68 次/min)、房性融合波、完全性干扰性房室分离

(4)正常心率的窦性心律与非阵发性室性心动过速并存:表现为窦性 P 波位于室性 QRS 波群之前(P-R 间期小于窦性下传心室的 P-R 间期 0.06s 以上或 P-R 间期长短不一)、P 波落在 QRS 波群之中或 P 波位于 ST 段、T 波顶峰之前的一段时间内,窦性 P 波不能下传心室;若 P 波出现在 T 波降肢以后,便可夺获心室;两者频率 61~100 次/min(图 26-12)。

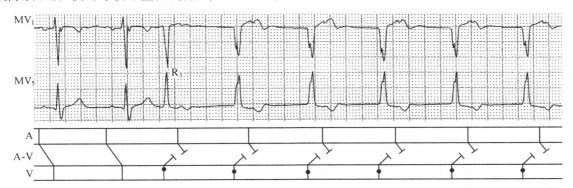

图 26-12　室性早搏(R_3)、非阵发性室性心动过速(64 次/min)、不完全性干扰性房室分离

(5)窦性心律(包括窦性心动过缓、正常心率、心动过速)与阵发性房室交接性心动过速并存。

(6)窦性心律与阵发性室性心动过速并存(图 26-13)。

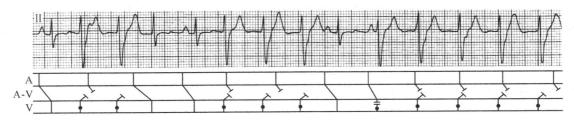

图 26-13　成对室性早搏、短阵性室性心动过速、室性融合波、不完全性干扰性房室分离

(7)罕见的双重性异位性心动过速并存:包括房性与房室交接性心动过速、房性与室性心动过速、房室交接性与室性心动过速、房室交接性与房室交接性心动过速(图 26-14)。

五、诊断要点

(1)心房波与心室波完全无关或大部分无关。

(2)心房波出现在房室传导系统的生理性绝对不应期内。

(3)心室率≥心房率。

(4)心房波出现在房室传导系统的应激期内便能夺获心室,形成不完全性干扰性房室分离。

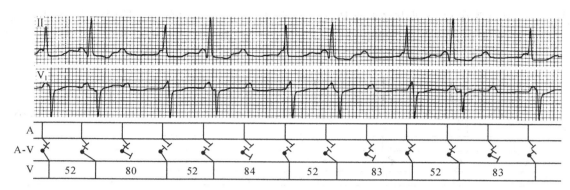

图 26-14　房性心动过速、房室交接性心动过速伴异-肌交接区传出 3：2 文氏现象、等频性干扰性房室分离

六、鉴别诊断

（1）高度、几乎完全性房室传导阻滞与不完全性干扰性房室分离的鉴别：两者都存在房室分离和心室夺获，所不同的是前者心房率＞心室率，心室率＜45 次/min，心房波出现在 T 波之后大多不能下传心室；而后者心室率≥心房率，心房波出现在 T 波之后能下传心室。

（2）三度房室传导阻滞与完全性干扰性房室分离的鉴别：两者都存在房室分离，所不同的是前者心房率＞心室率，心室率＜45 次/min，心房波出现在 T 波之后均不能下传心室；而后者心室率≥心房率，心房波出现在 QRS 波群稍前、QRS 波群中、ST 段及 T 波顶峰之前的一段时间内不能下传心室，一旦出现在 T 波降肢以后，便可夺获心室。

（3）二度房室传导阻滞合并房室干扰现象与三度房室传导阻滞的鉴别：两者都存在房室分离，诊断时容易混淆，但两者的鉴别对临床又非常重要，有时又很困难；所不同的是前者心房率＞心室率，心室率＞60 次/min，心房波出现在 QRS 波群稍前、QRS 波群中、ST 段及 T 波顶峰之前的一段时间内不能下传心室，出现在 T 波之后部分不能下传心室，部分能下传心室；而后者心室率＜45 次/min，心房波出现在 T 波之后均不能下传心室。

七、临床意义

干扰性房室分离，是一种生理性传导障碍，它的出现本身并无重要性，其临床意义主要取决于两个起搏点的频率及基础心脏病的病因。若窦性频率持续＜50 次/min 而出现下级起搏点被动发放，则提示窦房结功能低下，此时的房室交接性逸搏或室性逸搏具有避免心脏停搏的保护性代偿意义；若窦性频率正常而下级起搏点主动性地发放冲动，其频率 61～130 次/min，两者竞争性地控制心室，则为非阵发性房室交接性心动过速或非阵发性室性心动过速，或者窦性频率正常、窦性心动过速而出现阵发性房室交接性心动过速或阵发性室性心动过速，则多见于洋地黄中毒、急性心肌梗死、心肌炎、低钾血症及心脏手术等。

第二十七章

病窦综合征及双结病

一、概述

1. 基本概念

（1）病态窦房结综合征：简称为病窦综合征，指窦房结的器质性病变或功能性障碍，导致窦性激动形成或（和）传导功能异常引起一系列的心律失常、血流动力学障碍和心功能受损，严重者可发生阿-斯综合征或猝死。

（2）原发性病窦综合征：又称为心源性窦房结功能障碍，由器质性心脏病所致。

（3）继发性病窦综合征：又称为外源性窦房结功能障碍，多由心脏活性药物、迷走神经张力显著增高、低温、高钾血症、重度颅脑损伤等心外因素所致，以前两者影响最为重要。

（4）特发性病窦综合征：经多种检查无法明确病因，又无心脏病基础。

（5）双结病：在病窦综合征基础上，同时合并房室结传导障碍或（和）起搏功能低下者，称为双结病。表现为窦房结和房室结同时受累现象。

（6）慢-快综合征：又称为心动过缓-过速综合征，指窦房结及其周围组织器质性病变引起的各种缓慢性心律失常（显著的窦性心动过缓、窦房传导阻滞、窦性停搏）的基础上，出现阵发性心房颤动、心房扑动、室上性心动过速、室性心动过速等快速性心律失常，两者可呈间歇性或交替性出现（图27-1），产生明显的血流动力学紊乱，引起显著的临床症状，如心力衰竭、心绞痛等。

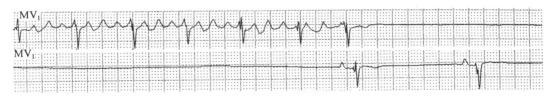

图27-1　MV$_1$导联连续记录，显示阵发性心房扑动终止后出现短暂性全心停搏及
显著的窦性心动过缓（过缓的窦性逸搏）、符合慢-快综合征及双结病的心电图改变

（7）快-慢综合征：又称为心动过速-过缓综合征，指无器质性心脏病、窦房结功能正常的预激综合征患者或阵发性心房颤动患者，在快速性心律失常终止后，出现严重的窦性心动过缓、窦房传导阻滞、窦性停搏等缓慢性心律失常（图27-2），可引起一过性急性脑缺血，出现晕厥、阿-斯综合征发作，甚至猝死。有学者称之为假性病窦综合征，系原发性快速性房性心律失常导致继发性一过性窦房结功能障碍。

2. 窦房结电生理特点与病窦综合征的关系

窦房结包含优先起搏细胞和潜在起搏细胞，属慢反应细胞，具有4期自动除极化特征，为心脏自律性最高的组织，受交感神经和副交感神经支配，一般情况下其发放激动的频率为60～100次/min。

（1）起搏细胞：又称为P细胞，位于窦房结中央，具有舒张期自动除极化功能，会自动地发放激

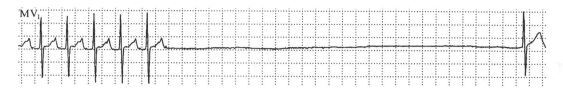

图 27-2　年轻男性患者,反复发作心动过速及晕厥,MV₁ 导联显示阵发性房性心动过速或顺向型
房室折返性心动过速终止后出现短暂性全心停搏及缓慢的房室交接性逸搏,考虑为快-慢综合征

动,是窦房结激动形成的部位。若 P 细胞受损,则会出现自律性降低或激动下传障碍。

(2)潜在起搏细胞:分布于优先起搏细胞的外围及窦房结以外的组织,如右心房、冠状窦、房室结等。潜在起搏细胞具有自律性,但节律较慢。其主要生理功能是将激动从优先起搏细胞传出,同时具有潜在起搏作用;当其受损时,出现窦房或房室传导阻滞。

(3)过渡型细胞:又称为 T 细胞、移行细胞,位于 P 细胞的周围,连接 P 细胞与心房肌细胞,由此形成结周纤维,具有传递激动的功能。当 T 细胞受损时,易发生传出阻滞,即窦房传导阻滞。

3.房室结的电生理特点

房室结含有潜在起搏细胞、过渡型细胞、浦肯野纤维细胞,具有传导功能和起搏功能。房室结受交感神经和副交感神经支配,分为 3 个部分:

(1)房-结区:具有自律性,属快反应细胞。

(2)结区:既往认为无自律性,现认为具有自律性,属慢反应细胞,易发生传导阻滞。

(3)结-希区:具有自律性,属快反应细胞。

4.分类及病因

根据病程的长短,病窦综合征可分为急性和慢性两类,每类又有器质性和功能性两种原因。

(1)急性病窦综合征:①由心脏器质性病变所致,多由右冠状动脉主干阻塞或左冠状动脉回旋支阻塞导致窦房结供血中断或心肌炎症累及窦房结所致,如下壁急性心肌梗死、急性心肌炎等,称为原发性病窦综合征;②由功能性病变所致,多由心外因素所致,如自主神经功能失调、迷走神经张力过高、颈动脉窦过敏综合征、颅脑疾患及电解质紊乱等,称为继发性病窦综合征或结外病窦综合征。

(2)慢性病窦综合征:①由心脏器质性病变所致,多由慢性冠状动脉供血不足、心肌病等原因引起窦房结长期缺血、纤维化,最后发展为病窦综合征,或由窦房结功能退行性改变所致;②由功能性病变所致,多由迷走神经张力过高、抗心律失常药物等原因所致。

二、心电图特征

(1)显著而持久的窦性心动过缓:该心动过缓不能用其他原因解释,为病窦综合征最早期、最常见的表现(占 60%～80%)。心率多<50 次/min,尤其是<40 次/min,伴有黑矇、晕厥者,应高度怀疑病窦综合征。

(2)显著的窦性心律不齐:P-P 间期互差>0.40s,反映了窦房结电活动的不稳定。

(3)频发窦房传导阻滞:约占 20%,以二度Ⅱ型～高度阻滞为多见,与药物无关。

(4)频发窦性停搏:P-P 间期>1.8～2.0s(白天>1.8s,夜间>2.0s),长 P-P 间期与短 P-P 间期不呈倍数关系,或长 P-P 间期大于短 P-P 间期的 1.5 倍,期间可有房室交接性逸搏或室性逸搏出现。

(5)心脏复律后窦性节律恢复不良:房性早搏、短阵性房性心动过速、阵发性室上性心动过速、心房颤动、心房扑动等发作终止后,在恢复窦性节律之前,出现长 R-R 间歇。

(6)出现慢-快综合征。

（7）缓慢而不规则的房室交接性逸搏，频率<35 次/min，或出现房室交接性停搏。

（8）伴有特别缓慢心室率的慢性心房颤动或心房扑动：心室率 30～50 次/min，与药物治疗无关。表明病变累及房室结引起房室传导阻滞，是慢-快综合征、双结病的特殊类型。

（9）可伴有全传导系统传导障碍（如窦房传导阻滞合并心房内、房室传导阻滞或心室内传导阻滞）、下级起搏点功能不良引起的全心停搏。

以上第 1～6 条，为病窦综合征的心电图表现，若伴有第 7～9 条中任何一条，则可考虑为双结病（图 27-3、图 27-4、图 27-5）。

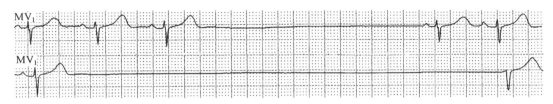

图 27-3　MV₁ 导联连续记录，显示窦性停搏及短暂性全心停搏、缓慢的房室
交接性逸搏伴非时相性心室内差异性传导，符合双结病的心电图改变

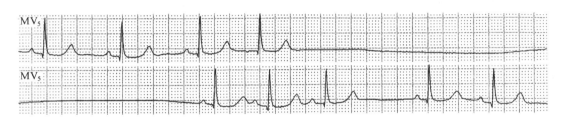

图 27-4　MV₅ 导联连续记录，显示显著的窦性心律不齐、房性早搏诱发短暂性全心停搏

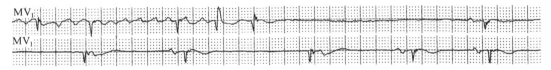

图 27-5　MV₁ 导联连续记录，显示阵发性尖端扭转型心房扑动伴心室内差异性
传导、终止后出现窦性停搏及二度Ⅱ型窦房传导阻滞、房室交接性逸搏

三、分型

根据心律失常的类型，病窦综合征可分为 4 种类型：

（1）Ⅰ型：单纯出现显著而持久的窦性心动过缓。

（2）Ⅱ型：出现窦性停搏和（或）二度Ⅱ型～高度窦房传导阻滞。

（3）Ⅲ型：出现慢-快综合征。

（4）Ⅳ型：出现双结病的心电图表现。

有的学者将上述Ⅰ型、Ⅱ型归为 A 型、Ⅲ型归为 B 型、Ⅳ型归为 C 型 3 种类型。

四、窦房结功能测定

1. 24h 动态心电图检查

（1）目的：记录最快心率、最慢心率，了解平均心率、长间歇的性质（是窦房传导阻滞、窦性停搏还是房室传导阻滞所致）、次数和程度；确定症状与心律失常之间的相关性；确定伴随心律失常的类型和严重性；结合症状区别心动过缓是良性的窦性心动过缓，还是病窦综合征。24h 动态心电图检查能提高病窦综合征的检出率。

（2）临床评价：①是诊断病窦综合征最简便、有效的方法，可作为阿托品试验前的筛选；②若最长 R-R 间期（或 P-P 间期）＞2.5s，出现慢-快综合征，则支持病窦综合征的诊断；③还可根据房性早搏的代偿间歇，测算窦房传导时间及窦房结功能变动时间（图 11-8）。

2. 运动试验

（1）目的：运动可提高交感神经的兴奋性，使心率加快。病窦综合征患者，运动试验后，其心率加快不明显者占多数。也可作为阿托品试验前的筛选。

（2）方法：3 倍二级梯运动试验或下蹲 24±2 次/min，立即测定心率。

（3）判断标准：符合下列之一者，提示窦房结功能低下：①运动试验后心率增加＜30 次/min 和（或）出现窦房传导阻滞、窦性停搏、房室交接性逸搏及其心律；②最快心率＜90 次/min；③原有窦房传导阻滞，运动后不但不消失，反而增多或加重；④诱发心房颤动、心房扑动或室上性心动过速。

3. 阿托品试验

（1）方法：①年老体弱者，可先静脉注射阿托品 1mg，若最快心率＜90 次/min，则于次日以 2mg 剂量再注射 1 次；②年轻人、身强力壮者，则静脉注射阿托品 2mg 或 0.02mg/kg，1min 内注毕，计算 3min 内最快心率；③观察 1、2、3、5、10、15、20、30min 后的心率变化。

（2）心率变化：正常人注射后，心率一般增加 30～40 次/min 或比基础心率增加 40％～60％；注射后 2～3min 内心率最快。

（3）提示窦房结功能低下（或称为阳性）的标准：①最快心率＜90 次/min；②心率增加小于基础心率 50％；③先出现房室交接区节律的频率增快，后出现窦性频率增快，或原有的房室交接区节律持续存在；④窦性频率反而减慢，甚至出现窦房传导阻滞、窦性停搏；⑤诱发心房颤动，可能是病窦综合征的严重表现；⑥有晕厥史者，但心率＞90 次/min，提示迷走神经张力过高，可能为结外病窦综合征。

（4）临床评价：①阿托品试验简单易行，可作为食道调搏检查前的筛选；②敏感性为 89％，特异性为 80％；③有一定的假阳性和假阴性（阿托品试验阴性，系指静脉注射阿托品后最快心率≥90 次/min 者），并且假阴性多于假阳性。

（5）注意事项：青光眼患者忌用，前列腺肥大、发热患者慎用。

4. 经食道调搏测定窦房结恢复时间（SNRT）及校正的窦房结恢复时间（SNRTc）

（1）检查方法：①以分级递增法，发放 S_1S_1 刺激脉冲；②调搏频率从稍高于基础心率 10 次/min 开始，直至文氏点和 2∶1 阻滞点，一般起搏频率在 130～150 次/min；③每次刺激时间持续 0.5～1min；④起搏终止后，至少记录 10 次心搏。

（2）测量方法：①超速起搏终止的最后一个脉冲至窦性 P 波起点的间期，即窦性逸搏间期为 SNRT；②各种刺激频率所得的 SNRT 值不同，应取其最大值。

（3）阳性标准：①SNRT＞2.0s（正常值＜1.4s）；②SNRTc＞0.55s（正常值＜0.55s），SNRTc＝SNRT－SCL（窦性周期长度）；③SNRT＞房室交接性逸搏周期；④继发性延长：心房调搏后，第 2～5 个心动周期中，如出现长 R-R 间期＞SNRT，则称为继发性延长；⑤刺激后窦性抑制，出现房室交接性逸搏心律。

（4）临床评价：①为测定窦房结功能最好的间接试验，特别是无窦房传导阻滞或窦性停搏的患者更有意义；②SNRT、SNRTc 延长提示窦房结功能低下。

五、预后

病窦综合征系慢性渐进性疾病，有时可呈间歇性发病的特点。慢性心房颤动可能是病窦综合征发展的最后阶段，是窦房结严重病变及右心房广泛性病变的结果。病窦综合征患者 5 年生存率为 62％～65％，整体生存率与正常人群相似；安装人工起搏器，仅能缓解症状，改善生活质量，但不能提高生存率。

第二十八章

意外性传导

一、概述

意外性传导是指某一时相内的窦性、房性激动下传心室时，理应受阻，却反常地传至心室。意外性传导多发生在房室交接区和束支内。其心电图表现有：①韦金斯基现象，包括易化作用及效应；②超常期传导，包括2相、3相及4相超常期传导；③伪超常传导，包括空隙现象、双径路传导、3相合并4相阻滞及房室交接区隐匿性早搏和隐匿性折返所引起的干扰现象。

二、韦金斯基现象

1. 基本概念

韦金斯基现象是指处于高度抑制状态的传导组织在受到一次强刺激后，其传导功能得到暂时性地改善。它由易化作用及效应两部分构成。易化作用是指阻滞区远端受到异位激动强刺激后，原不能通过阻滞区的窦性激动却能意外地下传心室，为对侧促进传导（图28-1）；效应系指易化作用引起心室夺获后，阻滞区应激阈值暂时降低，使窦性激动能意外地连续数次下传，为同侧促进传导（图28-2）。

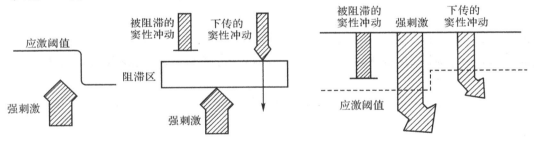

图 28-1　韦金斯基易化作用示意图（对侧促进传导）　　图 28-2　韦金斯基效应示意图（同侧促进传导）

2. 发生条件

(1)传导组织存在高度～三度传导阻滞。

(2)阻滞区远端受到一次异位激动（逸搏或早搏）的强刺激，该异位激动作为促发性冲动。

(3)原有传导阻滞出现暂时性减轻或消失，使适时而来的窦性冲动能意外地下传心室。

3. 形成机制

(1)超常期传导：促发性冲动在阻滞区内发生隐匿性传导过程中产生超常期，当适时而来的窦性冲动（R-P间期常在0.30～1.0s)遇及该超常期而意外地下传。

(2)不应期回剥现象：存在传导阻滞时，一次促发性冲动出现后，可通过心动周期缩短引起阻滞区组织的有效不应期缩短，或者促发性冲动使不应期提前结束，或者阻滞区两侧同时被激动的总合作用引起不应期缩短，使随后的窦性冲动下传时能避开有效不应期而意外地传至心室。

(3)4相性阻滞（慢频率依赖性阻滞）：韦金斯基现象常发生在高度～三度传导阻滞伴缓慢心室率，促发性冲动的出现使心率暂时性增快，原慢频率依赖性阻滞也暂时消失，使原来因慢频率依赖性阻滞而不能下传的冲动得以下传,传导阻滞得到暂时性改善。

4. 心电图特征

上述 3 个发生条件,即为韦金斯基现象的心电图特征,又称为韦金斯基现象三联征。

(1)高度～三度房室传导阻滞时,房室交接性、室性逸搏或早搏后,适时出现的窦性激动能意外地连续数次从房室交接区下传心室(图 11-14)。

(2)完全性束支阻滞(束支三度阻滞)时,室性逸搏或早搏后,适时出现的窦性激动能意外地连续数次呈室上性 QRS 波群(图 10-4、图 30-8)。

(3)不完全性左心房或右心房内传导阻滞时,房性早搏后,适时出现的窦性激动能意外地连续数次呈正常形态的 P 波(图 28-3、图 28-4)。

(4)窦性激动在房室交接性、室性逸搏或早搏后 0.30～1.0s 出现时,能意外地下传心室。

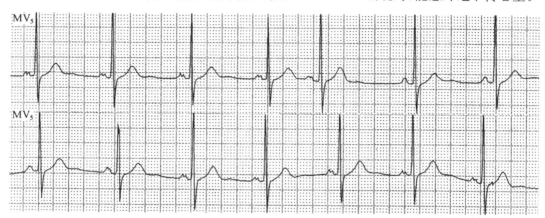

图 28-3　MV₅ 导联连续记录,显示不完全性左心房内传导阻滞、房性早搏诱发左心房内韦金斯基现象

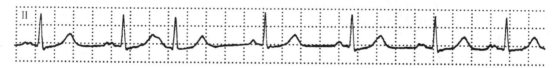

图 28-4　不完全性左心房内传导阻滞、房性早搏诱发左心房内韦金斯基现象

5. 临床意义

(1)韦金斯基现象仅见于有传导阻滞的器质性心脏病,它的出现表示传导系统有病变。

(2)高度～三度房室传导阻滞时,逸搏、韦金斯基易化作用及效应共同组成免遭心室停搏的 3 种保护性反应,具有代偿意义。

三、超常传导

1. 概念

超常传导又称为超常期传导,是指心肌细胞受到抑制时所出现反常的传导改善现象。所谓"超常",仅指受到抑制的传导组织其传导改善程度比所预料的要好,而不是比正常的心脏传导更好。多见于房室交接区、束支及分支内。

2. 发生条件

(1)逸搏激动逆传至房室交接区产生超常传导期。

(2)室上性激动(窦性、房性激动)正好于超常期传至房室交接区。

3. 发生机制

Spear 等指出阈电位随着心动周期的变化而变化。细胞除极后阈电位最高,第 3 相时迅速下降,第 4 相时恢复到舒张期水平。在浦肯野纤维中,阈电位在第 3 相末下降得特别快,造成膜电位与阈电位之间的差值反而小于第 4 相,此时引起激动所需要的刺激强度小于第 3、4 相,造成超常应激性,出现超常传导。

4. 超常传导类型

(1)第 1 超常期传导:即 2 相超常期或绝对不应期中的超常期,位于 ST 段与 T 波顶峰之间。

(2)第 2 超常期传导:即 3 相超常期或相对不应期中超常期传导,位于 T 波下降肢与 U 波之间。

(3)第 3 超常期传导:即 4 相超常期或应激期中的超常期传导,位于 T 波后 0.28s 附近。

5. 心电图特征

(1)高度～几乎完全性房室传导阻滞时,室上性激动在心动周期的某一短暂时间内(2、3、4 相超常期)能夺获心室,但较早或较迟的室上性激动均被阻滞,不能下传心室(图 28-5)。

(2)超常期下传的激动,其 R-P 间期与 P-R 间期不呈反比关系的矛盾现象,即 R-P 间期短,其 P-R 间期亦短;反之,R-P 间期长,其 P-R 间期亦长。

(3)逸搏激动后出现的窦性夺获可呈长 P-R 间期型一度房室传导阻滞(图 28-6、图 28-7)。

(4)完全性束支阻滞(三度束支阻滞)时,室上性激动在心动周期的某一短暂时间内(2、3、4 相超常期)夺获心室时,其 QRS 波形正常或接近正常,但较早或较迟的室上性激动均呈完全性束支阻滞图形。

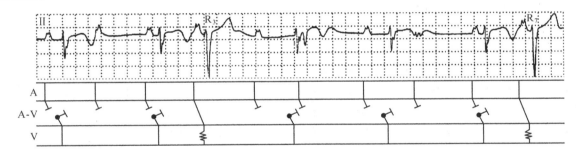

图 28-5　法洛四联症术后出现室相性窦性心律不齐、右心房肥大、提示不完全性左心房内传导阻滞、高度房室传导阻滞、房室交接区 3 相超常期传导(R_3、R_7)、3 相性左前分支阻滞、房室交接性逸搏心律、Q-T 间期延长

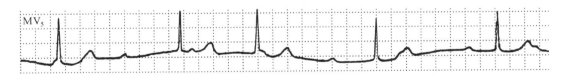

图 28-6　冠心病、三度房室传导阻滞患者,MV_5 导联显示几乎完全性房室传导阻滞、房室交接性逸搏心律、提示 2 相超常期传导伴极长 P-R 间期型一度房室传导阻滞(P-R 间期 0.92s)

6. 临床意义

(1)真正的超常传导并不多见,只有在用常见机制如空隙现象、双径路传导、3 相并存 4 相阻滞等不能解释时,才考虑超常传导。

(2)超常传导仅见于有传导阻滞的器质性心脏病,它的出现表示传导组织有病变。

(3)超常传导与隐匿性房室传导有密切关系,了解这种传导的概念和关系,有助于对某些心律失常进行解释。

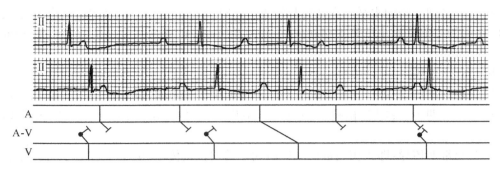

图 28-7　Ⅱ导联连续记录,显示高度房室传导阻滞、房室交接性逸搏心律、房室交接区
3 相超常期传导伴长 P-R 间期型一度房室传导阻滞(P-R 间期 0.40～0.46s)

四、伪超常传导

伪超常传导主要发生在房室交接区、束支内,包括空隙现象、房室结双径路传导、3 相合并 4 相阻滞、房室交接区隐匿性早搏及隐匿性折返引起的干扰现象。

（一）空隙现象

1. 基本概念

空隙现象是指心动周期某一时相内（称为空隙期）出现的室上性激动下传受阻,而紧邻其前后的激动均能下传心室的一种电生理现象。

2. 发生机制

主要有以下两种学说:

（1）分层阻滞学说:空隙现象的发生是由于传导组织中出现两个传导屏障区,一个为近端延迟区,与相对不应期有关;另一个为远端阻滞区,与绝对不应期有关。当近端部位传导速度较快,室上性激动过早地到达远端时,遇及其有效不应期而被阻滞（空隙期或裂隙带）;反之,更早的室上性激动在近端部位传导延缓,则远端不应期有足够时间得到恢复,激动反而能下传心室（恢复期）（图 28-8）。

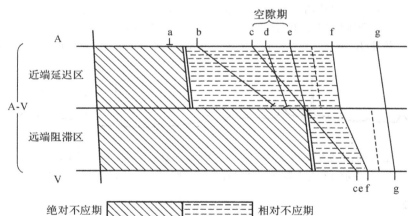

图 28-8　空隙现象的分层阻滞学说示意图。①空隙期（c～e）后的房性激动（e、f、g）因脱
离了近端延迟区和远端阻滞区的有效不应期得以下传;②在空隙期内房性激动（d）落在
近端区相对不应期,以稍慢速度传至远端时,遇及其有效不应期而被阻滞;③在空隙期前
的房性激动（c）,因落在远端区相对不应期的更早期,以较慢速度下传,达到远端时该处已
脱离了不应期反而能下传;④更早的房性激动（a、b）因分别落在近端、远端的不应期而受阻

（2）房室结内双径路传导学说:该学说只能解释传导延迟区和阻滞区均发生在房室结内的第Ⅳ

型空隙现象(图 28-9)。

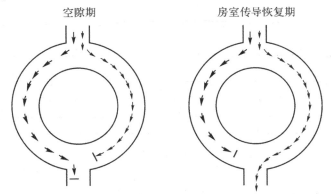

图 28-9　房室结内双径路传导学说示意图。房室结内存在快径路(粗线条)、慢径路(细线条)和最终的公共通道,房性激动到达房室结时,可同时由快、慢径路下传。在空隙期内房性早搏发生较晚,激动经快径路下传,但最终遇及公共通道内的不应期而受阻;在恢复期更早的房性早搏在快径路内受阻,但能由慢径路经公共通道下传至心室

3. 发生条件

(1)取决于传导组织两个屏障区功能性不应期的相互关系:必须是远端有效不应期长于近端有效不应期,且这个差别要足够大。

(2)近端相对不应期要长,且该处的功能不应期应长于远端的有效不应期,允许更早的激动有机会在房室结内产生足够长的 A-H 间期。

(3)随着室上性激动偶联间期的缩短,在近端延迟区传导的延迟量必须大于偶联间期缩短量;否则,该激动仍在远端被阻滞。

(4)基础心率的快慢、药物也会影响空隙现象的发生,如基础心率较慢,空隙现象消失;而心率较快,阿托品可使房室结不应期缩短,有利于下传激动遇到远端不应期而显现。

4. 空隙现象的类型(表 28-1)

表 28-1　前向性房室传导空隙现象的类型

类　型	近端延迟区	远端阻滞区
I	房室结	希-浦系统
II	希-浦系统近端	希-浦系统远端
III	希氏束	希-浦系统
IV	心房	希-浦系统或房室结
V	房室结近端	房室结远端
VI	无(超常传导)	希-浦系统

近端延迟区及远端阻滞区所下传的 QRS 波形正常者,大部分为 I 型;有心室内差异性传导者,大部分为 II 型。准确地判断空隙现象类型,需根据心内心电图及程序调搏检测。

5. 心电图特征

(1)多见于不同时相内出现的房性早搏、人工刺激或有房室分离窦性夺获时。

(2)随着偶联间期的逐渐延长,室上性冲动的传导表现为"不传(阻滞)→下传→不传(阻滞)→下传"或"下传→不传(阻滞)→下传"的规律(图 28-10)。

(3)下传激动的 R-P 间期与 P-R 间期始终呈反比关系,即 R-P 间期短,其 P-R 间期长;反之,

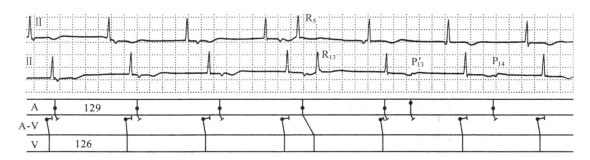

图 28-10　Ⅱ导联连续记录,显示起源于心房下部的房性逸搏心律(46 次/min)、房室交接性
逸搏心律(48 次/min)、房性早搏(P'₁₃)、不完全性房室分离、房室交接区空隙现象(逆行 P⁻波
落在 ST 段、T 波终末部均不能下传,而落在 T 波起始部却反而能下传心室)、提示左右束支
存在 3 相超常传导(R₅、R₁₃落在 T 波上其形态正常)、T 波改变、Q-T 间期延长(0.53s)

R-P 间期长,其 P-R 间期短,而有别于超常传导。

　　(4)若空隙现象由房室结内双径路传导所致,则下传激动的 R-P 间期与 P-R 间期不呈反比关
系的矛盾现象(图 28-11)。

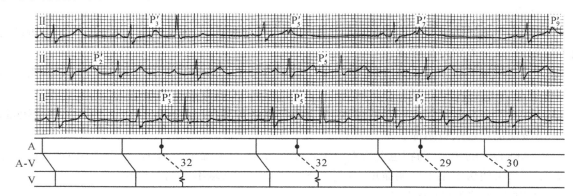

图 28-11　Ⅱ导联连续记录,显示窦房结内游走节律伴不齐、房室结内双径路传导(P-R 间期
0.16~0.18s、0.26~0.32s 短长两种)、频发房性早搏,有时呈二联律及阻滞型和心室内
差异性传导、不同时相出现的房性早搏揭示房室结内双径路传导引起的空隙现象
(上行 P'₃、下行 P'₃、P'₅落在 T 波上升肢上能以 0.32s 下传,而上行 P'₅、P'₇、P'₉落在
T 波顶峰上却反而不能下传,中行 P'₂、P'₅及下行 P'₇落在 T 波下降肢又能以 0.29s 下传)

　　(5)若空隙现象发生在束支内,随着室上性冲动偶联间期或 R-R 间期的逐渐延长,下传的 QRS
波群呈"束支阻滞型→正常形态→束支阻滞型→正常形态"或"正常形态→束支阻滞型→正常形态"
的规律(图 28-12、图 28-13)。

　　6. 临床意义
　　目前评价不一。
　　(1)空隙现象本质上是功能性现象,因其与心肌组织不应期密切相关,改变基础心率或用药物
影响心肌组织不应期能使其显现、消失或转变。
　　(2)空隙现象常并发房室结内多径路传导,而后者易形成折返性心动过速,故空隙现象可能具
有病理意义。

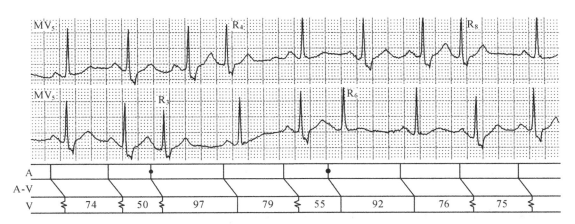

图 28-12　MV$_5$ 导联连续记录，显示房性早搏、间歇性完全性右束支阻滞，提示右束支内空隙现象
　　所致（上行房性早搏 R$_4$、R$_8$ 及下行 R$_3$ 均呈右束支阻滞图形，而下行 R$_6$ 搏动 0.55s 时其形态正
　　常，窦性搏动较长周期时又呈右束支阻滞图形，房性早搏较长代偿后窦性 QRS 波形又恢复正常）

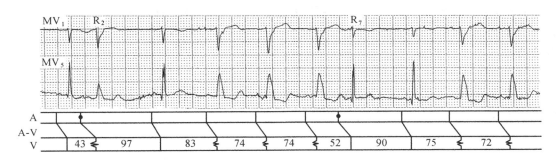

图 28-13　MV$_1$、MV$_5$ 导联同步记录（定准电压 5mm/1mV）。显示房性早搏、间歇性完全性左束支阻
　　滞，提示左束支内空隙现象所致（房性早搏 R$_2$ 呈左束支阻滞图形，而 R$_7$ 搏动 0.52s 时其形态正
　　常，窦性搏动较长周期时又呈左束支阻滞图形，房性早搏较长代偿后窦性 QRS 波形又恢复正常）

（二）房室结内双径路传导

1. 基本概念

房室交接区出现纵向分离，形成传导速度不一致的快、慢双径路或多径路传导。

2. 心电图特征

（1）窦性 P-P 间期基本规则时，快径路下传的 P-R 间期较短，慢径路下传的 P-R 间期较长，两
者互差≥0.06s。

（2）P 波落在 ST 段、T 波上，其下传的 P-R 间期与落在 TP 段上下传的 P-R 间期是一致的或
前者略延长，显示 R-P 间期与 P-R 间期不呈反比关系的矛盾现象（图 28-14、图 28-15）。

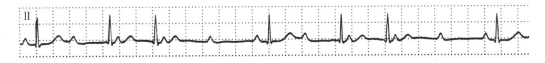

图 28-14　房室结慢径路传导酷似 2 相超常期传导

3. 临床意义

（1）房室结内双径路、多径路传导是一种生理现象，但易引起房室结内折返性心动过速。

（2）希氏束内双径路传导常见于心肌缺血、炎症等病理情况。

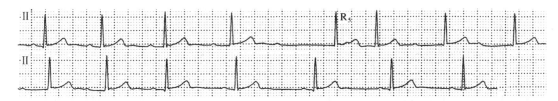

图 28-15　Ⅱ导联连续记录,显示房室结内双径路传导,其中快径路有时
呈 5∶4 文氏现象,慢径路有时呈反向文氏现象、房室交接性逸搏(R₅)

（三）3 相合并 4 相阻滞

1. 基本概念

3 相阻滞是指在频率相对较快时出现的传导阻滞,包括室上性激动落在传导组织生理不应期所引起的传导障碍及传导组织不应期异常延长所引起的传导障碍。而 4 相阻滞是指在频率相对较慢时或较长间歇后出现的传导阻滞。

2. 发生机制

3 相阻滞系复极不全→膜电位较低→传导速度减慢以至阻滞或传导组织不应期异常延长所致;而 4 相阻滞系除极不全,即舒张期自动除极增强→膜电位降低→传导速度减慢以至阻滞或阈电位升高所致。

3. 心电图特征

心率增快或较短间歇、心率减慢或较长间歇后均出现相应部位的传导阻滞,而在某一心率或间歇范围内传导恢复正常(图 28-16、图 28-17)。

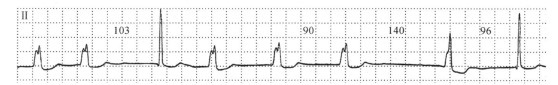

图 28-16　心房颤动(细颤)伴缓慢的心室率、左束支内 3 相合并 4 相阻滞、轻度 ST-T 改变

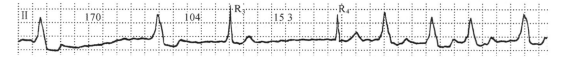

图 28-17　心房颤动伴缓慢的心室率、间歇性预激综合征、房室正道 3 相合并 4 相阻滞(心室率较快及缓慢
时 f 波均从旁道下传呈完全性预激波形,只有当 R-R 间期为 1.04s 时,f 波才能从旁道及正道同时下传
形成部分性预激波形,如 R₃;当 R-R 间期为 1.53s 时,房室正道恢复正常传导,而旁道下传受阻,如 R₄)

4. 临床意义

（1）3 相阻滞的临床意义取决于基础心脏病和伴发心律失常,如在短偶联间期、Ashman 现象、心室率＞135 次/min 时出现的 3 相阻滞多为功能性;发生在心房扑动、心房颤动、心率＜135 次/min 的心室内差异性传导,尤其是呈左束支阻滞型者,多伴有器质性心脏病,属病理性。

（2）4 相阻滞具有病理意义,见于器质性心脏病。

（四）房室交接区隐匿性早搏及隐匿性折返引起的干扰现象

（1）房室交接区隐匿性早搏致部分窦性激动下传心室时酷似房室交接区 3 相超常期传导:当房室交接区隐匿性早搏呈三联律时,其产生的不应期将导致远离 T 波的窦性激动下传心室时出现较长的 P-R 间期,而靠近 T 波附近的窦性激动下传心室,则出现较短的 P-R 间期,R-P 间期与 P-R 间期不呈反比关系的矛盾现象(图 28-18)。

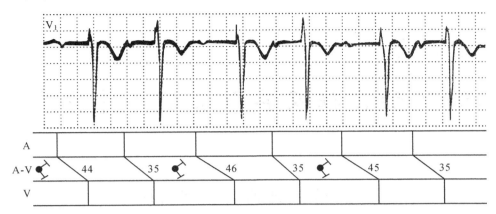

图 28-18　P-R 间期呈 0.35s、0.44～0.46s 短、长交替出现,R-P 间期与 P-R 间期
不呈反比关系矛盾现象,除房室结内双径路传导外,Langendorf 认为本例
长 P-R 间期很可能是房室交接区隐匿性所致(引自 Marriott 和 Conover)

(2)房室交接区不完全性反复搏动干扰窦性激动下传酷似房室交接区 3 相超常期传导(图
28-19)。

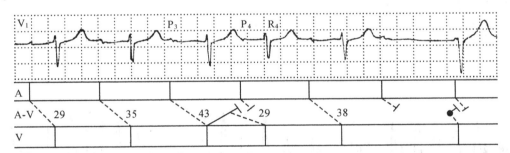

图 28-19　房室结慢径路内不典型文氏现象、不完全性窦性反复搏动干扰窦性 P
波下传酷似房室交接区 3 相超常期传导、房室交接性逸搏伴非时相性心室内差
异性传导(P-R 间期由 0.29s→0.35s→0.43s→突然缩短至 0.29s→0.38s→P 波
下传受阻 QRS 波群脱落,P_4 落在 T 波终末部,其 P-R 间期 0.29s,酷似房室交
接区 3 相超常期传导,但更可能是 P_3 激动沿房室结慢径路下传心室时又经快径
路逆传形成不完全性反复搏动干扰 P_4 激动下传(引自 Marriott 和 Conover)

(五)鉴别诊断

房室交接区超常传导与伪超常传导中的空隙现象、双径路传导鉴别有时较困难,但以下 3 点对
这三者鉴别有所帮助:①超常传导多发生于三度或高度房室传导阻滞的器质性心脏病患者,且下传
R-P 间期与 P-R 间期不呈反比关系的矛盾现象;②空隙现象存在于许多非器质性心脏病和正常人,
是一种功能性生理现象,其下传的 R-P 间期与 P-R 间期总是呈反比关系;③双径路传导是一种生
理现象,经慢径路下传时,P 波落在绝对不应期、相对不应期、应激期上,其下传的 P-R 间期是一致
或基本一致,且 R-P 间期与 P-R 间期不呈反比关系的矛盾现象。

第二十九章

预激综合征及其引发的心律失常

第一节　典型的预激综合征

典型的预激综合征是指窦性或房性激动通过 Kent 束下传心室,又称为 W-P-W 综合征,属同源性室性融合波。

1. 心电图特征

(1)P-R 间期多为 0.08～0.11s,偶有短至 0.06s 或长达 0.20s,这与激动在心房内的传导速度、房室结-希浦系统的传导速度及房室旁道的传导速度快慢有关。

(2)有"δ"波,约占 0.03～0.06s,与心室预激程度有关。

(3)QRS 时间≥0.11s,视心室预激程度,其形态、时间可呈"手风琴样"改变(图 29-1)。

(4)P-J 间期正常(≤0.27s)。

(5)有继发性 ST-T 改变。

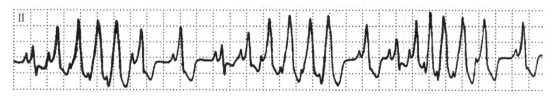

图 29-1　阵发性室上性心动过速患者静脉注射维拉帕米 5mg 后
出现短阵性房性心动过速、预激综合征"手风琴"样效应

2. 电生理特征

(1)希氏束电图示 A-H、H-V 间期均缩短,H-V 间期<0.03s 或 H 波重叠于 V 波中。

(2)随着心房调搏频率的增快,心室预激程度增大,"δ"波更明显。

(3)大部分 Kent 束顺向传导不应期极短(≤0.35s),与心房肌不应期相近,称为快旁道;其顺向传导具有"全或无"特性,不出现传导延缓或递减性传导,即不存在一度阻滞或文氏型阻滞。

(4)小部分 Kent 束不应期相当长,可在 0.60～3.0s,称为慢旁道;由希-浦传导组织构成,内含 P 细胞,具有潜在的自律性,可出现旁道性早搏或逸搏,也可出现 3 相、4 相性阻滞或文氏型阻滞。

(5)约 80% 旁道存在双向传导,约 20% 旁道只能单向传导,表现为隐匿性旁道。

(6)Kent 束内可出现超常传导、空隙现象、纵向分离,但少见。

3. 临床特征

预激综合征患者常出现反复发作阵发性室上性心动过速、阵发性心房颤动及扑动,可引起血流动力学改变,易误诊为室性心动过速;少数患者可出现快-慢综合征引起晕厥发作。

4. 基本概念和表现形式

（1）完全性预激：激动完全从 Kent 束下传激动心室，故其 QRS 波群特别宽大畸形。

（2）部分性预激：激动先从 Kent 束下传心室，再由房室正道下传，形成同源性室性融合波。

（3）间歇性预激：激动间歇性地从 Kent 束、房室正道下传心室，预激波形和正常波形呈间歇性出现，且与频率快慢无关。

（4）潜在性预激：指通常情况下 Kent 束不下传，只有在特殊情况下才能下传，如食道调搏、使用洋地黄、心率改变等因素而诱发预激波形。

（5）获得性预激：指部分慢旁道前传功能在房室正道传导功能良好时未能显现，只有在正道发生三度阻滞时，旁道才显示出传导功能，出现完全性预激波形。

（6）隐匿性预激：Kent 束仅作为逆向传导，心电图上始终无预激波形出现，但易诱发顺向型房室折返性心动过速和阵发性心房颤动、扑动等快速性心律失常。

（7）"手风琴"样效应：预激程度不一致，导致 QRS 波群由窄→宽→窄，重复出现（图 29-1）。

（8）Kent 束内 3 相性阻滞：心率增快时旁道下传受阻，QRS 波形正常，而心率减慢时出现预激波形（图 22-7）。

（9）Kent 束内 4 相性阻滞：心率增快时，出现预激波形，而心率减慢时旁道下传受阻，QRS 波形正常（图 29-2）。

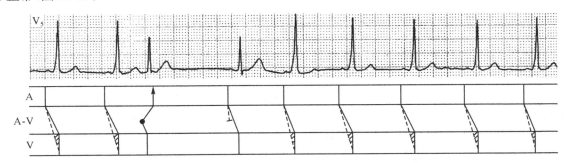

图 29-2　房室交接性早搏伴非时相性心室内差异性传导、房室旁道 4 相性阻滞

5. 影响预激程度的因素

预激程度反映了激动由房室旁道下传除极心室肌的数量，由此决定了"δ"波的大小、P-R 间期的长短及 QRS 波群畸形的程度。

（1）旁道起始部位：即旁道束的心房位点，离窦房结越近，冲动抵达旁道束所需的时间越少，其预激程度越大，如右侧旁道较左侧旁道预激程度大。

（2）激动在心房内的传导时间：即激动从窦房结抵达旁道束和从窦房结抵达房室结传导时间的关系，若前者所需时间越少，则预激程度越大。

（3）激动在旁道、正道传导时间的长短及其差值：旁道传导时间（指激动从旁道束插入心房部位传至插入心室部位所需的时间）取决于旁道的传导速度和长度，如旁道束越短或传导速度越快，则预激程度越大。

因此，当旁道束的起始端离窦房结越近、激动抵达旁道束插入心房的部位越早、激动在旁道束内传导时间越短，则预激程度越大。

6. 传统分型与定位

主要根据"δ"波、QRS 主波方向来分型和定位。

（1）A 型预激：$V_1 \sim V_6$ 导联"δ"波、QRS 主波方向均向上，为左侧房室旁道、左心室后底部预激（图 2-5）。

（2）B 型预激：V$_1$、V$_2$ 导联"δ"波、QRS 主波方向向下，V$_5$、V$_6$ 导联向上，为右侧房室旁道、右心室侧壁预激（图 2-6）。

（3）C 型预激：V$_1$、V$_2$ 导联"δ"波、QRS 主波方向向上，V$_5$、V$_6$ 导联向下，旁道位于左心室外侧壁，此型罕见（图 3-2）。

7. 简易三步定位法

根据"δ"波方向将显性旁道大致分为左前、右前、左后、右后四个区域。

（1）根据Ⅰ、aVR、V$_1$ 导联"δ"波方向定左、右：若Ⅰ导联向下，V$_1$ 导联向上，则旁道位于左侧；若Ⅰ导联向上，aVR、V$_1$ 导联向下，则旁道位于右侧（约 30％右后旁道在 V$_1$ 导联"δ"波向上）。

（2）根据Ⅲ、aVF 导联"δ"波方向定前、后：若Ⅲ、aVF 导联向上，则旁道位于前方；若Ⅲ、aVF 导联向下，则旁道位于后方。

（3）根据Ⅰ、aVL 导联"δ"波方向定间隔（仅适用左侧旁道）：若Ⅰ、aVL 导联向上，则旁道靠近间隔；若Ⅰ、aVL 导联向下，则旁道偏向左侧游离壁，QRS 主波向下越深，旁道位置越靠近左前侧壁。

8. 近代定位法

Gallagher 旁道定位法较全面而实用，他将旁道分为 3 部分 10 个区，即左侧游离壁旁道部分（左前、左侧、左后区）占 46％，右侧游离壁旁道部分（右前、右侧、右后区）占 18％，间隔旁道部分占 36％（左、右后间隔占 26％，左、右前间隔占 10％）。先根据胸前导联 QRS 主波方向，确定是左侧还是右侧旁道，再结合肢体导联起始 0.04s"δ"波方向进行定位，其中 5 个部位最常见，约占房室旁道 90％以上。常见 5 个显性旁道的定位如下：

（1）左外侧壁旁道：偶尔相当于 C 型预激，QRS 主波在 V$_1$、V$_2$ 导联向上，在 V$_4$～V$_6$ 导联多向上（C 型预激向下）；"δ"波方向在Ⅰ、aVL 导联向下，Ⅱ、Ⅲ、aVF 导联向上或位于基线上，V$_5$、V$_6$ 导联向下。

（2）左后间隔旁道：相当于 A 型预激，QRS 主波在 V$_1$～V$_6$ 导联均向上；"δ"波方向在Ⅰ、aVL 导联向上，Ⅱ、Ⅲ、aVF 导联向下。

（3）右后间隔旁道：QRS 主波在 V$_1$ 导联向下，V$_2$～V$_6$ 导联向上；"δ"波方向在Ⅰ、aVL 导联向上，Ⅲ（Ⅱ）、aVF 导联向下。

（4）右外侧壁旁道：大致相当于 B 型预激，QRS 主波在 V$_1$、V$_2$ 导联向下，V$_4$～V$_6$ 导联向上，类似左束支阻滞型；"δ"波方向在Ⅰ、aVL 导联向上，Ⅲ（Ⅱ）、aVF 导联向下或位于基线上。

（5）右前间隔旁道：也称希氏束旁道，QRS 主波在 V$_1$、V$_2$ 导联向下，V$_5$、V$_6$ 导联向上；"δ"波方向在Ⅰ、aVL、Ⅱ、Ⅲ、aVF 导联均向上。

9. 隐匿性旁道的定位

当发生顺向型房室折返性心动过速时，其逆行 P$^-$波紧随 QRS 波群之后，该逆行 P$^-$波方向有助于区别左侧或右侧旁道。食管导联 R-P$_{\overline{E}}$ 间期＜R-P$_{\overline{V_1}}$ 间期是左侧旁道参与折返的特性，R-P$_{\overline{E}}$ 间期＞R-P$_{\overline{V_1}}$ 间期则是右侧旁道参与折返的特性。

（1）左侧旁道：逆行 P$^-$波的额面电轴为＋180°～－100°，酷似左心房的 P$^-$波，在 V$_1$ 导联直立呈圆顶尖峰状，V$_5$、V$_6$ 导联倒置，Ⅰ、Ⅱ、Ⅲ、aVF 导联倒置，但当旁道位于左前侧壁时，偶尔使Ⅲ、aVF 导联的 P 波直立。

（2）右侧旁道：逆行 P$^-$波的额面电轴为－90°～－75°，故逆行 P$^-$波在Ⅰ导联平坦或直立，Ⅱ、Ⅲ、aVF、V$_1$ 导联均倒置，V$_5$、V$_6$ 导联直立。

10. 诱发或消除"δ"波的辅助性诊断试验

采用兴奋迷走神经方法抑制房室正道的传导速度，使旁道传导速度相对加快，暴露预激的本来面目或使预激波更加明显：①按压颈动脉窦或压迫眼眶、刺激咽喉部；②新斯的明试验：肌肉注射

2mg,1h 后描记观察"δ"波、QRS 波群是否更宽；③新福林试验：静脉注射 0.25mg,3min 后描记心电图；④洋地黄试验：西地兰 0.4mg 加入 10％葡萄糖 20ml 静脉注射,但在快速性心律失常中疑及旁道下传时应禁用。

采用兴奋交感神经方法加速房室正道传导或用药物抑制旁道传导使预激减轻或消失：①运动试验；②阿托品试验：1mg 静脉注射,同时记录心电图观察 3～15min；③胺碘酮,能延长旁道不应期；④吸入亚硝酸异戊酯。

11. 存在 Kent 束的风险性

当 Kent 束不应期缩短时,若发生逆向型房室折返性心动过速、心房扑动或心房颤动,则可引起极快的心室率,尤其是平均 R-R 间期≤0.25s 或最短 R-R 间期≤0.18s 者,易恶化为心室颤动而危及生命。

第二节　L-G-L 综合征

激动通过 James 束下传心室,又称为房-结旁道或房-束(希氏束)旁道或短 P-R 间期综合征,无房室交接区生理性 0.05～0.10s 延搁。

(1)心电图特征：①P-R 间期≤0.10s；②无"δ"波,QRS 波形、时间均正常或呈束支阻滞型。

(2)电生理特征：①希氏束电图示 A-H 间期<0.06s；②心房调搏频率≥200 次/min 时,房室间仍能保持 1∶1 传导；③随着心房调搏频率的增快或 S₂ 刺激偶联间期的缩短,A-V 延长量<0.10s；④James 束富含浦肯野细胞,具有潜在的自律性,能产生异位冲动；⑤可出现 3 相、4 相性阻滞(图 2-4)。

(3)诊断问题：必须具备 P-R 间期≤0.10s、无"δ"波、QRS 波形正常及反复发作心动过速史这 4 个条件,方能诊断 L-G-L 综合征。若仅有 P-R 间期缩短、QRS 波形正常,临床上无反复发作心动过速史者,则不宜诊断为 L-G-L 综合征,而应诊断为短 P-R 间期。

(4)James 束存在的风险性：既往认为,当 James 束不应期缩短时,若并发心房扑动或心房颤动,则可引起极快的心室率,多>200 次/min,甚至>240 次/min,可诱发室性心动过速和心室扑动、颤动而危及生命,这可能是 L-G-L 综合征患者具有较高的猝死危险性的原因。

James 束一直被认为是引起阵发性室上性心动过速的原因之一。但随着心内电生理检查的深入开展,发现 James 束并不参与阵发性室上性心动过速的形成。而临床上有反复发作心动过速史者,经心内电生理检查时,均可找到房室旁道或房室结内双径路存在的证据,并能进行有效的射频消融治疗。因此,Zipes 指出短 P-R 间期综合征并不是一个真正的综合征,而是可能包括了各类室上性心动过速在内的混合体。

第三节　传统的 Mahaim 纤维预激综合征

传统的 Mahaim 纤维又称为结-室旁道、束-室旁道或变异型预激综合征。多位于右心室,QRS 波形呈左束支阻滞图形。

1. 心电图特征

(1)P-R 间期正常或延长(合并一度房室传导阻滞时)。

(2)有"δ"波。

(3)QRS 波群呈左束支阻滞图形,时间增宽,但<0.15s。

(4)Ⅰ导联 QRS 波群呈 R 型,Ⅲ导联呈 rS 型,电轴左偏(0～-75°)。

(5)胸前导联 QRS 主波由向下转为向上的过渡区在 V₄ 导联之后。

(6)有继发性 ST-T 改变。

2．电生理特征与心电图表现关系

(1)传导速度慢：激动由其下传的 P-R 间期多＞0.15s，甚至出现一度房室传导阻滞。

(2)仅有前向传导：发生心动过速时仅表现为逆向型房室折返性心动过速，QRS 波群呈左束支阻滞型伴电轴左偏。

(3)不应期相对较短。

(4)具有递减性传导，可出现文氏现象。

(5)年轻的、无器质性心脏病患者出现频率依赖性间歇性"左束支阻滞图形"。

(6)呈左束支阻滞图形时可出现特殊的室性融合波——"迟激波"：即室上性冲动先经房室结下传激动部分心肌，后由 Mahaim 纤维下传激动另一部分心肌形成 QRS 波群的后半部分。

3．现代观点

随着射频消融技术的深入开展，发现慢传导特性的右心房-束旁道和右心房-室旁道才是形成 Mahaim 纤维预激的电生理基础。起于右心房侧壁，止于右心室心尖部或右心室游离壁。类似房室结样结构，具有递减性传导特性，出现一度阻滞或文氏现象。

第四节　房室旁道性心律失常

房室旁道性心律失常主要包括：①旁道性早搏、逸搏及逸搏心律、并行心律；②房室折返性心动过速；③预激综合征合并心房颤动、扑动；④旁道内 3 相及 4 相阻滞；⑤旁道内文氏现象、交替性文氏周期；⑥旁道内超常传导；⑦获得性预激综合征；⑧房室旁道与正道之间蝉联现象；⑨房室旁道双径路传导。

一、房室旁道性早搏、逸搏及逸搏心律、并行心律

房室旁道大多由普通心房肌构成，无自律性，少数可由希-浦传导组织构成，具有潜在的自律性。现已证明，在旁道束纤维内或旁道束插入心房和心室的部位均易产生异位激动，所形成的早搏多以并行节奏点的性质单个出现，偶尔形成异位心律。

(1)房室旁道性早搏：①提早出现宽大畸形 QRS-T 波群，类似于既往预激波形，但更宽，表现为完全性预激波形特征。②其 QRS 波群前后可有逆行 P⁻波或逆行 P⁻波重叠在 QRS 波群之中或无逆行 P⁻波，这取决于该早搏激动有无逆传心房或逆传与前传的时间差；若逆传快于前传，则逆行 P⁻波出现在 QRS 波群之前，此时与心房下部早搏伴完全性预激难以鉴别；若逆传与前传分别同时到达心房和心室，则逆行 P⁻波重叠在 QRS 波群之中；若逆传慢于前传，则逆行 P⁻波出现在 QRS 波群之后。③有完全或不完全性代偿间歇(图 29-3)。

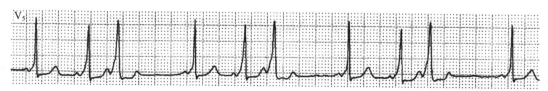

图 29-3　A 型预激综合征、房室旁道性早搏或起源于旁道束插入心室部位附近的室性早搏，呈三联律

(2)房室旁道性逸搏及逸搏心律：①延迟出现 1～2 次宽大畸形 QRS-T 波群，类似于既往预激波形，但更宽，表现为完全性预激波形特征；②其 QRS 波群前、中、后可有逆行 P⁻波或无逆行 P⁻波，若逆行 P⁻波位于 QRS 波群之前，其 P⁻-R 间期＜0.12s，与心房下部逸搏伴完全性预激难以鉴别；③逸搏周期多为 1.0～1.5s，频率 40～60 次/min；④若连续延迟出现≥3 次宽大畸形 QRS-T 波群，则称为旁道性逸搏心律(40～60 次/min)或加速的旁道性逸搏心律(61～100 次/min)(图

50-4)。

（3）房室旁道性并行心律：①具有旁道性早搏、逸搏的心电图特征；②偶联间期不等，互差＞0.08s；③两异位搏动的间距相等或有一最大公约数，均值互差≤±5％；④常有室性融合波出现，系旁道异位起搏点激动沿旁道下传与窦性激动沿正道下传，两者在心室内产生融合所致；⑤异位搏动的基本周期多在1.0～1.5s，频率40～60次/min（图16-13）。

二、房室折返性心动过速

1. 顺向型房室折返性心动过速

（1）房室快旁道内顺向型折返性心动过速：约占95％，其折返环路为心房→房室正道前传→心室→房室旁道逆传→心房，周而复始（图29-4）。心电图表现见第十四章第六节。

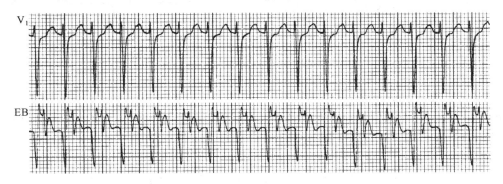

图29-4 V₁、EB（食道导联）同步记录，显示顺向性房室折返性心动过速

（2）房室慢旁道内顺向型折返性心动过速：小部分房室旁道不应期相当长，可在0.60～3.0s之间，称为慢旁道，由希-浦传导组织构成；若室上性激动由房室正道前传、慢旁道逆传，也可形成顺向型折返性心动过速。此时与起源于心房下部的房性心动过速、快-慢型房室结内折返性心动过速较难鉴别。其心电图特征：①窦性心律时P-R间期和QRS波形正常；②窦性频率增快便可自行发作，早搏可诱发或终止心动过速，房性早搏诱发时其P′-R间期不延长，室性早搏诱发时其R′-P⁻间期明显延长；③心动过速常反复发作，频率相对较慢，在100～200次/min之间，尤其在终止前频率更慢；④逆行P⁻波位于QRS波群之前，R-P⁻间期＞P⁻-R间期，R-P⁻间期＞0.5R-R间期；⑤心动过速常在R-P⁻间期逐渐延长、P⁻波消失后终止，显示出房室旁道逆行递减性传导的特性（图29-5）。

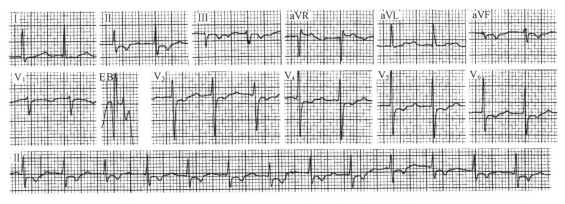

图29-5 房室慢旁道内顺向型折返性心动过速（120次/min）

2. 逆向型房室折返性心动过速

约占5％，其折返环路为心房→房室旁道前传→心室→房室正道逆传→心房，周而复始（图

29-6）。心电图表现见第十四章第六节。

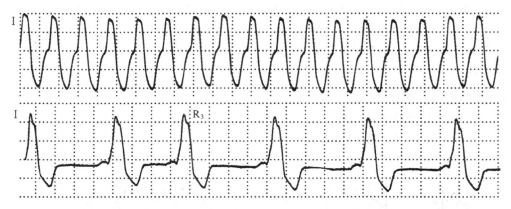

图 29-6　上行系心动过速发作时记录,显示宽 QRS 心动过速,为逆向型房室折返性心动过速;
下行系电击复律后记录,显示窦性心律、窦性早搏(R_3)、完全性预激综合征

3. 多条旁道参与的折返性心动过速

此型少见,需做心内电生理检查方能确诊。构成折返环路方式有 3 种:①一条旁道前传,而另一旁道逆传,其 QRS 波群呈完全性预激波形,与逆传型房室折返性心动过速相似;②两条旁道间歇性前传,而房室正道逆传,出现两种完全性预激波形及两种 R-R 间期;③一条旁道及房室正道呈间歇性前传,而另一旁道逆传,出现完全性预激、正常 QRS 波群两种形态及两种 R-R 间期。

4. 房室结折返性心动过速伴无辜性旁道

若预激综合征合并房室结双径路,当患者发生慢-快型房室结内折返性心动过速时,此时的旁道仅充当房室间的前传通路,出现呈完全性预激波形的宽 QRS 心动过速,极易误诊为逆向型房室折返性心动过速。因该旁道并未参与折返环路的必需部分,不直接参与折返,对心动过速的发生与维持不起直接作用,仅充当房室间的前传通路,故称为无辜性旁道。心动过速发生时,激动经房室结慢径路缓慢前传,经快径路逆传心房后再沿旁道前传激动心室,引起完全性预激宽 QRS 波群,此时经慢径路缓慢下传的激动恰好遇及前者的不应期而不能下传或者不能激动心室。对此类患者仅消融旁道不能根治心动过速。

三、预激综合征合并心房颤动、扑动

1. 预激综合征合并心房颤动

较多见。其心电图特征:①窦性 P 波消失,可见"f"波,尤其是在 V_1 导联较长的 R-R 间歇内;②心室率很快,多>200 次/min,最高可达 300 次/min 左右;③R-R 间期不规则,最长 R-R 间期常超过最短 R-R 间期的 2 倍;④QRS 波形多样化,有完全性预激、部分性预激及正常形态的图形,为预激综合征伴心房颤动的一个特征性改变;⑤当最短两个相邻的具有预激波形 R-R 间期≤0.18s 时,就有发展为心室颤动的危险(图 29-7)。

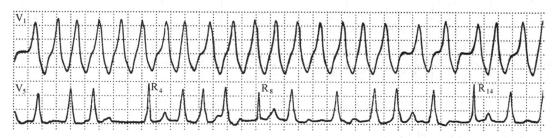

图 29-7　预激综合征合并快速型心房颤动(R_4、R_{14} 为部分性预激波形,R_8 为正常波形)

根据房室旁道和正道前传功能的强弱,心电图表现有房室旁道前传优势型、房室正道前传优势型、中间型 3 种类型(见第十三章第二节)。

2. 预激综合征合并心房扑动

少见。QRS 波群宽大畸形呈完全性预激图形,常呈 1∶1 的房室传导引起极快的心室率,可达 300～400 次/min,极易引起心室颤动,十分危急。若规则的宽 QRS 心动过速的心室率＞300 次/min,则应首先考虑为预激综合征合并心房扑动。

四、房室旁道内 3 相及 4 相阻滞

大部分房室旁道顺向性传导不应期极短(≤0.35s)称为快旁道,由心房肌构成,传导具有全或无特性,无递减性传导或传导延缓,不存在一度或文氏型阻滞;小部分不应期相当长,可在 0.60～3.0s,称为慢旁道,由希-浦传导组织构成,是发生 3 相及 4 相阻滞、文氏现象、超常传导、获得性预激的电生理基础。

当心率增快时预激波形显现,而心率减慢时预激波形消失,则为旁道内 4 相阻滞(图 29-2);反之,当心率增快时预激波形消失,而心率减慢时预激波形显现,则为 3 相阻滞。

五、房室旁道内文氏现象、交替性文氏周期

(1)旁道内文氏现象:P-P 间期规则,P-R(δ)间期逐渐延长,直至 δ 波消失,P-R 间期正常,相应的 QRS 波群由宽渐窄,畸形程度由重变轻,周而复始,表现为旁道内文氏现象。

(2)旁道内反向文氏现象:P-P 间期规则,P-R(δ)间期由正常逐渐缩短,直至 δ 波更加明显,相应的 QRS 波群由窄渐宽,畸形程度由轻变重,周而复始,表现为旁道内反向文氏现象(图 18-11)。

(3)旁道内交替性文氏周期:若旁道在 2∶1 阻滞基础上出现文氏现象,则为交替性文氏周期。

六、房室旁道内超常传导

当旁道内存在高度～三度传导阻滞时,适时的窦性或房性激动落在某一部位时却能从旁道意外地下传,而落在其他部位均不能下传,提示房室旁道内存在超常期传导(图 29-8)。

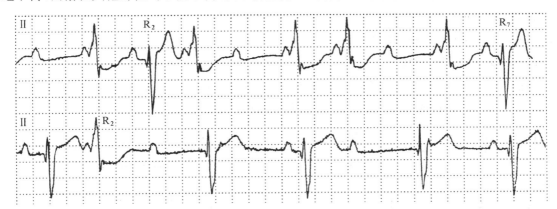

图 29-8　扩张型心肌病、预激综合征患者。上、下两行Ⅱ导联系不同时刻记录,上行显示窦性心动
过速(100～106 次/min),提示右心房肥大、房室正道几乎完全性阻滞伴 3 相超常期传导(R₂、R₇)、
旁道二度阻滞呈 2∶1～3∶2 传导,下壁异常 Q 波、不定型心室内传导阻滞;下行显示窦性心律、房
室正道二度～高度传导阻滞、房室交接性逸搏、房室旁道几乎完全性阻滞伴 3 相超常期传导(R₂)

七、获得性预激

部分慢旁道因不应期太长,其前向传导功能在房室正道传导功能良好时未能显露,只有在正道发生三度阻滞后才表现出来,称为获得性预激(图 29-9)。

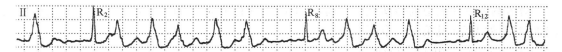

图 29-9 心房颤动伴正常心室率、房室正道三度阻滞、加速的房室交接性逸搏(R_8、R_{12})及
其与 f 波经房室旁道下传所产生的室性融合波(R_2)、获得性完全性预激,提示洋地黄中毒

八、房室旁道与正道之间蝉联现象

(1)房室旁道内蝉联现象:又称为旁道阻滞型蝉联现象。当室上性激动的周期≤旁道不应期时,激动只能沿着房室正道下传心室,并隐匿性地逆传到旁道使其除极,造成旁道顺向传导发生持续性功能性阻滞(≥3 次),心电图表现为连续出现正常 QRS 波群≥3 次(图 29-10)。

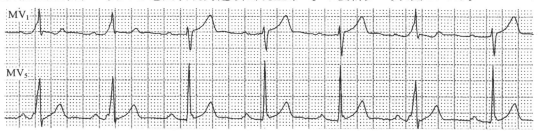

图 29-10 一度房室传导阻滞、间歇性完全性预激综合征、房室旁道内蝉联现象(MV_1 定准电压 5mm/1mV)

(2)房室正道内蝉联现象:又称为正道阻滞型蝉联现象,常见于旁道顺向传导不应期短于房室正道。当室上性激动的周期≤正道不应期时,激动在房室正道发生阻滞或传导延缓,只能沿着房室旁道下传心室,并隐匿性地逆传到正道使其除极,造成正道顺向传导发生持续性功能性阻滞(≥3 次),心电图表现为连续出现完全性预激 QRS 波群≥3 次。

(3)房室旁道与正道交替性蝉联现象:连续出现≥3 次正常 QRS 波群与连续出现≥3 次完全性预激 QRS 波群交替性出现,期间无部分性预激(不完全性预激)QRS 波群出现。

(4)室性早搏终止房室旁道与正道之间蝉联现象:即室性早搏可在折返性激动下传之前,隐匿性地逆传至房室旁道与正道,使两者之间的蝉联现象中断。

九、房室旁道内双径路传导

少见,偶见于食道调搏时。根据 S_1S_2 间期减少或增加 0.01s,其 P-R(δ)间期延长≥0.06s,QRS 波群呈预激波形特征,即可诊断房室旁道双径路传导(图 29-11)。

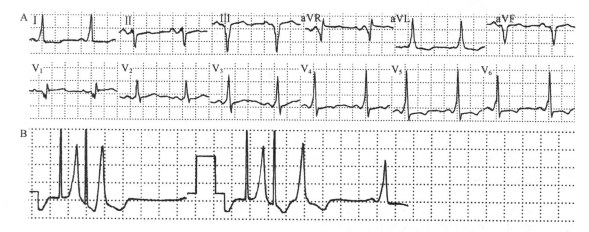

图 29-11 图 A 显示 B 型预激综合征;图 B 系食道调搏时记录,显示 S_1S_2 间期由 280ms 增加到 290ms 时,
其 P-R(δ)间期由 0.12s 延长到 0.24s,QRS 波群呈预激波形特征,提示房室旁道双径路传导

第三十章

心脏电分离现象及紊乱性心律

一、窦房分离

窦房分离是指发生在窦房交接区的一种少见的心电现象,有阻滞性窦房分离和干扰性窦房分离之分。前者即通常所说的三度窦房传导阻滞,本文着重讨论干扰性窦房分离。

(1)基本概念:窦房分离是指窦性冲动与起源于心房或能逆传心房的房室交接区、心室异位起搏点的冲动在窦房交接区发生≥3次连续的绝对干扰现象。

(2)发生机制:系窦性与房性冲动的频率相等或接近,或者能逆传心房的房室交接区、心室异位起搏点的频率略快于窦性,且异位冲动抢先激动心房并逆传至窦房交接区与窦性冲动发生连续的绝对干扰所致。

(3)心电图特征:①有"纯"的窦性P波,即有明确的窦性P波;②有"纯"的房性异位P′波或逆行P⁻波;③在两个长的窦性P波或房性融合波间歇内至少出现3次P′波或P⁻波;④窦性P波的频率与房性异位P′波的频率相等或接近,或者逆行P⁻波的频率略快于窦性,但P-P间期与P′-P′(P⁻-P⁻)间期互差<0.09s;⑤长P-P间期与窦性基本周期呈倍数关系,至少呈4倍关系(图30-1)。

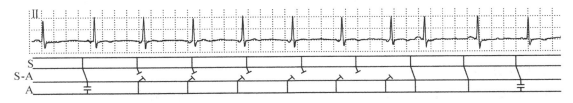

图30-1　窦性心律、非阵发性房室交接性心动过速(72次/min)、
房性融合波、不完全性干扰性窦房分离、提示房窦逆传二度阻滞

(4)临床意义:干扰性窦房分离的本身是一种正常的生理性心电现象,其临床意义取决于上述两个起搏点的频率及基础心脏病的病因。若窦性频率持续<50次/min而出现下级起搏点被动发放,则提示窦房结功能低下,此时的房性逸搏或房室交接性逸搏具有避免心脏停跳的一种保护性代偿意义;若窦性频率正常而下级起搏点主动性地发放冲动,其频率61～130次/min,两者竞争性地控制心房,则为非阵发性房性心动过速或非阵发性房室交接性心动过速,多见于洋地黄中毒、急性心肌梗死、心肌炎、低钾血症及心脏手术等。

二、心房分离

有阻滞性心房分离和干扰性心房分离之分。

1. 阻滞性心房分离

阻滞性心房分离又称为局限性完全性心房内传导阻滞或心房脱节,系指心房肌的某一部分与心房肌的其余部分,分别由两个独立的、互不干扰的起搏点所激动。通常前者由心房内异位起搏点控制,且绝不下传心室;后者多由窦性节律控制,且下传心室产生QRS波群(见第十九章第三节)。

2. 干扰性心房分离

(1)基本概念:发自心脏两个节律点的冲动从不同的方向同时进入心房,且各自激动心房的一部分,形成连续≥3次的房性融合波,称为干扰性心房分离。

(2)发生机制:心脏两个节律点发放冲动的频率相等或接近,且两者激动心房的时间差小于窦性P波时间;否则,两者频率不同或频率相同,但激动心房的时间差大于窦性P波时间,就不会形成一系列的房性融合波。这两个节律点可以是窦性节律与房性节律并存(如窦性心动过缓与房性逸搏心律并存、正常心率的窦性心律与非阵发性房性心动过速并存、窦性心动过速与阵发性房性心动过速并存)、窦性节律与能逆传心房的房室交接区节律或室性节律并存、房性节律与能逆传心房的房室交接区节律或室性节律并存或双源性房性异位节律。

(3)心电图特征:①有两个节律点激动心房所产生的P波和P′波、P波和P⁻波、P′波和P⁻波或P′波和P′波;②这两个节律点的频率相等或接近,其基本周期互差<P波时间;③至少连续出现3次房性融合波,其形态介于其他两种P波之间,视融合程度不同,其形态可以多变;④房性融合波出现的时间必须是两个节律点冲动应同时或几乎同时出现的时间(图30-2)。

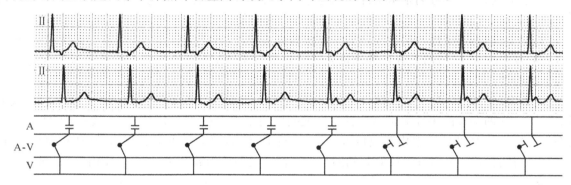

图30-2　Ⅱ导联连续记录,显示窦性心律、非阵发性房室交接性心动过速(65次/min)、
不同程度的房性融合波、干扰性心房分离、不完全性干扰性房室分离

三、房室分离

房室分离是指心脏有两个起搏点发放冲动,其中心房由窦性、房性或能逆传心房的房室交接区起搏点控制,而心室则由房室交接区或心室起搏点控制,两者的冲动在房室交接区内产生一系列的绝对干扰现象或阻滞现象(≥3次)。根据分离的性质可分为阻滞性、干扰性及两者兼有之的混合性房室分离3种类型;根据分离的程度可分为完全性和不完全性房室分离2种类型。通常所说的房室分离一般是指干扰性房室分离。

1. 完全性阻滞性房室分离

完全性阻滞性房室分离又称为三度房室传导阻滞,系房室交接区、希氏束及束支等传导组织绝对不应期异常地延长所致。完全性阻滞性房室分离见于器质性心脏病、电解质紊乱及洋地黄中毒等。

心电图特征:①心房由窦性、房性或房室交接区节律控制,即可见窦性P波、房性P′波、F波、f波或P⁻波;②心室由房室交接区或心室起搏点控制,其频率<60次/min(有的学者认为心室率应<45次/min),QRS波形正常或宽大畸形;③心房波与心室波完全脱离关系,即心房波与心室波各以自身固有的频率发放激动,其P-R间期、P′-R间期、P⁻-R间期或F-R间期长短不一;④心房率大于心室率,且心房波落在心室的应激期上均未能下传心室,即P波、P′波、F波或P⁻波出现在TP段上均未能下传(图30-3)。

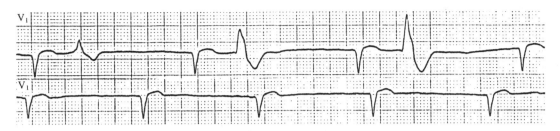

图 30-3　V₁ 导联同时不连续记录。上行显示心房颤动伴缓慢的心室率、房室交接性逸搏、多形性室性早搏
二联律、三度房室传导阻滞；下行显示心房颤动、三度房室传导阻滞、房室交接性逸搏心律、洋地黄中毒

2. 干扰性房室分离（见第二十六章第二节）

3. 混合性房室分离

（1）基本概念：房室交接区病理性阻滞与生理性干扰并存所形成的房室分离称为混合性房室分离。

（2）发生机制：①系房室交接区组织的不应期有病理性延长，导致出现在 T 波之后的部分窦性或房性激动不能下传心室；②下级起搏点的自律性增高，且存在生理性室房逆传阻滞，但其所产生的不应期干扰窦性或房性激动下传心室，导致出现在 QRS 波群稍前、QRS 波群中、ST 段及 T 波顶峰之前的一段时间内的窦性或房性激动不能下传心室。

（3）心电图特征：①心房率大于心室率，心室率＞60 次/min；②心房波出现在 QRS 波群稍前、QRS 波群中、ST 段及 T 波顶峰之前的一段时间内不能下传心室，出现在 T 波之后部分不能下传心室，部分能下传心室；③QRS 波形视下级起搏点的位置，可呈正常或宽大畸形（图 30-4）。

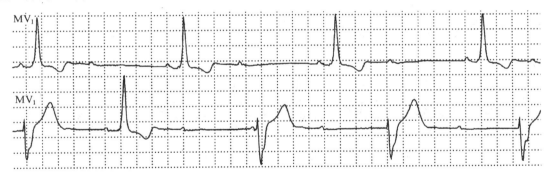

图 30-4　上、下两行 MV₁ 导联系不同时刻记录。上行显示略有室相性窦性心律不齐、2：1
二度房室传导阻滞、完全性右束支阻滞；下行显示貌似高度或几乎完全性房室传导阻滞
（实为 2：1 二度房室传导阻滞伴逸搏干扰现象，为混合性房室分离）、完全性右束支阻
滞、室性逸搏心律，提示双束支阻滞（即 2：1 二度房室传导阻滞发生在左束支内）

4. 临床意义

阻滞性房室分离多见于器质性心脏病、电解质紊乱及洋地黄中毒等。若下级起搏点频率缓慢（＜45 次/min）或经阿托品、异丙肾上腺素等药物治疗提高心室率不明显者或患者出现晕厥，应及时安装人工起搏器。

干扰性房室分离临床意义见第二十六章第二节。

四、心室分离

有阻滞性和干扰性心室分离之分。

1. 阻滞性心室分离

(1)基本概念:阻滞性心室分离又称为局限性完全性心室内传导阻滞或心室脱节,系指心室肌的某一部分与心室肌的其余部分,分别由两个独立的、互不干扰的起搏点所激动。通常前者由心室内异位起搏点控制(心室自主节律、心室扑动、心室颤动),所产生的 QRS 波幅较低矮,后者多由窦性激动下传心室,所产生的 QRS 波幅较高。

(2)发生机制:系心室内多部位严重病变,阻碍心脏传导系统和心室肌的电传导,导致阻滞圈内的心肌出现双向阻滞,阻滞圈内的起搏点与另一起搏点各自控制一部分心室肌或单侧心室,互不干扰对方的频率或节律。

(3)类型:①室上性节律(窦性、房性、房室交接性)伴心室扑动或颤动(图 30-5);②室上性节律伴心室异位节律(图 30-6、图 30-7);③心室自主节律伴心室扑动或颤动;④心室内有两个互不干扰的自主节律;⑤室上性激动经左、右束支下传分别使左、右心室除极产生两个互不相关的 QRS 波群。

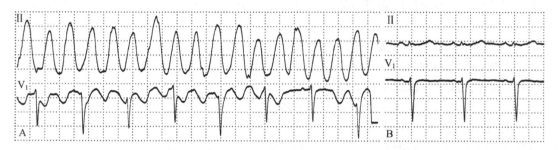

图 30-5　图 A、B 系同时不连续记录,前者显示窦性心律、阵发性心室扑动,后者显示窦性心律

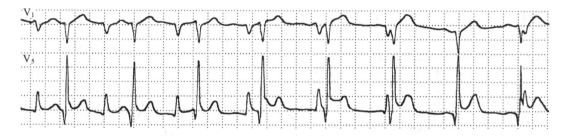

图 30-6　V_1、V_5 导联同步记录,显示窦性心律与加速的室性逸搏心律形成心室电分离现象

(4)临床意义:多见于严重的器质性心脏病或临终期。Katz 等认为心室电分离现象是一种不可逆的病理现象,它使血流动力学及冠状动脉灌注严重恶化,继而导致心肌缺血,在心肌的不同层次发生碎裂波,表现了心电离散,故心室电分离现象提示心肌病变严重而广泛,预后极差。

2. 干扰性心室分离

(1)基本概念:发自心脏两个节律点的冲动从不同的方向同时进入心室,且各自激动心室的一部分,形成连续≥3 次的室性融合波,称为干扰性心室分离。

(2)发生机制:心脏两个节律点发放冲动的频率相等或接近,且两者激动心室的时间差小于窦性 QRS 波群时间。否则,两者频率不同或频率相同,但激动心室的时间差大于窦性 QRS 波群时间,就不会形成一系列的室性融合波。这两个节律点可以是室上性节律与室性节律(室性逸搏心律、加速的室性逸搏心律、非阵发性室性心动过速、阵发性室性心动过速及心室人工起搏心律)并存或双源性室性异位节律。

(3)心电图特征:①有两个节律点激动心室所产生的 QRS 波群和 QRS′波群或有两种固定形态的纯室性 QRS′波群;②这两个节律点的频率相等或接近,其基本周期互差<QRS 波群时间;③至少连续出现 3 次室性融合波,其形态介于其他两种 QRS 波群之间,视融合程度不同,其形态可

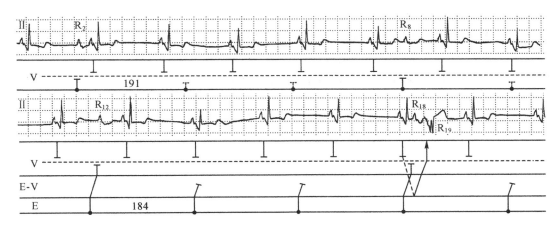

图 30-7　男性,38 岁,扩张型心肌病患者。Ⅱ导联系心动过速电击后连续记录,显示窦性
心动过缓、P 波高尖,提示右心房肥大、预激综合征、室性早搏(R₁₉)、心室电分离现象(R₂、
R₈、R₁₂、R₁₈搏动系双向阻滞圈内室性逸搏伴外出二度～高度阻滞)、ST 段呈水平型延长

以多变;④若是双源性室性异位节律,其室性融合波往往"正常化";⑤室性融合波出现的时间必须是两个节律点冲动同时或几乎同时出现的时间(图 30-8)。

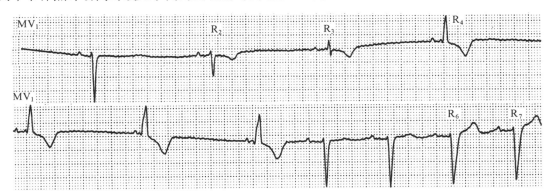

图 30-8　MV₁ 导联连续记录,显示二度窦房传导阻滞呈 2:1 传导、房室传导延缓(P-R 间期 0.22s)、
室性逸搏心律、不同程度室性融合波酷似右束支内文氏现象(上行 R₂～R₄、下行 R₁)、提示 3 相
性完全性左束支阻滞(下行 R₆、R₇)、室性逸搏诱发左束支内韦金斯基现象、干扰性心室分离

五、心室电-机械分离

心室内有缓慢而不规则宽大畸形 QRS-T 波群出现,但不能引起心室肌有效收缩,呈现心室电-机械分离现象。常见于临终前。

六、紊乱性心律

由多个异位起搏点发放的极不稳定的激动所形成的多源性、多类性的自律性异常,常以频发性、多源性早搏为主体组成的多波形、极不规则而快速的心律,称为紊乱性心律,有的可发展为颤动,又称为颤动前心律。

1. 房性紊乱性心律

多发生在老年慢性肺心病患者,尤其是伴有难治性心力衰竭的重症患者,常发展为心房颤动,病死率高。其心电图特征:①至少有发自 3 个不同的房性异位灶的 P′波出现在同一导联上,P′波的形态不同,P′-P′间期不等,P′-R 间期长短不一;②心房率 100～250 次/min;③P′波与 P′波之间有等电位线;④心房率、心室率快而不规则;⑤无起止突然的特点。

2. 室性紊乱性心律

室性紊乱性心律多见于濒死心脏临终前，指极不稳定的多源性室性心律，包括多种室性心律失常，如多源性室性早搏、多源性室性心动过速，夹杂有室性停搏、逸搏，可同时伴有高度或三度房室传导阻滞、心室扑动、心室颤动等，频率快慢不一，QRS 波形多变且宽大畸形。

3. 混合性紊乱性心律

同时具备上述两种紊乱性心律。

第三十一章

破解宽 QRS 心动过速诊断之难题

　　宽 QRS 心动过速系指 QRS 波群宽大畸形（时间≥0.12s）、频率≥100 次/min 的心动过速，是临床上常见的危急症之一，也是心电图诊断的难点、热点。它可分为单形性、多形性、双向性及尖端扭转性等类型，以单形性最为常见。单形性宽 QRS 心动过速按起源部位不同可分为室性心动过速（起源于希氏束以下，约占 80%）和室上性心动过速伴束支阻滞或心室内差异性传导（约占 15%）、预激综合征（约占 5%）及不定型心室内传导阻滞等。多见于冠心病、心肌病、电解质紊乱及药物中毒等。

一、宽 QRS 心动过速的类型及心电图特征

1. 室性心动过速心电图特征

（1）QRS 波群宽大畸形，频率在 100～250 次/min，大多在 150～200 次/min。

（2）存在房室分离或有室性融合波、窦性夺获出现。此点特异性高，但敏感性低（图 31-1）。

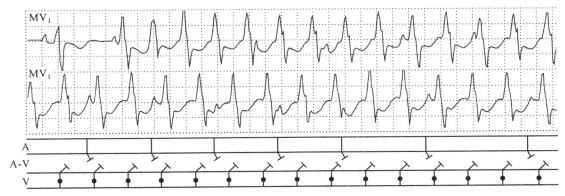

图 31-1　扩张型心肌病患者，MV₁ 导联连续记录，显示窦性心律不齐、不定型心室内
传导阻滞（QRS 波群时间 0.16s）、阵发性室性心动过速、不完全性干扰性房室分离

　　（3）胸前导联 QRS 波群均不呈 RS 型，即 V₁～V₆ 导联均呈纯粹的 R 型或 QS 型（图 31-2、图 31-3）。

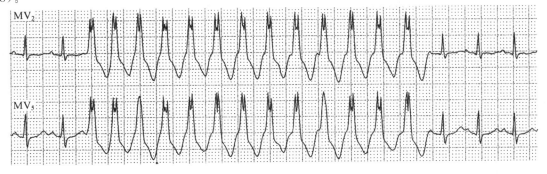

图 31-2　26 岁孕 36 周患者，MV₂、MV₅ 导联出现窦性心动过速、呈 R 型短阵性室性心动过速

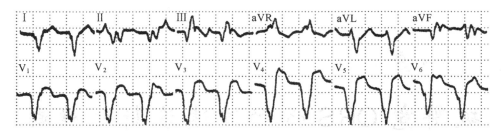

图 31-3　V₁～V₆ 导联 QRS 波群均呈 QS 型室性心动过速

（4）当 QRS 波群类似右束支阻滞型时，V₁ 导联呈单相 R 波或呈 M 型，其 R 波前峰大于后峰，呈左突耳征（又称兔耳征）（图 31-4）；呈双相波，如呈 QR、qR、Rs、RS 型；V₆ 导联呈 QS、QR 或 RS 型，其 R/S<1。

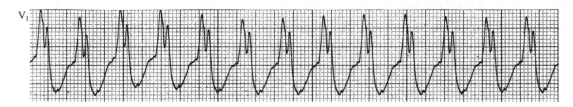

图 31-4　QRS 波群呈左突耳征（兔耳征）室性心动过速伴逆传心房（T 波切迹考虑有逆行 P⁻ 波重叠）

（5）当 QRS 波群类似左束支阻滞时，V₁ 导联有 R(r)波>0.03s，R(r)-S 间期>0.06s（从 R 波起始至 S 波最深点的时间），V₆ 导联呈 QS、QR 或 RS 型，其 R/S<1。

（6）丑征阳性：当 QRS 波群有挫折或顿挫时，在挫折的两个波峰之间分别作一垂直线，测量其间期，若间期>0.04s，则为丑征阳性。

（7）心电轴极度右偏或无人区电轴或原有束支阻滞者，其心动过速时电轴、QRS 波形有明显变化或 V₁ 导联为负相波伴心电轴右偏。这些改变仅出现在室性心动过速中。

2. 室上性心动过速或心房扑动、心房颤动合并下列情况

（1）束支阻滞：心动过速发生前，患者就存在永久性或持续性右束支阻滞或左束支阻滞。

1）右束支阻滞（约占 2/3）：①心动过速时 QRS 波群呈右束支阻滞图形；②右束支阻滞的出现与心率快慢无关；③恢复窦性心律时，QRS 波群仍呈右束支阻滞图形。

2）左束支阻滞（约占 1/3）：①心动过速时 QRS 波群呈左束支阻滞图形，时间多>0.14s；②左束支阻滞的出现与心率快慢无关；③恢复窦性心律时，QRS 波群仍呈左束支阻滞图形。

（2）心室内差异性传导：心动过速发生前，患者 QRS 波形正常；心动过速发生时，QRS 波形呈右束支阻滞型或左束支阻滞型，属 3 相性束支阻滞。

1）呈右束支阻滞型（约占 85%）：①心动过速时 QRS 波群呈右束阻滞图形；②右束支阻滞的出现与快心率有关；③恢复窦性心律时右束支阻滞图形消失（图 31-5）。

2）呈左束支阻滞型（约占 15%）：①心动过速时 QRS 波群呈左束支阻滞图形；②左束支阻滞的出现与快心率有关；③恢复窦性心律时左束支阻滞图形消失。

（3）不定型心室内阻滞：QRS 波群时间≥0.12s，其形态不呈左、右束支阻滞图形特征。多见于严重冠心病、心肌病等严重心脏病患者。

（4）预激综合征：预激综合征（A 型、B 型）、Mahaim 纤维预激综合征。

1）A 型、B 型预激综合征：心动过速的 QRS 波群起始部有"δ"波，QRS 波形与既往预激波形相似，但更宽大畸形（图 31-6）。

2）Mahaim 纤维预激综合征：绝大部分位于右心室，QRS 波群呈左束支阻滞图形。其心电图特

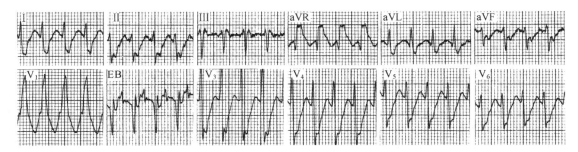

图 31-5 阵发性室上性心动过速伴心室内差异性传导(房室顺向型折返性心动过速伴心室内差异性传导)

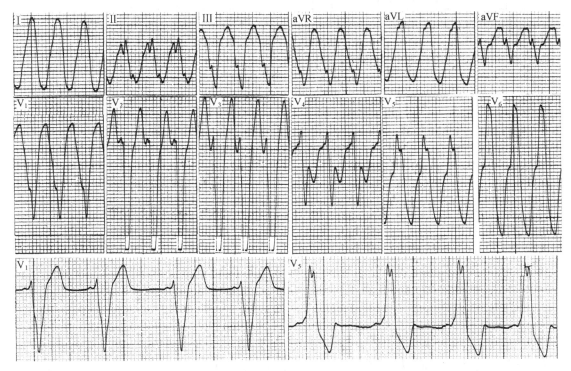

图 31-6 上、中两行系心动过速发作时 12 导联记录,显示宽 QRS 心动过速;下行系电击后 V_1、V_5 导联记录,显示 B 型预激综合征,故该宽 QRS 心动过速系房室逆向型折返性心动过速所致

征:①心动过速的 QRS 波群起始部有"δ"波,QRS 波群时间增宽,但<0.15s;②心动过速的 R-R 间期在 0.22～0.45s,频率 140～275 次/min;③Ⅰ导联 QRS 波群呈 R 型,Ⅲ导联呈 rS 型,电轴左偏 0～－75°;④胸前导联 QRS 主波向下转为向上的过渡区在 V_4 导联之后(图 31-7)。

(5)预激综合征合并束支阻滞:①A 型预激综合征合并右束支阻滞;②B 型预激综合征合并左束支阻滞。两者波形在心电图上能同时显示,此时 QRS 波群更宽大畸形。

二、诊断、鉴别诊断的步骤与方法

1. 四步诊断法可作出正确诊断

(1)若有房室分离存在,极有可能为室性心动过速;若有室性融合波、窦性夺获出现,则为室性心动过速。

(2)若 QRS 波群时间≥0.14～0.16s,R-R 间期基本规则,则室性心动过速的可靠性达 90%。QRS 波群越宽大畸形,室性心动过速的可能性越大;但要排除心房扑动、颤动伴完全性预激。此时 R-R 间期不规则较明显,尤其是后者(图 31-8)。

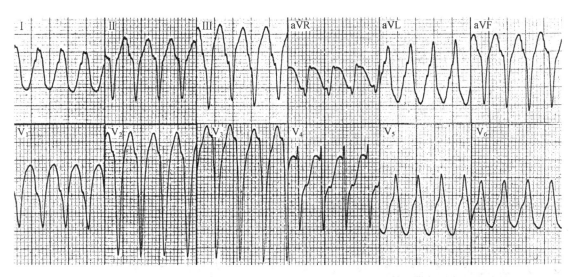

图 31-7　反复发作心动过速患者,定准电压 5mm/1mV,提示由 Mahaim 纤维预激引起的折返性宽 QRS 心动过速

　　(3)电轴左偏、极度右偏或无人区电轴,极有可能为室性心动过速,但电轴左偏时要排除预激综合征。

　　(4)观察 V_1、V_6 导联 QRS 波形:

　　QRS 波群呈类似右束支阻滞型伴下列 4 点改变之一者,可提示为室性心动过速:①V_1 导联呈 R 型、左突耳征、QR、RS、Rs 及 Rsr′型;②V_6 导联呈 QS、QR、rS 或 RS 型,R/S<1;③V_1～V_6 导联均呈纯粹的 R 型;④当胸前导联有 1 个导联 QRS 波群呈 RS 型时,其 R-S 间期>0.10s。

　　当 QRS 波群呈类似左束支阻滞型时,鉴别更困难一些,电轴偏移对鉴别诊断无帮助,但伴下列 4 点改变之一者,室性心动过速可能性较大:①V_6 导联呈 QS、QR 或 RS 型,R/S<1;②V_1～V_6 导联均呈纯粹的向下图形,如 QS、rS 型;③V_1、V_2 导联起始 R(r)波延缓(>0.03s),S 波粗钝或向下切迹,R(r)-S间期>0.06s;④V_3 导联呈 qR 型。

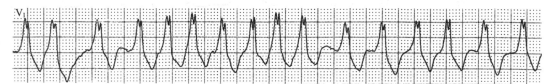

图 31-8　快速型心房颤动伴 A 型预激综合征

　　2. Brugada P 等(1991 年)提出新的阶梯式诊断方法和步骤

　　四步诊断法:适用于室性心动过速与室上性心动过速伴心室内差异性传导的鉴别(图 31-9A)。

　　(1)观察 V_1～V_6 导联 QRS 波形:若均不呈 RS 型,即呈 QR、QRS、QS、R、rSR′或 Rsr′型,则可诊断为室性心动过速。

　　(2)任何 1 个胸前导联出现 RS 型,且其 R-S 间期>0.10s,则可诊断为室性心动过速。

　　(3)观察有无房室分离:若有,则为室性心动过速。

　　(4)观察 V_1、V_6 导联 QRS 波形:如呈类似右束支阻滞型时,V_1 导联呈 R 型、左突耳征、QR 或 RS 型,V_6 导联呈 QS、QR 或 RS 型,R/S<1;如呈类似左束支阻滞型时,V_1 导联有 R(r)波,时间>0.03s,R(r)-S间期>0.06s,V_6 导联呈 QS、QR 或 RS 型,R/S<1,均提示为室性心动过速。

　　单纯符合第 1 条时,诊断为室性心动过速的特异性为 100%,敏感性为 21%;符合前 2 条时,其特异性为 98%,敏感性为 66%;符合前 3 条时,特异性为 98%,敏感性为 82%;4 条均符合时,特异性为 96.5％,敏感性为 98.7％。上述诊断呈阶梯状分布,如室性心动过速诊断在任何一步得以成立,则停止以后分析;如全部过程均否定室性心动过速的诊断,则诊断为室上性心动过速伴心室内差异性传导、束支阻滞。

补充的三步诊断法:适用于室性心动过速与室上性心动过速伴预激综合征(逆向型房室折返性心动过速)的鉴别(图 31-9B)。

(1)观察 $V_4 \sim V_6$ 导联 QRS 波形:若以负相波为主,则为室性心动过速;若以正相波为主,则进入第 2 步。

(2)观察 $V_2 \sim V_6$ 导联 QRS 波形:若有 1 个导联以上呈 QR 型,则为室性心动过速;若不是,则进入第 3 步。

(3)观察有无房室分离:若有,则为室性心动过速;若无,则为室上性心动过速伴预激综合征(逆向型房室折返性心动过速)。

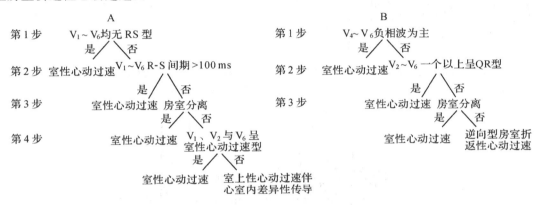

图 31-9　Brugada 四步诊断法流程图(A)、补充的三步诊断法流程图(B)

3. Vereckei 等在 2007 年提出新的四步诊断法(图 31-10)

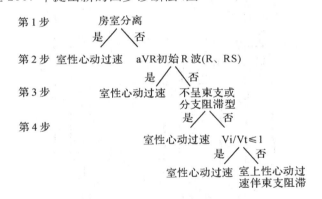

图 31-10　Vereckei 新的四步诊断法

(1)观察有无房室分离:若有,则为室性心动过速。

(2)观察 aVR 导联 QRS 波群是否初始就是大 R 波:若呈 R 型、RS 型,则为室性心动过速;若呈 qR、QR 型,则不能诊断为室性心动过速。

(3)观察 QRS 波群是否符合束支或(和)分支阻滞图形:若不符合束支或(和)分支阻滞图形,则为室性心动过速。

(4)测量心室初始除极 0.04s 时的振幅(Vi)与终末除极结束前 0.04s 的振幅(Vt)的比值:若 Vi/Vt≤1,则为室性心动过速;若 Vi/Vt>1,则为室上性心动过速。

Vi/Vt 比值的测量与计算:①选择多导联同步记录的心电图,一般选择 QRS 波群呈双相或多相的导联,即 R 波既高 S 波又深的导联,多选用 V_3、V_5 导联;②Vi 和 Vt 值取绝对值,不分正负,从 QRS 波群起始点后移 0.04s 处测量其振幅的值为 Vi,从 QRS 波群终点前移 0.04s 处测量其振幅的绝对值为 Vt(图 31-11、图 31-12、图 31-13)。

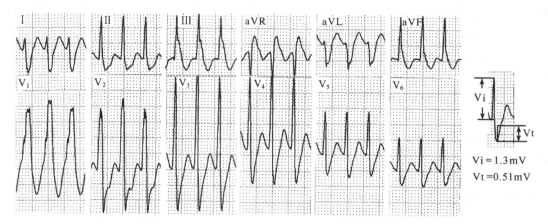

图 31-11　宽 QRS 心动过速通过 Vi/Vt 比值进行鉴别诊断。V_2~V_6 导联 QRS 波群的 Vi/Vt>1, 为阵发性室上性心动过速伴心室内差异性传导;右图为 V_5 导联 QRS 波群的 Vi、Vt 值的计算方法

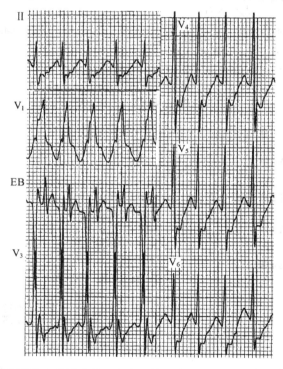

图 31-12　房室顺向型折返性心动过速伴心室内差异性传导,V_3~V_6 导联 QRS 波群的 Vi/Vt>1

Vereckei 等提出新的四步诊断法与电生理检查结果比较,诊断室性心动过速的正确率为 90.3%。其中符合第 1 条,诊断室性心动过速正确率为 100%;符合第 2 条,诊断正确率为 97.6%;符合第 3 条,诊断正确率为 89.1%;符合第 4 条,诊断正确率为 82.2%。

4. Vereckei 等在 2008 年又提出了新的四步诊断法

强调 aVR 导联在宽 QRS 心动过速诊断和鉴别诊断中的价值,提出新的四步诊断法,准确率为 91.5%,对室性心动过速诊断的敏感性为 96.5%,特异性为 75%。作者认为该四步诊断法具有简

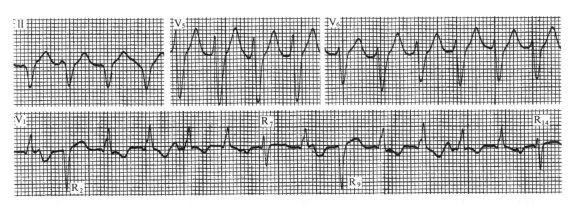

图 31-13　阵发性室性心动过速(存在干扰性房室分离、V_5 及 V_6 导联 QRS 波群
呈 rS 型,r/S<1、Vi/Vt<1),另一源室性早搏(R_2、R_9)伴室性融合波(R_7、R_{14})

单、快捷、准确的优点。

(1)若 aVR 导联 QRS 波群出现起始 R 波,即呈 R 型、RS 型,则为室性心动过速;若不是,则进入第 2 步。

(2)若 QRS 波群起始 r 波或 q 波时间>0.04s,则为室性心动过速;若不是,则进入第 3 步。

(3)若出现起始负相、主波向下 QRS 波群的下降肢有顿挫,则为室性心动过速;若不是,则进入第 4 步。

(4)测量 Vi 与 Vt 并计算比值:若 Vi/Vt≤1,则为室性心动过速;若 Vi/Vt>1,则为室上性心动过速。

5.　结合既往心电图改变

(1)心动过速时 QRS 波形与既往室性早搏形态一致,则为室性心动过速。

(2)若原有束支阻滞,心动过速时其电轴、QRS 波形发生明显改变,则提示为室性心动过速;若无明显变化,则为室上性心动过速伴束支阻滞。

(3)有异常 Q 波或心肌缺血的心电图改变,发生宽 QRS 心动过速时,室性心动过速可能性较大。

6.　辅助试验及临床表现

(1)若刺激迷走神经能抑制心动过速,则强烈提示为室上性心动过速。

(2)记录食道心电图,几乎能查清有无房室分离,是诊断室性心动过速最简便、最有效的方法,值得推广。

(3)三磷酸腺苷试验可终止室上性心动过速,对室性心动过速并无危害。

(4)心脏超声心动图可测到房室和瓣膜运动情况,可判断有无房室分离。

(5)一般来说,室上性心动过速临床、血流动力学改变影响较少,而室性心动过速因心输出量减少,其血压下降和症状多较明显。

(6)房室分离时可有颈静脉不规则搏动、第一心音强弱不等等体征。

三、诊断时应注意的问题

在诊断不能肯定的情况下,诊断室性心动过速要比诊断为室上性心动过速安全,应按室性心动过速处理。绝对禁用洋地黄,以免引起心室扑动、颤动;可选用普罗帕酮、乙胺碘呋酮,这两种药物对室上性、室性心动过速均有效。有条件者可首选小剂量电击复律。

第三十二章

破解窄 QRS 心动过速诊断之难题

窄 QRS 心动过速是指 QRS 波形正常、时限≤0.11s、频率≥100 次/min 的心动过速。其发生机制包括折返、自律性增高及触发活动。大部分窄 QRS 心动过速由折返机制所致,能被早搏或程序刺激所诱发或终止;自律性增高所致的窄 QRS 心动过速几乎有器质性心脏病的基础;触发活动所致的窄 QRS 心动过速,多见于洋地黄中毒。窄 QRS 心动过速涉及的部位主要包括窦房结、窦房交接区、心房、房室结及房室旁道,偶尔发生在分支部位。

一、窄 QRS 心动过速的类型及心电图特征

1. 发生在窦房结内的窄 QRS 心动过速

(1)窦房结内折返性心动过速:①心动过速的 P 波形态与窦性 P 波一致或略异;②具有突然发生和突然停止的特征,绝大多数呈短阵性反复发作,每次发作仅持续 10～20 次心搏,其间插入数个正常的窦性搏动;③心动过速的频率为 100～150 次/min,每次发作时频率是相等的,但各次发作时的频率又是多变的;④心动过速终止后的代偿间歇呈等周期代偿;⑤可被适时的房性早搏或调搏所诱发或终止,刺激迷走神经可减慢心率或使其终止(图 32-1)。

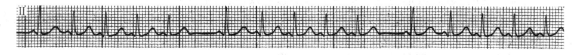

图 32-1　短阵性窦房结内折返性心动过速、短 P-R 间期(0.08～0.10s)、Body 效应
(代偿间歇后第 1 个窦性搏动的 R 波振幅增高)或 QRS 波幅电阶梯现象

(2)一般性窦性心动过速:①窦性心动过速时,冲动发自窦房结头部,故Ⅱ、Ⅲ、aVF 导联 P 波直立且振幅较高,aVR 导联倒置较深;②频率多在 100～160 次/min,极量活动时可达 180 次/min 左右(新生儿～2 岁>150 次/min,2～4 岁>125 次/min,4～6 岁>115 次/min);③窦性心动过速开始阶段,频率逐渐加快直至达到相对稳定状态,终止时,频率逐渐减慢到原有的频率;④可有房室传导阻滞、ST 段压低、T 波低平;⑤常有引起窦性心动过速的原因可查。

(3)不适当性窦性心动过速(又称为非阵发性窦性心动过速或持续性窦性心动过速):①24h 心电图分析总心率、平均心率和休息睡眠时心率均增加,运动耐量明显下降,轻微活动便可引起过度的心率反应,常>140 次/min,心率呈不相称性增加;②P 波极性与正常窦性 P 波一致;③排除引起窦性心动过速的其他原因,如贫血、甲状腺功能亢进、妊娠、药物等;④病程长达数年,以年轻女性最为常见,约占 90%。

(4)体位性窦性心动过速:①平卧位时心率正常,为 60～100 次/min;②直立位时心率增快,可达 150 次/min;③P 波符合窦性节律的特征;④倾斜试验开始 10min 内心率可较平卧位时增加 40～60 次/min 或>120 次/min,但无低血压表现;⑤多发生在无器质性心脏病的年轻女性患者。

2. 发生在窦房交接区内的窄 QRS 心动过速

适时的房性早搏逆传侵入窦房结时,可在窦房交接区内产生连续折返,形成窦房交接区折返性

心动过速。其心电图特征：①心动过速多由适时的房性早搏所诱发，其 P 波形态与窦性 P 波一致或略异；②心动过速的频率为 100～150 次/min；③心动过速与窦性基本节律之间有明显的频率界限，呈跳跃式互相转换；④心动过速终止后的代偿间歇呈次等周期、等周期代偿或不完全性代偿间歇；⑤可被适时的房性早搏或调搏所诱发或终止，刺激迷走神经可减慢心率或使其终止（图 32-2）。

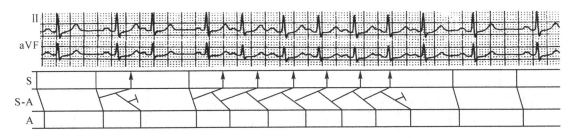

图 32-2　窦房交接区折返性早搏及其折返性心动过速

3. 发生在心房内的窄 QRS 心动过速

（1）心房内折返性心动过速（阵发性房性心动过速）：①多为阵发性或短阵性，每次发作的偶联间期固定，多呈不完全性代偿间歇；②心动过速的 P′波形态与窦性 P 波不同，若 P′波重叠在 T 波上，其下传时可伴有各种房室干扰现象；③心动过速的频率 100～150 次/min，少数可达 250 次/min；④等速折返时心动过速的 P′-P′间期规则，若折返径路内发生递减性传导，则 P′-P′间期逐渐延长；⑤心动过速可由适时的房性早搏或调搏所诱发或终止；⑥刺激迷走神经可减慢心室率，但不能终止心动过速（图 32-3、图 32-4）。

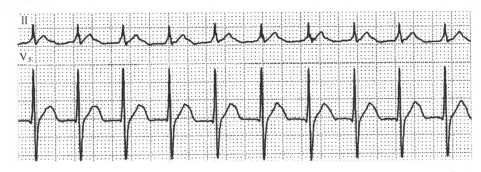

图 32-3　突发心动过速 0.5h，Ⅱ、V₅ 导联同步记录，显示阵发性房性心动过速伴干扰性 P′-R 间期延长

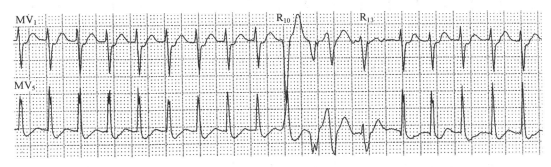

图 32-4　阵发性房性心动过速、由多源性室性早搏组成的短阵性室性心动过速（R₁₀～R₁₃）

（2）慢性反复性房性心动过速：是一种病程长、重复出现的特殊类型的心房内折返性心动过速。其心电图特征：①病程长，反复出现；②每隔 1～2 个窦性搏动出现短阵性房性心动过速，频率 100～150 次/min；③P′波极性通常在Ⅱ、Ⅲ、aVF 导联中直立，aVR 导联倒置；④短阵性房性心动过速

的发作由窦性节律周期缩短到某一临界值时诱发；⑤临床上绝大部分患者无器质性心脏病依据（图14-5）。

（3）自律性增高型房性心动过速：①多呈短阵性反复发作；②频率易变，多在 150～250 次/min；③可有起步现象；④刺激迷走神经、早搏、调搏均不能使心动过速终止；⑤可合并不同程度的房室传导阻滞（图 32-5）；⑥若窦性 P 波与房性 P′波频率接近，在 61～130 次/min，两者竞争性地控制心房，则称为非阵发性房性心动过速，此时可见房性融合波。

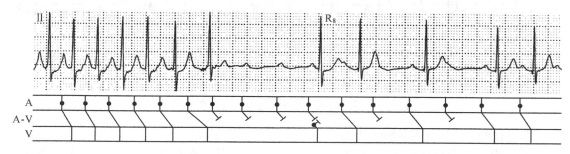

图 32-5　自律性增高型房性心动过速伴二度房室传导阻滞、房室交接性逸搏（R_8）

（4）多源性房性心动过速（又称为紊乱性房性心动过速）：①提早出现的 P′波形态≥3 种（不含房性融合波）；②P′-P′间期长短不一，有等电位线，频率 100～250 次/min；③P′-R 间期长短不一；④心室率快而不规则，常合并不同程度的房室传导阻滞。

（5）心房扑动伴快速的心室率：当心房扑动的频率在 251～430 次/min、房室呈 2∶1 传导时，便可出现快速的心室率。若其中 1 个 F 波埋于 QRS 波群之中，则极易误诊为阵发性房性心动过速（图 32-6）；若 1 个 F 波埋于 QRS 波群中，另一个埋于 T 波中，则需与阵发性房室交接性心动过速相鉴别。两者心电图的鉴别主要是采用刺激迷走神经方法借以改变房室传导比例。若心室率突然减少一半或心室率从规则转为不规则，则可清楚地显示出 F 波的真面目而明确诊断（图 32-7）；若心动过速突然中止，恢复窦性节律，则为阵发性室上性心动过速。当心房扑动的频率明显地变慢，甚至慢至 160 次/min 左右时，若呈 1∶1 传导，则需与窦性或房性心动过速相鉴别。一般说来，心房扑动的心房波呈锯齿状或波浪样，且波间无等电位线，而后两者肯定有等电位线，且引起窦性心动过速者有因可查。

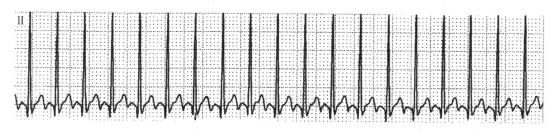

图 32-6　心房扑动伴快速的心室率、房室呈 2∶1 传导酷似室上性心动过速
（其中 1 个 F 波重叠在 S 波上）、左心室高电压

（6）心房颤动伴快速的心室率：新近发生未经治疗的心房颤动，虽然其心室率可达 180 次/min，甚至高达 200 次/min，但仔细测量仍可发现 R-R 间期绝对不规则；采用刺激迷走神经方法使心室率减慢后，可显示 f 波或 R-R 间期更加不规则。

4. 发生在房室结内的窄 QRS 心动过速

（1）慢-快型房室结内折返性心动过速（图 32-8）：见第十四章第四节。

（2）快-慢型房室结内折返性心动过速（图 32-9）：见第十四章第四节。

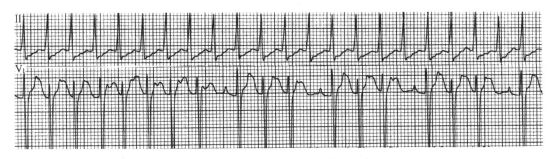

图 32-7　上行 II 导联显示酷似室上性心动过速的心房扑动 1∶1 传导；
下行 V_1 导联系按压颈动脉窦后记录，显示心房扑动 1∶1～2∶1 传导

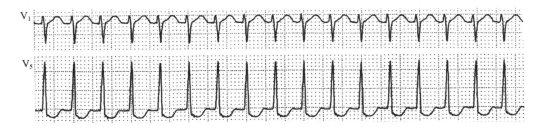

图 32-8　慢-快型房室结内折返性心动过速、ST 段改变（V_1 定准电压 5mm/1mV）

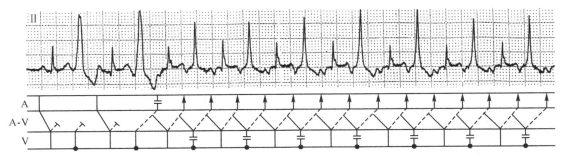

图 32-9　室性早搏诱发快-慢型房室结内折返性心动过速、室性早搏或室性融合波二联律

　　（3）房室结快、慢径路同时下传所致的非折返性心动过速：是指 1 次窦性或房性激动分别沿着房室结快、慢径路下传心室，引起 2 次心室除极的心电现象，即 1 个 P 波产生 2 个 QRS 波群引起心室率成倍增加所致的非折返性心动过速。其心电图特征：①心室率为心房率的 2 倍，即每 1 个 P 波后均出现 2 个 QRS 波群，具有固定的短 $P-R_1$ 间期和长 $P-R_2$ 间期，两者与房室结慢、快径路传导时间基本一致；②R_1 的形态大多正常，R_2 的形态则取决于 R_1-R_2 间期和前一心动周期的长度，若 R_1-R_2 间期明显短于 R_2-R_1 间期，则 R_2 有可能出现心室内差异性传导，甚至出现交替性左、右束支阻滞图形；③若 R_1、R_2 均出现持续性心室内差异性传导，很容易误诊为阵发性室性心动过速，但可根据 1 个 P 波后有固定的短 $P-R_1$ 间期和长 $P-R_2$ 间期，两者与房室结慢、快径路传导时间基本一致，无房室分离现象及心动过速终止后无代偿间歇等特征进行鉴别。

　　（4）自律性增高型房室交接性心动过速：①频率多在 100～150 次/min，可有起步现象；②出现一系列快速的 $P^--QRS-T$ 波群（P^--R 间期<0.12s）、QRS-T 波、$QRS-P^--T$ 波群（$R-P^-$ 间期<0.16s），QRS 波形正常或伴非时相性心室内差异性传导或伴心室内差异性传导；③刺激迷走神经、早搏、调搏均不能使心动过速终止；④若与窦性 P 波频率接近，在 61～130 次/min，两者竞争性地控制心房或心室，则称为非阵发性房室交接性心动过速，有时可见房性融合波或窦-交室性融合波；⑤心动过速发作前后，常有单个或成对房室交接性早搏出现（图 32-10）。

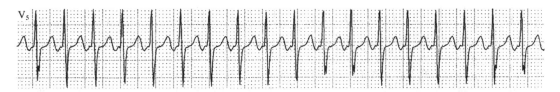

图 32-10　自律性增高型房室交接性心动过速或快-慢型房室结内折返性心动过速

5. 发生在房室旁道内的窄 QRS 心动过速

（1）房室快旁道内顺向型折返性心动过速（图 32-11）：见第十四章第六节。

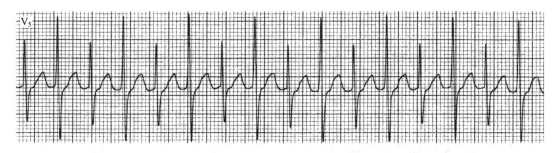

图 32-11　房室顺向型折返性心动过速伴 QRS 波幅电交替现象（T 波上升肢上有逆行 P⁻ 波重叠）

（2）房室慢旁道内顺向型折返性心动过速：见第二十九章第四节。

6. 分支型窄 QRS 心动过速

少数起源于分支内的室性心动过速，其 QRS 波形、时间均正常，酷似室上性心动过速。但分支型室性心动过速多存在房室分离现象，若有心动过速前后的心电图作比较，其 QRS 波形与窦性心律时形态明显不一致（图 32-12）。

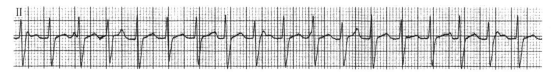

图 32-12　分支型室性心动过速、完全性干扰性房室分离

二、诊断、鉴别诊断的步骤与方法

（1）确认 P 波及其形态：诊断心律失常的关键是寻找 P 波并确定 P 波与 QRS 波群的关系。两者之间的关系一旦确定，心律失常的诊断和鉴别诊断就较为容易。窄 QRS 心动过速的诊断与鉴别诊断亦不例外，若 P′波形态与窦性 P 波一致，则提示该心动过速为窦性心动过速，可能是由窦房结内折返、窦房交接区折返或窦房结自律性增高所致；若 P′波形态与窦性 P 波不一致，则提示该心动过速为房性心动过速，可能是由心房内折返或心房内自律性增高所致；若 P′波为逆行 P⁻波，则提示该心动过速为房室结内折返、房室折返、心房下部折返或房室交接区、心房下部自律性增高所致；若逆行 P⁻波在 I 导联倒置、V₁ 导联直立，则提示为左心房先激动；若逆行 P⁻波在 I 导联直立、V₁ 导联倒置，则提示为右心房先激动；若 P 波消失，代之以 F 波，则为心房扑动；若 P 波消失，代之以 f 波，则为心房颤动；若 P 波不清楚可加做 S₅ 导联（用 I 导联描记，正极用吸球吸在胸骨右缘第 5 肋间，负极用吸球吸在胸骨柄处）、食道导联以显示清晰的 P 波。

（2）确定 P 波所在的位置：若 P 波落在 T 波后面，则往往以窦性心动过速为多见；若 P 波落在 T 波上面，则提示该心动过速为房性心动过速；若逆行 P⁻波出现在 QRS 波群中或 J 点附近，其 R-P⁻ 间期＜0.08s，则提示该心动过速为慢-快型房室结内折返所致；若逆行 P⁻波出现在 ST 段上，其 R-P⁻ 间期>0.08s，则提示该心动过速为房室顺向型折返、快-慢型房室结内折返所致。

（3）分析 R-P′(P⁻)间期与 P′(P⁻)-R 间期的关系：窦性心动过速、房性心动过速的 R-P(P′)间期>P(P′)-R 间期；房室快旁道内顺向型折返性心动过速的 R-P⁻ 间期<P⁻-R 间期，且 R-P⁻ 间期>0.08s；房室慢旁道内顺向型折返性心动过速、快-慢型房室结内折返性心动过速的 R-P⁻ 间期>P⁻-R 间期，且 R-P⁻ 间期>0.5R-R 间期；慢-快型房室结内折返性心动过速的 R-P⁻ 间期<P⁻-R 间期，且 R-P⁻ 间期<0.08s 或逆行 P⁻ 波隐没在 QRS 波群中。

（4）根据有无房室传导阻滞而确定折返部位：发生在窦房结、心房、房室结内的心动过速，出现二度房室传导阻滞或室房传导阻滞时，不会终止心动过速的发作（图 32-13）；若在出现二度房室传导阻滞或室房传导阻滞时能终止心动过速的发作，则为房室折返性心动过速；若心房率小于心室率时出现房室分离，则是分支性室性心动过速的可靠指标。

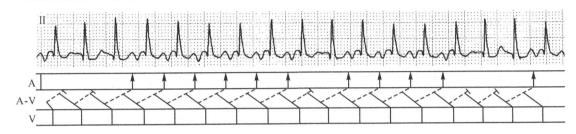

图 32-13　快-慢型房室结内折返性心动过速伴结-房逆传二度阻滞

（5）根据早搏与心动过速的关系来确定心动过速的机制：若早搏能诱发或终止心动过速，则为折返机制所致；若早搏不能终止心动过速，则为自律性增高所致。

（6）折返性心动过速往往是快而规则，呈突然发生、突然停止的特征；而自律性增高型心动过速则存在"起步现象"或"冷却现象"，可出现房性或室性融合波。

（7）观察有无 QRS 波幅电交替现象：窄 QRS 心动过速伴 QRS 波幅电交替现象对判断顺向型房室折返性心动过速具有高度的特异性（图 32-11）。

（8）观察 ST 段压低或 T 波倒置的导联：房室折返性心动过速的 ST 段压低或 T 波倒置明显高于房室结内折返性心动过速；左侧旁道患者 ST 段压低多发生在 V₃~V₅ 或 V₆ 导联，而左后间隔旁道和右后间隔旁道患者 ST 段压低或 T 波倒置多发生在 Ⅱ、Ⅲ、aVF 导联。

第三十三章

揭开室性心动过速的"庐山"真面目

一、概述

(1)基本概念:凡是起源于希氏束分叉部以下、连续出现≥3次、频率≥100次/min的心动过速,就称为室性心动过速。

(2)心电图基本特征:①绝大部分QRS-T波群宽大畸形,时间≥0.12s,少部分QRS-T波形、时间均正常(如起源于希氏束分叉部附近)或QRS-T波群呈分支型阻滞图形,时间≤0.12s(如起源于分支部位);②上述QRS波群连续出现≥3次;③频率100~250次/min,大多为150~200次/min,其R'-R'间期规则或稍不规则;④存在干扰性房室分离;⑤出现窦性夺获或室性融合波,具有诊断意义。

(3)常见病因:约90%的室性心动过速发生在器质性心脏病、酸碱平衡失调及电解质异常或药物中毒者,如冠心病尤其是急性心肌梗死患者、各类心肌病、急性心力衰竭、高血压性心脏病、风湿性心脏病、长Q-T间期综合征、低钾及高钾血症、洋地黄中毒等;约10%的室性心动过速无明显器质性心脏病的病因,称为特发性室性心动过速。

(4)临床意义:室性心动过速发作时,由于基础心脏病、心功能状态、频率快慢及持续时间长短等不同情况,其临床表现及预后有很大的差异。持续性室性心动过速,尤其是多形性、尖端扭转型及频率较快者(>150次/min)是一种严重的心律失常,绝大部分伴发于器质性心脏病患者,易导致血流动力学改变,不仅使心功能恶化,还可引发心电紊乱,出现心室扑动或心室颤动而猝死。应进行标本兼治,在积极治疗室性心动过速的同时,也应积极治疗原发病。

二、发生机制

(1)冲动折返及环行运动:有微折返和巨折返引起的环行运动,如浦肯野纤维与心室肌连接处之间的折返、分支参与的折返、束支间的折返等。

(2)心室异位起搏点自律性增高:当心室异位起搏点发放冲动的频率≥100次/min,且连续发放≥3次,便可形成室性心动过速。

(3)后除极与触发活动:后除极又称为振荡性后电位,当该电位达到阈电位水平时,便能形成1次早搏,但该早搏的形成必须由前一动作电位所触发,故称为触发活动。它包括早期后除极与晚期后除极,前者与尖端扭转型室性心动过速有关,而后者则与洋地黄中毒引起的室性心动过速有关。

三、易发情况

(1)易发生在严重的器质性心脏病患者:如急性心肌梗死、心肌病、急性心力衰竭等。

(2)易发生在电解质紊乱、酸碱平衡失调及药物中毒:如低钾血症、洋地黄中毒等。

(3)易发生在高危型电生理异常综合征患者:如长Q-T间期综合征、短Q-T间期综合征、异常J波、Brugada综合征、旁道顺传优势型预激综合征合并心房颤动(其最短R-R间期<0.18s者)等。

(4)易发生在T波电交替患者。

(5)T上室性早搏(Ron-T现象):即R落在T波上,遇及心室的易颤期(位于T波顶峰前或后

0.03～0.04s,历时约 0.06～0.08s)而诱发室性心动过速。

（6）P 上室性早搏（Ron-P 现象）：即 R 波落在 P 波上而诱发室性心动过速,可能与舒张晚期心室肌纤维呈舒张状态,引起缺血的心肌应激性增高有关。

（7）易发生在心室晚电位阳性患者。

（8）易发生在长周期后出现的室性早搏。

四、分类及其特征

1. 根据室性心动过速持续时间长短分类

（1）非持续性室性心动过速：由连续≥3 次的室性早搏构成,持续时间<30s 或连续出现室性 QRS 波群数目<100 个,多见于短阵性、反复发作性室性心动过速,绝大多数室性心动过速属于此型（图 33-1）。部分患者有心脏病基础,死亡率约 9%,猝死率约 5%。

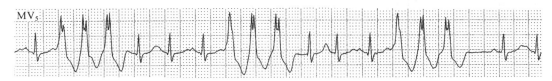

图 33-1　窦性心动过速、频发短阵性室性心动过速

（2）持续性室性心动过速：持续时间>30s 或连续出现室性 QRS 波群数目≥100 个,大多不能自行终止,需要药物或电击使其终止（图 33-2）。常见于器质性心脏病患者,属于危重型心律失常。死亡率约 57%,猝死率约 24%。

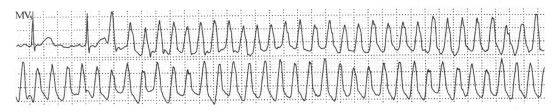

图 33-2　MV₅ 导联连续记录,显示极速型持续性室性心动过速

（3）无休止性室性心动过速：经常阵发性出现,各阵速之间有少量窦性心搏出现,24h 中室性心动过速的时间占一半以上。

2. 根据室性心动过速 QRS 波形特征分类

（1）单形性或单源性室性心动过速：室性 QRS 波形始终是一致的,且与单个及成对室性早搏 QRS 波形相同（图 33-3）。

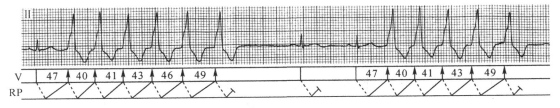

图 33-3　单形性短阵性室性心动过速伴心室折返径路内 6∶5～7∶6 文氏现象

（2）多形性室性心动过速：室性 QRS 波形呈连续性变化,频率多>250 次/min。

（3）尖端扭转型室性心动过速：为多形性室性心动过速的一种特殊类型,其 QRS 主波每隔 3～10 个搏动围绕基线进行扭转。

（4）双向性室性心动过速：由两种方向相反的 QRS 波群交替出现而组成。

(5)多源性室性心动过速:室性 QRS 波形≥3 种,其 R'-R'间期不等。

3. 根据患者有无器质性心脏病分类

(1)病理性室性心动过速:发生在器质性心脏病患者。

(2)特发性室性心动过速:发生在无器质性心脏病患者,有右室、左室特发性室性心动过速之分。

4. 根据发病机制分类

(1)折返性室性心动过速:绝大部分室性心动过速由心室内环行折返引起。

(2)自律性增高型室性心动过速。

(3)触发性室性心动过速:尖端扭转型室性心动过速、洋地黄中毒引起的室性心动过速。

(4)并行心律型室性心动过速。

5. 根据室性心动过速起源部位分类

(1)肌性室性心动过速:起源于心室肌内,QRS 波群特别宽大畸形,类似束支阻滞图形,时间≥0.14～0.16s,希氏束电图示 V 波之前无 H 波。有右室肌性、左室肌性室性心动过速之分。

(2)束支或分支性室性心动过速:起源于束支或分支,QRS 波形呈对侧束支阻滞和(或)对侧分支阻滞图形,时间≤0.12s,希氏束电图示 V 波之前有 H 波,H-V 间期<0.11s。

6. 根据治疗对策及预后分类

(1)良性室性心动过速:频率<150 次/min 的短阵性室性心动过速、并行性室性心动过速、特发性室性心动过速等。

(2)潜在性恶性室性心动过速。

(3)恶性室性心动过速:频率>200～250 次/min 的极速型室性心动过速、持续性室性心动过速、多形性室性心动过速、尖端扭转型室性心动过速、双向性室性心动过速。

7. 根据诱发因素分类

(1)与长 Q-T 间期有关的室性心动过速。

(2)与短 Q-T 间期有关的室性心动过速。

(3)与异常 J 波有关的室性心动过速。

(4)与 Brugada 综合征有关的室性心动过速。

(5)与房室旁道异常传导有关的室性心动过速。

(6)与 R 落在 T 波上有关的室性心动过速,即 Ron-T 现象。

(7)与 R 落在 P 波上有关的室性心动过速,即 Ron-P 现象。

(8)与右室发育不良有关的室性心动过速。

(9)与运动有关的室性心动过速:见于肾上腺素依赖型室性心动过速,心率加快到一定程度时,出现室性心动过速。

(10)与 Lambda 波(λ 波)有关的室性心动过速。

五、常见室性心动过速的心电图特征

1. 早搏性室性心动过速(短阵性室性心动过速)

(1)室性心动过速常由室性早搏诱发,特别是成对室性早搏,其 QRS 波形一致。

(2)多由连续 3～10 个室性早搏组成,频率≥100 次/min,其 R'-R'间期可稍不规则。

(3)每次发作时第 1 个室性早搏的偶联间期固定,终止后有明显的代偿间歇。

(4)大多自行发作,自行终止,约持续数秒钟(图 33-4)。

(5)持续时间较长,频率>200 次/min 者,易引起血流动力学改变。

(6)肾上腺素依赖型室性心动过速,常发生在运动中心率加快到一定程度时诱发室性心动过速,而心率减慢或夜间睡眠时室性心动过速消失。

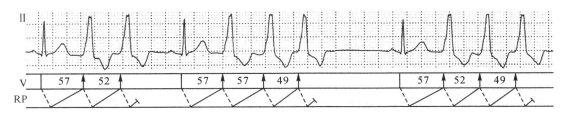

图 33-4　成对室性早搏、短阵性室性心动过速、心室折返径路内 3∶2～4∶3 反向文氏现象

2. 复发性持续性室性心动过速（图 33-5）

（1）具有短阵性室性心动过速的心电图表现，每次发作的持续时间延长，可达数分钟、数小时，甚至数天之久。

（2）一部分患者具有突然发作、突然停止，大多数患者不能自行终止，需要药物或电击使其终止。

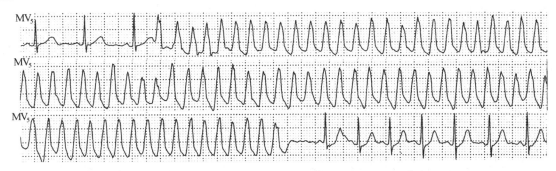

图 33-5　与图 33-2 系同一患者，MV₅ 导联连续记录，显示极速型室性心动过速

3. 双形性、多形性室性心动过速（图 33-6、图 33-7）

（1）常由 0.5～0.7s 偶联间期室性早搏诱发，其 R'-R' 间期不规则，频率＞200 次/min，并持续 10 次心搏以上。

（2）室性 QRS 波形和振幅突然发生改变，但主波方向不发生扭转，与心室单一折返环伴多个传出通路或多个折返环路有关。

（3）可自行发作、自行终止，也可演变为心室颤动。

（4）基础心律的 Q-T 间期正常。

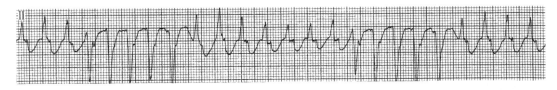

图 33-6　交替性双形性室性心动过速

4. 多源性室性心动过速

（1）由多源性室性早搏构成，室性 QRS 波形≥3 种。

（2）频率≥100 次/min，R'-R' 间期不规则。

（3）室性心动过速发作前后可见多源性室性早搏或成对室性早搏。

5. 双向性室性心动过速

（1）发生机制：①左、右心室内各有一个起搏点交替性发放冲动；②心室内有两个固定的交替性折返环路；③同一心室内有两个起搏点，如心尖部与心底部、前壁与后壁起搏点交替性发放冲动；

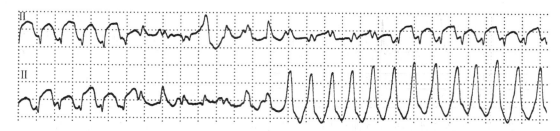

图 33-7　Ⅱ导联连续记录,显示多形性极速型室性心动过速

④房室交接性心动过速合并右束支阻滞伴交替性左前分支阻滞、左后分支阻滞;⑤房室交接性心动过速合并交替性左、右束支阻滞;⑥房室交接性起搏点与心室内起搏点交替性发放冲动。严格地说,后三种情况不属于双向性室性心动过速,只能称为双向性心动过速。

(2)心电图特征:①室性心动过速时,其 QRS 主波方向呈向上与向下有规律地交替性改变,两种 QRS 波形、时间均可正常或一种正常、一种宽大畸形或两种均宽大畸形;②频率 140～180 次/min,$R'-R'$间期相等或长短交替出现;③基本节律多数为心房颤动(图 33-8、图 33-9)。

(3)临床意义:发生在严重器质性心脏病、心力衰竭、洋地黄中毒时的双向性室性心动过速,预后不良,病死率高。

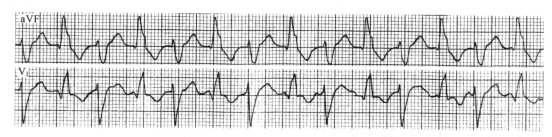

图 33-8　心房颤动服用洋地黄患者,aVF、V_1导联同步记录,显示双向性室性心动过速,提示洋地黄中毒

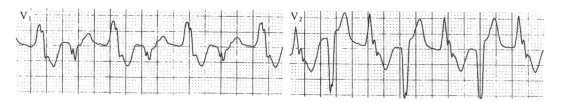

图 33-9　冠心病患者,V_1、V_2导联显示双向性室性心动过速

6. 尖端扭转型室性心动过速

(1)Q-T 间期或 Q-U 间期延长,U 波明显增高;出现巨大 T 波伴 Q-T 间期延长是尖端扭转型室性心动过速发作的先兆。

(2)常由 Ron-T 现象的室性早搏诱发。

(3)频率 160～280 次/min,可区分出快相和慢相。

(4)QRS 波群宽大畸形,其振幅和形态发生连续性变化,每隔 5～15 个心搏,QRS 主波方向围绕基线进行扭转。

(5)发作间歇期内,多表现为缓慢性心律失常。

(6)发作最终可转为基础心律、心室停搏、新的扭转发作或心室颤动而猝死(图 33-10)。

7. 分支型室性心动过速

(1)室性 QRS 波形呈左束支阻滞或右束支阻滞或右束支阻滞合并左前分支阻滞或右束支阻滞

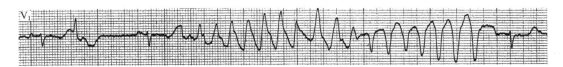

图 33-10　Q-T 间期或 Q-U 间期延长、U 波明显增高、尖端扭转型室性心动过速

合并左后分支阻滞图形,时间≤0.12s。

（2）频率 100～200 次/min,R′-R′间期规则。

（3）心动过速可被程序刺激所诱发或终止。

（4）多见于年轻人,多无明显的器质性心脏病证据,维拉帕米治疗有效（图 33-11）。

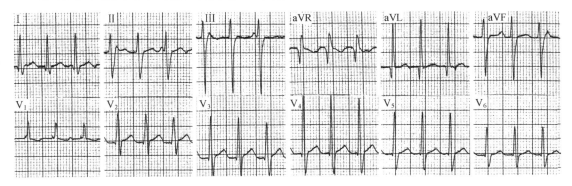

图 33-11　患者男性,29 岁,反复发作心动过速,心电图显示分支型室性心动过速、干扰性房室分离

8. 非阵发性室性心动过速

（1）心室异位起搏点频率与窦性频率相近,两者竞争性地控制心室。

（2）室性 QRS 波群频率 61～130 次/min。

（3）同一幅心电图上可见窦性、室性 QRS 波群及由两者形成的室性融合波。

（4）可见不完全性干扰性房室分离。

9. 并行性室性心动过速

（1）室性早搏或每阵发作的第 1 个搏动的偶联间期不等,互差＞0.08s。

（2）每阵室性心动过速的最后 1 个室性 QRS 波群与下一阵室性心动过速 QRS 波群之间的间距与其他短 R′-R′间期存在整倍数关系。

（3）频率 70～140 次/min,少数可快至 140～220 次/min,有学者认为＞60 次/min 即可诊断。

（4）可见室性融合波。

（5）多见于器质性心脏病患者,但预后良好。

10. 特发性室性心动过速

（1）特发性室性心动过速是指通过现有各项先进检查手段都未能发现心脏有明确的器质性病变的室性心动过速。

（2）可表现为短阵性反复发作或持续性发作,室性 QRS 波形一致,其 R′-R′间期基本规则,频率 100～200 次/min,多数在 150 次/min 左右。

（3）特发性右室室性心动过速:多起源于右心室流出道,胸前导联类似左束支阻滞图形,Ⅱ、Ⅲ、aVF 导联 QRS 主波向上,以持续性发作多见。

（4）特发性左室室性心动过速:多起源于左心室中隔后中 1/3 处,QRS 波形类似右束支阻滞图形合并电轴显著左偏;若起源于左后分支处,则表现为右束支阻滞合并左前分支阻滞图形;若起源于左前分支处,则表现为右束支阻滞合并左后分支阻滞图形。

六、诊断时应注意的问题

（1）鉴别诊断：主要与室上性心动过速合并束支阻滞、心室内差异性传导、预激综合征相鉴别，具体鉴别方法与步骤见第三十一章。

（2）确定起源部位：根据十二导联室性 QRS 波形特征，确定起源或折返部位，具体方法见第十一章室性早搏的定位诊断。

（3）确定室性心动过速类型及其发生机制。

（4）尽量确定引发室性心动过速的病因及诱因。

第三十四章

揭开心源性猝死高危患者的心电图特征

一、概述

引起心源性猝死最常见的直接原因是心电活动异常和心室功能异常。前者大部分（80%～90%）是由快速性室性心律失常所致，少部分（10%～20%）是由缓慢性心律失常或心室停搏引起。心电图、动态心电图、心室晚电位、HRV 及 T 波变异性分析等是无创伤性检测心电活动异常的主要手段，对预测心律失常性致死的高危患者有肯定的价值。现着重探讨与心源性猝死有关的疾病及其心电图特征，以引起各级医生重视，采取有效措施降低死亡率。

二、冠心病合并各种心律失常

冠心病是国内外公认的心源性猝死最常见的原因（>80%），特别是心肌梗死患者，常发生心律失常性猝死或（和）循环衰竭性猝死。有下列心电图改变者，属高危患者：

1. 严重的快速性心律失常

各种类型的室性心动过速、室上性心动过速、心房颤动或扑动伴极快的心室率等，最终易引发心室扑动、颤动而猝死（图 34-1）。

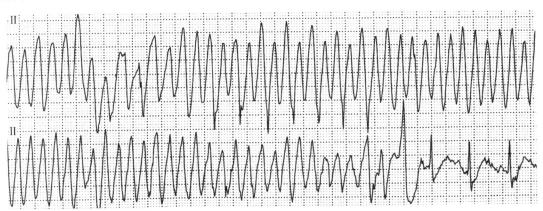

图 34-1　反复发作晕厥患者，Ⅱ导联连续记录，显示极速型室性心动过速被室性早搏终止

2. 严重的缓慢性心律失常

病窦综合征、持久性或阵发性三度房室传导阻滞伴心室停搏，尤其是较长时间的心室停搏（>5.0s）或短时间内出现高频度的心室停搏等，易发生阿-斯综合征而猝死（图 34-2、图 34-3）。

3. 复杂性室性心律失常

频发成对的、多源性、多形性、特宽型、特矮型及 Ron-T、Ron-P 的室性早搏。若发生在心室结构有异常改变伴心功能不全或急性心肌梗死等患者中，易诱发室性心动过速或心室颤动而危及生命（图 34-4、图 34-5）。

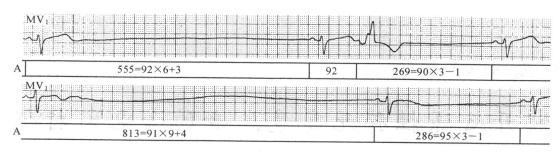

图 34-2　MV_1 导联连续记录，显示二度～几乎完全性窦房传导阻滞、
偶伴心室内差异性传导、短暂性全心停搏，符合双结病

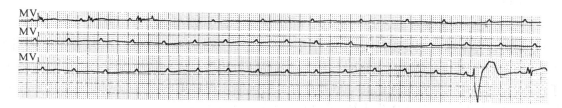

图 34-3　MV_1 导联连续记录，显示阻滞型房性早搏诱发阵发性三度房室
传导阻滞及心室停搏、室性逸搏引发房室交接区韦金斯基现象

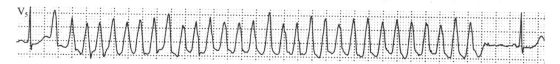

图 34-4　Ron-T 室性早搏诱发极速型室性心动过速

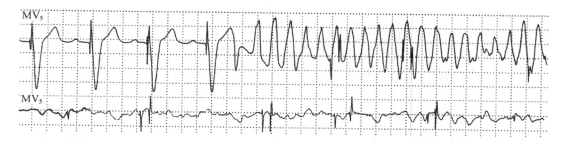

图 34-5　上、下两行系 MV_5 导联不同时刻记录。上行显示 DDD 起搏器以 VAT 或 VDD 模式工作、Ron-T 室性早搏诱发极速型室性心动过速，后转为心室颤动而猝死；下行显示心室颤动(细颤)、无效的 DDD 起搏及安全起搏

4. 严重的心室内传导阻滞(QRS 时间＞0.16s)

当窦性 QRS 波群呈左、右束支阻滞型或不定型心室内传导阻滞时，其 QRS 波群时间＞0.16s 或室性异位搏动 QRS 波群时间＞0.16s，称为特宽型 QRS 波群。QRS 波群宽度与心室负荷程度及心肌病变严重程度相关，具有诊断及预后意义。见于严重的器质性心脏病及高钾血症等患者，尤其是老年冠心病患者。现已证明，完全性左束支或右束支阻滞均为独立的危险因素(图 34-6)。

5. 心室电分离现象

其心电图表现有 5 种类型：①心室自主节律伴心室扑动或颤动；②室上性节律(窦性、房性、房室交接性)伴心室扑动或颤动；③室上性激动经左、右束支下传分别使左、右心室除极产生两个互不相关的 QRS 波群；④室上性节律伴心室异位节律；⑤心室内有两个互不干扰的自主节律。

心室电分离现象多见于垂危心脏病患者的临终期或严重器质性心脏病患者。心室电分离现象

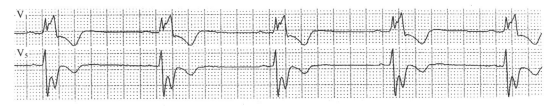

图 34-6　定准电压均为 5mm/1mV,显示显著的窦性心动过缓、特宽型完全性右束支阻滞(QRS 时间 0.21s)

是一种不可逆的病理现象,它使血流动力学及冠状动脉灌注严重恶化,进而导致心肌缺血,在心肌的不同层次发生碎裂波,表现心电离散。故心室分离提示心肌病变严重而广泛,预后极差(图30-5、图 30-6、图 30-7)。

6. T 波电交替

T 波电交替系指心脏自身复极过程中所出现的 T 波极性与振幅的电交替,并排除呼吸、体位、胸腔或心包积液等心外因素。T 波电交替多见于心肌缺血、心功能不全、电解质紊乱等患者。有 T 波电交替者,发生致命性室性心律失常的危险性增加 14 倍。T 波电交替已成为识别高危患者的一个重要而非常直观的指征(图 34-7)。

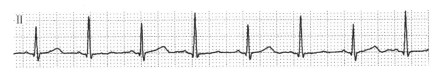

图 34-7　QRS-T 波群电交替现象

7. 前壁心肌梗死伴新发的右束支阻滞

急性心肌梗死后猝死的危险性,主要来自于复杂性室性心律失常和束支阻滞。有左或右束支阻滞的冠心病患者,其死亡率分别比无束支阻滞患者高出 5 倍和 2 倍,且与心力衰竭程度和冠状动脉病变程度无关。急性心肌梗死伴新发右束支阻滞者,为大面积心肌梗死的表现,常伴有心力衰竭、三度房室传导阻滞、心室颤动和高死亡率。

8. 急性心肌梗死伴墓碑型 ST 段抬高

墓碑型 ST 段抬高的心肌梗死以老年人多发,且均发生在穿透性心肌梗死,入院 1 周内并发症多,如循环衰竭、严重室性心律失常、三度房室传导阻滞/束支阻滞、心肌梗死后心绞痛及扩展明显增多,死亡率显著增高,是急性心肌梗死近期预后险恶的一项独立指标(图 5-5)。

9. 心室晚电位阳性

心室晚电位阳性是产生折返性室性心动过速的电生理基础,易引发致命性室性心律失常。

三、各种心肌病

1. 扩张型心肌病

扩张型心肌病患者与猝死发生率有关的是左心室功能不全的程度和束支阻滞。QRS 波群异常增宽(＞0.16s)、双分支阻滞的患者预后很差;而复杂性室性心律失常多为室性心动过速、心室颤动的先兆;进展性 QRS 波群低电压、Q-T 间期或 Q-Tc 显著延长者,也属于高危心电图表现。

2. 肥厚型心肌病

具有家族史遗传性疾病,至少有 6 种突变类型,其中 $Arg^{403}Gln$ 突变型预后很差(40 岁以前约 50% 的猝死率)。心电图表现有左心室肥厚伴劳损、深而窄的异常 Q 波、胸前导联不对称的巨倒 T 波(图 34-8);出现复杂性室性心律失常、Q-T 间期或 Q-Tc 显著延长、有预激综合征时并发快速型心房颤动或房室折返性心动过速,极易诱发严重的室性心律失常。

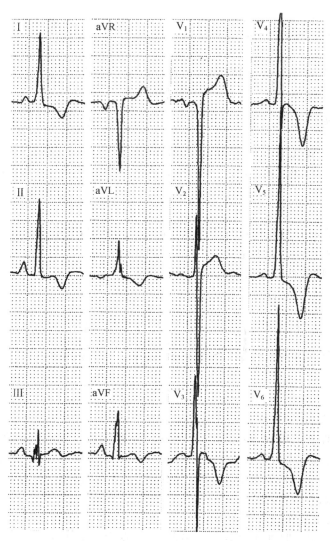

图 34-8　男性,52 岁,肥厚型心肌病。显示左心室肥大伴劳损、肺型 P 波、V_1Ptf 绝对值增大

3. 致心律失常性右室心肌病

心电图表现为类似右束支阻滞图形,右胸导联 V_1～V_3 导联特别是 V_2 导联 T 波倒置,QRS 波群终末部、ST 段起始部有小棘波(即 Epsilon 波,为右室壁局部心肌延迟除极所致,在 I、V_1、V_2 导联清楚),出现呈左束支阻滞型的室性早搏或室性心动过速。心室晚电位阳性率高。具有家族性,是青年人猝死的原因之一。若伴有左心室受累及功能异常,则更增加了其猝死的风险(图 34-9)。

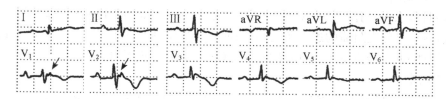

图 34-9　女性,52 岁,致心律失常性右室心肌病患者。V_1、V_2 导联出现
明显的 Epsilon 波,V_1～V_5 导联 T 波倒置,特别是 V_2 导联 T 波倒置最深

4. 围产期心肌病

出现顽固性心力衰竭、不定型心室内传导阻滞、左束支阻滞、复杂性室性心律失常者,病死率高、预后差。

四、高危型心脏电生理异常综合征

1. 长 Q-T 间期综合征(见第七章第二节)

2. 短 Q-T 间期综合征(见第七章第三节)

3. Brugada 综合征

Brugada 综合征属原发性心电离子通道缺陷疾病,与 SCN5A 基因突变有关,可造成 Na^+ 通道功能改变或功能丧失,导致心外膜心肌动作电位出现圆顶状波形,产生 Brugada 波,同时使右室心外膜与心内膜复极离散度明显增大,易产生 2 相折返,引起室性早搏、室性心动过速或心室颤动。

该综合征患者以 $V_1 \sim V_3$ 导联 ST 段呈"穹隆型"或"马鞍型"抬高(≥0.1mV)酷似右束支阻滞图形,心脏结构无明显异常,易反复发作多形性室性心动过速及心室颤动而导致晕厥或猝死为特征。该室性心动过速发作常以极短偶联间期的室性早搏起始,QRS 波形多变,频率很快(≥260 次/min),有家族性遗传特点。其心电图改变有 3 种类型:

(1) I 型:以突出的"穹隆型"ST 段抬高为特征,表现为 J 波或抬高的 ST 段顶点>0.2mV,其 ST 段随即向下倾斜伴 T 波倒置(图 34-10)。

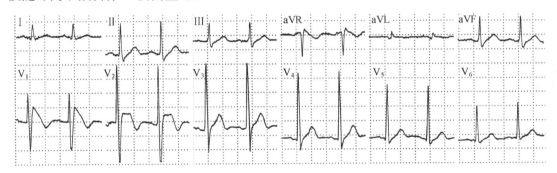

图 34-10 男性,34 岁,体检发现 I 型 Brugada 波

(2) II 型:形成"马鞍型"ST 段抬高,表现为 J 波抬高(≥0.2mV)引起 ST 段逐渐下斜型抬高(在基线上方,仍然≥0.1mV),紧随正向或双向 T 波(图 4-5)。

(3) III 型:呈"马鞍型"或"穹隆型",或两者兼有,ST 段抬高(<0.1mV)。

该综合征 ST 段呈动态改变,上述 3 种图形可在同一患者上观察到。若仅有以上心电图表现,称为"特发性 Brugada 综合征样心电图改变"或"Brugada 波";若同时伴有下列情况之一:有记录的心室颤动、多形性室性心动过速、心源性猝死的家族史(<45 岁)、家系成员中有"穹隆型"心电图改变、反复出现晕厥、电生理检查中可诱发室性心动过速或心室颤动等,则提示为 Brugada 综合征。但尚需排除下列情况:急性前间壁心肌梗死、束支阻滞、左心室肥大、左心室室壁瘤、右心室心肌梗死、主动脉夹层动脉瘤、急性肺栓塞、中枢神经系统疾患、电解质紊乱(高钙、高钾血症)、致心律失常性右室心肌病、维生素 B_1 缺乏、遗传性运动失调等疾病。

4. 异常 J 波

心电图 J 点从基线明显偏移后,形成一定的幅度和持续一定的时间,并呈圆顶状或驼峰状特殊形态时,称为 J 波或 Osborn 波。J 波常起始于 QRS 波群的 R 波降肢部分,其前面的 R 波与其特有的顶部圆钝的波形成了尖峰-圆顶状,其形态呈多样化,以下壁和左胸导联为明显。心率减慢时 J 波明显,心率增快时可消失。J 波与恶性室性心律失常有密切关系。

(1)特发性 J 波:无引起异常 J 波的其他原因存在,常伴有反复发作的原因不明的室性心动过速、心室颤动,甚至猝死,平素常有迷走神经张力增高表现。

(2)继发性 J 波:出现异常 J 波有据可查,如全身性低温(<34℃)、高钙血症、颅脑疾患、心肺复苏过程中、脑死亡等均可引起巨大的异常 J 波,多伴有 Q-T 间期延长及心动过缓,易诱发恶性室性心律失常(图 34-11)。

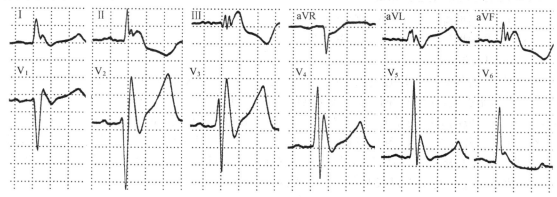

图 34-11　颅脑外伤患者出现三峰切迹 P 波(提示不完全性左心房内
传导阻滞所致)、继发性 J 波、Q-T 间期延长、下壁及侧壁 ST-T 改变

5. 预激综合征合并快速型心房颤动

心电图表现除心房颤动的基本特点外,QRS 波形多样化,有完全性预激、部分性预激及正常形态的图形是预激综合征合并心房颤动的特征性改变。心室率极快而不规则,常>200 次/min,最高可达 300 次/min。平均心室率或平均 R-R 间期和最短 R-R 间期是预测高危患者的重要指标,当平均 R-R 间期≤0.25s 或最短 R-R 间期≤0.18s 时,易恶化为心室颤动(图 34-12)。

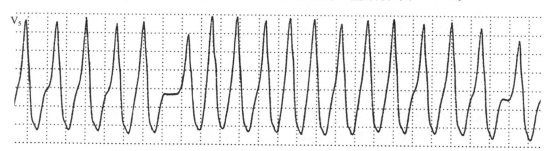

图 34-12　预激综合征合并快速型心房颤动

6. 严重的慢-快型综合征

窦房结及其周围组织器质性病变引起严重的窦性心动过缓、窦房传导阻滞、窦性停搏等缓慢性心律失常,在此基础上出现阵发性心房扑动、颤动或房性心动过速、室上性心动过速、室性心动过速等快速性心律失常,易导致心力衰竭或加重心力衰竭,这种现象称为慢-快综合征(图 34-13)。

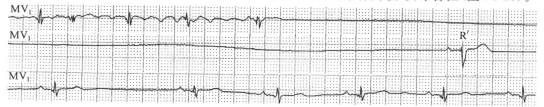

图 34-13　MV₁ 导联连续记录,显示不纯性心房扑动终止后出现短暂性全心停搏、
过缓的室性逸搏或室性融合波(R')符合严重的慢-快型综合征及双结病心电图特点

7. 严重的快-慢型综合征

无器质性心脏病、窦房结功能正常的预激综合征患者或阵发性心房颤动患者,在发生快速性心律失常终止时,出现严重的窦性心动过缓、窦房传导阻滞、窦性停搏等缓慢性心律失常,可引起一过性急性脑缺血,出现晕厥、阿-斯综合征发作,甚至猝死,这种现象称为快-慢综合征(图 27-2)。

8. Lambda 波(λ 波)

Lambda 波(λ 波)是一个心室除极与复极均有异常,且与心源性猝死相关的一个波。

(1)心电图特征:①仅 Ⅱ、Ⅲ、aVF 导联 QRS 波群上升肢的终末部和降肢均出现切迹,且 ST 段呈下斜型抬高伴 T 波倒置(图 4-6);②左胸导联呈镜像改变,表现为 ST 段压低;③可合并恶性室性心律失常,如室性心动过速、心室颤动、心脏骤停等。

(2)临床特征:①常见于年轻的男性患者;②有晕厥史;③有晕厥或猝死的家族史;④无器质性心脏病依据;⑤有恶性室性心律失常的发生及心电图记录;⑥常在夜间发生猝死。

(3)发生机制:尚不清楚,属原发性心电离子通道缺陷疾病,可能与 SCN5A 基因突变有关。其猝死系原发性心脏停搏所致,即在短时间内突发心脏各级心电活动全部消失而成一条直线。

五、Tp-Te 间期延长及其离散度增大

利用 Tp-Te 间期及其离散度来预警心源性猝死是近年提出的一个新指标。Tp 位于 T 波顶峰,Te 位于 T 波终点,Tp-Te 间期对应于心室的相对不应期(图 34-14)。Tp-Te 间期正常值为 80～100ms。体表心电图 12 导联中 Tp-Te 间期最大值与最小值之差称为 Tp-Te 间期的离散度,其正常值为 15～45ms。Tp-Te 间期延长及其离散度增大预警心源性猝死的价值明显优于 Q-T 间期延长及其离散度增大。Tp-Te 间期延长表明心室的相对不应期延长,容易引发恶性室性心律失常。

Tp-Te 间期延长及其离散度增大预警心源性猝死机制如下:

(1)相对不应期学说:心室肌在相对不应期时的电异步性明显,即心室肌兴奋性恢复的起始时间、恢复的速度及状态明显不同,如正常心肌与缺血心肌间相对不应期的差值增大,就容易引发恶性室性心律失常。

(2)跨室壁复极离散度增大:心室肌的复极从心内膜开始,但不同层面心室肌细胞的复极结束时间不同,心外膜心肌细胞复极快,于 Tp 处完成复极,尔后是心内膜心肌细胞复极,最慢者是中层 M 细胞复极,其在 Te 处完成复极。因此,Tp-Te 间期代表跨室壁的不同层面的心肌细胞复极的离散度,当该值增大时,就容易引发恶性室性心律失常。

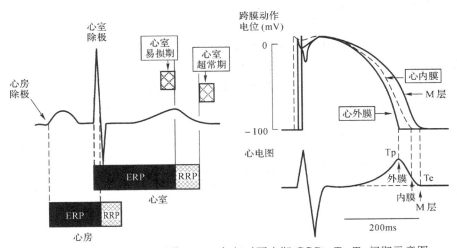

图 34-14　心室的有效不应期(ERP)与相对不应期(RRP)、Tp-Te 间期示意图

第三十五章

与隐匿性传导有关的心电现象

第一节 概 述

1. 基本概念

(1)隐匿性传导:指窦性或异位激动仅部分地穿入到心脏内任一传导组织中,但并未走完全程就发生了传导中断,在体表心电图中不留下任何痕迹,只能通过其所产生的不应期对下一个激动的传导和(或)形成的影响来推测它的存在,故称为隐匿性传导。扼要地说,就是一个激动在心脏传导组织中传播,只能从它对下一个激动的传导和(或)形成的影响通过图解法(梯形图)才能被间接证实的一种传导现象。它并非真正"隐匿",而是一种"不完全性穿透性激动"。

(2)前向性(顺向性)隐匿性传导:隐匿性传导的方向与窦性激动传导方向一致者,称为前向性(顺向性)隐匿性传导。

(3)逆向性隐匿性传导:隐匿性传导的方向与窦性激动传导方向相反者,称为逆向性隐匿性传导。

(4)双向性隐匿性传导:一个激动在传导组织中出现前向传导和逆向传导均呈隐匿性传导,称为双向性隐匿性传导。多见于房室交接区隐匿性早搏。

(5)隐匿性折返传导:一个激动在窦房交接区、房室交接区或异-肌交接区内出现先前向、后逆向或先逆向、后前向隐匿性传导,称为隐匿性折返传导。

(6)反复性隐匿性传导:一个激动在窦房交接区、房室交接区或异-肌交接区内出现连续发生的隐匿性折返传导,称为反复性隐匿性传导。

2. 发生机制

隐匿性传导的发生与心脏特殊传导组织内的递减性传导及不应期不均一性有关。当激动到达传导组织的某一部位时,适逢该区正处于绝对不应期转向相对不应期的临界期,此时最容易发生隐匿性传导。因处于临界期的传导组织虽然能发生除极,但其所产生的动作电位 0 相上升速度减慢,振幅降低,并在传导过程中这种 0 相上升速度与振幅一再降低,导致传导速度进行性减慢,直至中断。

3. 发生部位

隐匿性传导可发生在心脏传导组织的任何部位,如窦房交接区、心房、房室交接区、希氏束、束支、分支、心室肌、房室旁道、异-肌交接区及早搏的折返径路内,但以房室交接区内隐匿性传导最为常见。隐匿性传导可存在于前向传导过程中,也可存在于逆向传导过程中,偶可在双向传导过程中同时出现。

4. 基本表现

由于激动未能全部通过传导组织某一部位的"全程",所以在体表心电图上显示不出它的直接表现。但在传导过程中产生新的不应期或超常期,对下一个激动的传导和(或)激动的形成产生极

为复杂的影响,可出现各种复杂的心电图改变,其基本表现有3种类型:

(1)对随后激动传导的影响:延缓、阻滞(中断)、隐匿(反复性隐匿性传导)、促进(超常传导、韦金斯基现象中的易化作用)或折返(显性折返、隐匿性折返)。

(2)对随后激动形成的影响:使主导起搏点或次级起搏点提早除极,出现节律重整现象,偶尔可使起搏点提早发放冲动。

(3)对随后激动传导及激动形成的双重影响:上述两种表现兼有之。

5. 临床意义

隐匿性传导既可以发生于正常心脏,也可以发生于器质性心脏病中,既可以是传导组织功能性变化的一种表现,也可以是传导组织器质性病变的一种反映。其性质既可以是生理性的,对人体有益,如快速性室上性心律失常发作时,可以阻止过多的室上性冲动下传心室,以减轻心脏负担,也可以是病理性的,对人体有害,如房室交接区发生连续的隐匿性传导引起阵发性三度房室传导阻滞及下级起搏点被连续重整,导致较长时间的心室停搏,引发阿-斯综合征。隐匿性传导还可导致心室率突然减慢或突然加速,使心搏出量降低,严重者可诱发心绞痛、心力衰竭。此外,隐匿性传导是使心律失常复杂化的重要原因之一,给心电图的正确诊断带来一定的困难。

第二节　与隐匿性传导有关的心电现象

隐匿性传导使各种心律失常变得更加复杂,如原本规律的自律性被打乱(即出现节律重整现象)、轻度的阻滞突然变成严重的阻滞、产生与不应期规律不相符的心室内差异性传导、持续性心室内差异性传导、超常传导、不典型的文氏现象及出现间歇性并行心律等。

一、节律重整现象

1. 主导节律被重整现象

(1)房性早搏后不完全性代偿间歇:收缩期、舒张早期的房性早搏隐匿性逆传侵入窦房结,使其节律重整,出现不完全性代偿间歇。

(2)房室交接性早搏、室性早搏后不完全性代偿间歇:部分能逆传心房的舒张早期的房室交接性早搏、室性早搏可进一步逆传侵入窦房结,使其节律重整,出现不完全性代偿间歇。

(3)快速性室上性心律失常对窦性节律的超速抑制:阵发性房性心动过速、心房扑动、颤动等快速性室上性心律失常终止后,可出现较长时间的窦性停搏。这是由于隐匿性房窦逆传对窦房结起搏点超速抑制所致。

2. 逸搏起搏点被重整现象

凡起源于同一起搏点的逸搏,无论是散在的,还是连续出现的逸搏心律,其逸搏周期多是恒定的。这一特点有助于发现散在的逸搏,特别是在复杂的心律失常中。可有时由于隐匿性传导的影响,下级起搏点特别是房室交接区起搏点易被节律重整,导致预期应出现的房室交接性逸搏延迟出现,引起逸搏周期长短不一,甚至产生较长时间的心室停搏。

(1)干扰性房室分离时出现窦性激动隐匿性房室交接区夺获引起房室交接区节律不规则(图35-1)。

(2)高度、三度房室传导阻滞时,出现部分房室交接性逸搏周期不恒定,甚至不出现房室交接性逸搏而代之以室性逸搏或心室停搏,应考虑窦性激动隐匿性房室交接区夺获的可能。

(3)心房颤动、扑动时f波、F波隐匿性重整房室交接性逸搏节律点使其周期不恒定:此时与f波、F波在房室交接区产生不同程度的隐匿性传导引起的R-R间期不规则难以鉴别,只有房室交接性逸搏伴有非时相性心室内差异性传导时,方能明确诊断(图35-2)。

(4)房室分离时,室性早搏伴隐匿性逆传,可使房室交接区起搏点的节律发生重整(逆行的隐匿

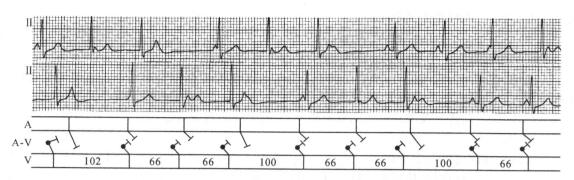

图 35-1　Ⅱ导联连续记录,显示非阵发性房室交接性心动过速(90 次/min)、
窦性激动隐匿性重整房室交接区节律、完全性干扰性房室分离

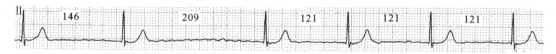

图 35-2　心房颤动伴缓慢的心室率、房室交接性逸搏心律、完全性房室分离、f波在
房室交接区隐匿性夺获引起部分逸搏 R-R 间期不规则,提示存在三度房室传导阻滞

性房室交接区夺获),导致随后的房室交接区激动延迟发生。

3. 并行灶节律点被重整现象

并行灶节律点的传入保护性阻滞由 3 相阻滞和 4 相阻滞共同组成。在这两相之间可以有一个或宽或窄的传导窗,适时的主导节律的激动通过此窗侵入并行灶节律点,使其节律重整,形成间歇性并行心律。

4. 起搏器节律被重整现象

起搏器感知自身心电活动后能自动地抑制起搏器发放一次电脉冲,即以自身心电活动为起点,以原有的起搏周期发放下一次的电脉冲,称为起搏器节律被重整现象。起搏器节律被重整现象是判断起搏器感知功能是否正常的依据。

二、阵发性三度房室传导阻滞

前向性隐匿性房室交接区传导,可诱发阵发性三度房室传导阻滞伴短暂性心室停搏;而逆向性隐匿性房室交接区传导,则可终止阵发性三度房室传导阻滞伴短暂性心室停搏。

(1)窦性激动在房室交接区发生连续隐匿性传导,且同时重整了下级起搏点的节律,抑制其激动的发放,则会出现阵发性三度房室传导阻滞伴短暂性心室停搏(图 35-3)。

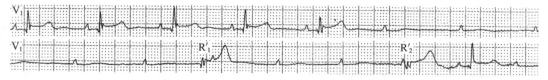

图 35-3　先心病、法洛四联症患者,V₁ 导联连续记录,定准电压 5mm/1mV。显示右心房
右心室肥大、阵发性三度房室传导阻滞、缓慢而不规则的房室交接性逸搏伴非时性心
室内差异性传导或室性逸搏(R′₁、R′₂),提示下级起搏点被窦性激动连续隐匿性重整

(2)房室交接区异位起搏点发生双向性隐匿性传导,由此产生新的不应期会影响窦性激动下传,出现阵发性三度房室传导阻滞。此时,若不出现室性逸搏,则会引起短暂性心室停搏;若出现室性逸搏,则因室性逸搏逆传终止房室交接区隐匿性传导,将终止阵发性三度房室传导阻滞,恢复正常的房室传导(图 35-16)。

（3）诱发或终止 4 相性三度房室传导阻滞：4 相性三度房室传导阻滞通常先有双束支阻滞（以右束支阻滞伴左前分支阻滞多见），另一分支（左后分支）出现慢频率依赖性阻滞，即 4 相阻滞，则可造成阵发性三度房室传导阻滞。此时，若出现一次室性逸搏，其冲动隐匿性逆传至慢频率依赖性阻滞的分支处，可使该处 4 相阻滞消失，适时而至的窦性激动便能恢复下传，阵发性三度房室传导阻滞也因此而终止。

三、各种代偿间歇

各种异位激动可通过传导组织逆传重整主导节律（多为窦性）或在窦房交接区、房室交接区与主导节律的冲动发生相互干扰而出现各种代偿间歇。

（1）窦房交接性早搏、插入性房性早搏伴窦性激动干扰性传出延缓引起次等周期代偿间歇，即夹有早搏的 P-P 间期略＞1 个窦性 P-P 间期，代偿间歇＜1 个窦性 P-P 间期。

（2）同腔性早搏，如窦性心律伴窦性早搏、房性心律伴房性早搏、房室交接性心律伴房室交接性早搏、室性心律伴室性早搏引起等周期代偿间歇，即代偿间歇等于主导节律的基本周期。

（3）房性早搏、部分能逆传心房且重整窦性节律的房室交接性早搏或室性早搏出现不完全性代偿间歇，即夹有早搏的 P-P 间期＜2 个窦性 P-P 间期，而代偿间歇（P′-P 间期）又＞1 个窦性 P-P 间期。这是窦性节律被早搏激动隐匿性重整的标志。

（4）舒张晚期的房性早搏、能逆传心房的房室交接性早搏或室性早搏出现完全性代偿间歇，即夹有早搏的 P-P 间期等于 2 个窦性 P-P 间期。系早搏激动与窦性激动在窦房交接区发生相互干扰所致，是窦性节律未被早搏激动隐匿性重整的标志。

（5）室性早搏、房室交接性早搏出现完全性代偿间歇，系早搏激动与窦性激动在房室交接区发生相互干扰所致。

（6）部分房性早搏有时会出现超完全的代偿间歇，即夹有早搏的 P-P 间期＞2 个窦性 P-P 间期，而代偿间歇又＜2 个窦性 P-P 间期。这是窦性节律被早搏激动隐匿性重整后出现抑制所致。

（7）快速性房性异位心律（阵发性房性心动过速、心房颤动、扑动）终止后出现特超完全的代偿间歇，即代偿间歇＞2 个窦性 P-P 间期，可能与窦房结功能低下有关。

（8）插入性室性早搏出现延期代偿间歇，即最长间歇发生在早搏后第 1 个与第 2 个心搏之间。插入性室性早搏引起第 1 个窦性搏动的 P-R 间期干扰性地显著延长或通过房室结慢径路下传，使第 2 个窦性搏动落在其绝对不应期内而未能下传心室，出现 1 个大于窦性 P-P 间期的较长间歇（图11-1、图 25-13）。

（9）心房颤动伴发室性早搏时出现类代偿间歇，系室性早搏逆传至房室交接区使其产生新的不应期影响 f 波下传所致。

四、蝉联现象

蝉联现象是一种常见的与隐匿性传导有关的心电现象，见于两侧束支之间、房室结快-慢径路之间、房室旁道与正道之间、心房传导束之间等。产生蝉联现象的机制为干扰（本文所讲的蝉联现象）和碰撞（心动过速时出现的拖带现象）。

蝉联现象形成的条件：①存在解剖或功能上的两条传导径路，其不应期长短不一、传导速度快慢不一；②基础心率突然加快或出现早搏时，提早的室上性激动遇到其中一条有效不应期较长的径路而阻滞，或因遇到相对不应期而出现传导延缓，导致两条径路的传导速度差加大；③室上性激动由不应期较短的径路下传，且同时向对侧径路隐匿性逆传，连续的逆向隐匿性传导使对侧径路处于持续的功能性阻滞状态。

蝉联现象终止因素：①心率减慢，使阻滞一侧径路的传导性或不应期改善；②出现早搏，早搏隐匿性逆传的激动终止两条传导径路不应期的不一致性；③发生 1 次窦房传导阻滞或房室传导阻滞或双束支同步阻滞。

1. 束支内的蝉联现象

快速的激动沿一侧束支下传心室的同时,又通过室间隔隐匿性地逆传至对侧束支使其处于持续的功能性阻滞状态,这种现象称为束支内的蝉联现象。双束支不应期不一致性及隐匿性传导是产生束支内蝉联现象的电生理基础。

(1)连续性心室内差异性传导:如阵发性房性心动过速、顺向型房室折返性心动过速、心房扑动及颤动合并短阵性或连续性束支阻滞图形(图35-4)。但有学者认为心房颤动时出现连续性心室内差异性传导是由于"f"波在束支内发生前向性隐匿性传导所致,特别是不符合长-短周期规律的心室内差异性传导。

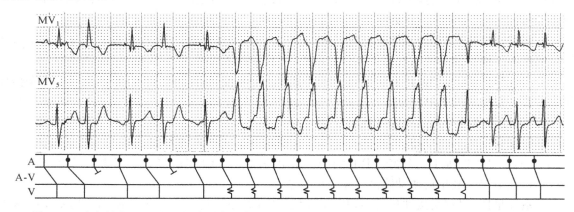

图35-4 阵发性房性心动过速,有时伴干扰性2:1～3:2房室文氏现象及连续性心室内差异性传导

(2)交替性心室内差异性传导:阵发性房性心动过速、顺向型房室折返性心动过速、心房扑动及颤动出现交替性左、右束支阻滞图形,期间被1个正常QRS波群所分隔。

(3)房性早搏二联律伴交替性左、右束支阻滞型心室内差异性传导:这一特殊表现也可以用蝉联现象来解释。第1个房性早搏下传时遇及右束支的不应期,激动便沿着左束支下传而呈右束支阻滞图形,然后激动通过室间隔隐匿性地逆传至右束支使其除极。因右束支除极较晚,与下一个窦性搏动的时距缩短,故其后的不应期也随之缩短,当第2个房性早搏下传时,右束支度过了不应期,而左束支却处于不应期,激动便沿着右束支下传而呈左束支阻滞图形,然后激动通过室间隔隐匿性地逆传至左束支使其除极。如此两侧束支内交替隐匿性传导,便不断发生左、右束支交替性阻滞图形,直至房性早搏二联律的形式结束而告终(图35-5)。

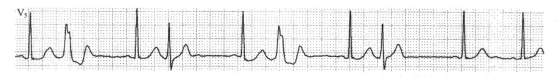

图35-5 房性早搏二联律伴交替性左、右束支阻滞型心室内差异性传导

(4)房性早搏二联律伴不同程度交替出现的单侧束支阻滞型心室内差异性传导:如第1个房性早搏下传时遇及右束支的不应期,激动便沿着左束支下传而呈完全性右束支阻滞图形,然后激动通过室间隔隐匿性地逆传至右束支使其除极。因右束支除极较晚,与下一个窦性搏动的时距缩短,故其后的不应期也随之缩短,当第2个房性早搏下传时,激动在左、右束支传导时间差减少到25～40ms,表现为不完全性右束支阻滞图形。同样,右束支不应期的缩短使与下一个窦性搏动的时距延长,后者又使右束支不应期延长,从而引起房性早搏QRS波群呈完全性右束支阻滞图形与不完全性右束支阻滞图形交替出现,直至房性早搏二联律的形式结束而告终(图35-6)。

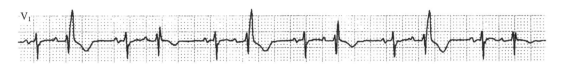

图 35-6　房性早搏二联律伴交替性完全性、不完全性右束支阻滞型心室内差异性传导

（5）双侧束支阻滞时,蝉联现象可能是引起间歇性束支阻滞的原因,使得在一定时间内只呈现一侧束支阻滞图形,而应该出现的另一侧束支阻滞图形却没有出现。

（6）室性早搏终止束支内的蝉联现象:即室性早搏可在室上性激动下传之前,隐匿性地逆传至左、右束支,使它们的不应期趋于一致,使其后的室上性激动同时由左、右束支下传,束支阻滞图形消失(图 35-7)。

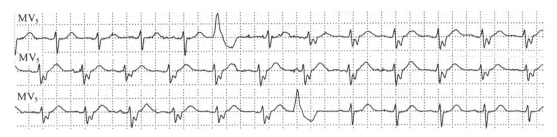

图 35-7　MV$_5$ 导联连续记录,定准电压 5mm/1mV。显示阵发性
完全性右束支阻滞、由室性早搏诱发及终止右束内蝉联现象

2. 房室结内快慢径路之间蝉联现象
（1）房室结快径路内蝉联现象:见第二十五章第一节。
（2）房室结慢径路内蝉联现象:见第二十五章第一节。
（3）房室结快、慢径路交替性蝉联现象:连续出现长 P-R 间期≥3 次、短 P-R 间期≥3 次,这两组 P-R 间期交替性地出现。
（4）房室结双径路合并隐匿性房室旁道时的蝉联现象:顺向型房室折返性心动过速发作时,折返激动只沿着一条径路下传心室,另一条径路作为"旁观者"处于持续性阻滞状态,这也是一种蝉联现象。若心动过速频率较快(＞220 次/min),则多为慢径路蝉联现象,即折返激动由快径路下传;若心动过速频率较慢(＜180 次/min),则多为快径路蝉联现象,即折返激动由慢径路下传。

3. 房室旁道与正道之间蝉联现象
（1）房室旁道内蝉联现象:又称为旁道阻滞型蝉联现象。当室上性激动的周期≤旁道不应期时,激动只能沿着房室正道下传心室,并隐匿性地逆传到旁道使其除极,造成旁道顺向传导发生持续性功能性阻滞,心电图表现为连续出现正常 QRS 波群≥3 次。
（2）房室正道内蝉联现象:又称为正道阻滞型蝉联现象,常见于旁道顺向传导不应期短于房室正道。当室上性激动的周期≤正道不应期时,激动在房室正道发生阻滞或传导延缓,只能沿着房室旁道下传心室,并隐匿性地逆传到正道使其除极,造成正道顺向传导发生持续性功能性阻滞,心电图表现为连续出现完全性预激 QRS 波群≥3 次。
（3）房室旁道与正道交替性蝉联现象:连续出现正常 QRS 波群(≥3 次)与连续出现完全性预激 QRS 波群(≥3 次)交替性出现,期间无部分性预激(不完全性预激)QRS 波群出现(图 35-8)。
（4）室性早搏终止房室旁道与正道之间蝉联现象:即室性早搏可在折返性激动下传之前,隐匿性地逆传至房室旁道与正道,阻断折返环使折返中断。

4. 心房传导束之间的蝉联现象
前、中、后 3 条结间束及巴氏束的不应期和传导速度的不一致性是心房内发生蝉联现象的电生

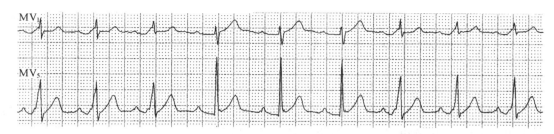

图 35-8　MV$_1$（定准电压 5mm/1mV）、MV$_5$ 导联同步记录，显示一度房室传导阻滞（P-R 间期
0.26s）、间歇性完全性 A 型预激综合征（P-R 间期 0.16s）、房室正道与旁道交替性蝉联现象

理基础。

当房性早搏出现时，若遇及前结间束的不应期，激动便沿着另外结间束下传至房室结，同时该激动可经阻滞的前结间束隐匿性地逆传，使其产生新的不应期，连续影响窦性激动从前结间束下传，形成心房传导束之间的蝉联现象。心电图表现为房性早搏后连续出现≥3 个窦性激动的 P 波类似"二尖瓣型 P 波"（图 35-9、图 35-10）。

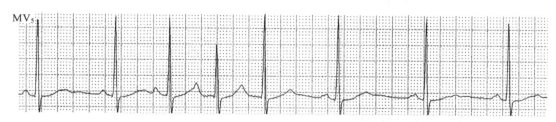

图 35-9　短阵性房性心动过速后连续出现非时相性心房内差
异性传导（提示心房传导束之间蝉联现象所致）、轻度 T 波改变

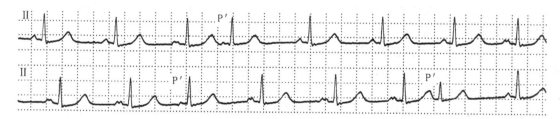

图 35-10　Ⅱ导联连续记录，显示多源性房性早搏、间歇性不完全性左心房内传导阻滞、
部分房性早搏后连续出现 3 次二尖瓣型 P 波，提示心房传导束之间蝉联现象所致

五、假性窦房传导阻滞和(或)窦性停搏

房室结内存在双径路传导时，窦性激动经慢径路下传、快径路逆传形成慢-快型窦性反复搏动或由快径路下传、慢径路逆传形成快-慢型窦性反复搏动，所形成的心房回波可通过心房内传导组织进一步逆传至窦房交接区与窦性激动发生相互干扰而出现假性窦房传导阻滞或逆传至窦房结使其节律重整而出现假性窦性停搏。

(1)慢-快型或快-慢型窦性反复搏动伴显性的心房回波引起假性窦房传导阻滞和(或)窦性停搏：若夹有心房回波或反复搏动的窦性 P-P 间期等于窦性基本周期的 2 倍，则为假性二度Ⅱ型窦房传导阻滞；若夹有心房回波或反复搏动的窦性 P-P 间期小于窦性基本周期的 2 倍，则为假性窦性停搏(图 35-11)；若夹有心房回波或反复搏动的窦性 P-P 间期大于窦性基本周期的 2 倍，除了窦性节律被重整外，还存在窦性节律被抑制现象，可能存在真正的窦性停搏。

(2)慢-快型或快-慢型窦性反复搏动伴隐匿性的心房回波引起假性窦房传导阻滞和(或)窦性

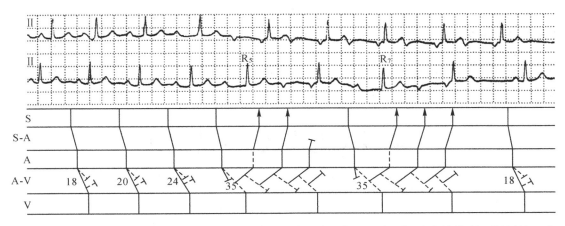

图 35-11　Ⅱ导联连续记录,显示房室结双径路传导伴快径路不典型文氏现象、房室结慢-快型折返性心动过速伴前向 3∶1 传导、隐匿性房室结-窦房结逆传致假性窦房阻滞或窦性停搏、房室结慢径路内蝉联现象

停搏:多见于慢-快型窦性反复搏动,长 P-R 间期之后均出现长 P-P 间期。若长 P-P 间期≤窦性基本周期的 2 倍,有 2 种可能:①窦性激动由房室结慢径路下传心室,同时又循快径路隐匿性逆传至窦房交接区与窦性激动相互干扰形成假性二度Ⅱ型窦房传导阻滞或逆传至窦房结使其节律重整引起假性窦性停搏。既然由快径路逆传的激动通过心房至窦房交接区或窦房结,为何未使心房肌除极产生逆行 P⁻ 波呢?可能类似高钾血症引起的窦-室传导,经快径路逆传的激动优先通过结间束逆传到窦房交接区或窦房结,并未进入心房肌,故未能使心房肌除极而形成隐匿性的心房回波(图 35-12)。②可能存在真正的二度Ⅱ型窦房传导阻滞或窦性停搏,但均发生在长 P-R 间期之后,似乎太巧合。若长 P-R 间期之后所出现的长 P-P 间期明显大于窦性基本周期的 2 倍,除了窦性节律被隐匿性重整外,可能存在真正的窦性停搏。

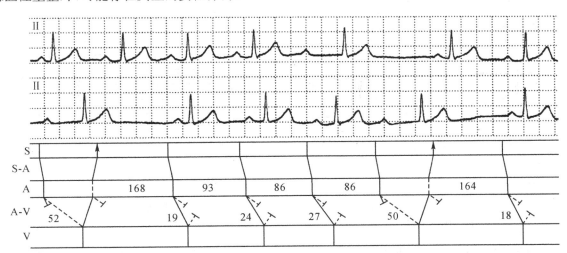

图 35-12　Ⅱ导联连续记录,显示房室结内双径路传导,其中快径路呈 3∶2～5∶4 文氏现象,房室结快径路隐匿性房室结-窦房结逆传致假性窦房传导阻滞或窦性停搏、房室结慢径路内蝉联现象

六、隐匿性房室交接区异位搏动引起假性的房室传导阻滞

房室交接区异位搏动(早搏或逸搏)具有双向性传导的特点,既能前向传至心室产生 QRS 波群,又能逆向传至心房产生逆行 P⁻ 波。当其出现双向性阻滞时,便称为隐匿性房室交接区异位搏动,但因它在交接区内发生隐匿性传导产生新的不应期,可影响下一个窦性激动的下传而出现假性房室传导阻滞,此时与真正的房室传导阻滞或房室结慢径路下传较难鉴别。诊断隐匿性房室交接

区异位搏动需要同一份心电图有显性的房室交接区异位搏动出现方能诊断或借助希氏束电图。多见于并行性房室交接性心律。可有以下8种心电图表现：

（1）隐匿性房室交接性早搏引起假性的一度房室传导阻滞：突然出现较长的P-R间期，其延长的程度不等，且R-P间期与P-R间期不呈反比关系的矛盾现象，系窦性激动传至房室交接区时遇及隐匿性房室交接性早搏所致的相对不应期（图35-13）。

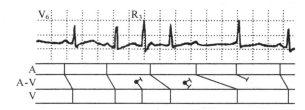

图35-13　窦性心动过速（106次/min）、间位型房室交接性早搏、隐匿性房室
交接性早搏引起假性一度房室传导阻滞及延期代偿间歇（引自吴祥）

（2）隐匿性房室交接性早搏引起假性的房室文氏现象：若每隔1个窦性搏动后出现1次隐匿性房室交接性早搏，可引起P-R间期逐渐延长，直至P波受阻QRS波群脱漏，形成假性的房室文氏现象（图35-14）。

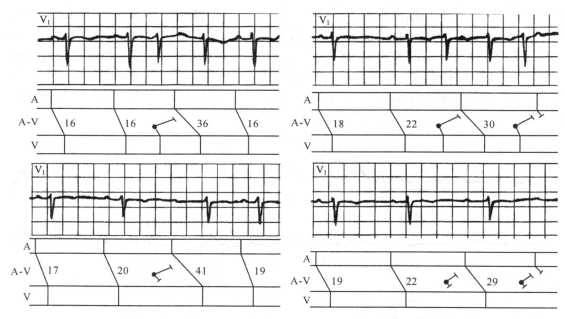

图35-14　上行两图显示显性间位型房室交接性早搏引起干扰性P-R间期延长，下行两图
显示隐匿性房室交接性早搏引起假性一度房室传导阻滞及假性房室文氏现象（引自吴祥）

（3）隐匿性房室交接性早搏引起假性的二度Ⅱ型房室传导阻滞：突然出现P波受阻QRS波群脱漏，系窦性激动传至房室交接区时遇及隐匿性房室交接性早搏所致的绝对不应期（图35-15）。

（4）隐匿性房室交接性早搏引起假性的阵发性三度房室传导阻滞：存在显性房室交接性心律时，突然出现房室交接性心律一过性消失及P波连续下传受阻QRS波群脱漏，系窦性激动传至房室交接区时遇及隐匿性房室交接性异位搏动所致的绝对不应期（35-16）。

（5）隐匿性房室交接性早搏引起假性的房室结内双径路传导：突然出现较长且固定的P-R间期，或者出现P-R间期呈长、短交替现象，其R-P间期与P-R间期不呈反比关系的矛盾现象（图35-17）。

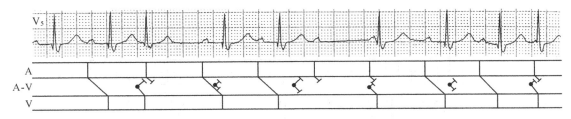

图 35-15　一度房室传导阻滞、完全性右束支阻滞、并行性房室交接性
显性早搏及逸搏、隐匿性早搏引起假性二度Ⅱ型房室传导阻滞

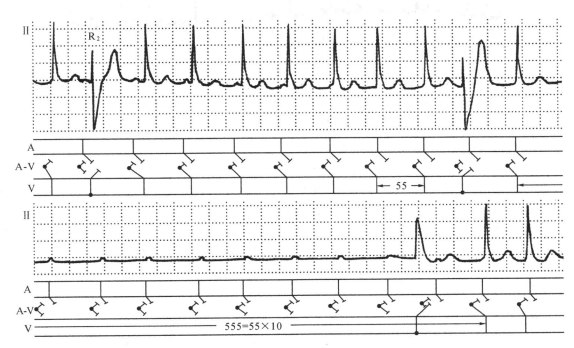

图 35-16　Ⅱ导联连续记录，显示窦性心动过速（107～110 次/min）、非阵发性房室交接性心动过速（107
～122 次/min）、室性早搏、室性融合波（R_2）、隐匿性非阵发性房室交接性心动过速引起假性阵发性三度房室
传导阻滞、短暂性心室停搏、室性逸搏诱发房室交接区韦金斯基现象、完全性干扰性房室分离（引自吴祥）

（6）隐匿性房室交接性早搏引起窦性反复搏动：隐匿性房室交接性早搏，可使随后的窦性激动
在前向性房室传导延缓的基础上发生反复搏动。

（7）隐匿性房室交接性早搏引起假性的二度Ⅱ型窦房传导阻滞：突然出现长 P-P 间期为短 P-P
间期的 2 倍，系隐匿性房室交接性早搏的激动优先通过结间束逆传到窦房交接区与窦性激动发生
相互干扰所致，但该激动并未进入心房肌，故未能使心房肌除极出现逆行 P⁻ 波。

（8）隐匿性房室交接性早搏引起假性的窦性停搏：突然出现长 P-P 间期，且与短 P-P 间期无倍
数关系，系隐匿性房室交接性早搏的激动优先通过结间束逆传到窦房结使其节律重整所致，但该激
动并未进入心房肌，故未能使心房肌除极出现逆行 P⁻ 波。

七、交替性文氏周期与多层阻滞

交替性文氏周期与多层阻滞，实际上是反映了激动在传导组织中隐匿性传导程度的深浅。可
发生于心脏传导组织的各个部位，但以房室交接区最为多见（见第二十四章双层阻滞与多层阻滞）。

八、隐匿性折返及反复搏动

各种激动可在窦房交接区、房室交接区或并行灶周围发生隐匿性折返，可引起窦性回波、心房

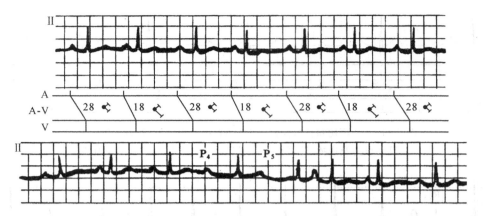

图 35-17　Ⅱ导联连续记录，上行显示窦性心动过速(100 次/min)、P-R 间期呈 0.28s、
0.18s 长短交替出现；下行显示 P-R 间期大多呈 0.28s、0.18s，而 P_4、P_5 搏动的 P-R
间期却显著地延长，提示系隐匿性房室交接性早搏所致；故上行 P-R 间期长、短交
替也提示系隐匿性房室交接性早搏引起假性的房室结内双径路传导(引自吴祥)

回波、心室回波或导致并行心律心电图表现不典型。

（1）房性早搏在房窦逆传过程中出现窦性回波：见第一章第一节。

（2）房性早搏的干扰性 P′-R 延长或缓慢的房室结内隐匿性传导可在房室交接区内形成隐匿性折返引起心房回波、房性反复搏动或长 R-R 间歇。

（3）室性早搏伴隐匿性室房传导，可在房室交接区内折返回来，形成室性反复搏动，出现 R′-P⁻-R 或 R′-R 的序列。此种折返性隐匿性传导还可以继以显性或隐匿性折返。

（4）并行灶周围发生隐匿性折返导致并行心律心电图表现不典型：见第十六章第七节特殊类型的并行心律。

九、隐匿性早搏二、三联律

这是一种特殊类型的隐匿性传导，本质是产生早搏的折返径路内发生传出阻滞，因为折返激动未能传至心房或心室，在心电图上不能形成 P′波或 R′波而成为隐匿性早搏，但可根据显性早搏之间的窦性搏动数符合某种特殊的数学规律可推测隐匿性折返的存在。

（1）隐匿性早搏二联律：各显性早搏之间窦性搏动的个数呈 $2n+1$ 规律（n 为自然数）。

（2）隐匿性早搏三联律：各显性早搏之间窦性搏动的个数呈 $3n+2$ 规律（n 为自然数）。

十、超常传导、韦金斯基现象

少数情况下，隐匿性室房传导可引起房室超常期传导或韦金斯基现象。高度～几乎完全性房室传导阻滞或 4 相性阵发性三度房室传导阻滞时，阻滞区以下的交接区或室性异位搏动（早搏或逸搏）可隐匿性地逆传通过该区，并使其产生一个超常传导期，致随后适时而来的室上性激动能够下传心室，这种意外性传导可有几种不同解释，如超常期传导、韦金斯基现象及不应期屏障剥脱现象等，但都以隐匿性传导为基础（见第二十八章意外性传导）。

十一、同源性干扰性房室传导中断引起 R-R 间期不规则

阵发性房性心动过速、心房扑动、颤动在房室交接区内发生不同程度的隐匿性传导引起 R-R 间期绝对不规则或发生连续的隐匿性传导且重整下级逸搏起搏点引起特别长的 R-R 间期（>2.0s），后者易误诊为二度房室传导阻滞（图 35-18、图 35-19）。

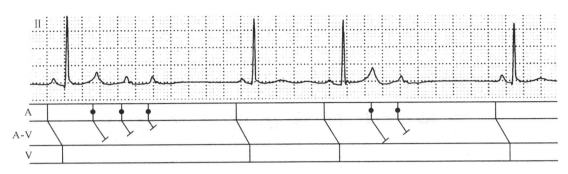

图 35-18　阻滞型成对房性早搏、短阵性房性心动过速及长 R-R 间期，
系 P′波在房室交接区内发生隐匿性传导所致、轻度 T 波改变

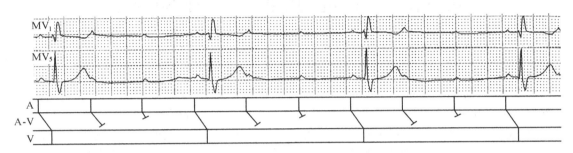

图 35-19　MV₁（定准电压 5mm/1mV）、MV₅ 导联同步记录，显示二度房室传导阻滞（房室呈
3：1 传导，提示落在 T 波降肢上的 P 波在房室交接区发生隐匿性传导）、完全性右束支阻滞

第三十六章
两种心电现象的并存与掩盖

第一节　一种心电现象揭示另一种心电现象

一、房性异位搏动揭示窦房结功能异常

房性异位搏动(房性早搏、短阵性或阵发性房性心动过速、阵发性心房扑动或颤动)与窦性搏动属于同腔性搏动,前者很容易侵入窦房结,不仅使其节律重整,还可抑制其起搏点的自律性。根据房性异位搏动终止后代偿间歇的长短,来评估窦房结功能异常的程度。

(1)根据房性早搏后的代偿间歇,可测算窦房传导时间及窦房结功能变动时间来评估窦房结功能(图 11-8):通常是早搏出现的时间越早、窦房结病变越严重,则早搏后窦房结抑制的程度越明显。窦房结功能变动时间为代偿间歇减去窦性 P-P 间期,正常值为 0.14～0.32s。若窦房结功能变动时间<0.32s,可认为窦房结的起搏功能及窦房传导功能大致正常;若窦房结功能变动时间>0.32s,则认为窦房结的起搏功能或窦房传导功能有减退,其值愈大,诊断可靠性也愈大(图 36-1)。

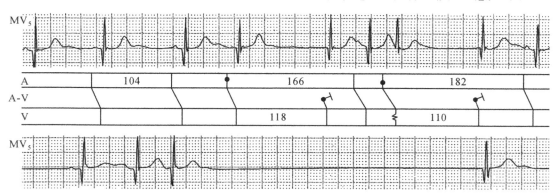

图 36-1　MV₅ 导联系同时不连续记录,上行显示双源性房性早搏、房室交接性逸搏、窦房结节律恢复不良(窦房结功能变动时间为 0.62～0.78s)、异常 Q 波;下行显示成对房性早搏后出现短暂性全心停搏、过缓的房室交接性逸搏。故本例由成对房性早搏揭示了双结病

(2)成对房性早搏、短阵性房性心动过速、阵发性心房扑动或颤动终止后,窦性节律恢复不良(图 36-1、图 36-2):快速性房性心律失常对窦性节律有直接的超速抑制作用,心动过速终止后,窦房结需要较长时间才能恢复窦性节律。根据其恢复时间的长短来评估窦房结功能。通常是房性异位起搏点的频率愈快、窦房结病变愈重,则心动过速后窦房结抑制的程度愈明显。成对房性早搏、短阵性房性心动过速、阵发性心房扑动或颤动终止后在恢复窦性节律之前,出现>3.0s 的长 R-R 间歇或长 P'(F)-P 间歇,易发生晕厥、阿-斯综合征而猝死,常称为快-慢综合征或慢-快综合征。上述快速性心律失常相当于人工食道调搏测定窦房结恢复时间。

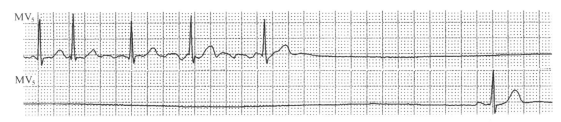

图 36-2　MV₅ 导联连续记录，阵发性不纯性心房扑动终止后
出现短暂性全心停搏、快速性房性心律失常揭示了双结病

二、房性异位搏动揭示窦性并行心律

并行心律是指心脏内有两个起搏点并行地独立发放激动，竞争性控制心房或心室而形成的双重心律，其中一个起搏点的周围存在着传入保护性阻滞圈，免遭另一个起搏点的侵入，这个被保护的起搏点便称为并行节律点。这两个起搏点通常是窦房结为主导节律，异位起搏点为并行节律点。但当窦房交接区有传入阻滞保护时（早期是 3 相阻滞保护，晚期是 4 相阻滞保护），即房-窦存在完全性传入阻滞，此时的主导节律——窦房结不受房性异位节律的影响，即成为并行节律点。

（1）房性早搏揭示窦性并行心律：偶联间期不等的不同时相的房性早搏，尤其是多源性房性早搏，均未能重整窦性节律而出现完全性代偿间歇，表明窦房交接区或窦房结周围有 3 相性传入阻滞保护免遭房性异位激动的侵入，仍按原有的节律发放激动。其心电图表现为偶联间期不等的房性早搏或多源性房性早搏，均出现完全性代偿间歇，窦性激动按原有的节律发放激动，呈插入性房性早搏可使窦性 P 波后延（图 16-2）。

（2）短阵性房性心动过速揭示窦性并行心律：当短阵性房性心动过速的 P′ 波落在收缩晚期和舒张早期时，其前后两个窦性搏动的间期为窦性基本周期的倍数，表明房性心动过速 P′ 波的冲动均未能侵入窦房结使其节律重整，提示窦房交接区或窦房结周围存在 3 相性保护性传入阻滞（图 36-3、图 16-3）。

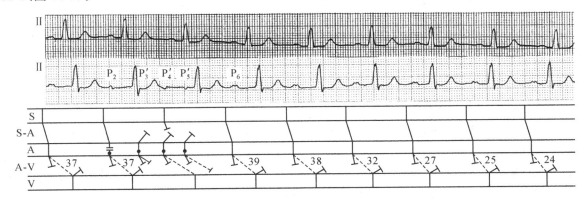

图 36-3　冠心病患者，上、下两行 Ⅱ 导联系相隔数分钟用不同心电图机记录。上行显示二尖瓣型
P 波（提示不完全性左心房内传导阻滞）、完全性左束支阻滞、一度房室传导阻滞（P-R 间期 0.22s，
其阻滞部位可能在心房内或右束支内）；下行显示短阵性房性心动过速，有时呈阻滞型（P′₃、P′₅）及
房性融合波（P₂），提示房室结慢径路不典型的反向文氏现象、房室结快径路内蝉联现象、窦房结
周围 3 相性阻滞或房-窦逆向传导阻滞（P₂-P₆ 间期为窦性 P-P 间期的 2 倍），提示窦性并行心律

（3）二度窦房传导阻滞出现房性逸搏及其逸搏心律时揭示窦性并行心律：窦性并行心律可与窦房传导阻滞同时存在，传出阻滞是不完全的，而传入阻滞则是完全的，此时发生的房性逸搏及其逸搏心律的冲动均不能逆传侵入窦房结使其节律重整，窦房结仍按原有的节律发放激动，提示窦房交接区或窦房结周围存在 4 相性保护性传入阻滞。其心电图表现为窦房传导阻滞出现房性逸搏及其

逸搏心律时,窦性的长 P-P 间期与短 P-P 间期仍呈倍数关系(图 36-4)。

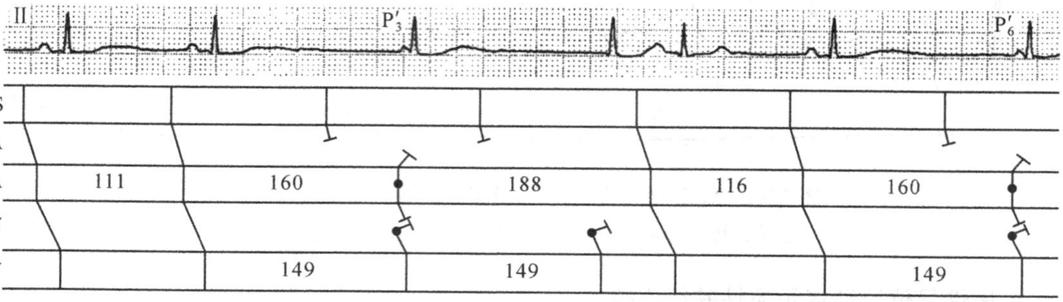

图 36-4　窦性心动过缓(52～54 次/min)、频发二度Ⅱ型窦房传导阻滞、频发房性逸搏(P_3'、P_6')、
房室交接性逸搏、房性逸搏揭示窦性并行心律、T 波改变、Q-T 间期延长(0.57s)

(4)二度窦房传导阻滞、房性逸搏、房性早搏并存揭示窦性并行心律:房性逸搏揭示窦房交接区存在传入 4 相性阻滞,房性早搏揭示窦房交接区存在传入 3 相性阻滞,由此组成了保护性传入阻滞圈(图 16-5)。

三、早搏、逸搏揭示房室结内双径路、多径路传导

(1)房性早搏揭示房室结内双径路传导:发生在收缩中、晚期或舒张早期的房性早搏下传心室时,遇及快径路前传的有效不应期,激动受阻于快径路,便沿着慢径路下传心室,出现固定性 P'-R 间期延长,表现为 R-P' 间期与 P'-R 间期不呈反比关系的矛盾现象。其心电图表现为:①出现在收缩中、晚期的房性早搏,即 P' 波落在 J 点、ST 段、T 波上,其下传的 P'-R 间期固定地延长,偶尔可略有长短(<0.06s),且 R-P' 间期与 P'-R 间期不呈反比关系的矛盾现象,不能以干扰性 P'-R 间期延长来解释(图 25-12);②房性早搏诱发房性反复搏动,即出现 P'-QRS-P^--QRS 或 P'-QRS-P^-、P'-P^- 序列的心房回波,其 R-P^- 间期<0.08s(图 36-5);③房性早搏诱发慢-快型房室结内折返性心动过速,其 P^- 波落在 J 点或 ST 段上,R-P^- 间期<0.08s,且 R-P^- 间期<P^--R 间期。

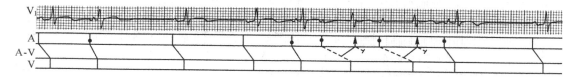

图 36-5　窦性心动过缓、双源性房性早搏、其中一源房性早搏诱发房性反复搏动、房室结内双径路传导

(2)房性早搏揭示房室结内三径路传导:①房性早搏 P' 波或窦性 P 波落在 ST 段、T 波上,其下传的 P'-R 间期、P-R 间期出现长、短两种,且互差≥0.06s,R-P' 间期与 P'-R 间期不呈反比关系的矛盾现象(图 50-10);②同一房性早搏后连续出现两种形态的逆行 P^- 波,呈 P'-QRS-P_1^--P_2^- 序列,R-P_1^- 间期和 R-P_2^- 间期各自固定,且互差≥0.06s,即各有固定的 P'-P_1^- 间期与 P'-P_2^- 间期,且能重复出现(图 11-12);③同一房性早搏后连续出现两种形态的逆行 P^- 波,呈 P'-P_1^--P_2^- 序列,各有固定的 P'-P_1^- 间期、P'-P_2^- 间期,且能重复出现。第 2、3 两种情况易误诊为起源于心房下部的阻滞型房性早搏,需注意鉴别。

(3)间位型室性早搏揭示房室结内双径路传导(图 25-13):窦性心动过缓时,适时的室性早搏仅逆传至房室交接区使其产生新的不应期,导致下一个窦性激动下传时出现 P-R 间期延长。该P-R间期延长有 3 种可能:①干扰性 P-R 间期延长,其 R'-P 间期与 P-R 间期呈反比关系;②通过房室结内慢径路传导,其 P-R 间期固定地延长,R'-P 间期与 P-R 间期不呈反比关系矛盾现象;③上述两种情况兼有之,较长的 P-R 间期略有互差,但互差<0.06s。或间位型室性早搏后第 1 个窦性搏动的 P-R 间期延长,引发窦性反复搏动,形成 R'-P-QRS-P^--QRS 的序列,其 R-P^- 间期<P^--R 间

期,且 R-P⁻ 间期<0.08s。

（4）房室交接性逸搏（或早搏）、室性逸搏（或早搏）或心室人工起搏搏动揭示房室结逆向双径路传导:①房室交接性逸搏（或早搏）逆传心房出现长、短两种 R-P⁻ 间期,且互差≥0.06s,P⁻ 波形态单一或两种（图 25-14、图 25-15）;②室性逸搏（或早搏）或心室人工起搏搏动逆传心房出现长、短两种 R-P⁻ 间期,且互差≥0.06s,P⁻ 波形态单一或两种（图 36-6）;③重复出现呈 QRS(QRS')-P⁻-QRS 或 QRS(QRS')-QRS 序列的心室回波（图 25-16）。

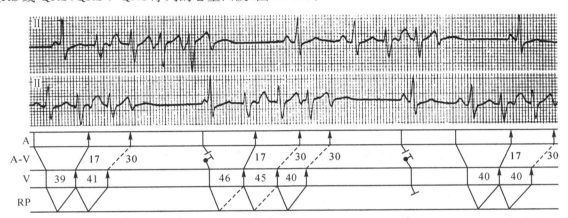

图 36-6　Ⅱ导联连续记录,显示窦性逸搏、房室交接性逸搏、频发成对室性早搏及短阵性室性心动过速（R'-R'间期 0.39~0.41、0.45~0.46s,提示心室折返径路内双径路折返）、室-房逆传双径路（R'-P⁻ 间期 0.17、0.30s 两种、P⁻ 波形态两种）

四、室性早搏揭示急性心肌梗死图形

极少数急性心肌梗死患者,基本的 QRS-T 波群形态正常,无异常 Q 波、ST 段损伤型抬高和 T 波倒置,但在室性早搏 QRS 波群中却呈 QR、QRs、qR 型,ST 段呈损伤型抬高伴 T 波高尖或倒置,显现急性心肌梗死的图形特征（图 11-23）。可能由于基本节律时引起室间隔前下 1/3 左心室面除极与左心室游离壁除极时,其向量指向了左前方,使心肌梗死的波形特征被掩盖。当出现室性早搏引起心室异常除极时,梗死图形才在室性早搏中充分显示出来。从室性早搏 QRS 波群中诊断心肌梗死必须符合以下先决条件:①室性早搏 QRS 主波必须向上;②必须是反映心室电势的左胸导联。

五、房性早搏揭示心房电极感知功能不良

病窦综合征安装 AAI、DDD 起搏器,当出现房性心律失常时,起搏器不能感知 P'波,仍按原有的起搏频率发放脉冲,出现竞争性房性心律失常。若脉冲落在自身节律的心房易颤期内,则可诱发房性心动过速、心房扑动或颤动。常见原因是感知灵敏度设置不当所致（设置的数值太高,图 36-7）。

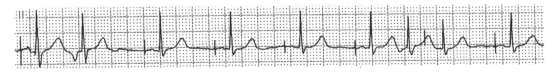

图 36-7　心房人工起搏心律（AAI）、双源性房性早搏,其中一源房性早搏揭示心房电极感知灵敏度偏低

六、房性早搏揭示（或诱发）阵发性三度房室传导阻滞

房性早搏在房室交接区内发生隐匿性传导,使其后的窦性激动亦在房室交接区内发生连续隐匿性传导,且同时重整了下级起搏点的节律,并抑制其激动的发放,出现阵发性三度房室传导阻滞伴短暂性心室停搏,可引起一过性心脑供血不足,如头晕、晕厥,甚至阿-斯综合征发作（图11-14、图

22-16）。

七、早搏揭示慢频率依赖性束支、分支阻滞及空隙现象

（1）早搏揭示慢频率依赖性束支、分支阻滞：窦性心律时，基本 QRS 波群呈完全性束支阻滞、分支阻滞图形，难以鉴别是永久性阻滞还是功能性阻滞所致。若早搏代偿间歇后第 1 个 QRS 波形恢复正常，则可明确该完全性束支阻滞、分支阻滞图形系功能性阻滞所致，即存在 3 相阻滞（图36-8）。

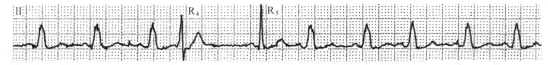

图 36-8　窦性心律不齐、高位室性早搏伴逆传心房（R_4）、3 相性完全性左束支阻滞

（2）房性早搏揭示束支内空隙现象：随着房性早搏 P′-R 间期的延长，其下传的 QRS 波群呈"正常形态→束支阻滞型→正常形态"或表现为"下传受阻→正常形态→束支阻滞型"规律（图 36-9）。

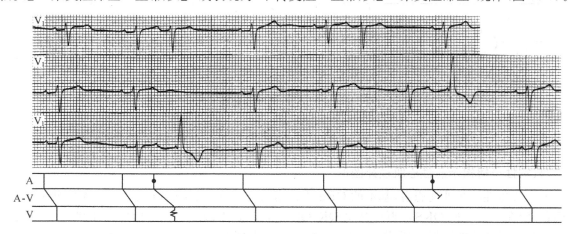

图 36-9　上、中、下三行 V_1 导联系同时不连续记录，显示频发房性早搏伴房室干扰现象（阻滞型、干扰性 P′-R 间期延长及心室内差异性传导）、房性早搏揭示右束支内空隙现象

八、早搏揭示频率依赖性房室旁道阻滞

小部分房室旁道的不应期相当长，可在 0.60～3.0s，称为慢旁道，由希-浦传导组织构成，是发生 3 相及 4 相阻滞的电生理基础。若心率增快时预激波形显现，而心率减慢时预激波形消失，则为旁道内 4 相阻滞；反之，若心率增快时预激波形消失，而心率减慢时预激波形显现，则为 3 相阻滞。若房性早搏下传心室时，出现 P′-R 间期缩短，有 δ 波，QRS 波群宽大畸形，符合预激波形的特征，而其他窦性 QRS 波形正常，则旁道存在 4 相阻滞（图 36-10）；反之，若房性早搏下传的 QRS 波形正

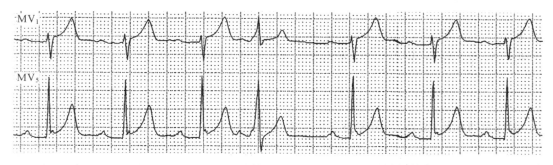

图 36-10　一度房室传导阻滞、房性早搏伴 A 型预激综合征、房室旁道 4 相性阻滞

常，而其他窦性 QRS 波形呈预激波形特征，则旁道存在 3 相阻滞。

九、室性早搏揭示窦性频率震荡现象

室性早搏对随后的窦性频率存在着两种不同的影响：①窦性频率双相涨落式的变化，即室性早搏后，窦性频率先加速，随后出现减速现象，称为窦性心律（或窦性频率）震荡现象，见于正常人及心肌梗死后猝死的低危患者（图 36-11）；②窦性频率震荡现象较弱或消失，即室性早搏前后窦性频率无明显变化，见于心肌梗死后猝死的高危患者。室性早搏后窦性频率震荡现象，是近年来预测心肌梗死后猝死的高危指标，具有较高的价值。

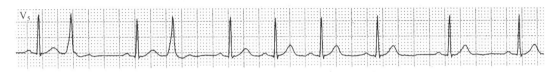

图 36-11　室性早搏揭示窦性频率震荡现象

第二节　两种心电现象的并存与掩盖

一、双心室肥大图形的并存与掩盖

正常右心室壁的厚度只有左心室壁厚度的 1/3 左右，若右心室仅有轻度肥厚，则左心室的除极电势依然占有优势，QRS 环综合向量的改变就不明显；只有当右心室壁的肥厚程度相当显著时，才会改变 QRS 环综合向量的方向和大小，从而使心电图的图形出现变化。因此，当双心室肥大时，心电图上可有以下 4 种表现：

（1）近似于正常心电图的表现：左、右心室所产生的向量互相抵消，导致 QRS 波群电压、电轴及波形近似于正常心电图，或仅有 QRS 波群时间轻度增宽伴切迹或非特异性轻度 ST-T 改变。

（2）仅显示左心室肥大图形，而右心室肥大图形被掩盖：因左心室壁本来就较右心室壁厚 2/3 左右，故轻度右心室肥大在心电图上难以显现。

（3）仅显示右心室肥大图形，而左心室肥大图形被掩盖：当右心室显著肥大时，改变了 QRS 环综合向量的方向和大小，心电图上仅显示右心室肥大图形，而左心室肥大图形被掩盖，但可伴有 QRS 波群时间轻度增宽。

（4）同时显示双心室肥大图形：①右胸导联（V_3R、V_1、V_2）显示右心室肥大图形特征，而左胸导联（V_5、V_6）显示左心室肥大图形特征；②有明确的左心室肥大的心电图特征，同时伴电轴右偏＞＋110°或出现肺型 P 波（系右心房肥大所致）（图 36-12）；③有明确的右心室肥大的心电图特征，同时伴电轴左偏或 V_3 导联 R＋S＞6.0mV（R/S≈1）或男性 $R_{aVL}+S_{V_3}$＞2.8mV、女性 $R_{aVL}+S_{V_3}$＞2.0mV。

二、心室肥大与束支阻滞图形的并存与掩盖

（1）左束支阻滞合并左心室肥大：左束支阻滞时，早期的心室除极由右束支所支配的右侧室间隔、右心室游离壁首先除极，尔后除极波通过室间隔从右向左传播。由于心室除极顺序异常，导致 QRS 向量环的幅度和方向都发生变化，原有的左心室肥大诊断标准不再适用。Klein 等提出在左束支阻滞时使用 $S_{V_2}+R_{V_5}$＞4.5mV 标准，诊断左心室肥大的敏感性为 86%，特异性为 100%。此外，QRS 波群时间＞0.16s 伴左心房肥大（二尖瓣型 P 波）也强烈支持合并左心室肥大。国内有学者提出 S_{V_3}＞2.7mV，$S_{V_3}+R_{V_6}$＞4.3mV，S_{V_3}＞S_{V_2}、R_{V_6}＞R_{V_5}、QRS 波群时间＞0.15s，提示合并左心室肥大。

（2）左束支阻滞合并右心室肥大：左束支阻滞时，轻、中度右心室肥大所产生的向右向前向量常

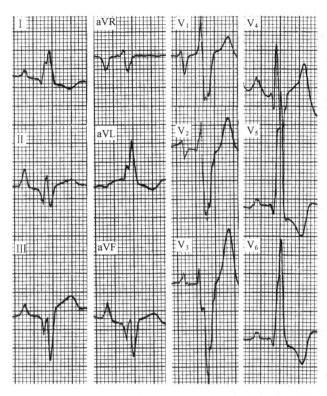

图 36-12　扩张型心肌病患者出现右心房肥大、V_1 Ptf 绝对值增大、左心室肥大伴劳损
（提示双心室肥大）、不定型心室内传导阻滞、下壁异常 Q 波及前壁 r 波振幅逆递增

被左侧室间隔、左心室游离壁除极所产生的向左向后向量所抵消，心电图上很难判断是否合并右心室肥大。若出现电轴右偏，V_5、V_6 导联出现 S 波，可能是合并右心室肥大的征象；若同时伴有肺型 P 波，则提示合并右心室肥大。

（3）右束支阻滞合并左心室肥大：右束支阻滞时，左心室除极顺序正常，随着左心室除极接近完成，右侧室间隔和游离壁才开始除极，表现为 QRS 终末 S 波或 R 波宽钝挫折，多数病例左胸导联（V_5、V_6）R 波振幅有所降低，故原有的左心室肥大诊断标准仍可适用，只是敏感性降低了。

（4）右束支阻滞合并右心室肥大：右束支阻滞时，若 V_1 导联 R′ 振幅＞1.5mV，V_5 导联 S 波增深，电轴右偏，则合并右心室肥大的可靠性达 90% 以上。

三、束支或分支阻滞与心肌梗死图形的并存与掩盖

1. 右束支阻滞合并心肌梗死时图形的并存与掩盖

右束支阻滞合并心肌梗死时，两者图形能同时显示。因右束支阻滞的初始除极向量与正常一致，仅终末向量出现传导延缓，表现为终末 S 波或 R 波宽钝挫折；而心肌梗死时，则主要影响初始向量，表现为宽而深的 Q 波，故两者能分别显示出来（图 36-13）。

2. 左束支阻滞合并心肌梗死时图形的并存与掩盖

左束支阻滞时，心室初始除极向量就已发生变化，而心肌梗死也影响 QRS 初始向量，故左心室各部出现心肌梗死时，相应的导联不会出现异常 Q 波，往往被左束支阻滞所掩盖，给心肌梗死的诊断带来困难，但这又是一个对治疗、预后都非常重要的问题。若有以下心电图表现，则可考虑左束支阻滞合并心肌梗死，但必须结合临床及心肌酶谱、肌钙蛋白检测，ST-T 改变的导联具有定位诊断价值。

（1）ST-T 改变方向与 QRS 主波方向一致：左束支阻滞时，继发性 ST-T 改变明显，即 ST-T 方

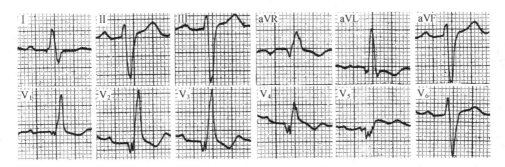

图 36-13　陈旧性前间壁及前壁心肌梗死、完全性右束支阻滞、左前分支阻滞、
一度左后分支阻滞（P-R 间期 0.23s）、高侧壁轻度 T 波改变、右心室肥大待排

向与 QRS 主波方向相反。若左胸导联（V₅、V₆）出现 ST 段抬高，不论其后是否继以 T 波倒置，都是诊断合并急性左心室前壁心肌梗死的一项可靠指标；若右胸导联（V₁、V₂）出现 ST 段压低、T 波倒置或 ST 段抬高超过 0.8mV 或超过同导联 1/2T 波振幅或超过 S 波的深度，可考虑合并前间壁急性心肌梗死；若下壁导联 QRS 波群以 R 波为主时，出现 ST 段抬高伴冠状 T 波，则可考虑合并下壁急性心肌梗死。

（2）ST-T 出现动态演变：上述 ST-T 改变在几天之内有着符合急性心肌梗死的动态演变，则诊断意义更为明确，更有价值。

（3）左侧导联（Ⅰ、aVL、V₅、V₆）出现 q 波或 Q 波，呈 qR 或 QR 型，提示合并室间隔心肌梗死，但需结合 ST-T 改变及临床病史和心肌酶谱检测（图 36-14）。

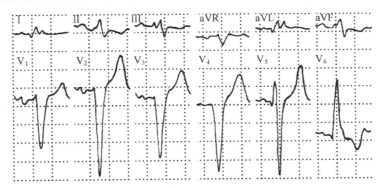

图 36-14　男性，74 岁，临床诊断：冠心病。V₃、V₄ 导联定准电压 5mm/1mV。显示完全性左束支阻滞、提示室间隔及前壁陈旧性心肌梗死（Ⅰ、aVL、V₅、V₆ 导联出现 q 波或 Q 波，V₂、V₃ 导联 r 波振幅逆递增，V₄ 导联呈 QS 型）

（4）从右到左各胸前导联的 r 波或 R 波振幅呈逆递增或消失，左胸导联（V₅、V₆）出现粗钝的 S 波，可考虑合并前侧壁心肌梗死（图 36-15）；若伴有 ST 段抬高，则能明确诊断之。

（5）下壁导联出现 Q 波或呈 QS 型，提示合并下壁心肌梗死。单纯的左束支阻滞，有时Ⅲ、aVF 导联可出现 QS 型或 qR 型，如Ⅱ导联同时出现 q 波或 Q 波，则可明确地诊断合并下壁梗死。

3. 左前分支阻滞合并下壁心肌梗死的诊断：左前分支阻滞合并下壁心肌梗死并不少见。两者均表现为显著的电轴左偏。确定两者并存是临床心电学诊断上的一个难题。出现下列情况之一者，可提示两者并存：①先有下壁心肌梗死，Ⅲ导联 QRS 波群呈 QS 型、aVF 导联呈 QR 型、Ⅱ导联呈 qR 型；发生左前分支阻滞后，Ⅲ导联 QS 波增深，电轴左偏程度加重，Ⅱ、aVF 导联可转为 QS 型或Ⅱ导联转为 rS 型。②先有左前分支阻滞，发生下壁心肌梗死后，Ⅱ、Ⅲ、aVF 导联 r 波消失转为 QS 型。③Ⅱ、Ⅲ、aVF 导联呈 qrS 型，S_Ⅲ＞S_Ⅱ，电轴＞－30°。

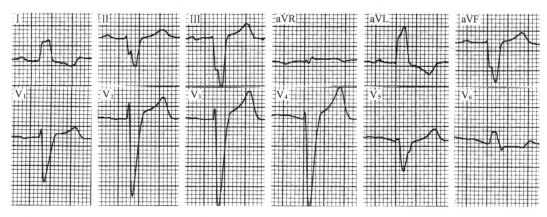

图 36-15　男性,80 岁,冠心病患者,陈旧性心肌梗死,$V_1 \sim V_6$ 导联定准电压 5mm/1mV。显示
完全性左束支阻滞伴电轴左偏、一度右束支阻滞(P-R 间期 0.22s)、心房低电压、前侧
壁 r 波振幅呈逆递增及 V_5、V_6 导联出现粗钝的 S 波,提示前侧壁陈旧性心肌梗死

四、预激综合征合并心肌梗死、束支阻滞、房室传导阻滞时的图形并存与掩盖

由于窦性或房性冲动经房室旁道下传提前激动一部分心室肌,所以改变了心室除极的初始向量。当预激综合征合并心肌梗死、束支阻滞、房室传导阻滞时,则后者的波形往往被预激波形所掩盖,偶尔两者的波形能同时显现。

1. 预激综合征合并心肌梗死的诊断

由于预激综合征改变了心室除极的初始向量,易出现假性异常 Q 波或掩盖异常 Q 波。若"δ"波呈负向,则酷似异常 Q 波;若"δ"波正向,则掩盖原本存在的异常 Q 波,给心肌梗死的诊断带来困惑。以下 3 点可提示或疑有预激综合征合并急性心肌梗死:①以 R 波为主导联出现 ST 段抬高(图 36-16);②以 S 波为主导联出现倒置或深尖的 T 波;③ST-T 有动态演变。急性损伤性 ST-T 动态演变(具有定位意义)、结合临床症状、心肌酶谱是确诊预激综合征合并急性心肌梗死的主要依据。对合并陈旧性心肌梗死的定位诊断只有消除"δ"波或诱发顺向型折返性心动过速时,方能明确诊断。

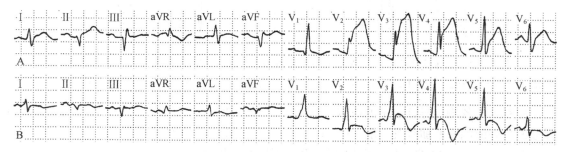

图 36-16　图 A 显示完全性右束支阻滞、前间壁及前侧壁超急性期心肌梗死;图 B 系第 2 天
记录,显示 A 型预激综合征并存右束支阻滞、前间壁及前侧壁急性心肌梗死(引自林毓群)

2. 预激综合征合并束支阻滞的诊断

预激综合征是否掩盖束支阻滞图形,主要取决于预激的部位是否在束支阻滞的区域内。若预激的部位与束支阻滞的区域相当,则束支阻滞图形被掩盖而仅显示预激图形,如 B 型预激综合征掩盖右束支阻滞图形、A 型预激综合征掩盖左束支阻滞图形;反之,若预激的部位在束支阻滞的对侧,则两者图形能同时显示,如 A 型预激综合征伴右束支阻滞(图 36-17)、B 型预激综合征伴左束支阻滞。而 B 型预激综合征与右束支阻滞两者图形并存(图 36-18),则十分罕见,仅见于 Ebstein 畸

形,可能与下列因素有关:①Ebstein 畸形出现的右束支阻滞,是由于右心室心房化部分传导障碍所致,阻滞部位发生在右束支较少分支、右心室心肌内而不是右束支主干,预激波不能到达或全部提前除极阻滞区内的心肌;②房室旁道终止于右束支阻滞区的近端或偏离右束支主干过远,如终止于右心室后壁。

随着心脏电生理及导管射频消融术的进展,认为显性预激综合征的 P-J 间期>0.27s 时,大多数合并束支阻滞。因束支阻滞的 P-J 间期等于房室结传导时间+希-浦系传导时间+束支阻滞部位的心室终末除极时间,一般均>0.27s;而预激综合征合并束支阻滞的 P-J 间期等于旁道传导时间+希-浦系传导时间+束支阻滞部位的心室终末除极时间。两者相比,后者的 P-J 间期较前者略短,当旁道下传的时间和心室间及心室内传导时间的总和≥房室结传导时间与心室间及心室内传导时间的总和时,束支阻滞图形不会被掩盖,此时 P-J 间期延长>0.27s。此外,由于 P-J 间期包括 P-δ(R)间期和 QRS 波群时间之和,故预激综合征 P-J 间期>0.27s 时,除了合并束支阻滞外,还可以是房室旁道存在一度阻滞或同时伴有正道一度、三度阻滞。当然,当 P-J 间期<0.27s 时,也不能排除预激综合征合并束支阻滞的可能。

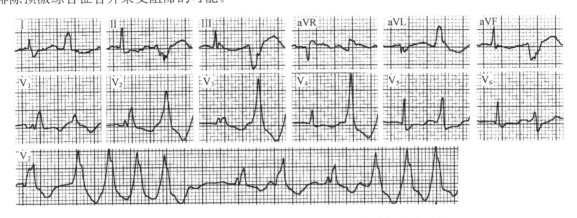

图 36-17　V_1～V_6 导联定准电压 5mm/1mV,显示心房颤动伴
快速的心室率、完全性右束支阻滞、间歇性 A 型预激综合征

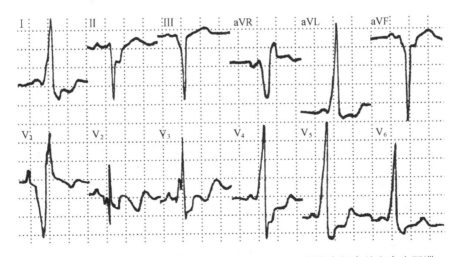

图 36-18　Ebstein 畸形患者,显示右心房肥大、B 型预激综合征合并右束支阻滞

消除预激"δ"波的方法:由于预激的存在,给心肌梗死、束支阻滞的诊断带来困惑,有必要采取一些措施来消除预激"δ"波,使原来并存的心电异常改变得以显露。主要采用兴奋交感神经加速正道传导或用药物抑制旁道传导或食道调搏使预激减轻或消除:①运动试验(疑有合并急性心肌梗死

时禁用）；②阿托品试验，1mg 静脉推注；③吸入亚硝酸异戊酯；④胺碘酮、普鲁帕酮也能延长旁道不应期；⑤食道调搏消除"δ"波成功率可达 80％；⑥诱发顺向型房室折返性心动过速来显示并存的心电异常。

　　3. 预激综合征合并房室传导阻滞

　　激动经房室旁道下传可掩盖房室正道存在的传导阻滞，心电图出现下列改变，可提示合并房室传导阻滞。

　　（1）合并一度房室传导阻滞：窦性心律时，QRS 波群呈完全性预激波形，P-J 间期＞0.27s。

　　（2）合并二度房室传导阻滞：窦性心律时，QRS 波群呈完全性预激波形与部分性预激波形交替性或间歇性出现。

　　（3）合并三度房室传导阻滞：①窦性心律时，QRS 波群呈完全性预激波形，P-J 间期＞0.27s；②心房颤动、心房扑动时，QRS 波群呈完全性预激波形；③心房颤动时，不规则 R-R 间期的 QRS 波群呈完全性预激波形，而延迟出现、规则 R-R 间期的 QRS 波形正常（图 36-19）。

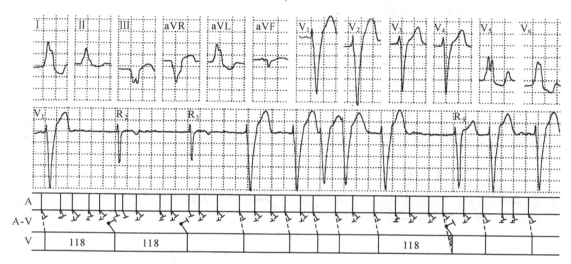

图 36-19　常规心电图显示完全性 B 型预激综合征，长 V₁ 导联显示心房颤动伴缓慢的心室率、
房室交接性逸搏（R₂、R₃）、室性融合波（R₉）、房室正道三度传导阻滞、完全性 B 型预激综合征

　　（4）旁道一度阻滞合并一度房室传导阻滞：窦性心律时，P-δ(R) 间期＞0.12s，QRS 波群呈完全性预激波形，P-J 间期＞0.27s，但需排除 Mahaim 纤维预激（图 36-20）。

　　（5）旁道一度阻滞合并二度房室传导阻滞：窦性心律时，P-δ(R) 间期＞0.12s，QRS 波群呈完全性预激波形与部分性预激波形交替性或间歇性出现。

　　（6）旁道一度阻滞合并三度房室传导阻滞：窦性心律时，P-δ(R) 间期＞0.12s，QRS 波群呈完全性预激波形，P-J 间期＞0.27s，与旁道一度阻滞合并一度房室传导阻滞的心电图表现一致，两者较难鉴别。

　　（7）旁道文氏型阻滞合并三度房室传导阻滞：窦性心律时，P-δ(R) 间期逐渐延长，直至 P 波受阻 QRS 波群脱漏，下传的 QRS 波群呈完全性预激波形。

　　（8）旁道二度Ⅱ型阻滞合并二度～几乎完全性房室传导阻滞：窦性心律时，P-δ(R) 间期固定，间歇出现 P 波受阻 QRS 波群脱漏，下传的 QRS 波群呈完全性预激波形，部分 P-R 间期正常或延长，QRS 波群由正道下传，无 δ 波（图 36-21）。

　　（9）旁道二度Ⅱ型阻滞合并三度房室传导阻滞：窦性心律时，P-δ(R) 间期固定，间歇出现 P 波受阻 QRS 波群脱漏，下传的 QRS 波群呈完全性预激波形（图 36-22）。

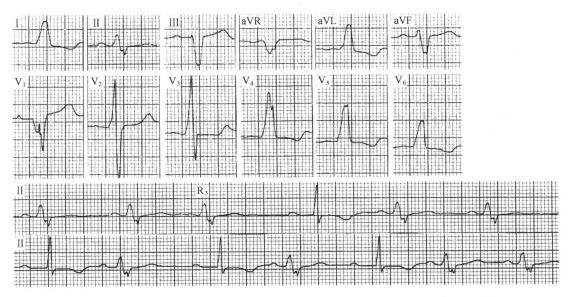

图 36-20 常规心电图显示完全性 B 型预激综合征、房室旁道一度阻滞(P-δ 间期 0.18s);长 II 导联连续记录,显示窦性心律不齐、房性早搏(上行 R₃)、一度房室传导阻滞、间歇性完全性 B 型预激综合征、房室旁道一度阻滞、房室正道蝉联现象、T 波改变

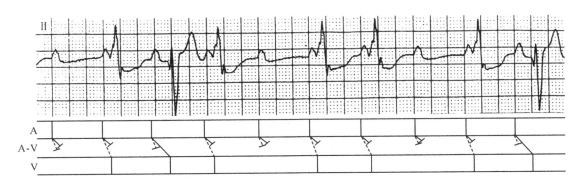

图 36-21 窦性心动过速、房室正道几乎完全性传导阻滞伴 3 相超常期传导、完全性预激综合征、房室旁道二度 II 型阻滞呈 2∶1～3∶2 传导

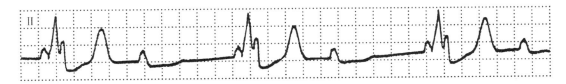

图 36-22 窦性心动过缓、房室正道三度传导阻滞、旁道二度阻滞呈 2∶1 传导、完全性预激综合征

4. 预激综合征时,P-δ(R)间期＞0.12s 的机制

预激综合征时,P-δ(R)间期＞0.12s 有 3 种可能:①心房内时间传导延长,表现为 P 波时间增宽或双峰切迹;②房室旁道传导时间延长,即旁道存在一度阻滞,为慢旁道下传;③Mahaim 纤维预激,目前认为 Mahaim 纤维实际上绝大多数起源于右心房,止于右束支远端或附近心肌的房室慢旁道。

五、缺血性 ST-T 改变掩盖变异型心绞痛的图形

缺血性 ST-T 改变,表现为以 R 波为主导联 ST 段呈水平型或下垂型压低,T 波倒置或呈冠状

T波,而变异型心绞痛发作时,则表现为痉挛冠状动脉所支配的相应部位出现 ST 段抬高,T 波直立高大。因此,患者若原本就有缺血性 ST-T 改变,再并发变异型心绞痛,就有可能出现 ST-T 恢复正常呈"伪善性"改变或者出现 ST 段压低程度反而减轻,T 波由深倒变为浅倒、低平,或者出现 ST 段轻度抬高、T 波恢复正常。必须结合临床及以前的心电图片子,加以综合判断,切勿被"伪善性"ST-T 改变所迷惑。

六、早复极综合征掩盖心绞痛发作时缺血性 ST-T 改变

早复极综合征表现为以 R 波为主导联 J 点抬高、ST 段呈凹面向上型抬高 0.1～0.4mV 伴 T 波高耸,故心绞痛发作时,其 ST-T 呈缺血性改变时,往往被掩盖或被误诊为变异型心绞痛,值得关注。

第三十七章

窦性、房性二联律的诊断与鉴别诊断

若两个形态一致的窦性P波接连出现形成联律,其后伴有一较长的间歇,即P-P间期呈短、长有规律地交替出现,则称为窦性二联律;若两个P波形态不一致或两个P波形态一致但呈逆行P⁻波且P⁻-R间期≥0.12s,则称为房性二联律。窦性二联律临床上并不少见,因无窦性基本周期作比较,明确诊断有时较困难。现对窦性二联律、房性二联律的心电图诊断与鉴别诊断作一探讨。

一、窦性二联律的类型及心电图特征

(1)窦性早搏二联律:提早出现的P′波形态与窦性P波一致,P′-P间期等于窦性P-P间期,即呈等周期代偿(图37-1)。

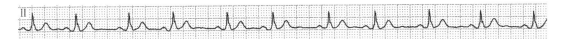

图37-1　窦性早搏二联律

(2)窦房结内两个节律点交替地发放激动:多见于窦性并行心律,其提早出现的P′形态与窦性P波一致,呈等周期代偿,P′波的偶联间期不等,两异位搏动相等或能测得最大公约数(图37-2)。

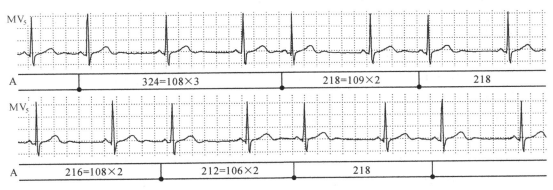

图37-2　MV₅导联连续记录,显示并行性窦性早搏二联律

(3)窦房交接性早搏二联律:提早出现的P′波形态与窦性P波一致或略异,可呈等周期、次等周期代偿或不完全代偿间歇(图37-3)。

(4)窦房交接区隐匿性早搏三联律:需同时存在窦房交接区显性早搏作为佐证,其较长的P-P间期等于夹有窦房交接区显性早搏的P-P间期。

(5)3∶2窦房文氏现象:P波形态一致,按照Schamroth的意见,如果窦性二联律消失时所显现的窦性心律的P-P间期与二联律时的长P-P间期相等,则此二联律为窦性早搏二联律;若小于二联律时的短P-P间期,则为3∶2窦房文氏现象。

(6)3∶2二度Ⅱ型窦房传导阻滞:P波形态一致,长P-P间期为短P-P间期的2倍(图37-4)。

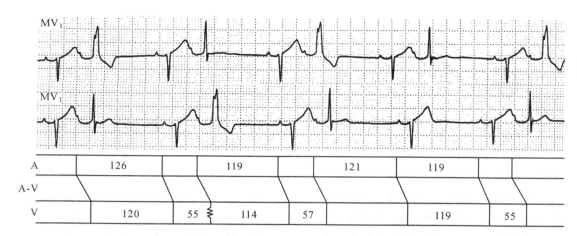

图 37-3　上、下两行系 MV₁ 导联同时不连续记录,显示窦房交接性早搏
二联律伴交替性右束支阻滞型和左中隔支阻滞型心室内差异性传导

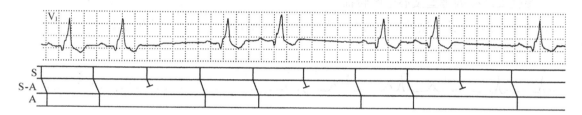

图 37-4　陈旧性前间壁心肌梗死患者。V₁ 导联显示 3:2 二度 II 型窦房传导阻滞、
完全性右束支阻滞、前间壁异常 Q 波(符合陈旧性前间壁心肌梗死)

(7)窦房交接区快、慢径路交替性传导:P 波形态一致,窦性二联律时长、短 P-P 间期之和为二联律消失时所显现的窦性心律基本 P-P 间期的 2 倍。经快径路传导,出现短 P-P 间期;由慢径路传导,则出现长 P-P 间期。需与舒张晚期房性早搏二联律相鉴别。因后者亦可出现完全性代偿间歇,但其提早出现的 P′波形态与窦性 P 波不一致,可资鉴别(图 25-2)。

(8)窦性心律不齐:P 波形态一致或略异,P-P 间期虽然长、短交替出现,但各自 P-P 间期长短不一,不能用上述心律失常进行解释;若与呼吸周期有关,则屏气后,其 P-P 间期转为规则。

(9)交替性窦性停搏:有时与窦性心律显著不齐较难鉴别。一般说来,窦性停搏的长 P-P 间期>1.80~2.0s(夜间为 2.0s)或大于短 P-P 间期的 1.5 倍。

(10)房室结快、慢径路交替性传导伴隐匿性结-窦逆传引起假性的窦性停搏:长 P-P 间期的出现始终发生在长 P-R 间期之后,应考虑窦性激动由房室结内慢径路下传的同时又循快径路逆传经心房内传导组织、结间束至窦房结,使其节律重整引起长 P-P 间期。既然由快径路逆传的冲动经心房内传导组织传至窦房结,为何未使心房肌除极出现逆行 P⁻波,可能与心房肌不应期异常延长有关(图 37-5)。

二、房性二联律的类型及心电图特征

(1)房性早搏二联律:最常见,提早出现的 P′波形态异于窦性 P 波,代偿间歇不完全。但当房性早搏的起搏点位于窦房结附近时,其 P′波形态可与窦性 P 波相似,但其后回归周期仍稍长于 1 个窦性 P-P 间期。

(2)阻滞型房性早搏三联律:提早出现的 P′波隐藏在前一激动的 T 波之中,形成假性房性二联律,需仔细辨认 T 波形态(图 37-6)。

(3)房性异位节律(房性逸搏心律、加速的房性逸搏心律、阵发性房性心动过速)伴 3:2 外出阻

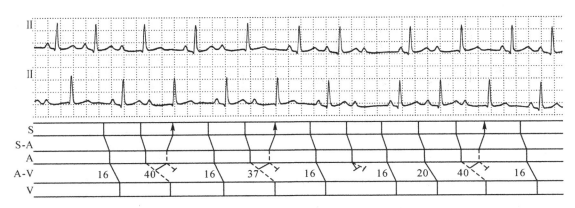

图 37-5　Ⅱ导联连续记录,显示窦性心动过速(100～103 次/min)、房室
结双径路传导(大多呈交替性传导,快径路有时呈 3∶2 文氏现象)、与慢
径路传导有关的窦性二联律,考虑隐匿性结-窦逆传引起假性的窦性停搏

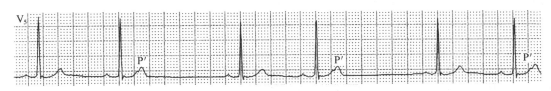

图 37-6　阻滞型房性早搏三联律形成假性的房性二联律

滞:该异位节律的 P′波形态只有呈逆行 P⁻波,且 P⁻-R 间期≥0.12s,P⁻-P⁻ 间期呈短、长交替出现
时,方可诊断;否则,与窦性 P 波无法区别。若长 P⁻-P⁻ 间期小于短 P⁻-P⁻ 间期的 2 倍,则为 3∶2
外出文氏现象(图37-7);若长 P⁻-P⁻ 间期等于短 P⁻-P⁻ 间期的 2 倍,则为 3∶2 二度Ⅱ型外出阻滞。

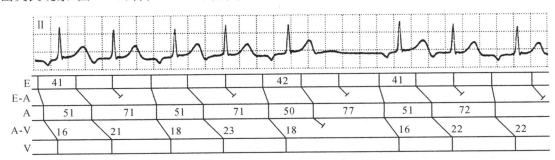

图 37-7　房性心动过速伴异-肌交接区外出 3∶2 文氏现象(P⁻-P⁻0.50～0.51s、
0.71～0.77s 短长交替出现,频率 143～146 次/min)、不典型的房室文氏现象

　　(4)房室交接性早搏伴逆传心房二联律:每隔 1 个窦性搏动提早出现 1 次 P⁻-QRS-T 波群,其
P⁻-R 间期<0.12s,或每隔 1 个窦性搏动提早出现 1 次 QRS-P⁻-T 波群,其 R-P⁻ 间期<0.16s;呈
完全或不完全性代偿间歇,这取决于 P⁻ 波激动有无逆传窦房结使其节律重整。
　　(5)房室交接性节律(房室交接性逸搏心律、加速的房室交接性逸搏心律、阵发性房室交接性心
动过速)伴 3∶2 外出阻滞:若逆行 P⁻ 波位于 QRS 波群之前,则其 P⁻-R 间期<0.12s;若逆行 P⁻
波位于 QRS 波群之后,则其 R-P⁻ 间期<0.16s;P⁻-P⁻ 间期呈短、长交替出现;QRS 波形正常或呈
束支阻滞图形或伴心室内差异性传导。若长 P⁻-P⁻ 间期小于短 P⁻-P⁻ 间期的 2 倍,则为 3∶2 外
出文氏现象(图37-8);若长 P⁻-P⁻ 间期等于短 P⁻-P⁻ 间期的 2 倍,则为 3∶2 外出二度Ⅱ型阻滞。
　　(6)室性早搏伴逆传心房二联律:每隔 1 个窦性搏动提早出现 1 次 QRS′-P⁻-T 波群,其 R′-P⁻
间期<0.20s,若 R′-P⁻ 间期>0.20s,则表明存在室房逆传一度阻滞;呈完全或不完全性代偿间歇,

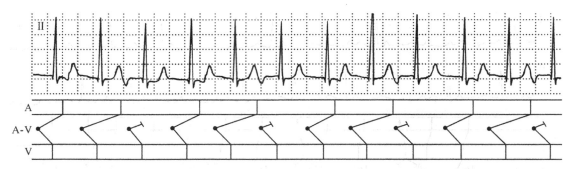

图 37-8   房室交接性心动过速(100 次/min)伴逆传 3 : 2 文氏现象或结-房逆传双径路

这取决于 P⁻波激动有无逆传窦房结使其节律重整。

(7)室性节律(室性逸搏心律、加速的室性逸搏心律、阵发性室性心动过速)伴 3 : 2 外出阻滞:每个宽大畸形 QRS-T 波群后均跟随逆行 P⁻波,R′-R′间期或 P⁻-P⁻间期呈短、长交替出现。若长 R′-R′(P⁻-P⁻)间期小于短 R′-R′(P⁻-P⁻)间期的 2 倍,则为 3 : 2 外出文氏现象;若长 R′-R′(P⁻-P⁻)间期等于短 R′-R′(P⁻-P⁻)间期的 2 倍,则为 3 : 2 外出二度Ⅱ型阻滞。

三、诊断窦性、房性二联律的关键点

(1)识别提早出现 P′波形态与窦性 P 波是否一致:最好能同时做食道心电图以利于 P 波形态的识别。若 P′波形态异于窦性 P 波,则为房性早搏二联律;若 P′波形态与窦性 P 波形态一致或相似,则要根据回归周期,即 P′-P 间期与窦性基本周期的关系加以分析。

(2)确定窦性基本周期:房性二联律时是无法确定窦性基本周期的,只有二联律消失出现窦性节律或连续出现 2 次窦性搏动,才可以确定窦性基本周期。可嘱患者静卧片刻或做吸气、屏气动作观察二联律有无消失,或做动态心电图观察。

四、窦性、房性二联律鉴别诊断流程

(1)若 P′波异于窦性 P 波,则为房性早搏二联律。

(2)若 P′波为逆行 P⁻波,P⁻-R 间期<0.12s 或 R-P⁻间期<0.16s,则为房室交接性早搏二联律。

(3)若 P′波与窦性 P 波一致或相似,则根据回归周期的长短加以确定:①呈等周期代偿,为窦性早搏二联律;②呈次等周期代偿,为窦房交接性早搏二联律;③P′-P 与 P-P′间期之和等于窦性 P-P 间期的 2 倍,为窦房交接区快、慢径路交替性传导;④窦性二联律消失时所显现的窦性 P-P 间期小于二联律时的短 P-P 间期,为 3 : 2 窦房文氏现象;⑤长 P-P 间期为短 P-P 间期的 2 倍,为 3 : 2 二度Ⅱ型窦房传导阻滞;⑥P-P′、P′-P 间期均不规则,为窦房结内两个起搏点交替性发放冲动或窦性心律不齐所致。

(4)若 P′波均为逆行 P⁻波,则根据 P⁻-R 间期的长短加以确定:①P⁻-R 间期≥0.12s,为房性异位节律(起源于心房下部)伴 3 : 2 外出阻滞;②P⁻-R 间期<0.12s,为房室交接区异位节律伴 3 : 2 外出阻滞。

第三十八章

解读起搏心电图

第一节 概 述

随着临床安装功能复杂起搏器的日益增多,起搏心电图也愈来愈复杂多变。如何准确地阅读、分析这类起搏心电图已成为心电学诊断的新问题。分析起搏心电图的目的在于了解起搏器的工作方式、功能状况及起搏效果,及时发现起搏器功能异常和起搏源性心律失常,为临床进一步处理提供依据。

一、起搏心电图分析的内容

分析起搏心电图主要包括两项内容:

(1)自身主导心律及其存在的异常心电图:起搏器主要用于治疗心电衰竭引起的缓慢性心律失常(如病窦综合征、双结病、高度~三度房室传导阻滞、三分支阻滞、心房颤动伴长 R-R 间歇等)和心电紊乱引起的部分快速性心律失常(如阵发性心房颤动、安装 ICD 起搏器自动除颤复律)及部分非心电性心脏病(如肥厚梗阻型心肌病、神经介导性晕厥、顽固性心力衰竭等)。故分析起搏心电图先要判定自身主导心律是窦性还是心房颤动,再分析有无窦性停搏、窦房传导阻滞、房室传导阻滞、束支与分支阻滞、早搏及房室肥大、异常 Q 波等。

(2)根据起搏心电图的特征,结合起搏器类型、功能及所设置的参数来判断起搏器的起搏功能、感知功能是否正常及有无起搏源性心律失常。

二、起搏器的编码及其意义

为了统一对起搏器性能的识别,1987 年北美心脏起搏电生理学会和英国心脏起搏电生理组织制订了 NBG 起搏器编码(表 38-1)。

表 38-1　NBG 起搏器编码序号和字母含义

I 起搏心腔	II 感知心腔	III 感知后反应方式	IV 程控遥测频率应答	V 抗心动过速
A 心房起搏	A 心房感知	I 感知后抑制	P 单一程控	P 抗心动过速
V 心室起搏	V 心室感知	T 感知后触发	M 多项程控	S 电击
D 心房心室顺序起搏	D 心房心室双腔感知	D 触发+抑制	C 遥测	D 抗心动过速+电击
O 不起搏	O 不感知	O 无	O 无	O 无
S 特定的心房 或心室起搏	S 特定的心房 或心室感知		R 频率应答	

根据起搏器编码,可以了解起搏器的功能和类型,如 AAI 为心房起搏、心房感知、P 波抑制型;VVIR 为心室起搏、心室感知、R 波抑制型、频率应答;DDD 为房室顺序起搏、房室双腔感知、P 波与

R波抑制型。

三、起搏器的类型

（1）单腔起搏器：AAI（起搏电极放置在右心耳）和VVI（起搏电极放置在右心室心尖部）。

（2）双腔起搏器：DDD（心房起搏电极放置在右心耳，心室起搏电极放置在右心室心尖部，进行房室顺序起搏）。

（3）三腔起搏器：分为左心房＋右心房＋右心室的三腔起搏（治疗和预防心房颤动）和右心房＋右心室＋左心室的三腔起搏（治疗顽固性心力衰竭）。

（4）四腔起搏器：双心房＋双心室起搏（治疗心力衰竭伴阵发性心房颤动）。

四、起搏心电图常用的术语

（1）起搏信号：由脉冲发生器发出的铁钉样刺激信号，其振幅高低取决于起搏电极的类型、电极间距、起搏输出能量和记录的导联，如单极起搏、输出能量较高均使脉冲信号高大，而双极起搏、输出能量较低，可使脉冲信号低小。通常在Ⅱ导联最为清楚。

（2）起搏周期：指连续2次起搏信号的间距，与设定的起搏频率一致（具有频率应答功能者除外）。

（3）起搏逸搏周期：指自身心电活动P波或QRS波群与其后的起搏信号的间距。与起搏周期相等或略长，后者与感知并非发生在QRS波群起始处、自身心电活动到达感知电极所在的位置约需0.05s或开启频率滞后功能有关。

（4）滞后功能：起搏逸搏周期长于起搏周期者称为负滞后（图38-1），目的是尽可能发挥自身心律的作用，预防起搏器综合征和节约电能，但会造成起搏心律不齐，易误认为起搏功能异常；起搏逸搏周期短于起搏周期者称为正滞后；两者相等时，则未开启滞后功能（图38-2）。

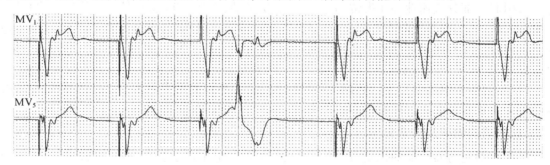

图38-1 MV₁、MV₅导联显示VVI起搏心律伴逆传心房、室性早搏伴逆传心房、开启负滞后功能

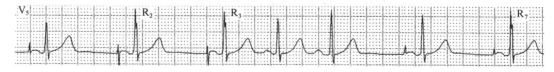

图38-2 成对房性早搏、DDD起搏器以AAI及DDD伴伪室性融合波（R₂、R₃、R₇）模式工作、未开启滞后功能

（5）有效起搏与起搏功能不良：凡是落在心房、心室不应期以外的起搏信号都能带动心房、心室除极产生相应的P'波或R'波称为有效起搏，标志着起搏功能正常。若起搏信号部分或全部不能带动心房、心室除极产生P'波或R'波，则为起搏功能不良或障碍（图38-3、图38-4）。

（6）感知功能与起搏器节律重整：起搏器能够对自身心电活动进行识别和认知，并能停止发放起搏脉冲，直至在预设的起搏逸搏周期后又能按原有的起搏频率发放起搏脉冲，称为感知功能。这种感知功能使起搏器具有按需性，防止与自身节律发生竞争现象。起搏器感知自身心电活动后能

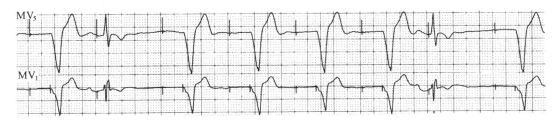

图 38-3　扩张型心肌病患者,植入 DDD 起搏器 7 年。MV_5、MV_1(定准电压 5mm/1mV)导联同步记录,显示窦性夺获伴 P-R 间期延长(0.26s),提示 3 相性一度房室传导阻滞、窦性停搏、DDD 起搏器,心房感知及起搏功能障碍(未能感知窦性 P 波,心房起搏脉冲后未见 P′波),心房电极脱位? 不完全性右束支阻滞

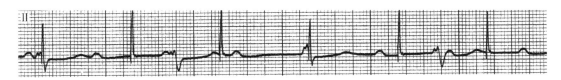

图 38-4　三度房室传导阻滞,植入 VVI 起搏器 8 年余。Ⅱ导联显示三度房室
传导阻滞、室性逸搏心律、VVI 起搏器,其感知及起搏功能障碍,提示电能耗竭

自动地抑制起搏器发放 1 次起搏脉冲,即以自身心电活动为起点,以原有的起搏周期发放下 1 次起搏脉冲,称为起搏器节律重整。起搏器节律重整现象是判断起搏器感知功能是否正常的依据。若自身心电活动能使起搏器节律重整,表明起搏器感知功能正常;否则,感知功能异常(图 38-5)。

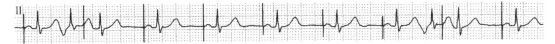

图 38-5　植入 AAI 起搏器 1 年余。Ⅱ导联显示 AAI 起搏心律、房性早搏并揭示感知功能不良

（7）感知灵敏度与感知功能不良(感知低下)及感知过度(感知过强):感知灵敏度是指感知器能够感知自身心电信号的最低振幅,如灵敏度设为 1mV,则≥1mV 的自身心电信号能被感知,所设定的数值愈小,其灵敏度就愈高。感知功能不良是指起搏器感知灵敏度设置不当、起搏电极部分游离心内膜等情况时,起搏器不能感知自身心电信号,仍按原有的起搏频率发放起搏脉冲,表现为固定型起搏,与自身节律发生竞争现象,易引发快速性心律失常。可通过下调感知灵敏度的数值来提高其灵敏度,可望恢复正常的感知功能。感知过度则表现为对振幅较低的肌电信号、电磁信号及 T 波等发生感知,出现起搏周期延长或暂停起搏,系感知灵敏度太高所致(设置的数值太低)。

（8）噪声反转:VVI 起搏器为了防止电磁干扰或其他心电信号干扰而导致起搏脉冲发放抑制,设置了噪声反转功能,即起搏器遇到连续而快速的干扰信号后,其不应期发生连续重整,直至启动噪声反转功能,此时,不论有无自身心搏出现,起搏器将以低限频率发放起搏脉冲,酷似起搏器感知功能不良。常见于心房颤动伴快速的心室率。当心室率减慢或其他干扰信号消除后,起搏器恢复按需型起搏(图 38-6)。

（9）融合波与伪融合波(重叠波):起搏器发放的冲动与自身节律发放的冲动各自控制一部分心肌而形成的心房或心室除极波称为房性或室性融合波,以后者较易识别。当起搏器发放冲动时,适逢其周围心肌刚被自身节律的冲动所激动,起搏信号重叠在自身的 P 波或 QRS 波群上,称为伪融合波(重叠波)(图 38-7)。

（10）频率奔放现象:若起搏频率较原设置频率增快(＞15 次/min),应考虑频率奔放现象。频率增快的形式可为渐增性或突增性,脉冲的频率在 120～800 次/min。若频率很快,心电图可见连

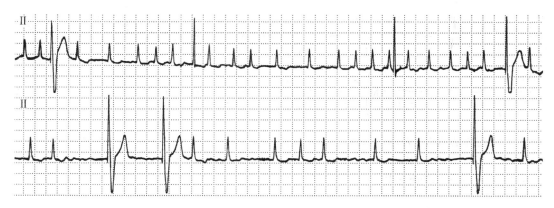

图 38-6　心房颤动患者植入 VVI 起搏器 2 年,起搏频率 60 次/min。上行显示
心房颤动伴快速心室率、VVI 起搏器开启噪声反转功能酷似起搏器感知功能不良;
下行系治疗数天后记录,显示心房颤动、心室率减慢后 VVI 起搏器恢复按需型起搏

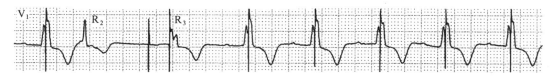

图 38-7　定准电压 5mm/1mV,显示完全性右束支阻滞、一度房室传导阻滞、室性早搏波形正常化(R_2)、
DDD 起搏器以 DDD 及 VDD 模式工作、室性融合波(R_3)、伪室性融合波、起搏器功能未见异常

续出现快速而无效脉冲,并出现自身心律;若频率较快,脉冲均能夺获心室,出现类似室性心动过速的心电图特征,可引起心力衰竭、心源性休克甚至猝死。见于电子元件失灵或电池耗竭时(图38-8)。

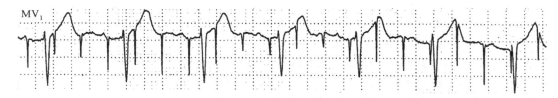

图 38-8　植入 VVI 起搏器 7 年余,起搏频率 50 次/min。显示窦性心律、VVI 起搏器的起搏与感知功能均异常
(起搏频率奔放现象,214 次/min,提示起搏器故障由电池耗竭所致)、一度房室传导阻滞(P-R 间期 0.26s)

(11)频率应答与频率回退:根据机体的需要,起搏器能模仿窦房结功能自动地增快或减慢起搏频率称为频率应答,分高限频率(运动时发放的最快频率)和低限频率(休息时最慢的起搏频率)。频率回退是指心房率 1:1 下传心室超过了所设定的高限频率时,便出现文氏型房室阻滞或 2:1、3:1 传导等,使心室率降至高限频率以下(图38-9)。

(12)频率平滑功能、睡眠频率及频率滞后搜索功能:频率平滑功能是指自身节律的频率突然增快或减慢时,DDD 起搏器的心室跟踪起搏周期就按前一起搏周期的某一百分率逐渐缩短或延长,但仍保持 1:1 跟踪,使心室起搏频率处于平稳的变化状态,以减少患者的不适(图38-10)。睡眠频率是指夜间起搏频率较白天明显减慢,以节约电能。频率滞后搜索功能是指在数次起搏之后,起搏周期自动延长,给予自身节律恢复跳动的机会。

(13)A-V 间期滞后搜索功能:分为正滞后搜索(程控的 A-V 间期值+程控的正滞后值)、负滞后搜索(程控的 A-V 间期值-程控的正滞后值)。前者若在 A-V 间期内感知到 1 个自身心室事件(不感知室性早搏),A-V 间期将自动延长 1 次(图38-11);若未感知到自身心室事件,搜索功能在

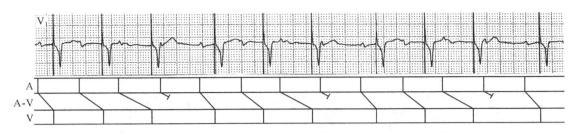

图 38-9　DDD 起搏器术后 1 年,高限频率设置为 80 次/min。V₁ 导联显示 DDD 起搏器以 VAT 或 VDD 模式工作,起搏器类房室结样传导功能以 4∶3 文氏型阻滞方式将过快心房率(93 次/min)回退至高限频率以下

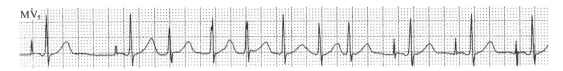

图 38-10　病窦综合征患者,植入 DDD 起搏器 4 个月。起搏器基本参数:低限频率 55 次/min,高限频率 100 次/min,A-V 间期 0.24s。MV₅ 导联显示短阵性房性心动过速、DDD 起搏器以 AAI 模式工作、开启频率平滑功能(短阵性房性心动过速 109～154 次/min 终止后,心房起搏脉冲由 55 次/min 增快至 75 次/min,使心室率处于平稳的变化状态)

每隔 5min 或每隔 256 次心搏后按设定的滞后值自动延长 A-V 间期 1 次,然后恢复到原来程控的 A-V 间期,周而复始。后者若在 A-V 间期内感知到 1 个自身心室事件,A-V 间期将自动缩短并持续维持 5min 或 255 次心搏,在第 256 次起搏周期恢复到程控的 A-V 间期;若未感知到自身心室事件,搜索功能在每隔 5min 或每隔 256 次心搏后按设定的滞后值自动缩短 A-V 间期 1 次,然后恢复到原来程控的 A-V 间期,周而复始。

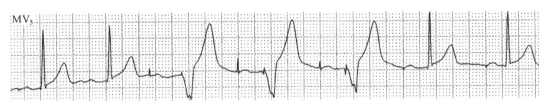

图 38-11　病窦综合征患者,植入 DDD 起搏器 1 年余。起搏器基本参数:低限频率 55 次/min,高限频率 120 次/min,A-V 间期 0.32～0.40s。MV₅ 导联显示 DDD 起搏器以 AAI 及 DDD 模式工作、A-V 间期自动搜索功能、长 A-R 间期型二度房室传导阻滞(第 1、2、6、7 个搏动为 AAI 起搏,其中第 1、2 搏动的 A-R 间期 0.29s,第 6、7 个搏动的 A-R 间期由 0.29s 缩短至 0.24s,第 3～5 个搏动为 DDD 起搏,其中第 3 个搏动的 A-V 间期突然延长至 0.38s,提示系起搏器 A-V 间期正滞后搜索功能所致,并表明房室交接区存在长 A-R 间期型二度Ⅱ型传导阻滞及反向文氏现象)

(14)起搏器介导性心动过速:当心室起搏搏动或室性异位搏动通过房室结逆传心房时被心房电极感知,经起搏器下传触发心室起搏,心室起搏后再次逆传至心房,心房电极感知后又触发心室起搏,如此周而复始,形成一个人工折返性心动过速,其频率≤起搏高限频率。需具备以下 3 个条件,方能发生:①房室正道存在室房逆传功能;②室房逆传时间必须大于心室后心房不应期,才能使心房电极感知 P⁻ 波后触发心室起搏;③必须是双腔起搏器,具有心房感知和心室触发功能。其心电图特征为:①突然发生快速、整齐的心室起搏 QRS-T 波群,频率常在 90～130 次/min;②该快速、整齐的心室起搏 QRS-T 波群可能由房性早搏、室性早搏等因素诱发;③快速、整齐的心室起搏 QRS-T 波群可突然停止,恢复双腔起搏心电图;④逆行 P⁻ 波常落入心室起搏的 T 波中而被掩盖,若能分辨出 P⁻ 波,则 P⁻-R 间期等于程控的 A-V 间期或 R-P⁻ 间期与 P⁻-R 间期之和接近起搏器

高限频率的 R-R 间期，R-P⁻ 间期固定（图 38-12）。

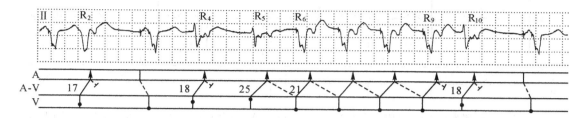

图 38-12　病窦综合征患者，植入三腔起搏器 1 周。起搏器基本参数：低限频率 60 次/min，高限频率 100 次/min，A-V 间期 0.12s，心室后心房不应期 0.20s。Ⅱ导联显示 DDD 起搏器、室性早搏诱发及终止起搏器介导性心动过速（R_2、R_4、R_5、R_{10} 为多源性室性早搏，其中 R_4 与 R_{10} 为同源性早搏，其后均跟随逆行 P⁻ 波，R-P⁻ 间期分别为 0.17、0.18、0.25、0.18s，当 R_5 的 R-P⁻ 间期＞0.20s 时便诱发起搏器介导性心动过速，其频率 93 次/min，如 R_6～R_9，此时 R-P⁻ 间期 0.21s，P⁻-V 间期 0.44s，该心动过速被 R_{10} 室性早搏所终止）

（15）心室电张力调整性 T 波改变：心室起搏后，自身心律的 T 波可出现倒置，并且起搏数量愈多愈易出现 T 波倒置，这一现象称为心室电张力调整性 T 波改变。是心脏为了适应异常的心室除极，通过心肌电张力调整使心室先除极后复极，后除极先复极，致 T 波极性与 QRS 主波方向一致。但由于继发性 T 波改变的存在使电张力调整性 T 波改变被掩盖，只有心室除极顺序恢复正常时，电张力调整性 T 波改变才得以显现，表现为 T 波极性与起搏 QRS 主波的方向一致，是一种正常的电生理现象（图 38-13）。

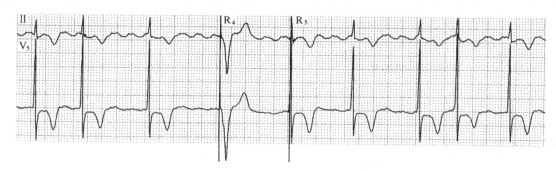

图 38-13　Ⅱ、V_5 导联同步记录，显示心房扑动（房室呈 2∶1～4∶1 传导）、偶见 VVI 起搏（R_4）、伪室性融合波（R_5）、心室电张力调整性 T 波改变、起搏器功能未见异常

第二节　心房起搏

1. AAI 起搏器的特点及适应证

AAI 为心房起搏、心房感知、P 波抑制型生理性按需起搏，适用于房室传导功能正常且无严重快速心律失常的病窦综合征患者。

2. AAI 起搏器正常心电图特征

（1）起搏信号后紧跟 P′-QRS-T 波群。

（2）P′波极性与窦性 P 波一致，在Ⅰ、Ⅱ、aVF、V_3～V_5 导联直立，在 aVR 导联倒置。

（3）P′-R 间期与窦性 P-R 间期一致，多在 0.12～0.20s。

（4）P′波下传的 QRS 波形与窦性一致。

（5）若有房室传导阻滞，则部分 P′波后无 QRS 波群跟随。

（6）可有房性融合波或伪融合波出现（图 38-14）。

（7）当自身节律（窦性或房性异位激动）夺获心房时,出现起搏器节律重整现象。

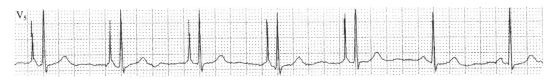

图 38-14　AAI 起搏器、伪房性融合波

3. AAI 起搏器异常时的心电图特征

主要表现为起搏功能障碍和感知功能障碍。前者表现为间歇性或持续性停止发放起搏信号或虽有起搏信号发出但未能带动心房除极产生 P′波（图 38-15）,常见原因有起搏阈值升高、电极移位、电极导线断裂、电极与脉冲发生器接触不良、电池耗竭等。后者表现为感知不良（感知低下）和感知过度（超感知）。感知不良表现为起搏器不能感知自身 P 波,仍按原有的起搏频率发放脉冲,出现竞争性房性心律失常（图 38-16）,若脉冲落在自身节律的心房易颤期内可诱发房性心动过速、心房扑动或颤动,常见原因是感知灵敏度设置不当（设置的数值太高）。感知过度则表现为对振幅较低的肌电信号、电磁信号及 T 波等发生感知,出现起搏周期延长或暂停起搏,系感知灵敏度太高所致（设置的数值太低）。

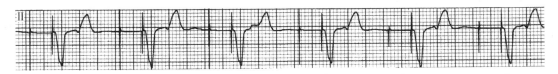

图 38-15　DDD 起搏器植入半年余。Ⅱ导联显示偶见窦性 P 波（R₃ 搏动的 ST 段上有直立 P 波）、DDD 起搏器、心房起搏功能障碍、心室起搏伴室房逆传一度阻滞（R′-P⁻间期 0.26s）、心房起搏电极脱位?

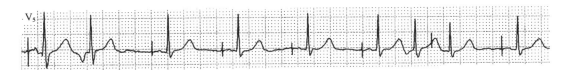

图 38-16　AAI 起搏器植入 1 年余。V₅ 导联显示双源性房性早搏、AAI 起搏心律、间歇性感知功能不良

第三节　心室起搏

1. VVI 起搏器特点及适应证

VVI 为心室起搏、心室感知、R 波抑制型非生理性按需起搏,起搏电极常植入在右心室心尖部。VVI 起搏因存在房室分离、心室收缩不同步（或称左右心室激动不同步）及室房逆传,易产生起搏器综合征。基本上适用于各类需植入起搏器的患者,尤其是慢性心房颤动伴长 R-R 间歇者。

2. VVI 起搏器正常心电图特征

表现为起搏信号后紧跟宽大畸形 QRS-T 波群,可有室性融合波或伪融合波出现;当自身节律夺获心室时,则出现起搏器节律重整;常可见到起搏性房室分离、室房逆传或室性反复搏动,这是引起 VVI 起搏器综合征的主要原因。极少数快速性心房颤动患者可见噪声反转现象,易误诊为感知异常,需要特别注意。

3. 与 VVI 起搏器有关的心律失常

（1）干扰性房室分离或起搏-夺获二联律。

（2）室性反复搏动二、三联律（图 38-17）。

（3）反复性心动过速。

（4）诱发房性心律失常：出现室房逆传时，若刚好遇及心房易颤期，则会出现阵发性房性心动过速、心房扑动或颤动等快速性心律失常。

（5）当感知功能异常时，会出现 Ron-T 现象而诱发室性心动过速、心室扑动或颤动等。

（6）当快速性心房颤动出现噪声反转现象时，会出现竞争性心律失常。

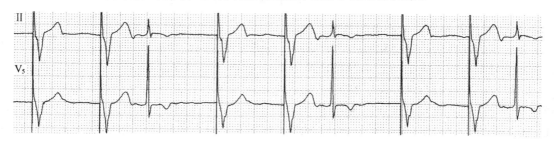

图 38-17　VVI 起搏心律、室性反复搏动三联律或室性反复搏动二联律伴室房逆传
双径路（第 1、4、7 搏动 T 波终末部似有逆行 P⁻ 波重叠）、电张力调整性 T 波改变

4. VVI 起搏器异常时的心电图特征

VVI 起搏器功能障碍表现为间歇性或持续性起搏信号不能按时发放或发放后不能引起心室除极产生宽大畸形 QRS-T 波群（图 38-18）。VVI 感知不良时，表现为起搏器不能感知自身 QRS 波群，仍按原有的起搏频率发放脉冲，呈固定型起搏，出现竞争性室性心律失常（图 38-19），若脉冲落在自身节律的易颤期时可诱发室性心动过速、心室扑动或颤动。VVI 感知过度时，则表现为对低振幅的肌电信号、T 波、电磁信号、静电磁场等发生感知，出现起搏周期延长或暂停起搏（图 38-20、图 38-21）。

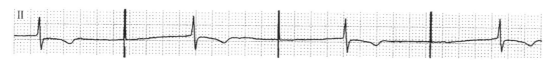

图 38-18　病窦综合征患者，植入 VVI 起搏器 9 年，起搏频率 55 次/min。Ⅱ导联显示
窦性停搏、缓慢的房室交接性逸搏心律、VVI 起搏器起搏功能障碍、T 波改变

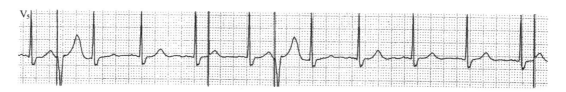

图 38-19　冠心病患者，植入 VVI 起搏器 5 年余，起搏频率 60 次/min。V₅ 导联显示二尖瓣型 P 波
（提示不完全性左心房内传导阻滞）、完全性右束支阻滞、VVI 起搏器呈间歇性感知功能异常

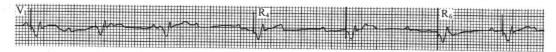

图 38-20　V₁ 导联显示窦性心动过速、三度房室传导阻滞、VVI 起搏心律、
感知过度（感知 T 波引起起搏周期延长，如 R₄～R₆）

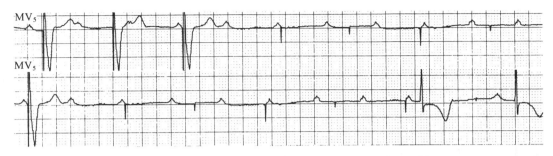

图 38-21　植入 VVI 起搏器 8 年余。MV₅ 导联连续记录,显示三度房室传导阻滞、VVI 起搏心律、起搏功能障碍、感知功能过度与过低并存(上行第 4 个、下行第 2 个起搏周期延长;下行第 7 个起搏未感知第 2 个 QRS 波群)、电能耗竭或电极半脱位? 短暂性心室停搏、房室交接性逸搏、电张力调整性 T 波改变

第四节　心房、心室双腔起搏

DDD 双腔起搏器具有心房和心室顺序起搏、心房和心室双腔感知、感知 P 波或(和)R 波抑制或触发功能。DDD 起搏器能根据自身节律频率和起搏器低限频率的快慢、房室结下传的 P-R 间期和人工设置的 A-V 间期的长短,可自动转换为 ODO、AAI、DVI、DDI、VAT、VDD、VVI 及 DDD 等模式工作。无论起搏模式如何变化,它始终保持良好的房室收缩同步性(VVI 模式除外),维持最佳的血流动力学效应。部分双腔起搏器还具有频率回退、频率平滑功能、睡眠频率、频率滞后搜索功能、A-V 间期滞后搜索功能及 A-V 间期动态变化等。

一、DDD 起搏器的工作模式及转换条件

DDD 起搏器能根据自身节律的频率和起搏器低限频率的快慢、经房室结下传的 P-R 间期和人工设置的 A-V 间期的长短,可自动转换为 ODO、AAI、DVI、DDI、VAT、VDD、VVI 及 DDD 等模式工作。

(1)ODO:当自身心房率＞起搏器低限频率、P-R 间期＜程控的 A-V 间期时,出现 ODO 起搏模式,即起搏器能感知自身心电活动,但不发放起搏脉冲(心房、心室起搏脉冲被抑制)。心电图特征为窦性 P 波或房性 P′波经房室交接区下传心室,始终未见起搏信号,起搏器备而不用。

(2)AAI:当自身心房率＜起搏器低限频率、P-R 间期＜程控的 A-V 间期时,出现 AAI 起搏模式(图 38-22)。

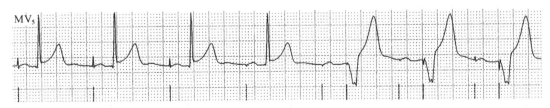

图 38-22　DDD 起搏器以 AAI 及 DDD 模式工作、一度～二度或高度房室传导阻滞(A-R 间期 0.26s)

(3)DVI:为房室顺序起搏、心室感知、R 波抑制型起搏,多由 DDD 起搏器在体内根据自身节律的频率及 P-R 间期长短自动转换而来。当自身心房率＜起搏器低限频率、P-R 间期＞程控的 A-V 间期时,出现 DVI 起搏模式;当自身心房率＞起搏器低限频率或有波动时,因心房电极无感知功能,则 P 波不被感知,出现竞争性心律失常,如房性早搏。

(4)DDI:为房室顺序起搏、房室双腔感知、R 波抑制型起搏。具有心室率回退功能,即当心房电极感知过快心房率时,它不即刻触发心室起搏,而是抑制心室脉冲发放;当心室率降到低限频率后才发放心室脉冲使其起搏,这样可避免过快的心房率下传心室。

(5)VAT:为心房感知、感知后触发心室起搏。当自身心房率＞起搏器低限频率、P-R间期＞程控A-V间期时,出现VAT起搏模式,表现为心房电极感知后经程控的A-V间期再触发心室起搏,保证房室顺序收缩(图38-23)。若窦房结功能正常,则呈现频率应答;若自身心房率＜起搏器低限频率,则由心室起搏发放脉冲。因心室无感知功能,若有室性早搏发生,则会出现竞争性心律失常。

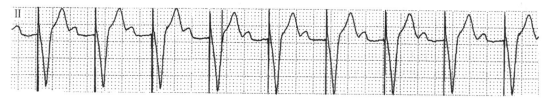

图 38-23   三度房室传导阻滞,植入 DDD 起搏器 1 年余。Ⅱ导联显示
三度房室传导阻滞、DDD 起搏器以 VAT 或 VDD 模式工作

(6)VDD:为心室起搏、双腔感知,属心房同步心室按需起搏器,是VAT和VVI模式的组合,即当自身心房率＞起搏器低限频率时,呈现VAT起搏模式;当自身心房率＜起搏器低限频率时,呈现VVI起搏方式,因心室电极具有感知功能,不会因有室性早搏而出现竞争性心律(图38-24)。VDD是治疗窦房结功能正常的三度房室传导阻滞最理想的起搏模式。

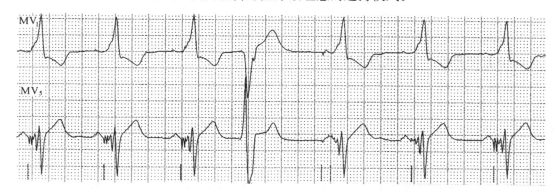

图 38-24   扩张型心肌病患者,植入三腔起搏器 2 年。显示三腔起搏器、
以 VDD 及 DDD(先左后右起搏)模式工作、室性早搏

(7)VVI:出现快速性房性心律失常,如阵发性房性心动过速、心房扑动及颤动,起搏器类房室结样的房室传导出现文氏型阻滞或2∶1～3∶1阻滞不足以将心室率降至高限频率范围以内时,则起搏器关闭类房室结传导功能,以VVI模式及低限频率发放起搏脉冲(图38-25)。

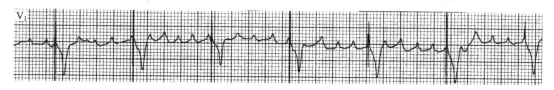

图 38-25   病窦综合征患者,植入 DDD 起搏器 3 年余。V₁ 导联显示心房扑动、
DDD 起搏器以 VVI 模式工作(起搏频率 64 次/min)、三度房室传导阻滞?

(8)DDD:为心房和心室双腔顺序起搏、P波和R波双重感知,感知后触发或抑制双重反应,属全自动型起搏器。当自身心房率＜起搏器低限频率、P-R间期＞程控的A-V间期时,出现双腔起搏心电图。它符合生理性起搏要求,除心房扑动、颤动外,一般均可使用DDD起搏器。

（9）同一份心电图中，上述各种起搏模式可同时并存（图 38-26）。

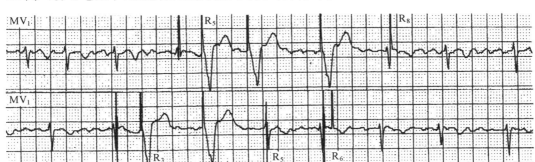

图 38-26　病窦综合征患者，植入 DDD 起搏器 5 年余，起搏低限频率 60 次/min。MV_1 导联连续记录，显示心房颤动，DDD 起搏器以多种模式工作（DDD、VVI、VAT 或 VDD，安全起搏如下行 R_6 搏动上连续出现 2 个起搏信号）、伪室性融合波（上行 R_8、下行 R_5）、室性融合波（上行 R_5）、起搏器功能未见异常

二、DDD 起搏器的基本功能

（1）能分别感知心房、心室自身节律的 P 波和 QRS 波群，心房感知更为重要。

（2）心房和心室均能以设定的低限频率起搏，心室起搏还存在着高限频率：当自主节律的心房率＜高限频率时，心室将以同样频率跟随起搏；若心房率＞高限频率，则会出现文氏型阻滞或 2：1 阻滞等。

（3）类房室结样的房室传导功能：①经起搏器下传的房室间期称为 A-V 间期，其长短可程控设置，一般设置比自身 P-R 间期略长，尽量让自身节律或心房起搏搏动沿着正常的房室结下传，以利保护心脏功能和节约电能；②同次记录的 A-V 间期值一般固定，先进的 DDD 起搏器，其 A-V 间期可有滞后搜索功能而出现动态变化；③当自身心房率＞起搏高限频率时，起搏器出现文氏型阻滞或 2：1 阻滞等使心室率下降，若心房率异常增高，则起搏器关闭类房室结传导功能呈现起搏器三度阻滞以保护心室；④可发生起搏器介导性心动过速（图 38-27）。

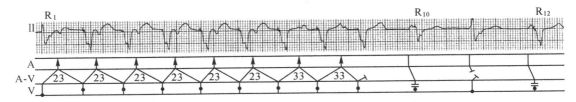

图 38-27　与图 38-12 系同一患者。显示室性早搏（R_1）逆传心房诱发起搏器介导性心动过速伴室房逆传不典型文氏现象或室房逆传双径路（R'-P^- 间期 0.23、0.33s）、室性融合波（R_{10}、R_{12}）

（4）心室安全起搏：在心房脉冲发放后 0.10～0.12s 处触发心室脉冲释放。

（5）低限频率：为最低起搏频率，当自主节律的频率低于起搏器低限频率时，起搏器开始发放起搏脉冲。

（6）高限频率：当机体活动时，起搏器能自动增快起搏频率，可达到所设定的高限频率范围内。

三、DDD 起搏器的特殊功能

先进的 DDD 起搏器设置了各种特殊功能，如频率应答、频率回退、频率平滑功能、睡眠频率、频率滞后搜索功能及 A-V 间期滞后搜索功能和 A-V 间期动态变化等。

（1）频率应答与频率回退：根据机体的需要，起搏器能模仿窦房结功能自动地增快或减慢起搏频率称为频率应答，分高限频率（运动时发放的最快频率）和低限频率（休息时最慢的起搏频率）。频率回退是指心房率 1：1 下传心室超过了所设定的高限频率时，起搏器便出现文氏型房室传导阻滞、2∶1～3∶1 房室传导或三度房室传导阻滞,使心室率降至高限频率以下(图 38-28、图 38-29)。

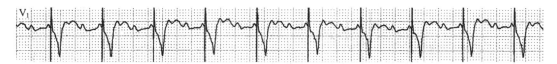

图 38-28 病窦综合征患者,植入 DDD 起搏器 3 年。起搏器基本参数:低限频率 60 次/min,高限频率 100 次/min,A-V 间期 0.30s。V_1 导联显示阵发性心房扑动发作后(F 波频率 258 次/min),DDD 起搏器通过频率回退功能将过快的心房率以 3∶1 房室传导方式使心室率降至高限频率以下(频率回退后心室率 86 次/min)

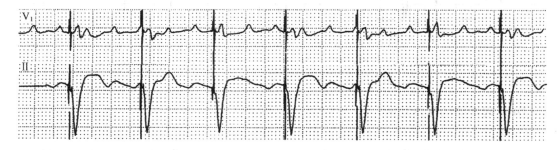

图 38-29 病窦综合征患者,植入 DDDR 起搏器 1 年。起搏器基本参数:低限频率 55 次/min,高限频率 120 次/min,A-V 间期 0.24s。V_1、Ⅱ 导联同步记录,显示心房扑动、DDD 起搏器以 VVI 模式工作、三度房室传导阻滞?(F 波频率 214 次/min,F-V 间期长短不一,而 QRS 波群均由起搏器引发,频率 80 次/min,表明 DDD 起搏器关闭类房室结样传导功能,呈三度房室传导阻滞,以 VVI 模式发放起搏脉冲,将心室率降至高限频率以下)

(2)频率平滑功能、睡眠频率及频率滞后搜索功能:频率平滑功能是指自身节律的频率突然增快或减慢时,DDD 起搏器的心室跟踪起搏周期就按前一起搏周期的某一百分率逐渐缩短或延长,但仍保持 1∶1 跟踪,使心室起搏频率处于平稳的变化状态,以减少患者的不适感(图 38-30)。睡眠频率是指夜间起搏频率较白天明显减慢,以节约电能。频率滞后搜索功能是指在数次起搏之后,起搏周期自动延长,给予自身节律恢复跳动的机会(图 38-31)。

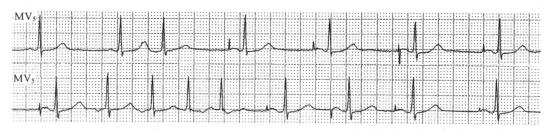

图 38-30 病窦综合征患者,植入 DDD 起搏器 1 年。起搏器基本参数:低限频率 55 次/min,高限频率 100 次/min,A-V 间期 0.24s。MV_5 导联连续记录,显示窦性心动过缓、房性早搏、短阵性房性心动过速、DDD 起搏器以 AAI 模式工作、开启频率平滑功能(短阵性房性心动过速 89～138 次/min 终止后,心房起搏脉冲由 55 次/min 增快至 71 次/min,使心率处于平稳的变化状态)

(3)A-V 间期滞后搜索功能:分为正滞后搜索(程控的 A-V 间期值＋程控的正滞后值)、负滞后搜索(程控的 A-V 间期值－程控的正滞后值)。前者若在 A-V 间期内感知到 1 个自身心室事件(不感知室性早搏),A-V 间期将自动延长 1 次;若未感知到自身心室事件,搜索功能在每隔 5min 或每隔 256 次心搏后按设定的滞后值自动延长 A-V 间期 1 次,然后恢复到原来程控的 A-V 间期,周而复始(图 38-11)。后者若在 A-V 间期内感知到 1 个自身心室事件,A-V 间期将自动缩短并持续维持 5min 或 255 次心搏,在第 256 次起搏周期恢复到程控的 A-V 间期;若未感知到自身心室事件,搜索功能在每隔 5min 或每隔 256 次心搏后按设定的滞后值自动缩短 A-V 间期 1 次,然后恢复

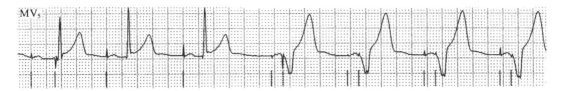

图 38-31 病窦综合征患者，DDD 起搏器安装术后 1 年。起搏器基本参数：低限频率 60 次/min，高限频率 125 次/min，A-V 间期 0.15～0.30s。MV₅ 导联显示 DDD 起搏器以 AAI、DDD 模式工作，开启频率滞后搜索功能和 A-V 间期负滞后搜索功能（第 1 个搏动虽然是双腔起搏，但心室以伪融合波形式出现；第 2、3 个搏动为 AAI 起搏，其 A-R 间期 0.25s，提示存在一度房室传导阻滞；第 4～7 个搏动为 DDD 起搏，其中第 4 个搏动的起搏频率突然减慢至 52 次/min，A-V 间期缩短至 0.15s，提示系起搏器开启频率滞后搜索功能和 A-V 间期负滞后搜索功能所致）

到原来程控的 A-V 间期，周而复始（图 38-31）。

四、DDD 起搏器设置的各种不应期

为了调节自身心电活动和人工起搏器之间的相互作用，调控起搏器的各种功能，特地设计了各种不应期和计时周期（图 38-32）。

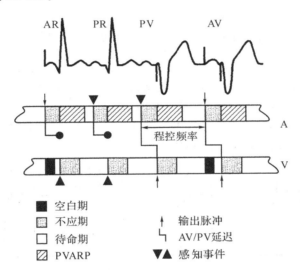

图 38-32 DDD 起搏器工作模式及各种不应期和计时周期（第 1 个 QRS 波群为 AAI 起搏，第 2 个 QRS 波群为 ODO 模式，第 3 个 QRS 波群为 VAT 或 VDD 起搏，第 4 个 QRS 波群为 DDD 起搏）

（1）心房不应期（ARP）：指在发放 1 次起搏脉冲后或感知 1 次自身 P 波后的一段时间内，起搏器关闭感知线路不感知任何心电信号，这段时间称为心房不应期，通常为 0.30～0.50s，它包含了 A-V 间期和心室后心房不应期，主要是为了防止感知起搏脉冲本身、自身 QRS 波群及起搏器介导性心动过速。

（2）心室后心房不应期（PVARP）：指心室起搏或感知自身 QRS 波群后一段时间内，心房感知电极不感知任何心电信号，这段时间称为心室后心房不应期，可程控调节，主要是为了防止起搏器介导性心动过速。

（3）心室不应期（VRP）：指在发放 1 次起搏脉冲后或感知 1 次自身 QRS 波群后的一段时间内，起搏器关闭感知线路不感知任何心电信号，这段时间称为心室不应期，通常为 0.30s 左右，主要是为了防止感知起搏脉冲本身、起搏的极化电位及 T 波等。

（4）心室空白期（VBP）：指紧跟一个通道（心房或心室通道）发放脉冲后，对侧通道出现短暂性不反应,约 0.15～0.25s,主要是为了防止心室电极交叉感知到心房心电信号而引起心室脉冲输出被抑制导致心室停搏。

(5)心室安全起搏:在心房脉冲发放后 0.10～0.12s 处触发心室脉冲释放,防止心室电极交叉感知到非 QRS 波群等其他电信号后被抑制而引起心室停搏,称为心室安全起搏。其心电图特征是在时距 0.10～0.12s 出现连续两次的起搏信号,第 1 个为心房起搏信号,第 2 个为心室安全起搏信号。如感知的信号确实是交叉感知,则第 2 个发生得早的起搏脉冲便能起搏心室,从而防止心室停搏;如感知的信号是自身 QRS 波群,则第 2 个发生得早的起搏脉冲落入自身 QRS 波群或紧随其后,但不会引起心室除极,也不会落入心室的易颤期内,故称为安全起搏(图 38-26)。

五、DDD 起搏器功能异常

(1)心房或(和)心室起搏功能异常:心电图特征为间歇性或持续性心房起搏信号或心室起搏信号后未跟随 P′波或 R′波(图 38-33),起搏频率下降或不稳定(需排除感知过强因素)。

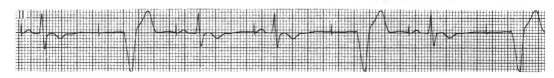

图 38-33　扩张型心肌病患者,植入 DDD 起搏器 1 年。Ⅱ导联显示 DDD 起搏器以 AAI 及 DDD 模式工作、
A-R 间期 0.26s(提示一度房室传导阻滞)、间歇性心房起搏功能不良(提示心房电极半脱位)、T 波改变

(2)感知功能异常:包括感知不良和感知过度,前者指起搏器不能感知自身 P 波或(和)QRS 波群,呈固定型起搏(图 38-34),出现竞争性心律失常,甚至引起致命性心律失常;后者指起搏器对不应该感知到的信号发生感知,如电磁信号、静电磁场、肌电信号、T 波、后电位及交叉感知(心房电极感知心室信号、或心室电极感知心房信号),出现起搏周期延长、暂停起搏,严重时可引起晕厥。调整感知灵敏度,可使起搏器恢复正常的感知功能。

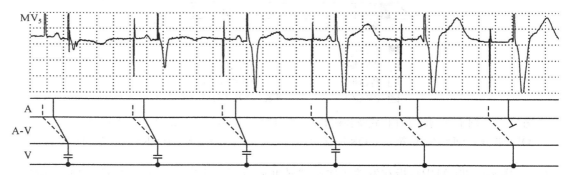

图 38-34　病窦综合征患者,植入 DDD 起搏器 1 年余。MV₅ 导联显示窦性心动过缓、DDD 起搏心律
伴不同程度的室性融合波、心房起搏功能及感知功能障碍、提示心房电极脱位(后被临床证实)

六、关注心房扑动、颤动时 DDD 起搏心电图

安装 DDD 起搏器后,若患者出现阵发性或持续性心房扑动或颤动时,F 波、f 波振幅的高低、频率的快慢及下传心室等因素可使 DDD 起搏器自动转换为 ODO、VAT、VDD、VVI、AAI、DDD 等起搏模式,加上起搏器设置高限频率、低限频率、频率平滑、睡眠频率、频率滞后搜索、安全起搏及 A-V 间期滞后搜索等功能,导致心室起搏频率变化多端且极不规则(图 38-35、图 38-36),给分析和判断起搏器功能状况带来困难,需要特别仔细分析。

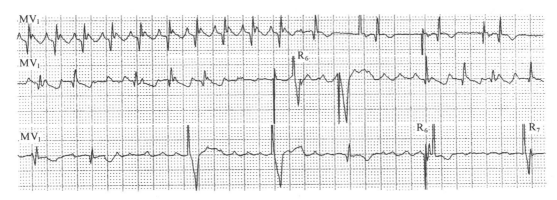

图 38-35　病窦综合征患者，DDD 起搏器安装术后 3 年。起搏器基本参数：低限频率 55
次/min，高限频率 120 次/min，A-V 间期 0.26s。上、中、下三行系 MV$_1$ 导联不同时间记
录，显示 DDD 起搏器开启多种模式转换功能、频率平滑和回退功能(上行显示阵发性心
房扑动发作，其频率 287～333 次/min，房室呈 2∶1 传导，终止后出现 AAI 起搏，频率增
快至 73 次/min，显示起搏器具有频率平滑功能；中行为不纯性心房扑动，呈 DDD、VAT
或 VDD 起搏模式，并出现室性融合波，如 R$_6$；下行为心房颤动，DDD 起搏器关闭类房室
结样传导功能，以 VVI 模式发放起搏脉冲，频率 47～55 次/min，频率慢至低限频率以下
可能与起搏器开启滞后功能有关，R$_6$ 搏动上可见安全起搏信号，R$_7$ 搏动为室性融合波)

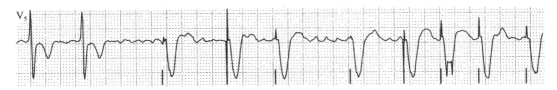

图 38-36　扩张型心肌病患者，植入 DDD 起搏器 8 个月。起搏器基本参数：低限频率 55 次/min，高限
频率 120 次/min，A-V 间期 0.24s。V$_5$ 导联显示心房颤动时 DDD 起搏器开启多种模式转换功能(起
搏 QRS 波群的频率快慢不一，55～120 次/min，呈 VVI、VAT 、VDD 起搏模式)、电张力调整性 T 波改变

七、DDD 起搏器心室起搏频率改变的常见原因

(1)低限频率＜心室起搏频率≤高限频率：①频率应答；②频率回退功能引起起搏器文氏型阻
滞；③房性早搏或短阵性房性心动过速触发心室起搏，需特别注意前一搏动 T 波上有无 P′波重叠；
④室性早搏逆传心房触发心室起搏或起搏器介导性心动过速，需注意前一搏动 T 波附近有无 P⁻
波出现；⑤频率平滑功能；⑥频率滞后搜索功能；⑦安全起搏；⑧A-V 间期滞后搜索功能引起心室
起搏频率改变；⑨开启正滞后功能。

(2)心室起搏频率＞高限频率：多见于起搏器电能耗竭或元器件失灵引起的频率奔放现象。

(3)心室起搏频率＜低限频率：①开启负滞后功能，多较低限频率低 5～10 次/min；②开启睡
眠频率功能；③感知功能过强；④起搏器电能耗竭。

八、警惕起搏器介导性心动过速

DDD 起搏器具有类房室结样传导功能，有机会发生起搏器介导性心动过速，其发生条件、心电
图特征请参见本章第一节。

第五节　三腔起搏器

分为左心房＋右心房＋右心室的三腔起搏(治疗和预防心房颤动)和右心房＋右心室＋左心室

的三腔起搏（治疗顽固性心力衰竭和扩张型心肌病）。三腔起搏器的起搏方式可表现为先左后右或先右后左，相应的 QRS 波形呈类似右束支阻滞或左束支阻滞图形，但 QRS 波群时间明显小于 VVI 单腔起搏时的 QRS 波群时间，一般在 0.14s 左右（图 38-37、图 38-38、图 38-39）。

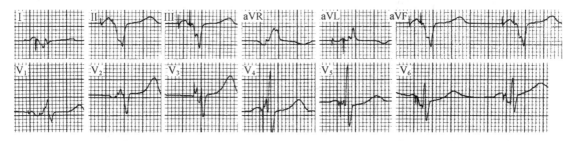

图 38-37　三腔人工起搏器以 VAT 或 VDD、DDD 模式工作，表现为左右心室基本同步收缩

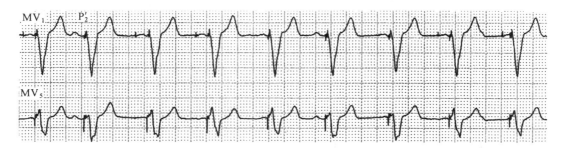

图 38-38　三腔起搏器以 VAT 或 VDD 及 DDD 模式工作（表现为先右后左起搏模式）、房性早搏（P_2'）

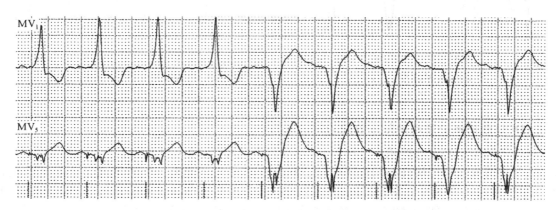

图 38-39　扩张型心肌病患者，植入三腔起搏器 1 年。三腔起搏器以 VAT 或 VDD 模式工作，起搏模式由先左后右突然转变为右心室起搏伴 QRS 波群明显增宽（提示左心室起搏电极脱位，后被临床证实）

第六节　频率应答式起搏器

AAIR、VVIR、VDDR、DDDR 均为频率应答式起搏器，是近年来广泛应用的一种生理性起搏器。当机体活动时，起搏能自动增快起搏频率，可达高限频率；休息时，起搏器的起搏频率又可自动地回降到低限频率。有体动感知式、Q-T 间期感知式、潮气量感知式（呼吸频率应答式）、中心静脉血温度感知式等频率应答式起搏器，约需 0.5～1min 频率渐达最高值为加速期，约需 2～4min 回复到低限频率为减速期。

第七节　起搏部位的判断

AAI起搏器的起搏电极一般放置在右心耳。VVI起搏电极多数放置在右心室心尖部，QRS波群呈类似左束支阻滞图形及Ⅱ、Ⅲ、aVF导联QRS主波向下（图38-40）；少数放置在右心室流出道，QRS波群呈类似左束支阻滞图形及Ⅱ、Ⅲ、aVF导联QRS主波向上（图38-41）；极少数放置在心中静脉等，表现为左心室起搏，QRS波群呈类似右束支阻滞图形（图38-42）。三腔起搏器请见本章第五节。

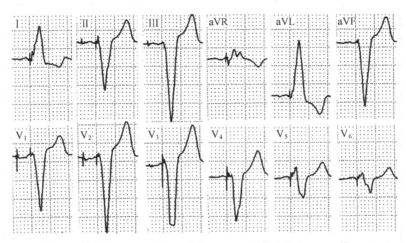

图38-40　三腔起搏器以VAT或VDD及DDD模式工作（先右后左起搏），右心室起搏电极放在右心室心尖部

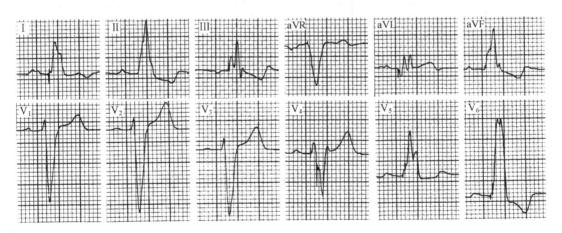

图38-41　三腔起搏器以VAT或VDD模式工作（先右后左起搏），右心室起搏电极放置在右心室流出道

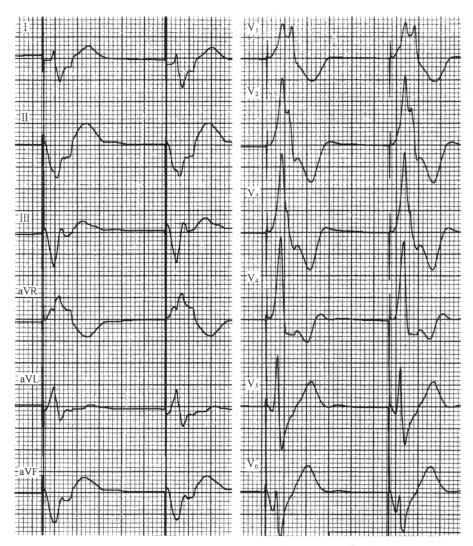

图 38-42　风心病、双瓣膜置换术后，植入 VVI 起搏器半年。$V_1 \sim V_6$
导联定准电压 5mm/1mV，显示窦性停搏、VVI 起搏心律呈左心室起搏

第八节　起搏心电图分析要领

一、分析步骤

（1）分析前，先了解起搏器的类型、功能特征、工作方式、设置的各项参数、程控状态及安装年限等。

（2）分析自身主导节律及其存在的异常心电图。

（3）选择基线稳定、无伪差波、起搏信号清晰的导联（多选用 Ⅱ 导联），根据起搏信号与 P 波、QRS 波群的关系及各波形的变化，确定起搏心腔、感知心腔及感知后的反应方式。

（4）分析起搏功能：是否按时发放起搏脉冲，是否带动心房、心室除极？凡是落在心房、心室不应期以外的起搏信号都能带动心房、心室除极产生相应的 P′波或 R′波称为有效起搏，标志着起搏器的起搏功能正常。若起搏信号部分或全部不能带动心房、心室除极产生 P′波或 R′波，则为起搏器起搏功能不良或障碍；测算 A-V 间期，有无心室安全起搏，有无设置 A-V 间期滞后搜索功能或

设置动态变化的 A-V 间期(图 38-43);测算 P-V 间期,有无文氏型阻滞或长短交替出现(图 38-44)

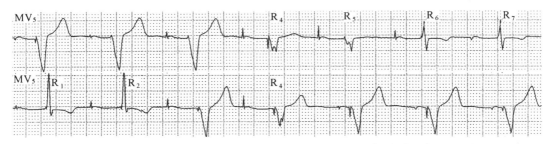

图 38-43 病窦综合征患者,植入 DDD 起搏器 1 年。上行 MV₅ 导联系 20:38 记录,显示 DDD 起搏器以 DDD 及 AAI 模式工作、室性融合波(R₄～R₇)、A-V 间期或 A-R 间期呈 0.27s 和 0.35s 两种、一度房室传导阻滞;下行 MV₅ 导联系 21:51 记录,显示 DDD 起搏器以 AAI 及 DDD 模式工作、室性融合波(R₄)及伪室性融合波(R₁、R₂)、A-R 间期或 A-V 间期呈 0.40s 和 0.15s 两种、一度房室传导阻滞、T 波改变;该患者 A-R 间期或 A-V 间期变化频繁,是否设置了 A-V 间期动态变化,有待临床查证

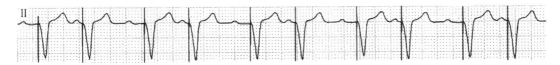

图 38-44 三度房室传导阻滞患者,植入 DDD 起搏器 5 年。Ⅱ导联定准电压 5mm/1mV,显示 DDD 起搏器以 VAT 或 VDD 模式工作,P-V 间期呈长短交替出现(0.24s、0.13s),提示三度房室传导阻滞

(5)分析感知功能:根据起搏器有无节律重整及竞争性心律失常,来判断感知功能是否低下;根据有无起搏周期延长、不规则或暂停起搏来判断感知功能是否过强或电池耗竭;AAI 起搏器连续感知阻滞型房性早搏引起节律重整,亦可导致起搏周期延长、不规则或暂停起搏。

(6)分析起搏频率有无改变:是增快、减慢、不规则还是频率奔放? 是频率应答、频率回退所致或设置了频率平滑功能、睡眠频率(图 38-45)及频率滞后搜索功能所致,还是电能耗竭或起搏故障所致?

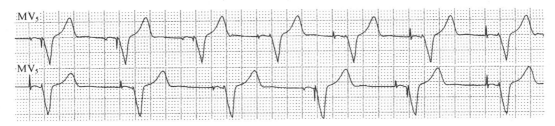

图 38-45 与图 38-43 系同一患者。上行 MV₅ 导联系 15:06 记录,显示 DDD 起搏心律、A-V 间期 0.15s、频率 60 次/min;下行 MV₅ 导联系 00:46 记录,显示 DDD 起搏心律、A-V 间期 0.15s、频率 50 次/min;该患者夜间起搏频率均为 50 次/min,提示设置了睡眠频率

(7)分析有无起搏源性心律失常:如起搏器介导性心动过速、起搏器频率奔放现象、室房逆传诱发房性心律失常、反复心搏二联律或反复性心动过速、起搏-夺获二联律(图 38-46)、Ron-T 诱发的室性心动过速、心室颤动等。

(8)若能用带有起搏脉冲标记的动态心电图检查,则更有助于起搏心电图的分析和判断,尤其是心房起搏信号较难辨认时(图 38-31、图 38-36、图 38-39)。

(9)尽可能判断起搏器故障的原因。

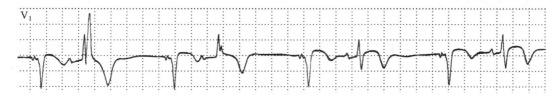

图 38-46　病窦综合征患者,植入 VVI 起搏器 3 年。V₁ 导联显示显著的窦性心动过缓(32～35 次/min),提示 2∶1 二度窦房传导阻滞所致、VVI 起搏-窦性夺获二联律,有时伴心室内差异性传导

二、易误诊为起搏器故障的心电图改变

(1)起搏融合波与伪融合波:当起搏脉冲的发放和自身节律同时发生,它们各自控制一部分心室肌时,便出现不同程度的室性融合波,有时 QRS 波形、时间呈"手风琴样"效应。当心室内传导正常时,自身心电信号传至心内膜电极约需 0.05s;右束支阻滞、左心室型早搏及不定型心室内传导阻滞时,自身心电信号到达右心室心尖部电极的时间更加延迟,可出现起搏信号落在整个 QRS 波群之中的伪融合波,均属正常现象;还有一种少见的伪融合现象,即右束支伴左前分支阻滞时或高钾血症引起严重的心室内传导阻滞时,起搏信号可落在自身 QRS 波群之后的 ST 段前半部分。若心室内传导正常时,起搏信号落在 QRS 波群之外,则属感知不良。

(2)频率滞后:设有负滞后功能的起搏器,其逸搏周期大于起搏周期。

(3)频率应答和回退功能:频率应答式起搏器具有频率应答功能。当自身心房率大于高限频率时,可出现起搏器文氏型阻滞、2∶1 阻滞甚至三度阻滞,使心室率降至高限频率以下以保护心室,不能误认为起搏异常。

(4)设置了频率平滑功能、睡眠频率及频率滞后搜索功能:设置这些功能后,起搏器发放的频率会有所改变,不能误认为起搏异常。

(5)DDD 起搏器工作模式自动转换功能:当自身心房率、P-R 间期有动态改变时,DDD 起搏器可自动转换到 AAI、VVI、VAT、VDD、DDI、DVI 等模式工作。

(6)心室安全起搏:在心房脉冲发放后 0.10～0.12s 处再次发放心室脉冲。

(7)阻滞型房性早搏抑制 AAI 起搏脉冲的发放,出现较长的 R-R 间期,致心房起搏周期长短不一,不要误认为感知不良,应注意识别 T 波上的 P′波。

(8)阵发性心房扑动、心房颤动发作时,F 波、f 波高大时可抑制心房脉冲发放,低小时多不能被起搏器所感知,使 AAI 心房脉冲不规则发放且呈无效刺激,使 DDD 心室起搏频率较快且极不规则,此时不能误认为起搏异常。

(9)受深呼吸、体位改变的影响而出现起搏 QRS 波形改变,但不影响起搏功能,与起搏电极位置变化有关。

(10)同一导联起搏信号的振幅可有高低、极性可向上或向下,不要误诊为起搏异常。

三、起搏器故障的常见原因

1.起搏故障的原因

(1)深呼吸、体位改变及心房收缩影响起搏:深呼吸、体位改变使心内膜电极产生亚脱位或临时移位,心房收缩可增加心室舒张末期的容积,使心室扩张,特别是原有心室扩大者,易使电极与心内膜接触不良,影响起搏及感知功能。

(2)心脏自身原因:心肌缺血、电极周围纤维化使心肌应激性降低或兴奋扩散性障碍而出现起搏输出阻滞(指心室起搏信号与夺获 QRS 波群之间的传导时间延长或出现二度、三度阻滞而发生起搏故障)、起搏阈值升高(提高输出电压可恢复起搏功能,有助于与电极脱位相鉴别)。

(3)电极原因:电极断裂(完全断裂、部分断裂及绝缘层断裂)、电极脱位(完全脱位、亚脱位)、电极插头松动(指电极与起搏器连接处松动)。

(4)起搏器自身原因:起搏器电子元件损伤或失灵、电池耗竭。前者会出现频率奔放、无起搏信号、不感知。后者一般先影响起搏功能,如 DDD 自动转换为 VVI,VVIR 丧失频率应答功能转变为 VVI、VVI 的起搏频率逐渐减慢、快慢交替出现或奔放现象,再影响感知功能,最后起搏、感知功能均丧失。

2.感知功能异常的原因

受多种因素影响,如电极与心内膜接触的可靠性、心肌供血状况、导线的完整性、血液电解质及某些抗心律失常药物等。

(1)感知低下:感知灵敏度太低(所设置的数值太高)、电极周围纤维化使自身心电信号传向电极时出现递减性传导形成传入阻滞致电极无法感知、电极脱位或亚脱位、电极断裂、电池耗竭等均可出现感知低下。

(2)感知过度:感知灵敏度太高(所设置的数值太低)、电极部分断裂致输入阻抗减小而产生伪电位等。

四、规范起搏心电图的诊断报告

在临床上,若遇及起搏器功能异常或可能异常时,为避免医-患之间发生不必要的矛盾或纠纷,需及时与临床医生沟通,共同确认诊断报告,尽量避免使用"起搏器故障"的诊断报告。下列诊断报告,是我们常用的格式,供参考。

(1)起搏器故障的诊断:只有同时出现起搏器起搏功能不良、发放频率异常及感知功能异常时,方可诊断为"起搏器故障"。

(2)起搏功能异常的诊断:凡是落在心房、心室不应期以外的起搏信号不能带动心房、心室除极产生相应的 P′波或 R′波时,可诊断为"起搏器起搏功能不良";若起搏器发放的频率异常,在排除起搏器频率奔放的前提下,可诊断为"起搏器频率异常,请结合临床"。

(3)感知功能异常的诊断:凡起搏器不能感知自身心电信号,仍按原有的起搏频率发放脉冲,与自身节律发生竞争现象,可诊断为"起搏器感知功能不良或低下";若起搏器感知到肌电信号、T 波、交叉感知、电磁信号、静电磁场等引起起搏周期延长、不规则或暂停起搏,可诊断为"起搏器感知功能过强"。

(4)起搏源性心律失常的诊断:若有起搏器介导性心动过速、起搏器频率奔放现象、室房逆传诱发房性心律失常、反复心搏二联律或反复性心动过速、起搏-夺获二联律、Ron-T 诱发的室性心动过速、心室颤动等心律失常时,可直接诊断之。

(5)起搏器引起心室电张力调整性 T 波改变的诊断:VVI、DDD 等心室单腔、双腔起搏时,若出现窦性夺获、房性早搏或反复搏动的 QRS 波形正常,而以 R 波为主的导联 T 波倒置,则有 3 种可能:①原发性 T 波改变;②起搏器引起心室电张力调整性 T 波改变;③上述两种情况兼有之。需结合安装起搏器前的心电图改变加以诊断:①若安装起搏器前的心电图正常,安装后出现 T 波倒置,则诊断为"心室电张力调整性 T 波改变";②若安装起搏器前的心电图就有 T 波改变,安装后 T 波倒置更深,则诊断为"原发性 T 波改变合并心室电张力调整性 T 波改变";③若安装起搏器前、后的 T 波倒置程度相差不大,则诊断为"原发性 T 波改变"。第 1 种情况切勿诊断为"心肌缺血"。

(6)起搏器功能正常的诊断:凡是起搏器起搏功能良好、发放频率正常及感知功能良好时,可诊断为"未见起搏器功能异常",亦尽量避免使用"起搏器功能正常"的诊断。

第三十九章

电交替现象、电阶梯现象及尖端扭转现象

第一节　电交替现象

一、P波电交替现象

1. 心电图特征

(1)P-P间期、P-R间期均必须固定，以确保是同一起搏点的激动，多见于窦性心律，亦可见于房性心律(图39-1、图39-2)。

(2)交替出现两种形态的窦性P波，其振幅互差≥0.1mV，时间可有轻度互差。

(3)两种形态P波的极性一致，其额面P环电轴指向左下。

(4)这两种P波形态的改变与呼吸、伪差等心外因素无关。

(5)可伴有QRS波幅、ST段、T波、U波电交替现象。

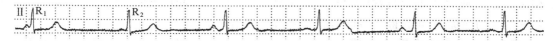

图39-1　Ⅱ导联显示窦性心动过缓、P波电交替现象、房室交接性逸搏(R₁、R₂)

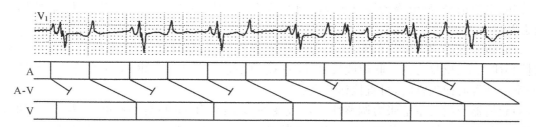

图39-2　心房颤动患者射频消融术后，V₁导联显示房性心动过速(144次/min)伴P′波电交替现象、2∶1～3∶2传导长P′-R间期型二度Ⅰ型房室传导阻滞(干扰性所致或房室结慢径路下传)、跨P′波传导现象

2. 发生机制

(1)心房内特殊传导组织或某部分心房肌传导障碍，导致交替性心房内传导阻滞。

(2)心房肌缺血致跨膜动作电位复极2相、3相发生交替性改变或心房肌不应期长、短交替性改变，导致交替性心房肌除极异常。

(3)窦房结头部与尾部交替性发放冲动，此时其P-P间期略有互差。

(4)窦房交接区双径路(双出口)交替传导，导致心房除极顺序发生改变。

(5)右心房内两个起搏点等频性交替性发放冲动，形成双源性房性心律，或窦房结与心房异位起搏点等频性交替性发放冲动。严格地说，这两种情况不属于P波电交替范畴内，但体表心电图无法予以鉴别。

3. 临床意义

(1)这是一种罕见的心电现象,多见于器质性心脏病,如心房梗死、心房负荷过重、心房扩大及心房肌严重缺血等,常提示心房病变严重而广泛,是一种预后不良的征象,死亡率较高。

(2)是心房肌严重缺血、心电不稳定的表现,易发生各种房性心律失常。

二、QRS 波群电交替现象

1. 基本概念

QRS 波群电交替现象系指源自同一起搏点的心搏(多为窦性节律),在排除 2∶1 分支阻滞及心外因素的影响下,其 QRS 波群时间不变,仅波形或(和)波幅每搏呈交替性改变。可同时伴有其他波、段的电交替。

2. 心电图特征

(1)心搏来源恒一,多为窦性节律,偶见异位心律。

(2)QRS 波群时间固定不变

(3)任何导联上 QRS 波幅相差≥0.1mV,以胸前导联多见,尤以 V_2、V_3 导联最常见。

(4)心率增快时(>100 次/min),尤其是阵发性心动过速时更易出现,为快频率依赖性电交替(图 39-3)。

(5)与束支、分支阻滞无关,与心外因素无关,如呼吸、体位、胸腔积液等。

(6)若同时伴有≥2 个其他波、段的电交替,称为完全性电交替现象(图 39-4)。

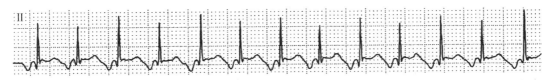

图 39-3　Ⅱ导联显示快-慢型房室结内折返性心动过速或阵发性房性心动过速、QRS 波群电交替现象

3. 发生机制

(1)多与心肌、传导组织不同程度的缺血、缺氧引起不应期延长,导致心肌细胞除极、复极不完全有关,尤其是心室率过快导致心室舒张期明显缩短时。

(2)顺向型房室折返性心动过速时,其 QRS 波群电交替发生率较高,这与冲动在传导组织内发生交替性功能性传导延缓有关,可同时伴有 R-R 间期长、短交替(图 39-4)。

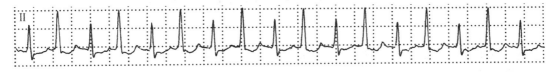

图 39-4　Ⅱ导联显示阵发性室上性心动过速、R-R 间期短长交替(0.30s、0.34s)、完全性电交替现象(QRS 波群、ST 段及 T 波振幅交替性改变),提示顺向型房室折返性心动过速所致

4. 临床意义

(1)QRS 波群电交替可见于大量心包积液或心包填塞、严重的心肌病变,如冠心病、心肌梗死、扩张型心肌病等。若发生在心率缓慢时,则提示心肌病变严重,预后较差;若发生在心动过速时,则无特别临床意义。随着心动过速的终止,QRS 波群电交替现象将自行消失。

(2)窄 QRS 心动过速伴有 QRS 波群电交替者,对判断顺向型房室折返性心动过速具有高度的特异性(96%)。

(3)宽 QRS 心动过速伴 QRS 波群电交替者,多合并房室旁道传导。

三、ST 段电交替现象

请见第五章第三节 ST 段电交替现象。

四、T 波电交替现象

请见第六章第六节 T 波电交替现象。

五、U 波电交替现象

请见第八章:五、U 波电交替现象。

六、P-R 间期短、长交替现象

窦性心律时,出现 P-R 间期长、短交替,见于下列 6 种情况:

(1)房室交接区快、慢径路交替性传导:P-P 间期基本规则时,P-R 间期呈短、长交替出现,且两者互差≥0.06s。

(2)交替性预激:短 P-R 间期者,QRS 波群起始部有"δ"波,QRS 波群增宽,ST-T 呈继发性改变,其 P-J 间期与正常 P-R 间期、正常 QRS 波群的 P-J 间期相等。系房室旁道呈 2∶1 阻滞所致。

(3)3∶2 房室文氏现象:文氏周期中,第 2 个搏动的 P-R 间期较第 1 个延长,第 3 个搏动 P 波下传受阻,导致 P-R 间期呈短、长交替出现。

(4)舒张晚期室性早搏二联律:短 P-R 间期者,QRS 波群宽大畸形,ST-T 呈继发性改变,其 P-J 间期与正常 P-R 间期、正常 QRS 波群的 P-J 间期不等。

(5)隐匿性房室交接性早搏二联律引起 P-R 间期短、长交替:需有显性房室交接性早搏作为佐证(图 35-17)。

(6)窦性激动经 DDD 起搏器以 VAT 或 VDD 模式下传出现 P-V 间期长、短交替(图 39-5)。

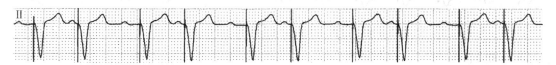

图 39-5　三度房室传导阻滞患者,植入 DDD 起搏器 5 年。Ⅱ导联显示 DDD 起搏器以 VAT 或 VDD 模式工作,P-V 间期呈长短交替出现(0.24s,0.13s),提示三度房室传导阻滞(定准电压 5mm/1mV)

第二节　QRS-T 波群电阶梯现象

1. 基本概念

QRS-T 波群电阶梯现象系一种特殊的电交替现象,指源自同一起搏点的心搏(多为窦性节律),在排除心外因素影响及分支内文氏现象下,其 QRS 波群时间不变,仅波形或(和)波幅由浅→深→浅或由低→高→低,周而复始,有规律地演变。可同时伴有 ST 段、T 波的电阶梯现象。

2. 心电图特征

(1)心搏来源恒一,多为窦性节律。

(2)QRS 波群时间固定不变。

(3)任何导联上 QRS 波形或(和)波幅由浅→深→浅或由低→高→低,振幅相差≥0.1mV,周而复始,有规律地演变(图 39-6、图 39-7)。

(4)与束支、分支阻滞无关,与心外因素无关,如呼吸、体位、胸腔积液等。

(5)可同时伴有 ST 段、T 波的电阶梯现象(图 39-8、图 39-9)。

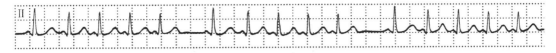

图 39-6　Ⅱ导联连续记录，显示短阵性窦房结内折返性心动过速、
短 P-R 间期(0.08～0.10s)、QRS 波群电阶梯现象

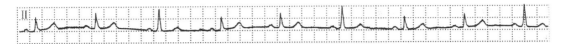

图 39-7　Ⅱ导联显示 QRS-T 波群电阶梯现象

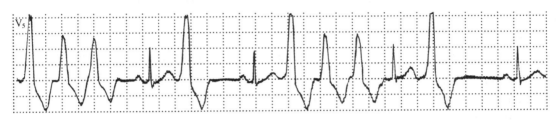

图 39-8　V₅ 导联显示室性早搏、短阵性室性心动过速伴 QRS 波、ST 段及 T 波电阶梯现象

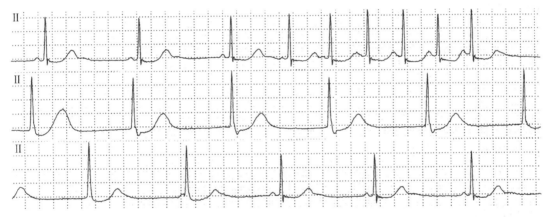

图 39-9　Ⅱ导联连续记录，显示窦性心动过缓、短阵性房性心动过速、房室交接性逸搏心律伴非时
相性心室内差异性传导及逆传心房、T 波电阶梯现象、不完全性干扰性房室分离、轻度 ST 段改变

3. 发生机制

多与心肌、传导组织不同程度的缺血、缺氧引起不应期延长，导致心肌细胞除极、复极不完全有关，尤其是心室率过快导致心室舒张期明显缩短时。

4. 临床意义

QRS 波群电阶梯现象多见于严重的器质性心脏病、高钾血症等，提示心肌病变严重而广泛，预后较差，但与原发病有关。

第三节　尖端扭转现象

一、尖端扭转型心房扑动

F 波尖端方向围绕基线扭转，周而复始，如同尖端扭转型室性心动过速，多见于不纯性心房扑动(图 39-10)。

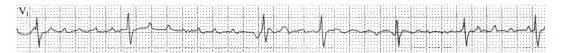

图 39-10　V_1 导联显示不纯性心房扑动伴 F 波尖端扭转现象、房室呈 4：1～8：1 传导，二度房室传导阻滞待排

二、尖端扭转型室性心动过速

1. 基本概念

尖端扭转型室性心动过速是一种介于室性心动过速与心室颤动之间的恶性室性心律失常。其 QRS 主波方向围绕基线扭转，伴有 QRS 波幅和频率的改变，是多形性室性心动过速中一种特殊类型，且伴有 Q-T 间期延长。

2. 发生机制

（1）折返机制：心室复极不均匀或复极延缓、弥漫性心室复极障碍有利于形成多发性折返环路。

（2）触发机制：早期后除极与间歇依赖型尖端扭转型室性心动过速相关，而延迟后除极与肾上腺素能依赖型尖端扭转型室性心动过速相关。

3. 病因或诱因

（1）缓慢性心律失常：如三度或高度房室传导阻滞、严重的窦性心动过缓或病窦综合征。

（2）先天性长 Q-T 间期综合征。

（3）继发性 Q-T 间期延长：如低钾、低镁血症、脑血管意外等。

（4）药物中毒：如奎尼丁、胺碘酮、心可定、抗精神病药物等。

（5）严重的器质性心脏病：如急性心肌梗死、各类心肌病、严重心肌炎、二尖瓣脱垂等。

4. 心电图特征

（1）Q-T 间期或 Q-U 间期延长，U 波明显增高；出现巨大 T 波伴 Q-T 间期延长是尖端扭转型室性心动过速发作的先兆。

（2）常由 Ron-T 现象的室性早搏诱发。

（3）频率 160～280 次/min，可区分出快相和慢相。

（4）QRS 波群宽大畸形，其振幅和形态发生连续性变化，每隔 5～15 个心搏，QRS 主波方向围绕基线进行扭转。

（5）发作间歇期内，多表现为缓慢性心律失常。

（6）发作最终可转为基础心律、心室停搏、新的尖端扭转发作或心室颤动而猝死（图 39-11）。

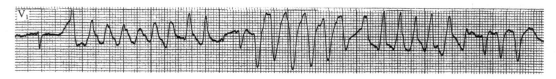

图 39-11　V_1 导联显示室性早搏 Ron-T 现象诱发尖端扭转型室性心动过速

5. 鉴别诊断

主要与多形性室性心动过速相鉴别，因两者预后和治疗完全不同。最重要的鉴别点是尖端扭转型室性心动过速 Q-T(U) 间期延长，QRS 波形和振幅的改变是呈连续和渐进性的，其频率能明确区分出快相和慢相；而多形性室性心动过速 Q-T(U) 间期正常，QRS 波形和振幅的改变常是突然发生的，无渐进性改变的特征，其频率不能明确区分出快相和慢相。

6. 分型

（1）肾上腺素能依赖型尖端扭转型室性心动过速：见于特发性长 Q-T 间期综合征，由运动或情绪激动而诱发。

（2）间歇依赖型尖端扭转型室性心动过速：约占 80%，是在继发性 Q-T 间期延长基础上，由其前较长心动周期及偶联间期 0.50～0.70s 室性早搏所诱发，形成"长-短"或"短-长-短"周期现象。

（3）中间型尖端扭转型室性心动过速：部分患者可同时存在上述两种情况。

三、尖端扭转型心房扑动或心房颤动伴 QRS 波群尖端扭转现象

心房颤动时，偶尔在动态心电图检测中可见 f 波下传的 QRS 波群在部分导联发生尖端扭转现象，与体位、呼吸无关，其机制不详（图 39-12）。

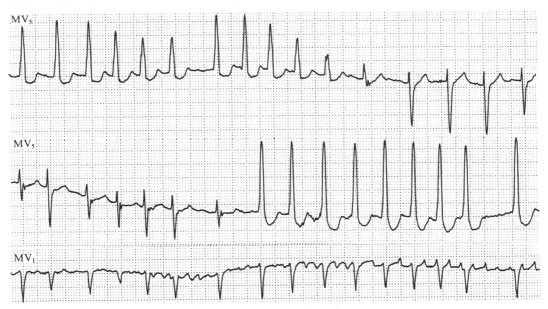

图 39-12　上、中两行系 MV₅ 导联连续记录，显示 QRS 波群尖端扭转现象；中、下两行系 MV₅、MV₁ 导联同步记录，显示尖端扭转型心房扑动、MV₁ 导联 QRS 波形一致而 MV₅ 导联 QRS 波形呈尖端扭转现象、ST 段改变

第四十章

各种心电现象及综合征的心电图特征

第一节　各种心电现象的心电图特征

一、心尖现象

心尖现象又称为孤立性负 T 综合征，是指倒置的 T 波发生在 V_4 导联，偶见于 V_4、V_5 导联，右侧卧位时，可使倒置的 T 波恢复直立。可能因心尖与胸壁之间的接触干扰了心肌的复极程序有关。多见于瘦长型的健康青年人，属正常变异，但易误诊为心肌炎、心尖肥厚型心肌病。

二、趋同现象与钩拢现象

心脏内有两个节律点，当其频率互差<25％时，易出现趋同现象，即频率较慢的节律点逐渐增速，接近于频率较快的节律点，直至相等，形成等频率搏动，这种现象称为趋同现象或"同步化"现象，是一种特殊的心脏电生理现象。

窦房结（或心房）和房室交接区或心室起搏点发放冲动的频率相等或接近，且两者同时传至房室交接区产生一系列的绝对干扰现象，形成等频性房室分离，P 波固定地出现在 QRS 波群稍前、QRS 波群中、ST 段及 T 波顶峰之前，并持续一定时间（数分钟至数十分钟），这种现象称为钩拢现象（图 40-1）。这两个节律点频率相等，可能是偶然的巧合，但更可能是上述特殊的电生理影响——趋同现象或"同步化"现象所致。

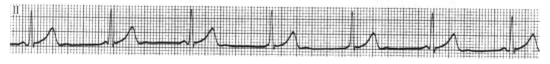

图 40-1　窦性心动过缓、房室交接性逸搏心律、等频性干扰性完全性房室分离呈钩拢现象

三、温醒现象与冷却现象

自律性增高型心律失常或逸搏心律在开始建立异位心律时，最初的数个异位心动周期往往略长，频率略慢，以后频率逐渐加快直至固定，这种现象称为温醒现象或起步现象。温醒现象表明异位起搏点建立其自身节律或逸搏心律从主导节律抑制下脱逸出来建立其自身起搏点需要一个短暂的准备过程，然后才能逐渐恢复而达到稳定。温醒现象见于各类的非阵发性心动过速、加速的逸搏心律或逸搏心律。

自律性增高型心律失常或逸搏心律在终止前，最后的数个异位心动周期逐渐延长，频率减慢，直至异位心律消失，这种现象称为冷却现象。冷却现象见于各类的非阵发性心动过速、加速的逸搏心律或逸搏心律。

四、电交替现象与电阶梯现象

请见第三十九章第一节电交替现象、第二节 QRS-T 波群电阶梯现象。

五、韦金斯基现象

请见第二十八章意外性传导。

六、文氏现象

请见第十八章文氏现象。

七、空隙现象

请见第二十八章意外性传导。

八、拖带现象

（1）概念：指心脏超速起搏使原有的心动过速频率加速到起搏频率，并随着起搏停止或起搏频率减慢到原有心动过速频率以下时，心动过速的频率亦即恢复到原来的频率。

（2）发生部位：心房扑动、心房折返性心动过速、房室结折返性心动过速、房室折返性心动过速及心室折返性心动过速均可观察到拖带现象。

（3）机制：心动过速折返环呈逆钟向激动，折返径路内存在可激动间隙。起搏脉冲在可激动间隙内打入折返环，并循折返径路向两侧传导。起搏激动沿着折返环顺钟向下传时与折返激动相遇，发生干扰而形成融合波，沿着逆钟向下传的起搏激动进入折返环的缓慢传导区，并继续下传形成一次新的折返激动，使心动过速发生一次节律重整。连续起搏时，心动过速被起搏脉冲连续重整，使原心动过速频率加速到起搏频率，形成拖带现象；一旦起搏停止，最后一次起搏脉冲仍将沿着折返环逆钟向激动，并继续形成折返，即恢复原有心动过速的频率。

（4）诊断标准：①超速起搏时，心动过速频率加速到起搏频率；②随着起搏停止，恢复原心动过速频率；③起搏周期与第 1 个回复周期间有特定的关系。

（5）临床意义：①有助于确定心动过速是否由折返引起；②明确拖带频率范围，以稍高于拖带频率进行起搏来终止心动过速，以期安全有效；③能引发伴有融合波的显性拖带、不伴有融合波的隐匿性拖带的起搏刺激部位常是心动过速射频导管消融的有效靶点。

九、电紧张性调频现象

窦性或异位搏动通过电紧张影响对并行灶激动的发放起着促进（加快）或延迟（减慢）的调频作用，使显性并行搏动之间缺乏倍数关系，这种现象称为电紧张性调频现象。其心电图特征及诊断，请见第十六章第七节特殊类型的并行心律。

十、心室电张力调整现象

请见第六章第五节电张调整性 T 波改变。

十一、节律重整现象

（1）基本概念：当心脏内有两个节律点且无传入保护机制时，频率较快或占主导地位的节律点（重整节律点）被另一节律点的冲动（干扰节律点）所侵入，触发无效除极并复位，主导节律点以此为起点，以原有的节律周期重新发放下一次冲动，这种心电现象称为节律重整现象。重整节律点常为窦性心律、逸搏心律、起搏心律及并行心律等。

（2）发生节律重整的条件：①干扰节律点的冲动提早出现；②重整节律点无完全性传入保护机制存在；③重整节律点与干扰节律点相互邻近，常在同一心腔内。

（3）心电图特征：请见第三十五章第二节与隐匿性传导有关的心电现象。

十二、Ashman 现象

长-短周期后易出现心室内差异性传导的现象，称为 Ashman 现象。因传导组织不应期的长短与前一心动周期的长短有直接的关系。若前面的 R-R 间期长，则产生相对长的不应期；反之，若前面的 R-R 间期短,则产生相对短的不应期。

十三、长-短周期现象

(1)基本概念:房性、室性早搏易发生在较长的心动周期后,而较长周期后的早搏所形成的短偶联间期,则易引发快速性心律失常,如心房或心室扑动、颤动,这种现象称为长-短周期现象。

(2)发生机制:较长的心动周期将使各级传导组织产生相对长的不应期,包括心房、心室的易颤期也相应延长,导致心房、心室肌的复极不均一性、离散度均增大,易促发折返性心律失常和快速性心律失常。

(3)心电图特征:①较长心动周期可由窦性心动过缓、窦性停搏、窦房传导阻滞、房室传导阻滞、各种早搏的代偿间歇及心房颤动长 R-R 间期产生,短周期则由早搏提早程度即偶联间期构成。②若长-短周期现象发生在心房,则表现为长 P-P 间期后的房性早搏可引发快速性房性心律失常,如房性心动过速、心房扑动或颤动(图 40-2);若发生在心室,则表现为长 R-R 间期后的室性早搏可引发快速性室性心律失常,如室性心动过速、心室扑动或颤动。其引发的恶性心律失常多为尖端扭转型或多形性室性心动过速、心室扑动或颤动(图 40-3)。③长-短周期现象可反复出现或通过电生理检查复制。

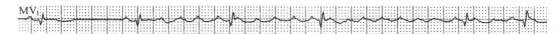

图 40-2　窦性心动过缓、房性早搏诱发心房扑动呈 3∶1～8∶1 传导、心房内长-短周期现象

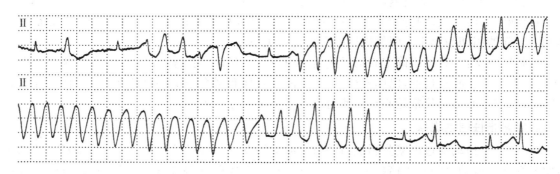

图 40-3　Ⅱ导联连续记录,显示多形性室性早搏、长-短周期后诱发短阵性
室性心动过速及尖端扭转型室性心动过速、心室内长-短周期现象

十四、短-长-短周期现象

(1)基本概念:短-长-短周期现象由 3 个部分组成,第 1 个短周期是指第 1 个早搏的短偶联间期,接下来的长周期是指前者所形成的较长的代偿间歇,第 2 个短周期是指第 2 个早搏的短偶联间期,由此引发了室性或房性快速性心律失常,这种现象称为短-长-短周期现象。

(2)发生机制:较长周期使传导组织不应期相应延长,引起心房、心室复极不均一和离散度增加,易促发折返性心律失常和快速性心律失常,也易引发早期后除极出现触发性心律失常,如尖端扭转型室性心动过速。

(3)心电图特征:呈早搏-代偿间歇-快速性心律失常的序列,易引发猝死(图 40-4)。

十五、奔放现象

(1)基本概念:因起搏器电子元件失效或电池耗竭、线路不稳,引起脉冲频率突然增速(>120次/min)而出现心动过速现象,称为起搏器奔放现象。临床上还将起搏频率较原设置频率增快>15 次/min,就考虑频率奔放现象。频率增快的形式可表现为渐增性或突增性,脉冲的频率在 120

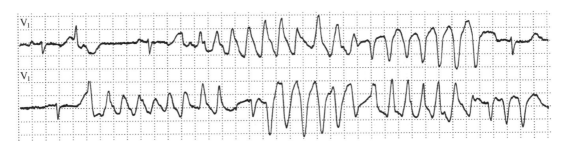

图 40-4　V$_1$ 导联连续记录,显示 Q-T 间期或 Q-U 间期延长、U 波明显增高、多形性室性
早搏诱发尖端扭转型室性心动过速、上行呈现短-长-短周期现象、下行呈现长-短周期现象

～800 次/min。

(2)心电图特征:①若脉冲频率较快,均可夺获心室,则出现类似室性心动过速的心电图特征,可引起心力衰竭、心源性休克,甚至猝死;②若脉冲频率相当快,则形成间歇性心室起搏;③若脉冲频率极快,则心室不应激,可连续出现快速而无效的脉冲,并出现自身心律(图 38-8);④若脉冲强度较弱,不足以兴奋心肌时,也维持原来的心律(图 40-5)。

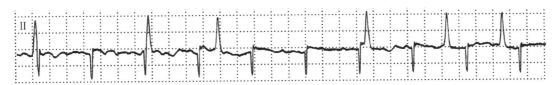

图 40-5　冠心病、心房颤动患者,植入 VVI 起搏器 8 年余,起搏频率 55 次/min。Ⅱ导联显示心房颤动、
VVI 起搏器起搏功能异常伴频率奔放现象(100 次/min)、感知功能异常、提示电池耗竭所致、T 波改变

(3)处理:需紧急处理。立即在起搏器表面加放磁铁,如无效则应剪断皮下导线,然后重新安装起搏器。

十六、钟氏现象

(1)基本概念:钟氏现象又称为非时相性心房内差异性传导,是指各种早搏后尤其是房性早搏后第 1 个或若干个窦性 P 波形态发生改变。

(2)发生机制:①早搏在心房传导束内发生隐匿性传导:由于结间束、房间束的不应期不一致,房性早搏在逆传重整窦房结节律时,可在窦房交接区内产生隐匿性折返,并隐匿性地激动了结间束、房间束,使其产生新的不应期,影响下一个窦性激动的正常除极导致 P 波形态改变;②心房内 4 相性阻滞:房性早搏产生较长的代偿间歇,结间束或房间束发生 4 相性阻滞。

(3)心电图特征:①早搏的代偿间歇之后,出现 1 个或连续数个窦性 P 波形态发生改变;②变形的 P 波又是窦性 P 波应出现的位置,且多次重复出现(图 40-6、图 40-7)。

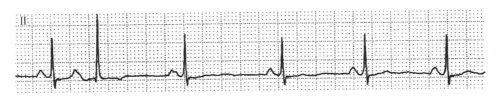

图 40-6　房性早搏后第 1 个窦性搏动出现非时相性心房内差异性传导、T 波改变

(4)鉴别诊断:应注意与窦房结内游走节律、窦房结至心房内游走节律、房性逸搏及房性融合波相鉴别。

(5)临床意义:见于器质性心脏病患者,常出现在心力衰竭患者,具有病理意义。

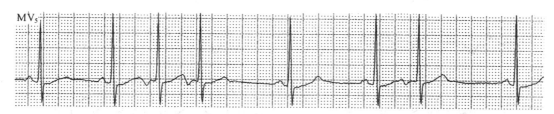

图 40-7　单个、成对房性早搏后 1～2 个窦性搏动出现非时相性心房内差异性传导

十七、窦性心律震荡现象

请见第四十七章第二节窦性心律震荡现象。

十八、二联律法则

（1）基本概念：较长心动周期后易引发各种早搏（以室性、房性早搏多见），早搏后的代偿间歇又有利于下一个早搏的出现，如此周而复始，便形成早搏二联律，这种现象称为二联律法则。

（2）发生机制：①主导节律频率减慢后，对异位起搏点抑制作用减弱，易引发早搏；②较长心动周期使心房肌、心室肌不应期延长及离散度增大，易形成折返性或触发性早搏；③较长心动周期使动脉血压一过性下降，通过升压反射使交感神经兴奋性增高，易引发早搏。

（3）心电图特征：①出现较长 P-P 或 R-R 间期，至少＞0.60s；②出现原发性早搏：长间歇后第 1 个早搏经常单独发生，不服从二联律法则，称为原发性早搏；③出现继发性早搏：原发性早搏代偿间歇后又引发第 2 个早搏，进而形成二联律，称为继发性早搏（图 11-24）；④尖端扭转性室性心动过速也常趋向于长周期后发生，符合二联律法则。

十九、连缀现象

（1）基本概念：一种心律失常发生的同时，已为其再次、反复发生提供了重要条件，使其持续稳定存在或演变成慢性心律失常，这种现象称为连缀现象。判断连缀现象时，应排除心律失常的进展性、器质性心脏病的恶化进展及与其他因素作用无关。

（2）表现形式：①早搏二联律时的连缀现象：较长心动周期后易引发各种早搏（以室性、房性早搏多见），早搏后的代偿间歇又有利于下一个早搏的出现，如此周而复始，便形成早搏二联律；②心房扑动或心房颤动时的连缀现象：心房颤动可引起心房不应期明显缩短、心房内压力升高致心房扩张和心房肌供血减少及心房肌纤维化，这种心房肌形态学重构和电生理学重构将促使心房颤动持续更长时间和稳定存在或者更易诱发心房颤动（图 40-8、图 40-9）；③心室颤动时的连缀现象：心室颤动发生后，其持续时间的长短与其恢复窦性心律的可能性呈反比关系，这与连缀现象有关。

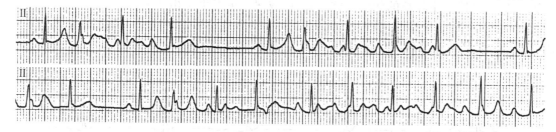

图 40-8　Ⅱ 导联连续记录，显示窦性搏动（属窦性逸搏范畴）、频发房性早搏诱发短阵性不纯性心房扑动，有时伴心室内差异性传导（Ashman 现象）、呈现心房扑动时的连缀现象

二十、蝉联现象

室上性激动下传心室过程中，激动经一侧传导径路下传并使对侧传导径路出现连续隐匿性传

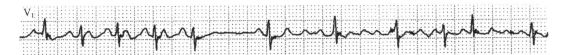

图 40-9　窦性搏动(属窦性逸搏范畴)、短阵性心房扑动及不纯性心房扑动、呈现心房扑动时的连缀现象

导,使之发生持续的功能性阻滞的一种心电现象,称为蝉联现象。多见于两侧束支之间、房室结内快-慢径路之间、房室旁道与正道之间及心房传导束之间等。其心电图特征、形成条件及终止因素,请见第三十五章第二节与隐匿性传导有关的心电现象。

二十一、抑制与总和现象

当一个激动单独到达某一抑制区时,虽然传导速度减慢,但尚能勉强通过,若此时又有另一个激动恰好从抑制区的另一个方向传来,则影响前一激动的传导使其不能通过抑制区,这种现象称为传导的抑制现象。

当两个激动分别到达某一抑制区时均不能通过,但同时到达该抑制区时,两个激动可因相互增强而能通过该抑制区,这种现象称为传导的总和现象。

二十二、不应期回剥现象

存在传导阻滞时,阻滞区远端出现一次异位激动(逸搏或早搏)后,可通过心动周期缩短引起阻滞区组织的有效不应期缩短,或者该异位激动使不应期提前结束,或者阻滞区两侧同时被激动的总合作用引起不应期缩短,这种因异位激动出现而导致不应期缩短现象,称为不应期回剥现象。常用来解释韦金斯基现象的发生机制。

二十三、超速抑制现象

1. 基本概念

快频率节律点的冲动或人工刺激的冲动不断地侵入慢频率节律点,使其节律重整,当前者突然停止后,后者的自律性会受到抑制,出现较长时间才能恢复其原有的节律,这种现象称为超速抑制。其抑制的程度与快频率起搏点频率的快慢、持续时间的长短及较慢频率起搏点自身功能正常与否有关。在一定范围内,当刺激频率愈快、持续时间愈长,起搏点自身起搏功能不良时,则抑制程度愈重,与起搏点反复受到节律重整引起急性的一过性功能不全有关。

2. 发生情况及临床意义

(1)快-慢综合征或慢-快综合征:阵发性室上性心动过速、心房扑动、颤动等快速性心律失常终止后,引发窦房结、房室交接区节律超速抑制现象,出现较长时间的全心停搏,导致晕厥、阿-斯综合征发作,甚至猝死现象。需行射频消融术或安装人工起搏器(图 40-10)。

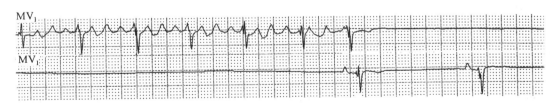

图 40-10　MV₁ 导联连续记录,显示阵发性心房扑动终止后出现短暂性全心停搏
及显著的窦性心动过缓,符合慢-快综合征及双结病的心电图改变

(2)食道调搏测定窦房结、房室结功能:利用超速抑制现象的原理,来测定窦房结、房室结的恢复时间,借以了解它们的功能是否正常。

(3)食道调搏或心内超速刺激法抑制、终止异位性心动过速。

（4）通常基本节律多为窦性节律，是窦性冲动通过抢先占领和对下级起搏点超速抑制的结果。

二十四、心脏电分离现象

请见第三十章心脏电分离现象及紊乱性心律。

二十五、Coumel 现象（Coumel 定律）

1. 心电图特征

（1）无论是左侧旁道还是右侧旁道，均易发生顺向型房室折返性心动过速，其折返环路为心房→房室正道前传→心室→旁道逆传→心房，周而复始。

（2）顺向型房室折返性心动过速的 QRS 波形正常或伴功能性束支阻滞（图 40-11A）。

（3）心动过速时的 R-R 间期由 A-V 间期（冲动在心房内及房室正道前向传导时间之和）和 V-A 间期（冲动在心室内及旁道逆向传导时间之和）组成。

（4）心动过速时，若旁道所在同侧的束支发生功能性束支阻滞，则其 R-R 间期较正常形态的 R-R 间期延长≥35ms，系折返环路延长导致激动在心室内传导时间延长（图 40-11B）；反之，若对侧束支发生功能性束支阻滞，则其 R-R 间期与正常形态的 R-R 间期相等，因折返环路的长度未变（图 40-11C）。

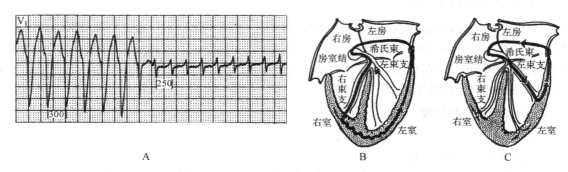

图 40-11　心动过速发作时，V_1 导联 QRS 波群呈左束支阻滞型的 R-R 间期（300ms）较正常形态的 R-R 间期 250ms 延长（50ms），提示旁道位于左侧游离壁，符合 Coumel 定律（引自陈琪）

2. 临床意义

应用 Coumel 定律，有助于判定心动过速的发生机制及旁道的定位。如心动过速出现正常 QRS 波群和束支阻滞型 QRS 波群两种形态时，若两者 R-R 间期互差超过 35ms，则可确定该心动过速为顺向型房室折返性心动过速所致，还可确定该隐匿性旁道位于束支阻滞的同侧。

二十六、交感风暴现象

1. 基本概念

交感风暴现象是指因交感神经过度兴奋导致 24h 内自发出现≥2 次的室性心动过速或心室颤动，需要紧急治疗的临床症候群，又称为室性心动过速风暴、ICD 风暴。

2. 发生机制

交感神经过度兴奋导致大量 Na^+、Ca^{2+} 内流及 K^+ 离子外流而引发恶性室性心律失常；恶性室性心律失常的发生和反复电击复律，则会引起严重的脑缺血，这又进一步加剧中枢性交感神经兴奋而形成恶性循环。

3. 心电图特征

（1）室性心动过速或心室颤动发生前常有窦性频率增快。

（2）有 T 波电交替现象、T 波宽大畸形或 Niagara 瀑布样 T 波改变等。

（3）常伴有 ST 段呈缺血型改变、Q-T 间期延长。

（4）有短偶联间期的多源性、多形性室性早搏,并且引发单形性、多形性或尖端扭转性室性心动过速,甚至心室颤动。

4. 临床特征

（1）存在发生交感风暴的基础病因和诱因,如急性冠状动脉综合征、心力衰竭、重症颅脑损伤、突发性精神应激等。

（2）常伴有血压急骤升高、呼吸加快等交感神经兴奋症状。

（3）反复发作室性心动过速或心室颤动,且间隔时间逐渐缩短,需要反复多次电击复律,药物治疗无效或疗效不佳。

第二节　各种综合征的心电图特征

一、病态窦房结综合征

请见第二十七章病窦综合征及双结病。

二、阿-斯综合征

阿-斯综合征又称为急性心源性脑缺血综合征,是指突然发作严重的、致命性的缓慢性和（或）快速性心律失常,引起心排血量在短时间内锐减,产生严重的脑缺血,出现意识丧失、抽搐、大小便失禁等症状,是一种威胁生命的综合征。

三、预激综合征

请见第二十九章第一节典型的预激综合征。

四、L-G-L 综合征

请见第二十九章第二节 L-G-L 综合征。

五、Mahim 纤维预激综合征

请见第二十九章第三节传统的 Mahaim 纤维预激综合征。

六、长 Q-T 间期综合征

请见第七章第二节 Q-T 间期延长。

七、短 Q-T 间期综合征

请见第七章第三节 Q-T 间期缩短。

八、Brugada 综合征

请见第三十四章揭开心源性猝死高危患者的心电图特征。

九、快-慢综合征

（1）基本概念:指无器质性心脏病、窦房结功能正常的预激综合征患者或阵发性心房颤动患者,在发生快速性心律失常终止时,出现严重的窦性心动过缓、窦房传导阻滞、窦性停搏等缓慢性心律失常,可引起一过性急性脑缺血,出现晕厥、阿-斯综合征发作,甚至猝死,称为快-慢综合征。有学者称之为假性病窦综合征,系原发性快速性房性心律失常导致继发性一过性窦房结功能障碍。

（2）发生机制:快-慢综合征发生机制尚不清楚,可能与心动过速发作引起急性冠状动脉供血不足及对窦房结、下级起搏点超速抑制引起急性窦房结功能不全有关;此外,还与快速性房性心律失常引起可逆性窦房结电重构有关。

（3）临床及心电图特征:①多见于 20～40 岁年轻预激综合征患者并发快速性心律失常时,大多数无器质性心脏病;②阵发性心房颤动患者平时可出现频发房性早搏、短阵性房性心动过速或心房扑动;③快速性心律失常多为阵发性房性折返性心动过速、心房扑动或颤动,心室率>200 次/min,且伴有明显的 ST-T 改变;④晕厥发作与心动过速终止同时发生,心动过速终止时,出现严重的窦性心动过缓、窦房传导阻滞、窦性停搏伴心室停搏或全心停搏等缓慢性心律失常;⑤平常心律及窦房结功能均正常。

(4)临床意义:①快-慢综合征易引发晕厥、阿-斯综合征发作,甚至猝死;②快-慢综合征发生在无器质性心脏病、窦房结功能正常的预激综合征患者或阵发性心房颤动患者,射频消融术阻断旁道或大静脉肌袖电隔离术治疗后可得到根治,不需植入人工起搏器。

十、慢-快综合征

(1)基本概念:窦房结及其周围组织器质性病变引起严重的窦性心动过缓、窦房传导阻滞、窦性停搏等缓慢性心律失常,在此基础上发生了心房扑动、颤动或房性心动过速等快速性心律失常,这种现象称为慢-快综合征。

(2)发生机制:窦房结及其周围组织器质性病变引起缓慢性心律失常,当病变累及心房、房室交接区时,易引发快速性心律失常。后者可以看成是对前者的一种代偿,当其终止时,窦房结功能因呈慢性衰竭状态而不能及时发放冲动。

(3)临床及心电图特征:①是病窦综合征的一种亚型,平时就表现为缓慢性心律失常;②反复出现阵发性心房颤动、扑动或房性心动过速等快速性房性心律失常;③上述快速性房性心律失常终止后,又将出现严重的缓慢性心律失常,甚至出现短暂性全心停搏,严重时可诱发晕厥或阿-斯综合征发作(图 40-12)。

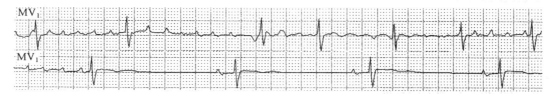

图 40-12　MV$_1$ 导联连续记录,显示阵发性不纯性心房扑动终止后
出现显著的窦性心动过缓,符合慢-快综合征的心电图改变

(4)临床意义:慢-快综合征见于器质性心脏病患者,给临床用药带来困难,需安装人工起搏器。

(5)鉴别诊断:见表 40-1 所示。

表 40-1　快-慢综合征与慢-快综合征的鉴别诊断

鉴别要点	快-慢综合征	慢-快综合征
①与病窦综合征的关系	不清楚	为病窦综合征的亚型
②发病年龄	多为年轻人	多见老年患者,少数发生在年轻人
③基础心脏病	常无	常有
④基础心律失常	预激综合征伴快速性心律失常或房性早搏、短阵性房性心动过速、心房扑动	缓慢性及快速性心律失常
⑤窦房结功能检查	正常	功能明显低下
⑥发病方式	快速性心律失常引起窦房结功能不全是起动因素	慢性窦房结功能不全引起缓慢性心律失常是起动因素
⑦治疗方法	射频消融术	安装人工起搏器

十一、起搏器综合征

(1)基本概念:因植入非生理性起搏器(如 VVI 起搏)引起房室收缩、舒张顺序异常(房室分离),导致心室充盈量减少、心排血量下降、体循环淤血而出现头晕、气短、胸闷等心血管和神经系统症状及体征的一组综合征,称为起搏器综合征或房室不同步收缩综合征,常见于 VVI 起搏心律尤其是伴有 1∶1 室房逆传、长 P-R 间期(>0.35s)及 DDD、VDD 等双腔起搏器转换 VVI 起搏模式时。

(2)发生机制:①失去心房排血功能,心室充盈量减少引起心排血量下降和静脉压增高;②失去房室顺序收缩或 1∶1 室房逆传者,心房压力增高可引起迷走神经兴奋,反射性血管抑制性反应导致血压降低;③心钠肽水平明显升高。

(3)诊断:①观察症状和体征与心室起搏的关系是诊断的关键;②有 1∶1 室房逆传是诊断的重要参考依据(图 40-13);③心室起搏时收缩压下降 20mmHg,即有诊断价值;④恢复窦性心律或有正常房室顺序时症状减轻或消失,即可诊断之。

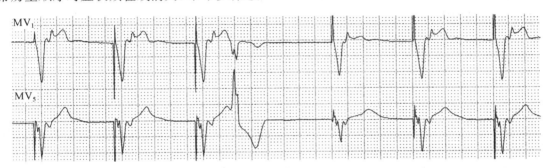

图 40-13　VVI 起搏心律伴 1∶1 室房逆传、室性早搏、开启负滞后功能

十二、早复极综合征

早复极综合征是指以 R 波为主导联出现直立高大的 T 波,呈拱形,两肢基本对称,基底部较宽,常伴有 J 点抬高(0.1～0.4mV),ST 段呈凹面向上型抬高,R 波降肢粗钝;运动后抬高的 J 点、ST 段恢复正常或减轻。早复极综合征系迷走神经张力过高引起心室肌不同步提前复极所致。多见于运动员、年轻体力劳动者等健壮人,绝大部分属正常变异,但近年报道少数患者有猝死现象发生。

十三、两点半综合征

当额面 QRS 电轴指向+90°(相当于钟表的长针指向 6 字),而 T 电轴指向-30°(相当于钟表短针指向 2 字),T-QRS 电轴类似于钟表的两点半。心电图特征:①Ⅰ导联 QRS 波幅的代数和为零;②Ⅱ、Ⅲ、aVF 导联 QRS 主波向上,而 T 波倒置,其中Ⅲ导联倒置最深、aVF 导联次之;③口服钾盐或运动可使 T 波恢复正常;④多见于瘦长型健康人。发生在年轻者易误诊为心肌炎,发生在年长者易误诊为心肌缺血。

十四、$T_{V_1,V_2} > T_{V_5,V_6}$ 综合征

$T_{V_1,V_2} > T_{V_5,V_6}$ 综合征是指 V_1、V_2 导联的 T 波振幅大于 V_5、V_6 导联的 T 波振幅。年轻者出现这种情况,多为正常变异;若年龄>40 岁,则见于左心室收缩期负荷过重、早期冠心病等,具有一定的临床价值。

十五、心肌梗死后综合征

请见第四十四章心肌梗死:九、并发症的心电图改变。

十六、小心脏综合征

1. 心电图特征及机制

(1)常表现为窦性心动过速,且随体位明显变化,与每搏输出量减少和心脏自主神经功能不稳定有关。

(2)可有肺型 P 波,但无右心室肥大及肺部疾病的证据,与右心室射血量减小导致右心房负荷过重有关。

(3)QRS 波群低电压,与心脏偏小、心肌除极向量减少有关。

(4)ST-T 改变,与心搏出量减少、冠状动脉发育不全有关。

2. 临床诊断

(1)活动时有心悸、气短、胸痛等症状,甚至晕厥发作。

(2)由卧位变直立位时,心率增加>20 次/min。

(3)胸片显示心影小,心脏横径<9cm,心胸比例<0.40。

(4)排除其他心脏病。

十七、心动过速后综合征

持续时间较长的阵发性室上性心动过速所引起的 ST-T 改变,在心动过速停止后数小时或数天内才逐渐恢复正常,称为心动过速后综合征。

十八、$S_I S_{II} S_{III}$ 综合征

(1)基本概念:$S_I S_{II} S_{III}$ 综合征是指 Ⅰ、Ⅱ、Ⅲ 导联 QRS 波群同时存在明显的 S 波,其深度>0.3mV,且 $S_{II} > S_{III}$,又称为 3S 综合征。

(2)心电图特征:①Ⅰ、Ⅱ、Ⅲ 导联 QRS 波群中均有明显的 S 波;②S 波振幅>0.3mV;③$S_{II} > S_{III}$;④aVR 导联 Q/R<1,R>0.5mV;⑤ V_5、V_6 导联呈 RS 型,$S > \frac{1}{2}R$,呈高度顺钟向转位;⑥上述心电图一旦出现,常持续存在(图 40-14)。

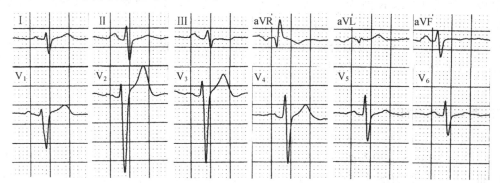

图 40-14　男性,40 岁,健康体检发现 $S_I S_{II} S_{III}$ 综合征

(3)临床意义:①正常变异:可见于少数正常人,尤其是瘦长无力型的人群,与右心室传导延缓有关;②右心室肥大:各种病因引起的严重右心室肥大,特别是右心室漏斗部、右心室流出道肥厚出现右心室电势占优势时,容易出现典型的 $S_I S_{II} S_{III}$ 综合征;③心肌梗死:各部位的心肌梗死,尤其是心尖部梗死更易出现典型的 $S_I S_{II} S_{III}$ 综合征;④脊柱畸形:多见于直背综合征患者。

十九、巨 R 波综合征

(1)基本概念:急性大面积心肌缺血的极早期(数秒至数分钟)出现以 QRS 波群时间增宽、振幅增高为主要表现的一组心电图改变,在 ST 段抬高幅度最大的导联尤为明显,也称为急性损伤性

阻滞。

（2）发生机制：QRS 波群时间增宽与大面积心肌缺血引起心肌细胞传导延缓有关，振幅增高与缺血区心肌延迟除极造成没有与之相抵消的向量有关。当缺血加重引起心肌坏死或缺血改善恢复正常传导时，本综合征的心电图改变随之消失。

（3）心电图特征：面向缺血区导联的 QRS 波群时间增宽、振幅增高，S 波消失，R 波下降肢与抬高的 ST 段融合呈单向曲线型（图 40-15）。

（4）临床意义：①是急性大面积心肌缺血极早期的特征性心电图改变；②易误诊为心室内传导阻滞、室性心律失常；③正确识别及诊断对于早期干预、拯救濒死心肌具有重要意义；④尚见于重症颅脑损伤及电击伤，如雷电、高压电、电复律等患者。

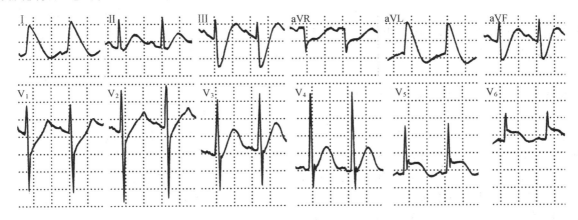

图 40-15　7 岁患儿，重症颅脑损伤出现高侧壁巨 R 波综合征、前侧壁 ST 段抬高（引自张茜）

二十、长 P-R 间期综合征

（1）基本概念：因 P-R 间期过度延长（＞0.35s）引起心脏异常的舒张相和左心室充盈期显著缩短，使心功能受到严重损害，出现心功能下降或心力衰竭的各种临床表现，称为长 P-R 间期综合征。属于心电与机械活动耦联紊乱性疾病。

（2）发生机制：①异常的左心室舒张相：心房收缩期距 QRS 波群较远，出现舒张期左心室血液向左心房返流及收缩期二尖瓣返流；②左心室充盈期显著缩短。

（3）临床及心电图特征：①患者常有心功能下降或不全症状，症状轻重与 P-R 间期延长的程度相关；②可闻及舒张末期及收缩期二尖瓣返流性杂音；③P-R 间期显著延长（＞0.35s），表现为一度房室传导阻滞或房室结慢径路传导（图 40-16）。

（4）临床意义：①该综合征是新近发现和提出的临床综合征；②及时消除 P-R 间期过度延长可明显改善或根治心功能不良。若为房室结慢径路传导，可行射频消融术阻断之；若为一度房室传导阻滞所致，则需安装 DDD 起搏器并设置合适的 A-V 间期。

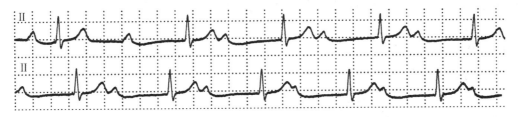

图 40-16　Ⅱ导联连续记录，显示一度房室传导阻滞、房室结内双径路传导、
长 P-R 间期综合征（慢径路下传的 P-R 间期最长达 0.66s）

二十一、心肌震荡综合征

(1)基本概念:因一过性缺血、缺氧引起心肌严重损伤,使其暂时性丧失电活动能力而出现"电静止区"产生异常 Q 波,但该区心肌电活动可随着缺血、缺氧的改善而完全恢复或部分恢复,这种现象称为心肌震荡综合征,也称为一过性异常 Q 波。

(2)发生机制:①电停搏(电静止)学说:缺血区心肌细胞膜电位降至阈电位以下,不能产生电活动,心肌细胞并未真正死亡;②心肌顿抑学说。

(3)心电图特征:①异常 Q 波持续时间短暂,为数分钟至数天;②Q 波常出现在 $V_1 \sim V_3$ 导联。

二十二、左室心尖球囊综合征

(1)基本概念:在较强精神因素或其他应激因素刺激后出现一过性左室心尖部至中部收缩期减弱或消失形似球囊扩张,临床上出现胸痛、心肌酶谱轻中度升高、心电图 ST-T 改变,而冠状动脉造影正常,称为左室心尖球囊综合征。80%~90%发生在老年绝经期后的女性,以 55~70 岁多见。

(2)发生机制:①交感神经系统过度激活或交感风暴,引起心肌受损或冠状动脉痉挛,出现 ST-T 改变;②不典型心肌梗死;③冠状动脉应激性痉挛。

(3)临床及心电图特征:①精神或其他应激因素刺激后,突然出现胸痛、气短等症状;②交感神经紧张性增高表现,如精神紧张、面色苍白、心率增快等;③心肌酶谱轻、中度升高;④发作时多数心电图正常,发作后 4~24h 才出现 ST 段抬高、T 波倒置,少数患者出现一过性异常 Q 波;⑤冠状动脉造影正常,左室心尖部至中部室壁运动减弱或消失,于收缩期形似球囊扩张。

(4)诊断:①主要标准包括左室心尖部球囊样改变和心电图 ST-T 改变;②次要标准包括躯体和精神诱发因素、心肌酶谱轻中度升高及胸痛。

二十三、异常 J 波综合征

由外向钾电流(Ito)介导的紧随 QRS 波群之后的一个小的半圆形波,称为 J 波或 Osborn 波。有学者将 Brugada 综合征、原发性心室颤动(又称为夜间猝死综合征)和早复极综合征统称为异常 J 波综合征。

二十四、急性冠脉综合征

(1)基本概念:急性冠脉综合征是指冠状动脉内不稳定斑块破裂导致血栓形成、栓塞或痉挛引起冠状动脉完全性或不完全性闭塞,出现与急性心肌缺血相关的一组临床综合征,临床上发病急、病情变化快,易产生严重后果。

(2)类型:不稳定型心绞痛、非 ST 段抬高型急性心肌梗死、ST 段抬高型急性心肌梗死、猝死。

(3)发生机制及临床表现:①冠状动脉不完全性闭塞(闭塞 40%~70%,由白色血栓所致):心电图特征为 ST 段呈缺血型压低,临床上表现为非 ST 段抬高型急性心肌梗死(急性心内膜下心肌梗死)、一部分不稳定型心绞痛;②冠状动脉完全性闭塞(闭塞>90%,由红色血栓所致):心电图特征为 ST 段抬高,临床上表现为 ST 段抬高型急性心肌梗死;③心电不稳定:心电图特征为严重的室性心律失常而猝死。

二十五、Wellens 综合征

Wellens 综合征又称为左前降支 T 波综合征,是指不稳定型心绞痛患者在 V_2、V_3 导联,偶尔在 $V_1 \sim V_6$ 导联出现特殊的心电图改变:①无病理性 Q 波及胸导联 r 波递增不良;②ST 段正常或轻度抬高;③胸痛发作时 T 波呈正负双相,停止后 T 波出现深而对称的倒置,继而逐渐变浅直至恢复直立(图 40-17)。属急性心肌梗死的前期,左冠状动脉前降支近端有严重狭窄,应积极治疗,否则,极易发展为前壁急性心肌梗死。

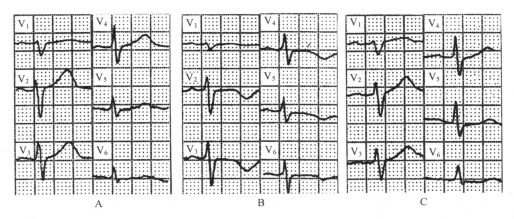

图 40-17 图 A 系患者胸痛发作前,$V_1 \sim V_6$ 导联 T 波正常范围;图 B 系胸痛
发作时,$V_2 \sim V_6$ 导联 T 波倒置;图 C 系 3 周后 T 波恢复正常(引自陈琪)

二十六、心脏震击猝死综合征

(1)基本概念:指健康青少年运动时,心前区受到低能量的钝性撞击后即刻发生晕厥、昏迷、心脏停搏而猝死。

(2)发生机制:心前区受到低能量钝性撞击后,机械能转化为生物能,激活心肌细胞的 ATP 敏感性 K^+ 通道,导致 ST 段抬高、心室颤动的阈值降低,最终引发心室颤动、心脏停搏而猝死。

(3)临床特征:①易发年龄:喜爱运动的青少年,多见于<16 岁的男性,与发育中胸廓富有弹性易将撞击能量传递到心脏有关;②易发运动:多见于棒球、垒球、冰球等;③易发震击部位:心脏解剖位置相关的心前区;④易发方式:心前区受到低能量的钝性撞击,但胸廓、肋骨无明显损伤;⑤出现症状:心前区遭到低能量的钝性撞击后,多数患者即刻倒地,发生晕厥、昏迷、心脏停搏,及时行心肺复苏是患者生还的决定因素;⑥预后:该病症极为凶险,有着极高的致死性。

(4)心电图特征:①心前区受到低能量钝性撞击后,若撞击时间点落在 QRS 波群中,则出现一过性三度房室传导阻滞;②若落在 QRS 波群终末部和 ST 段上,则出现 ST 段呈损伤型抬高;③若落在 T 波顶峰前 0.03s 附近,则因遇及心室易颤期而引发心室颤动;④若落在 T 波下降肢上,则引发室上性心动过速;⑤尚可见左束支阻滞、窦性心动过缓、窦性停搏等心律失常。

二十七、短偶联间期尖端扭转型室性心动过速综合征

(1)基本概念:指尖端扭转型室性心动过速被极短偶联间期(<0.30s)的室性早搏所诱发,不伴 Q-T 间期延长和相关病因,且维拉帕米是唯一有效的治疗药物,则可诊断之。

(2)发生机制:尚不清楚,可能与交感神经兴奋性增高、触发活动及折返有关。

(3)临床特征:①常有反复发作尖端扭转型室性心动过速,多无器质性心脏病依据;②心动过速发作时可出现晕厥,甚至猝死;③多见于中、青年;④维拉帕米是唯一有效的治疗药物,其他抗心律失常药物无效;⑤无相关病因可找。

(4)心电图特征:①频发出现极短偶联间期(<0.30s)的室性早搏,其形态一致;②尖端扭转型室性心动过速均由上述早搏所诱发;③室性心动过速的频率极快,多在 250 次/min 左右;④Q-T 间期正常(图 40-18)。

二十八、McGinn-White 综合征

(1)基本概念:指急性肺动脉栓塞患者 I 导联新出现 S 波,Ⅲ导联新出现 Q 波,$S_I Q_{Ⅲ} T_{Ⅲ}$ 型或 $S_I Q_{Ⅲ}$ 型呈动态变化的特征性心电图改变。

(2)发生机制:肺动脉突然栓塞及同时出现的神经体液异常,导致肺动脉压力骤然升高,引起急

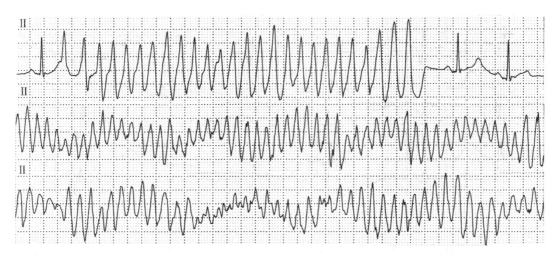

图 40-18　女性,43 岁,反复发作晕厥数月。上行模拟Ⅱ导联显示 Ron-T 室性早搏诱发极速型室性心
动过速;中、下两行系模拟Ⅱ导联连续记录,显示尖端扭转型室性心动过速,后转为心室颤动而猝死

性右心室收缩期负荷增加,右心室和右心房扩张,心脏顺钟向转位,出现右心室劳损和右心房扩大
图形。此外,右心室壁张力增高可引起局部心肌缺血,出现 ST-T 改变。

(3)心电图特征:①Ⅰ导联新出现 S 波,开始宽而浅,逐渐变为深而窄($>0.15mV$);②Ⅲ导联
新出现 Q 波,但一般达不到病理性 Q 波标准;③Ⅲ导联 T 波倒置;④QRS 电轴右偏($+90\sim$
$+100°$);⑤出现不同程度的右束支阻滞;⑥重度顺钟向转位;⑦$V_1\sim V_3$ 导联 T 波倒置,从右向左
逐渐变浅;⑧$S_ⅠQ_ⅢT_Ⅲ$ 型或 $S_ⅠQ_Ⅲ$ 型呈动态变化,多在肺栓塞发病数小时后出现,并持续数天到数
周(图 40-19)。

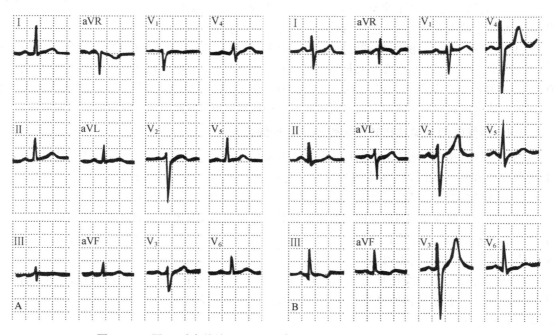

图 40-19　图 A 系术前检查,显示正常心电图;图 B 系患者术后 10 天,
突发肺动脉栓塞,出现 $S_ⅠQ_ⅢT_Ⅲ$ 及不完全性右束支阻滞(引自贾忠伟)

二十九、窄高 QRS 波综合征

(1)基本概念:指 QRS 波群时间短于正常,而下壁、左胸前导联出现 R 波振幅异常增高伴非特

异性 ST-T 改变,患者反复发作晕厥、运动导致先兆晕厥或有家族性心源性猝死一组心电图与临床症候群。

(2)发生机制:①离子通道改变:快 Na^+ 通道功能增强,致 0 期上升速度加快、幅度增大,心室除极速度加快,进而容易产生触发活动;②心肌细胞之间联系增强:心室肌细胞之间缝隙连接密度增大,导致细胞之间联系改善及传导速度加快;③浦肯野纤维分布改变:浦肯野纤维数量增加或浦肯野纤维穿越心室壁程度增加,导致跨壁传导时间缩短,QRS 波群变窄。

(3)心电图特征:①QRS 波群变窄,时间短于正常;②R 波振幅异常增高,起始上升肢异常陡峭,以下壁、左胸前导联明显;③同一导联的非特异性 ST-T 改变具有多变性,T 波多呈正负双相(图 40-20)。

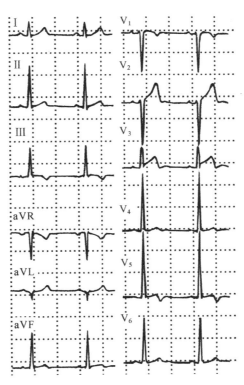

图 40-20 男性,41 岁,晕厥 3 次,其父 42 岁猝死。定准电压 5mm/1mV,显示窄高 QRS 波群(时间 55～77ms)、左心室高电压(R_{V_5} 电压 3.0mV)、前壁轻度 T 波改变

(4)临床特征:①患者反复发作晕厥、运动导致先兆晕厥或有家族性心源性猝死;②无器质性心脏病依据;③无相关病因可找。

(5)临床意义:可能代表一个新的临床病种,作为一个新的心电图指标预测潜在的致命性室性心律失常。

三十、三尖瓣下移综合征

请见第四十一章第五节三尖瓣下移畸形。

第三篇

常见的心脏病、电解质紊乱及抗心律失常药物所致的心电图改变

　　本篇根据先天性心脏病、后天性心脏病、各类心肌病、电解质紊乱、药物影响顺序进行编写。主要讲述先天性、后天性心脏病的病理生理改变与心电图表现的相关性及其特征，以及电解质紊乱、药物对心脏的影响所产生的心电图改变，并将心脏血管支配部位、心脏电生理特性等基础知识有机地融进各个章节之中，共 6 章。

第四十一章

常见的先天性心脏病的心电图改变

第一节 法洛四联症

1. 病理生理改变

法洛四联症包括肺动脉狭窄、室间隔缺损、主动脉骑跨及右心室肥大。其血流动力学改变主要是由肺动脉狭窄引起右心室收缩期负荷过重,导致右心室肥厚(主要表现为右心室肥厚、肺动脉圆锥显著膨隆、室上嵴增厚及右心室内乳头肌和肉柱显著增粗)和右心房肥大,晚期可伴有右心室腔扩张。肥厚的右心室可将左心室推向左后方,右心暴露面增多,占据心尖部。通常以肺动脉瓣下2cm处右心室前壁肌层厚度>0.5cm(正常约0.3~0.4cm)作为右心室肥厚的诊断标准。

2. 心电图特征

(1)先心型P波:Ⅱ、Ⅲ、aVF、V_1、V_2等导联P波高尖,肢体导联电压≥0.25mV,V_1、V_2导联电压≥0.15mV,V_5导联电压≥0.2mV,P波时间大多正常。

(2)电轴右偏:常>+110°。

(3)aVR导联QRS波群呈qR或QR型,q(Q)/R<1,R波电压>0.5mV。

(4)V_1导联QRS波形依据肥厚程度可呈qR型、R型、Rs型,R/s>1及rsR′型,R波电压显著增高等。

(5)V_5、V_6导联QRS波群可呈RS型,R/S<1或rS型等。

(6)V_1、V_2导联可伴有ST段压低、T波倒置(图41-1)。

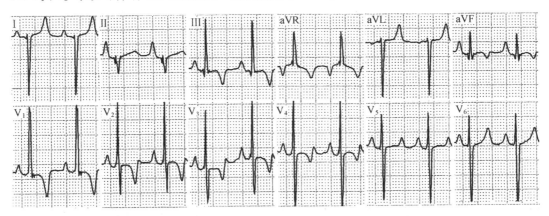

图41-1　女性,16岁,法洛四联症患者,出现右心房及右心室肥大、下壁异常Q波

第二节 房间隔缺损

房间隔缺损为最常见的先天性心脏病,包括继发孔缺损型、原发孔缺损型及高位缺损型等。

1. 病理生理改变

由于右心室同时接受上、下腔静脉和左心房流入右心房的血液,导致右心室舒张期负荷过重,出现右心房、右心室肥大及扩张。原发孔缺损型房间隔缺损,大多形成部分或完全性房室通道,左束支明显向后下移位,导致左前分支相对发育不良,易出现一度房室传导阻滞及电轴左偏;若伴有二尖瓣关闭不全,则可出现左心室肥大。

2. 继发孔缺损型的心电图特征(图 41-2)

(1)右心房肥大:Ⅱ、Ⅲ、aVF 导联 P 波高尖,电压≥0.25mV;V$_1$、V$_2$ 导联正相波高尖,电压≥0.15mV。

(2)电轴右偏:一般为轻、中度右偏。右偏越严重,表明右心室肥大越明显。

(3)不完全性或完全性右束支阻滞图形:V$_1$ 导联 QRS 波群呈 rsR′ 型或 rsr′ 型,时间多<0.12s,与右心室流出道、室上嵴及圆锥部肥厚有关,有一定的诊断意义。

(4)右心室肥大。

(5)出现钩形 R 波:Ⅱ、Ⅲ、aVF 导联 QRS 波群起始后 80ms 内,即 R 波升肢或顶峰部位出现切迹呈钩形。

(6)可出现一度房室传导阻滞及各种的房性心律失常。

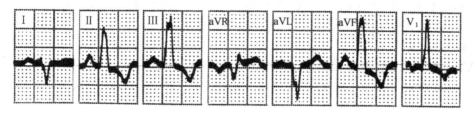

图 41-2 女性,44 岁,先心病、继发孔型房间隔缺损。心电图显示右心房肥大、完全性右束支阻滞、提示合并右心室肥大、钩型 R 波(引自陈琪)

3. 原发孔缺损型的心电图特征(图 41-3)

(1)右心房肥大。

(2)电轴左偏:约−30°,类似左前分支阻滞图形,而有别于继发孔缺损型的心电图改变。

(3)一度房室传导阻滞:P-R 间期延长(≥0.24s)。

(4)不完全性或完全性右束支阻滞图形。

(5)右心室肥大或合并左心室肥大。

(6)房性心律失常。

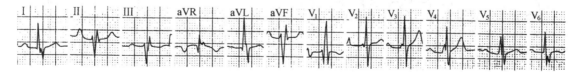

图 41-3 男性,17 岁,先心病、原发孔型房间隔缺损伴二尖瓣瓣裂。心电图显示右心房及右心室肥大、电轴−30°、V$_1$Ptf 绝对值增大(提示左心房负荷过重)、一度房室传导阻滞(P-R 间期0.24s)、提示不完全性右束支阻滞、侧壁轻度 T 波改变(Ⅲ、V$_3$～V$_5$ 导联定准电压均为 5mm/1mV)

第三节　室间隔缺损

1. 病理生理改变

室间隔缺损包括膜部缺损和肌部缺损两种。当缺损较小,左向右分流量少时,血流动力学变化不明显,心电图可正常;当缺损较大,左向右分流量较大时,导致左、右心室舒张期负荷过重,出现左、右心室肥大或以左心室肥大为主;当左向右分流量很大时,出现轻、中度肺动脉高压,产生双心室肥大;出现重度肺动脉高压时,右心室收缩期负荷过重,导致右心室显著肥大和右心房负荷过重及肥大,此时分流量反而减少,甚至出现逆向分流。

2. 心电图特征(图 41-4)

(1)心电图正常。

(2)单纯左心室肥大:呈左心室舒张期负荷过重图形,表现为 V_5、V_6 导联 R 波电压增高,ST 段轻度抬高,T 波高耸。

(3)双心室肥大。

(4)右心室肥大。

(5)P 波高大。

(6)可出现各种心律失常。

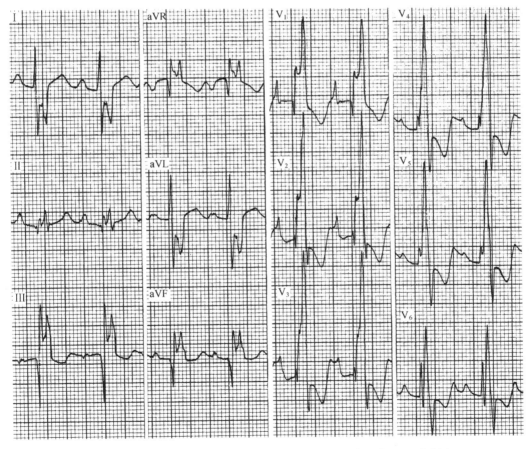

图 41-4　男性,28 岁,先心病、室间隔缺损。显示右心房肥大、双心室肥大、下壁异常 Q 波、完全性右束支阻滞、ST-T 改变

第四节　动脉导管未闭

1. 病理生理改变

未闭的动脉导管位于主动脉峡部和左肺动脉根部,血流从主动脉分流入肺动脉,使肺循环血流量增多,回流至左心房和左心室血流增加,导致左心室舒张期负荷过重,出现左心房、左心室肥大;当发生肺动脉压力增高时,分流量反而减少,出现右心室肥大。

2. 心电图特征

(1)心电图正常:见于细小的动脉导管未闭,分流量不大,肺动脉压力不高。

(2)左心房、左心室肥大:P 波增宽呈双峰切迹,V_1 Ptf 绝对值增大;QRS 波群呈左心室舒张期负荷过重图形。见于中等大小的动脉导管未闭,肺动脉压力轻、中度增高者($>$60mmHg)。

(3)双心房、双心室肥大:见于粗大的动脉导管未闭,肺动脉压力重度增高者($>$90mmHg)。

(4)右心室肥大掩盖左心室肥大:当肺动脉压力长期重度增高时,右心室肥大更为明显,可掩盖左心室肥大的心电图改变。

第五节　三尖瓣下移畸形

1. 病理生理改变

三尖瓣下移畸形又称为 Ebstein 畸形,指部分或整个有效的三尖瓣环向下移位,使右心房增大,右心室缩小,出现右心室一部分心房化,存在三尖瓣返流,常伴有房间隔缺损。

2. 心电图特征

(1)右心房扩大:Ⅱ、Ⅲ、aVF 导联和 V_1、V_2 导联 P 波高尖,有学者称之为喜马拉雅 P 波(图41-5)。

(2)右束支阻滞和 V_1、V_2 导联 r(R)波和 s 波低小,为本病特征性的心电图改变。

(3)约25%患者存在 B 型预激综合征,出现 B 型预激与右束支阻滞图形并存的现象(图41-6)。

(4)常出现房室折返性心动过速等心律失常。

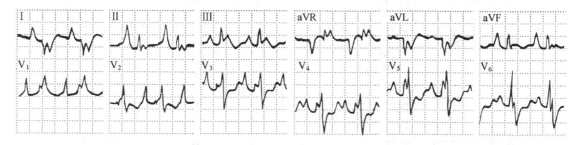

图 41-5　Ebstein 畸形患者,出现右心房扩大、一度房室传导阻滞(P-R 间期 0.24s)、完全性右束支阻滞、前侧壁 ST 段改变、下壁 T 波改变(引自临床心电学杂志)

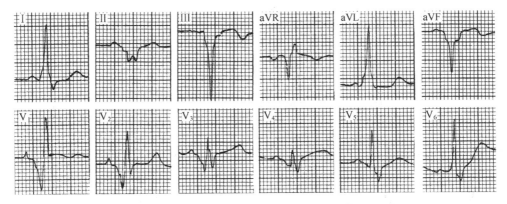

图 41-6　女性，51 岁，Ebstein 畸形。出现 V_1、V_2 导联 P 波略高尖、B 型预激综合征合并完全性右束支阻滞

第六节　右位心

　　广义的右位心包括镜像右位心、右旋心和心脏右移（图 41-7）。通常所说的右位心仅指镜像右位心。

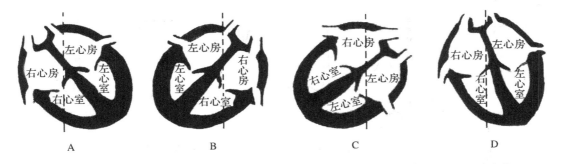

图 41-7　心脏右位的解剖示意图（图 A 正常、图 B 镜像右位心、图 C 右旋心、图 D 心脏右移）

　　1. 镜像右位心

　　心脏位于右侧胸腔内，左右心房、心室的关系发生反位，宛如正常心脏的镜中像，可伴有其他内脏的转位。心电图检查对镜像右位心的诊断具有确诊价值，但需排除左、右手的导联线反接。心电图具有以下 5 个特征：

　　（1）Ⅰ导联 P、QRS、T 波均倒置，为正常Ⅰ导联图形的倒镜像改变。

　　（2）Ⅱ导联和Ⅲ导联、aVR 导联与 aVL 导联的图形互换，而 aVF 导联图形不变。

　　（3）胸前导联 $V_1 \sim V_6$ 的 R 波振幅逐渐减低，而 S 波逐渐加深。

　　（4）加做右胸导联 V_3R、V_4R、V_5R、V_6R，其 R 波振幅逐渐增高或者以 V_4R、V_5R 导联 R 波振幅最高。

　　（5）将左、右手的导联线反接，用 V_2、V_1、V_3R、V_4R、V_5R、V_6R 导联分别代表 V_1、V_2、V_3、V_4、V_5、V_6 导联，即可得到一幅和正常人完全相同的心电图波形（图 41-8、图 41-9）。

　　2. 右旋心

　　右旋心指心脏在发育过程中下降和左旋不良，甚至右旋，使心脏不同程度地移至右侧胸腔，心尖指向右前方，但左右心房、心室的解剖关系正常，常伴有心脏其他畸形，如房间隔缺损、室间隔缺损等，不伴有内脏的转位。心电图改变有以下 3 个特征：

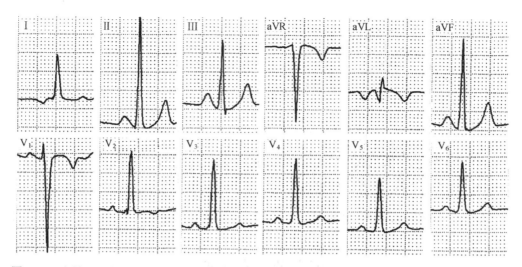

图 41-8　女性,36 岁,右位心、风心病、二尖瓣狭窄伴关闭不全。肢体导联心电图显示右位心特点,
而胸前导联则显示正常情况下 QRS-T 波群特点,除此以外,尚显示 P 波高大、左心室高电压

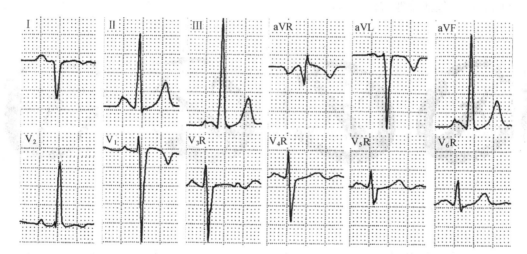

图 41-9　与图 41-8 系同一患者,对左、右手导联线反接后及右胸导联进行记录。
显示肢体导联 P 波极性正常,但形态与上图有所不同,电轴轻度右偏,R 波高电压;
右胸导联显示右心室肥大,结合临床病史,提示该患者存在双心房、双心室肥大

（1）各肢体导联 P 波极性正常。

（2）Ⅰ导联 QRS、T 波均倒置,而Ⅱ、Ⅲ导联 QRS、T 波均为正向。

（3）$V_1 \sim V_3$ 导联 QRS 波群振幅增高,且呈 Rs 型或 qR 型,V_5、V_6 导联 R 波振幅降低,且常伴有 T 波倒置。

第四十二章

后天性心脏病的心电图改变

第一节　冠心病

冠心病可分为隐匿型、心绞痛型、心肌梗死型、心力衰竭和心律失常型及猝死型 5 种类型，但这 5 种类型可以同时出现。

一、隐匿型冠心病

隐匿型冠心病亦称为无症状型冠心病。患者虽无临床症状，但静息时或运动试验后 ST 段呈缺血型压低、T 波低平或倒置。

二、心绞痛型冠心病

有发作性胸骨后疼痛，常为一过性心肌供血不足所致。由体力劳动、运动等其他增加心肌耗氧量情况下所诱发的短暂性胸痛发作，经休息或含服硝酸甘油后，疼痛迅速缓解者，称为劳累性心绞痛；若胸痛发作与心肌耗氧量增加无明显关系，则称为自发性心绞痛，这种胸痛一般持续时间较长，程度较重，不易被硝酸甘油所缓解，但心肌酶谱正常。一般分为稳定型心绞痛、不稳定型心绞痛、变异型心绞痛及混合型心绞痛 4 种类型。

1. 稳定型心绞痛

（1）基本概念：稳定型心绞痛又称为典型心绞痛，在 3 个月内，心绞痛发作的诱因、次数、疼痛性质和程度及持续时间均无明显变化者。

（2）心电图特征：心绞痛发作时，立即出现下列一项或数项改变，症状缓解后，马上恢复原状：①缺血型 ST 段改变：缺血部位所对应的导联 ST 段呈水平型、下斜型压低≥0.1mV（图 42-1）；若原有 ST 段压低，则在原有基础上再下降≥0.1mV；若原有 ST 段抬高，则 ST 段可回复到正常或程度减轻，出现"伪善性"改变而易被误诊；有时 ST 段可呈水平型延长＞0.16s。②T 波改变：有 ST 段压低的导联会出现一过性 T 波低平、双相或倒置，甚至出现"冠状 T 波"。③一过性 Q-T 间期延长。④U 波改变：左胸导联 U 波倒置，偶见 U 波振幅增高。⑤一过性心律失常：以室性早搏多见。⑥V_1Ptf 绝对值增大。

2. 不稳定型心绞痛

（1）基本概念：不稳定型心绞痛是指近 3 个月内心绞痛发作的诱因有明显变化（活动耐量减少）、发作次数增加、疼痛性质改变和持续时间延长，是介于稳定型心绞痛与急性心肌梗死之间的过渡类型。

（2）类型：①进行性心绞痛：指同等程度劳累所诱发心绞痛发作次数、程度及持续时间进行性加重，又称为恶化型劳累性心绞痛；②新发的心绞痛：指近 3 个月内出现的心绞痛；③中间型心绞痛：指近 1 个月内病情恶化，疼痛剧烈，反复发作，硝酸甘油不能缓解，但心肌酶谱正常；④心肌梗死后心绞痛：指急性心肌梗死后 1 个月内发生的心绞痛。

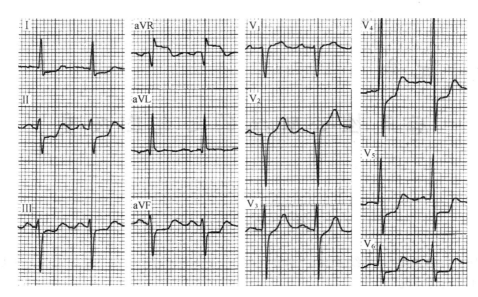

图 42-1　　男性，69 岁，胸痛发作数分钟。显示窦性心动过速、左前分支阻滞、下壁及前侧壁 ST 段呈
缺血型改变（压低 0.1～0.4mV）；冠状动脉造影显示右冠状动脉近乎全部阻塞、左前降肢 95％狭窄

（3）心电图特征：①R 波振幅可突然降低或增高，与以前图形不相符合。②ST-T 改变：可出现缺血性 ST-T 改变，表现为 ST 段呈缺血型压低、T 波倒置；亦可出现损伤型 ST-T 改变，表现为 ST 段呈损伤型抬高、T 波高耸。③一过性心律失常：以室性早搏多见。④左胸导联 U 波倒置。⑤如病情进一步发展而发生急性心肌梗死，其梗死部位与原不稳定型心绞痛发作时 ST-T 改变的导联所反映的部位相一致。

3. 变异型心绞痛

（1）基本概念：变异型心绞痛是指心绞痛发作与心肌耗氧量增加无明显关系，主要由冠状动脉一过性痉挛引起急性心肌缺血、透壁性损伤，出现损伤性 ST 段抬高和 T 波高耸。该心绞痛发作往往无明确诱因，有定时发作倾向，以夜间、凌晨多见，发作时疼痛程度较重、持续时间较长，含服硝酸甘油不能缓解，而用钙离子拮抗剂防治效果好。属自发性心绞痛范畴。

（2）心电图特征：①ST 段呈损伤型抬高：面对缺血区导联 ST 段抬高≥0.2mV，而对应导联 ST 段压低；若原有 ST 段压低，则可出现"伪善性"改变而易误诊。②T 波高耸：ST 段抬高导联 T 波直立高耸（图 42-2、图 42-3）；若原有 T 波倒置，则可出现 T 波直立或倒置程度减轻而呈"伪善性"改变。③出现急性损伤阻滞图形：其特征是 QRS 波群时间增宽、室壁激动时间延长及 R 波振幅增高和 S 波变浅。④一过性心律失常：若急性心肌缺血、透壁性损伤发生在前壁，则以室性心律失常多见；若发生在下壁，则以房室传导阻滞多见（图 42-4）。⑤左胸导联 U 波倒置，偶见 U 波振幅增高。⑥一部分患者可出现 QRS、ST、T 等波段电交替现象。⑦疼痛缓解后，上述图形改变可恢复原状，若进一步发展为心肌梗死，则梗死部位与 ST 段抬高、T 波高耸的导联相吻合。

4. 混合型心绞痛

指患者同时存在劳累型和自发型或变异型心绞痛，即心绞痛发作时，同时存在心肌耗氧量增加和冠状动脉供血减少这两种因素参与者。

（1）劳累型合并变异型心绞痛：早已确诊为劳累型心绞痛，但近来胸痛多在夜间、凌晨发作，含服硝酸甘油不能缓解。

（2）劳累型合并自发型心绞痛：劳累后或休息时均有心绞痛发作，心电图显示缺血部位相同，白天以劳累型为主，夜间为自发型发作。

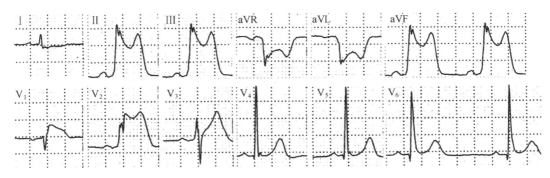

图 42-2　冠心病患者,模拟 12 导联动态心电图显示变异型心绞痛发作时出现窦性心动过缓、下壁及前间壁 ST 段损伤型抬高及 T 波高耸、QRS波群时间增宽(0.11s)

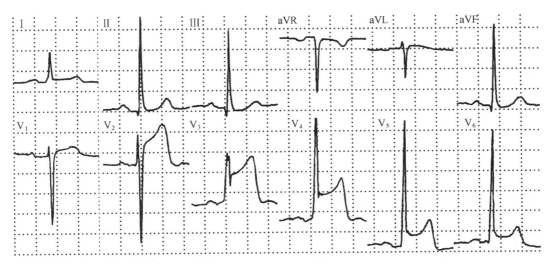

图 42-3　冠心病患者,变异型心绞痛发作时出现前间壁及前侧壁 ST段损伤型抬高、前间壁及前壁 T 波高耸、左心室高电压

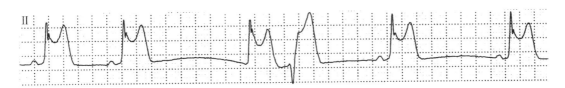

图 42-4　与图 42-2 系同一患者,除了上述改变外,尚出现窦性停搏、房室交接性逸搏、室性早搏

三、心肌梗死型冠心病

症状多严重,由冠状动脉闭塞引起心肌急性缺血性坏死所致,心电图大多数表现为异常 Q 波、ST 段呈损伤型抬高、T 波呈缺血型倒置,其中 ST-T 呈动态演变是急性心肌梗死特征性改变,尤其是对非穿透性心肌梗死具有诊断价值,详见第四十四章经典的心肌梗死及其进展。

四、心力衰竭和心律失常型冠心病

表现为心脏扩大、心力衰竭和心律失常,为长期心肌缺血导致心肌纤维化所致,即缺血性心肌病。详见第四十三章各类心肌病的心电图特征。

五、猝死型冠心病

因原发性心脏骤停而猝死,多为缺血心肌局部发生心电紊乱,引起严重的室性心律失常所致。

六、平板运动试验

1. 试验方法

(1)根据年龄计算最大心率的 Bruce 方案,对年龄较大者采用 Bruce 修正方案。

(2)分极量运动试验和次极量运动试验(为最大心率的 85%～90%)两种运动量。

2. 禁忌证

(1)怀疑有急性心肌梗死。

(2)不稳定心绞痛或休息期心绞痛。

(3)已服用洋地黄类药物或低钾血症者。

(4)心电图已诊断为左心室肥大、预激综合征、左束支阻滞。

(5)严重肺部疾病、高血压者(BP>160/100mmHg)。

(6)年老体衰、行动不便者。

(7)未控制的伴有临床症状或血流动力学障碍的心律失常。

(8)临床未控制的心力衰竭。

(9)急性心肌炎、心包炎。

(10)肥厚性心肌病或其他流出道梗阻性心脏病。

(11)高度房室传导阻滞。

3. 终止运动试验目标

(1)心率达到预计标准。

(2)出现典型心绞痛。

(3)ST 段呈缺血型压低≥0.2mV 或抬高≥0.1mV。

(4)出现严重心律失常:频发多源性及多形性室性早搏、短阵性室性心动过速、高度～三度房室传导阻滞。

(5)心率在 1min 内减少 20 次。

(6)收缩压下降 10～20mmHg 或收缩压上升至≥210mmHg。

(7)极度疲劳不能坚持者。

(8)出现头晕、面色苍白、步态不稳者。

4. 运动过程中注意事项

(1)严格掌握好适应证、禁忌证及终止运动试验目标。

(2)必须有一定临床经验的心内科医生参与监护。

(3)配备除颤器、氧气袋(或氧气钢瓶)、注射器及相关抢救药物(肾上腺素、异丙肾上腺素、阿托品、利多卡因及硝酸甘油等。)

(4)运动过程中严密观察心电图,定期测量血压,并观察患者神态,询问患者有无不适。

(5)若出现严重反应,立即终止运动,并进行诊治或抢救。

5. 运动试验阳性标准的评定

(1)运动中出现典型的心绞痛,含服硝酸甘油有效。

(2)运动中或运动后出现 ST 段呈缺血型压低≥0.1mV,或在原有压低基础上再下降≥0.1mV。

(3)运动中或运动后出现 ST 段呈损伤型抬高≥0.1mV,或在原有抬高基础上再抬高≥0.1mV。

(4)运动中或运动后出现严重心律失常:多源性室性早搏、室性心动过速、高度～三度房室传导阻滞、心房颤动、高度窦房传导阻滞。

(5)运动中或运动后出现 U 波倒置。

6. 运动试验阳性价值的评定

(1)运动试验阳性者,约有 30%～40%患者,经冠状动脉造影证实有病变。

(2)ST 段呈缺血型压低时,若出现时间越早,则冠状动脉病变程度越严重。

(3)ST 段呈缺血型压低≥0.3mV 者,往往属于三支病变或左冠状动脉主干病变。

(4)ST 段呈缺血型压低持续时间:运动停止后,ST 段恢复时间长短亦可提示冠状动脉病变程度。若运动后立即出现 ST 段压低并持续时间≥8min 者,多为二支、三支冠状动脉病变。

(5)运动中、后出现心绞痛、低血压,均有重要临床意义。

(6)出现 U 波倒置,是左冠状动脉前降支狭窄严重的标志,具有高度特异性。

7. 运动试验应用价值:①冠心病的诊断;②已知或可疑冠心病患者的严重程度、危险性和预防的评价;③急性心肌梗死患者出院前早期危险性评估;④评估心脏功能。

第二节　高血压性心脏病

一、高血压性心脏病

1. 概述

长期高血压将引起左心室收缩期负荷过重,导致左心室代偿性增厚,可显著地增加心源性猝死、心肌缺血、心力衰竭和室性心律失常等心血管意外事件的发生率和死亡率。

2. 病理生理改变

长期左心室收缩期负荷过重及神经内分泌等体液因素影响,导致左心室心肌细胞增大、肌纤维增粗增长、心肌间质重构引起心肌重量和硬度增加,形成左心室代偿性肥厚,包括向心性对称性左心室肥厚、不对称性左心室肥厚及离心性左心室肥大。左心室肥厚将引起心肌缺血、室性心律失常及各种传导阻滞。

3. 心电图特征

(1)左心室高电压:左胸导联或(和)肢体导联 R 波电压明显增高。

(2)左心室肥厚伴劳损:左胸导联、肢体导联 R 波电压均明显增高,QRS 波群时间轻度增宽,同时伴有 ST 段呈缺血型压低、T 波负正双相或倒置、U 波负正双相或倒置(图 42-5)。

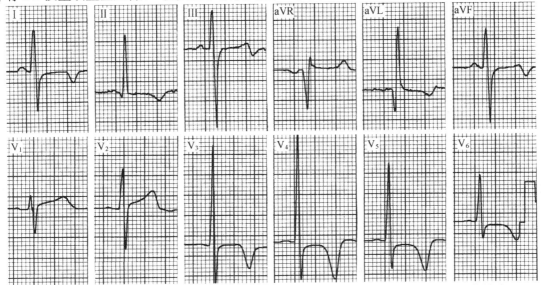

图 42-5　男性,56 岁,患高血压病 20 余年,心脏超声波显示不对称性左心室肥厚、不能排除心尖肥厚性心肌病。心电图显示左心室肥大伴劳损(V_1～V_6 导联定准电压均为 5mm/1mV)

(3)室性心律失常:以多源性室性早搏、短阵性室性心动过速多见。与下列因素有关:①左心室肥厚多伴有心内膜下心肌缺血,可强烈地刺激室性异位灶发放冲动;②心室肌不规则肥厚和局部纤维化妨碍冲动均一地传至整个心肌而引起折返活动;③肥大心肌细胞的电生理与正常细胞的电生理不同,更易引发心律失常;④交感神经系统和神经体液内分泌因子活性加强,促使心律失常的发生。

(4)传导阻滞:以左束支阻滞、左前分支阻滞及右束支阻滞多见。与左心室肥厚扩张牵拉左束支、左前分支使之受损有关,而右束支阻滞则与心室收缩时,室间隔向右侧膨出牵拉右束支使之受损有关。

二、高血压性心肌病

1. 基本概念

继发于高血压引起的左心室肥厚、舒张充盈受损、左心室收缩功能减退、心室电活动不稳定、冠状动脉储备下降及心肌缺血,出现以扩张型或限制型心肌病、心力衰竭为特征的特异性心肌病。

2. 病理生理改变

左心室肥厚时,左心室舒张期硬度增加,心室顺应性减退,首先出现舒张功能减退,继而影响收缩功能,使左心室射血分数下降,最终导致心力衰竭,加重心肌缺血、心电紊乱和传导阻滞。

3. 心电图特征

与高血压性心脏病心电图特征类似,但室性心律失常及心室内传导阻滞的发生率更高、更严重。

第三节　肺源性心脏病

一、慢性肺源性心脏病

1. 基本概念

由支气管、肺部慢性疾病引起肺循环阻力增加、肺动脉压力升高,导致右心室肥厚、右心房扩大,最后发生右心充血性心力衰竭的一组疾病。

2. 病理生理改变

长期肺动脉高压引起右心室收缩期负荷过重,首先出现右心室流出道肥厚,继之出现右心室游离壁肥厚,随着病情的发展,出现右心室和右心房扩张、心脏顺钟向转位;当病变累及传导组织时,可出现各种心律失常及传导阻滞。

3. 心电图特征

(1)肺型 P 波:①Ⅱ、Ⅲ、aVF 导联 P 波高耸,电压≥0.25mV;②Ⅱ、Ⅲ、aVF 导联 P 波呈尖峰状,电压在 0.20～0.24mV,P 电轴＞＋80°;③低电压时,P 波呈尖峰状,其振幅＞$\frac{1}{2}$R,P 电轴＞＋80°。符合以上 P 波改变之一者,均可诊断为肺型 P 波(图 42-6)。

(2)V$_1$ 导联 P 波呈正负双相型或直立尖角型:呈正负双相型时,正相波振幅乘以时间,代表右心房除极向量面积,主要反映右心房结构和功能。当该面积≥＋0.03mm·s 时,肺心病诊断的敏感性约57%,特异性90%;部分患者负相波表现为深而窄,V$_1$Ptf 值增大≥|－0.04mm·s|。

(3)心电轴右偏≥＋90°或出现 S$_Ⅰ$S$_Ⅱ$S$_Ⅲ$综合征,呈假性电轴左偏。

(4)aVR 导联 QRS 波群 R/S 或 R/Q＞1。

(5)胸前导联出现重度顺钟向转位:V$_1$～V$_6$ 导联 QRS 波群均呈 rS 型,r/S＜1,或 V$_5$、V$_6$ 导联呈 RS 型,R/S＜1 或 S＞$\frac{1}{2}$R。

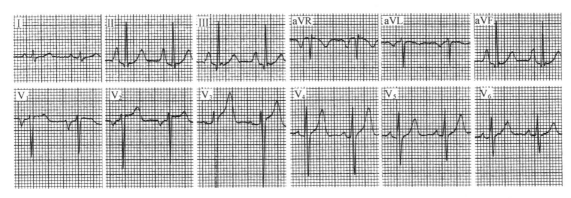

图 42-6　慢性肺源性心脏病患者出现肺型 P 波、V_1Ptf 绝对值增大、顺钟向转位

(6)右胸导联出现异常 Q 波:有时 $V_1 \sim V_3$ 导联 QRS 波群呈 QS、Qr、qr 或 qR 型,约占 12%。

(7)V_1 导联 R/S>1,R 波电压>1.0mV 或呈 qR 型。

(8)$R_{V_1} + S_{V_5} \geqslant 1.2mV$:$R_{V_1}$ 电压增高反映了右心室游离壁肥厚引起的向前向量增大,而 S_{V_5} 增深,则反映了右心室流出道肥厚引起的向右后向量增大。这一诊断指标,敏感性约为 27%,而特异性高达 100%。

(9)QRS 波群低电压:每个肢体导联 QRS 波群 R+S 电压<0.5mV 或每个胸前导联 R+S 电压<1.0mV。

(10)心律失常:以窦性心动过速、多源性房性早搏、短阵性房性心动过速及室性早搏多见。

(11)右束支阻滞。

(12)非特异性 ST-T 改变:多见于下壁导联与右胸导联。

慢性肺源性心脏病除了右心室肥厚外,还兼有右心房扩大、顺钟向转位及肺气肿。故除了一般右心室肥厚心电图特征外,肺型 P 波、重度顺钟向转位、低电压是其特征性改变,可根据这 3 个特征性改变加上右心室肥厚图形,便可确立其诊断。

4. 预后判断的心电图指标

(1)心率、Ⅱ 导联及 aVF 导联 P 波振幅:这三项指标的数值越大,预后越差。

(2)V_1 导联 QRS 波群呈 qR 型,是严重肺心病的特征性改变,提示预后不良。

二、肺栓塞(急性肺源性心脏病)

1. 基本概念

急性肺栓塞是指肺动脉某支血管内突然发生血源性阻塞,引起肺动脉反射性痉挛,导致右心室急剧扩张和急性右心衰竭,严重者可发生休克或猝死,又称为急性肺源性心脏病。临床上约 50% 患者出现具有诊断意义的心电图特征,但应密切结合临床。

2. 病理生理改变

肺动脉突然栓塞及同时出现的神经体液异常,导致肺动脉压力骤然升高,引起急性右心室收缩期负荷增加,右心室和右心房扩张,心脏顺钟向转位,出现右心室劳损和右心房扩大图形。此外,右心室壁张力增高可引起局部心肌缺血,出现 ST-T 改变。

3. 心电图特征(图 42-7)

(1)窦性心动过速:为最常见的心律失常,心率多在 100~125 次/min,临床上若心率>90 次/min,即对诊断有帮助。

(2)肺型 P 波、PR 段压低:Ⅱ 导联 P 波电压≥0.25mV,可能与右心房负荷过重、右心房扩大及心动过速有关。约 1/3 患者出现 PR 段压低。

(3)$S_I Q_{III} T_{III}$ 型或 $S_I Q_{III}$ 型:即 Ⅰ 导联出现较明显的 S 波(>0.15mV),Ⅲ 导联出现较明显的

Q 波(多呈 QR 型、qR 型,其时间多<0.04s,深度<$\frac{1}{4}$R)伴 T 波倒置,为常见而重要的心电图特征。反映了急性右心室扩张和(或)一过性左后分支阻滞。

(4)电轴偏移:可发生右偏(+90°～+100°或较发病前右偏 20°以上)或左偏。

(5)重度顺钟向转位:移行区左移至 V₅ 导联或 V₁～V₆ 导联均呈 rS 型。

(6)新出现的右束支阻滞:呈不完全性或完全性右束支阻滞图形。

(7)非特异性 ST-T 改变:I、II、V₅、V₆ 导联 ST 段轻度压低,III、aVR、V₁～V₃ 导联 ST 段呈弓背向上型轻度抬高;V₁～V₃ 导联 T 波倒置,若呈对称性倒置,则见于大块肺栓塞的早期(24h 内)。

(8)可出现各种房性心律失常:以心房颤动、扑动多见,常为一过性。

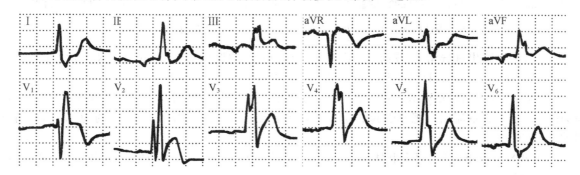

图 42-7　多发性骨折、急性肺栓塞患者出现加速的房性逸搏心律、新发的
完全性右束支阻滞、S_I Q_III 型、非特异性 ST-T 改变(引自刘子荣)

4. 鉴别诊断

因急性肺栓塞临床上可出现胸痛、呼吸困难,心电图出现 S_I Q_III T_III 型及 V₁～V₃ 导联 ST 段抬高、T 波倒置,应与急性下壁、前间壁心肌梗死相鉴别。

第四节　风湿性心脏病

一、二尖瓣狭窄

1. 病理生理改变

正常成人二尖瓣口直径约为 3～3.5cm,面积约为 4～6cm²。当二尖瓣口狭窄到一定程度时(约 1/2),可引起左心房压力增高、代偿性扩大,继之出现肺静脉、肺毛细血管压力升高导致肺淤血和肺动脉压力增高,从而引起右心室肥大、扩张。

2. 心电图表现

(1)二尖瓣型 P 波及 V₁Ptf 绝对值增大:与左心房扩大及心房内传导延缓有关。

(2)右心室肥大的心电图特征。

(3)可出现肺型 P 波:与右心房负荷过重、扩大有关。

(4)心律失常:①房性心律失常:早期以多源性房性早搏、短阵性房性心动过速多见,晚期几乎都有心房扑动、颤动发作,且以后者多见;②室性心律失常:以多源性、多形性室性早搏多见,可见短阵性室性心动过速,多与洋地黄毒性作用、低钾血症等因素有关。

(5)传导阻滞:以房室传导阻滞、束支阻滞多见。

二、二尖瓣关闭不全

1. 病理生理改变

二尖瓣关闭不全时,部分血液在左心室收缩时返流到左心房,引起左心房和左心室的容量增大,从而导致左心房、左心室肥大或扩张。

2. 心电图表现

(1)二尖瓣型 P 波及 V_1Ptf 绝对值增大。

(2)左心室肥大:左胸导联 R 波电压增高,T 波高耸,表现为舒张期负荷过重的心电图特征。

(3)可出现各种心律失常及传导阻滞。

三、二尖瓣狭窄伴关闭不全

二尖瓣狭窄伴关闭不全,表现为左心房和左心室的舒张期容量负荷增大及右心室的收缩期负荷过重,严重者可出现双心房、双心室肥大的心电图特征(图 42-8)。

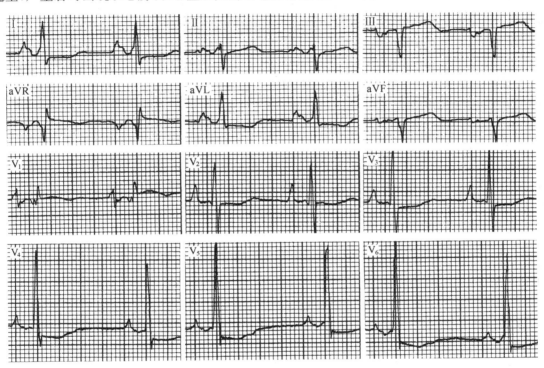

图 42-8　风心病、二尖瓣狭窄伴关闭不全患者,出现双心房肥大、局限性前间壁
异常 Q 波、电轴左偏、提示双心室肥大伴劳损、高侧壁及前侧壁 ST-T 改变

四、主动脉瓣狭窄

正常主动脉瓣口面积为 $3cm^2$。当瓣口面积 $<1cm^2$ 时,左心室射血受阻,收缩期负荷过重,心搏出量减少,收缩期末左心室残余血量增加,舒张期血液充盈量增加,出现代偿性肥厚,最后发生左心衰竭。心电图上可出现左心室肥厚伴劳损改变及室性心律失常、左前分支阻滞或左束支阻滞(可掩盖左心室肥厚图形)。

五、主动脉瓣关闭不全

主动脉瓣关闭不全时,左心室舒张期同时接受来自左心房流入的血液和从主动脉返流回来的血液,故左心室舒张期容量负荷明显增加,导致左心室肥大、扩张。心电图表现为左心室肥大、电轴左偏、T 波高耸,呈现舒张期负荷过重的特征。

第五节　甲状腺功能紊乱性心脏病

一、概述

甲状腺功能紊乱性心脏病包括功能亢进引起的心脏病和功能减退引起的心脏病。

二、甲状腺功能亢进性心脏病

1. 病理生理改变

甲状腺功能增强,分泌甲状腺素过多,一方面引起代谢亢进,增加心脏负荷,另一方面甲状腺素直接作用于心肌和周围血管,并加强儿茶酚胺作用,导致心率加快、心脏肥大、心肌耗氧量增加及心房肌兴奋性增高、不应期缩短。

2. 心电图表现

(1)窦性心动过速:心率多在 120 次/min 左右,系甲状腺素毒性作用和交感神经兴奋性增高所致。

(2)心脏肥大:可表现为右心房、右心室、左心室或全心肥大的心电图特征。

(3)非特异性 ST-T 改变。

(4)心律失常:以房性早搏、短阵性房性心动过速及心房颤动多见,与甲状腺素使心房肌兴奋性增高,不应期缩短有关。尚可出现房室传导阻滞、束支阻滞,与低钾血症、传导组织局灶性坏死和纤维化有关。

3. 甲状腺功能亢进性心肌病

(1)基本概念:当甲状腺功能亢进患者出现以心脏扩大、心力衰竭和心房颤动为主要特征时,便可称为甲状腺功能亢进性心肌病。与甲状腺素毒性作用、长期心动过速或心房颤动有关。经治疗后,上述心脏异常可消失或明显好转。

(2)诊断标准:①甲状腺功能亢进诊断明确;②有心脏扩大或心力衰竭或心绞痛或明显心律失常或二尖瓣脱垂伴杂音之一者;③经治疗后,心脏异常改变消失或明显好转;④除外其他器质性心脏病。

4. 可能由甲状腺功能亢进引起的心血管异常改变

(1)原因不明的阵发性或持续性心房颤动,心室率快而不易被洋地黄类药物所控制。

(2)原因不明的右心衰竭,但患者无贫血、发热或脚气病等,洋地黄类药物疗效不佳。

(3)无法解释的心动过速。

(4)血压波动而脉压差增大者。

(5)器质性心脏病患者发生心力衰竭时,常规治疗疗效不佳或心率增快难以控制者。

三、甲状腺功能减退性心脏病

1. 病理生理改变

甲状腺素分泌不足,机体基础代谢率低下,心肌能量代谢及心肌对儿茶酚胺敏感性均降低,心肌可发生非特异性病理改变,导致心率减慢,心搏出量减少及心脏扩大;毛细血管通透性增加、嗜水性粘多糖和粘蛋白堆积,出现心包积液;血中胆固醇增高,易发生动脉粥样硬化。

2. 心电图表现

(1)窦性心动过缓。

(2)出现各种传导阻滞:房室传导阻滞、束支阻滞及不定型心室内传导阻滞。

(3)QRS 波幅低电压。

(4)非特异性 ST-T 改变及 Q-T 间期延长。

第六节　心肌炎

1. 概述

心肌炎可由感染性(病毒、细菌、支原体等微生物感染)、过敏或变态反应、化学、物理或药物等因素引起心肌内局部性或弥漫性炎症性病变。以病毒性心肌炎多见,临床上诊断比较困难,需要心肌活检才能确诊。心电图检查对心肌炎的诊断具有一定的价值,并能指导制订治疗方案和判断预后。

2. 分型

临床上最常见的病毒性心肌炎可分为 3 型。

(1)急性心肌炎:以心肌炎症、损伤为主,无或仅有轻微纤维化;临床上短时间内发生心力衰竭和各种心律失常、传导阻滞,多在 6 个月内死亡或痊愈。

(2)亚急性心肌炎:有少量心肌损害灶,出现广泛的心肌纤维化和愈合性心肌损害灶;临床上可交替出现心功能代偿和心力衰竭,多伴心律失常及传导阻滞,病程 6 个月至数年。

(3)慢性心肌炎:病程缓慢,达 3～5 年以上;临床上表现为心脏肥大、扩张,可遗留程度不等的心力衰竭症状及各种心律失常、传导阻滞。

3. 心电图表现

(1)窦性心律失常:以窦性心动过速多见,若炎症累及窦房结,则可出现显著的窦性心动过缓、窦房传导阻滞、窦性停搏,表现为病窦综合征。

(2)传导阻滞:以一度、二度房室传导阻滞、心室内传导阻滞多见,大多数是可逆性的,约有30％患者迅速发展为三度房室传导阻滞。

(3)心律失常:以房性、室性早搏及短阵性房性、室性心动过速多见。

(4)QRS 波幅低电压:约占 12％。

(5)Q-T 间期延长:约占 30％。

(6)非特异性 ST-T 改变。

(7)少数重症心肌炎患者可出现异常 Q 波、ST 段呈损伤型抬高酷似急性心肌梗死图形,预示心肌损害较严重。

4. 急性病毒性心肌炎心电图诊断标准

急性上呼吸道、消化道感染后 1～3 周内新出现下列心电图改变:

(1)房室或窦房传导阻滞、束支阻滞。

(2)两个以上导联 ST 段呈缺血性压低>0.05～0.1mV 或多个导联 ST 段异常抬高或有异常Q 波。

(3)频发多形性、多源性、成对早搏或并行性早搏,短阵性房性、室性心动过速等。

(4)两个以上以 R 波为主的导联 T 波低平或倒置。

(5)频发房性早搏或室性早搏。

具有(1)～(3)任何一项,即可考虑诊断急性病毒性心肌炎;具有(4)或(5)项,无明显病毒感染史者,要补充左心室收缩功能减弱、病程早期有心肌酶谱增高这两个条件。

第七节　心包炎

一、急性心包炎

急性心包炎除了心包脏层和壁层间的渗出性炎症外,心包下的心外膜心肌也受到波及而发生弥漫性炎症性反应,出现损伤性改变和缺血性改变;若心包内有积液,则心肌产生的电流会发生短路现象。

1. 心电图特征

(1)窦性心动过速。

(2)广泛导联 ST 段呈凹面向上型抬高:发病早期,即胸痛发生后数小时,Ⅰ、Ⅱ、aVF、$V_2 \sim V_6$ 导联 ST 段呈凹面向上型抬高,一般<0.5mV,以Ⅱ、V_5、V_6 导联为明显,aVR、V_1 导联 ST 段压低,持续数小时至数天,便回到等电位线。与炎症累及心外膜下浅层心肌产生损伤性电流有关(图 42-9)。

(3)T 波改变:以 R 波为主的导联 T 波低平或倒置(<0.5mV),多发生在 ST 段回到等电位线后。与心外膜下心肌缺血有关。

(4)PR 段偏移:PR 段偏移方向与 ST 段偏移方向相反,即 ST 段抬高导联,其 PR 段多呈水平型压低 $0.05 \sim 0.15$mV。PR 段偏移发生在急性心包炎早期,可早于 ST 段抬高,甚至是唯一表现,具有早期特异性诊断价值。与心房肌较薄,较易损伤引起心房复极异常有关。

(5)QRS 波幅低电压:与心包积液有关。

(6)偶尔可见 QRS、ST、T 等波段电交替现象。

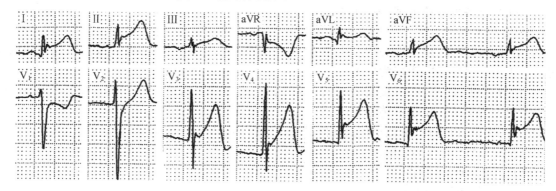

图 42-9　男性,17 岁,发热、胸痛,临床诊断为急性心包炎、心肌炎。显示窦性心动过缓伴 P 电轴左偏、
P 波低电压、高侧壁及下壁和前侧壁 ST 段抬高伴 T 波高耸酷似变异型心绞痛的心电图改变

2. 分期

急性心包炎典型的心电图改变,可分为 4 期:①Ⅰ期:主要是 PR 段压低和 ST 段抬高,这两者具有特征性改变,具有诊断价值;②Ⅱ期:ST 段回到基线;③Ⅲ期:T 波倒置;④Ⅳ期:T 波回到基线(表 42-1)。

表 42-1　急性心包炎心电图改变

分　期	持续时间	心电图改变
Ⅰ期	数小时～数天	Ⅰ、Ⅱ、Ⅲ、aVF、$V_2 \sim V_6$ 导联 PR 段多呈水平型压低,ST 段呈凹面向上型抬高,aVR、V_1 导联 PR 段呈水平型抬高,ST 段压低
Ⅱ期	1～3 周	抬高的 ST 段逐渐恢复正常,T 波振幅逐渐降低、变平
Ⅲ期	3 周～数周	T 波倒置
Ⅳ期	数周～数月	倒置的 T 波逐渐恢复正常、低平或持续倒置

3. 鉴别诊断

急性心包炎患者早期有胸痛、ST 段呈凹面向上型抬高,需与急性心肌梗死、早复极综合征相鉴别(表 42-2)。

表 42-2　急性心包炎与急性心肌梗死、早复极综合征的心电图鉴别

鉴别要点	急性心包炎	急性心肌梗死	早复极综合征
①ST 段形态	凹面向上型抬高	单向曲线型、弓背向上型	凹面向上型抬高
②PR 段偏移	有	无	无
③异常 Q 波	无	有	无
④T 波倒置	于 ST 段恢复后出现倒置	T 波倒置伴随者 ST 段抬高	无(T 波呈直立高耸)
⑤导联分布	广泛	梗死部位相应导联	以 R 波为主导联(左胸导联、下壁导联)
⑥ST/T 振幅比值	>0.25	不适用	<0.25
⑦心率	窦性心动过速多见	不一定	窦性心动过缓多见
⑧演变时间	数天～数周	数小时～数天	可数年不变,活动后 ST 段抬高程度减轻或恢复正常

二、慢性心包炎

1. 病理生理改变

心包膜纤维组织广泛增生、增厚及粘连,妨碍心脏收缩和舒张功能,尤其是左心室舒张受限,导致左心房、肺静脉压力增高,引起肺动脉高压和右心室肥大;心包腔内积液,造成心脏电流传导短路现象及受压的心肌细胞萎缩,可出现 QRS 波幅低电压;心包炎可引起心肌病变及缺血,出现 ST-T 改变。

2. 心电图表现

(1)窦性心动过速:心率 100～160 次/min 多见,与心脏收缩和舒张功能受限,心排出量减少后一种代偿性反应有关。

(2)QRS 波幅低电压。

(3)广泛导联 ST-T 改变:以 R 波为主的导联 ST 段压低、T 波低平或倒置。

(4)P 波改变:可出现 P 波增高、增宽及双峰切迹,与心房肌受累、心房扩大或心房内传导阻滞有关。

(5)房性心律失常:可出现房性早搏、短阵性房性心动过速、心房颤动等,与心房肌受累及心房内压力长期增高有关。

(6)病程较长者,可出现右心室肥大、右束支阻滞(图 42-10)。

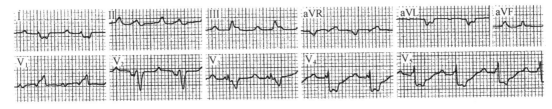

图 42-10　慢性心包炎患者出现窦性心动过速、肺型 P 波、低电压、
完全性右束支阻滞、前间壁异常 Q 波、顺钟向转位、右心室肥大

三、心包积液

大量心包积液时,心电图上可出现窦性心动过速、低电压、广泛导联 T 波改变及 P、QRS、T 各波段电交替现象。在肯定有心包积液情况下,电交替现象提示有大量心包积液或心包填塞。

第四十三章

各类心肌病的心电图改变

一、基本概念和分类

1996 年世界卫生组织（WHO）和国际心脏病学会（FSH）将心肌病定义为心肌病变伴心功能障碍的疾病，并将其分为原发性心肌病和特异性（继发性）心肌病两种，前者包括扩张型、肥厚型、限制型、致心律失常性右室心肌病和未分类心肌病，后者指继发于已明确病因的心肌疾病，如缺血性心肌病、瓣膜性心肌病、高血压性心肌病、炎症性心肌病、代谢性心肌病、酒精性心肌病、围生期心肌病、糖尿病性心肌病、克山病、家族遗传性心肌病、心动过速性心肌病等。这类患者临床特征为进行性心脏扩大、心功能减退及各种心律失常和传导障碍，病理特征为弥漫性心肌退行性变及纤维化，心室肥厚扩张。临床上以扩张型心肌病最为常见，其次为肥厚型心肌病；而心电图改变以肥厚型心肌病最具特征性，其次为致心律失常性右室心肌病。

2006 年美国心脏病协会对心肌病重新进行了定义和分类，将离子通道疾病如长 Q-T 间期综合征、短 Q-T 间期综合征、Brugada 综合征、异常 J 波、Lenegre 综合征及儿茶酚胺介导的心动过速等原发性心电活动异常疾病归入心肌病范畴；把由其他心血管疾病所致的心肌病理改变不包括在心肌病范畴，如心脏瓣膜病、高血压性心脏病、先天性心脏病、冠心病等所致心肌病，建议不再使用"缺血性心肌病"这一命名。仍将心肌病分为原发性心肌病和继发性心肌病两大类。原发性心肌病是指病变仅局限在心肌，根据发病机制可分为遗传性、混合性及获得性 3 种。遗传性心肌病包括肥厚型心肌病、致心律失常性右室心肌病、左心室致密化不全、线粒体肌病和离子通道病等；混合性心肌病包括扩张型和限制型心肌病；获得性心肌病包括炎症性心肌病、应激性心肌病、围生期心肌病、心动过速性心肌病、酒精性心肌病等。继发性心肌病是指心肌的病变为全身多器官病变的一部分，心脏受累的程度变化很大，包括淀粉样变性心肌病、糖尿病性心肌病、糖原蓄积所致的心肌病、脚气病性心肌病等。

二、扩张型心肌病

1. 基本概念

扩张型心肌病是指由原发性或混合性心肌疾病导致一侧或双侧心腔扩大，继以心室收缩功能减退的原因不明的心肌病，约 $30\% \sim 50\%$ 患者具有家族遗传特点，常伴有骨骼肌和神经肌肉病变。

2. 病理生理改变

心肌细胞肥大、纤维组织增生，并出现非特异性退行性改变及间质纤维化；病变弥散，波及全心，但以左心室扩张为主，心室壁肥厚相对不明显甚至变薄；心脏收缩功能减退，心排血量减少引起心力衰竭。病变累及传导组织可引起各种心律失常和传导障碍。附壁血栓脱落可引起心、脑、肾等重要器官栓塞。

3. 心电图改变

几乎所有病例都有心电图异常改变，以异位搏动和异位心律最为常见，其次为传导阻滞和 ST-T 改变（图 43-1、图 43-2）。

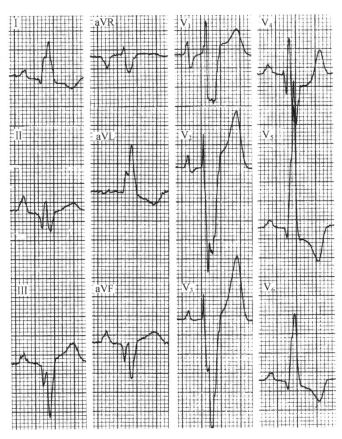

图 43-1　男性,38 岁,扩张型心肌病。心电图显示右心房肥大、V₁Ptf 绝对值增大(提示左心房负荷过重)、
左心室肥大伴劳损、不定型心室内传导阻滞(QRS 时间 0.20s)、下壁异常 Q 波

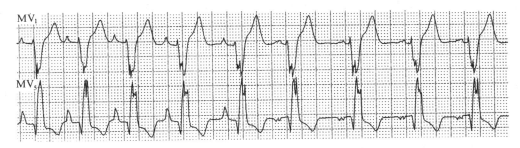

图 43-2　男性,68 岁,扩张型心肌病。显示非阵发性房性心动过速(70~85 次/min)、
右心房肥大、完全性左束支阻滞、异常 Q 波(MV₁ 导联定准电压 5mm/1mV)

(1)异位搏动和异位心律:90% 的患者有复杂性室性心律失常,如多源性和(或)多形性室性早搏、成对室性早搏、短阵性室性心动过速等,10%~20% 的患者出现房性心律失常,如房性早搏、短阵性房性心动过速及心房颤动等。有时,一些顽固性、难治性心律失常可能是扩张性心肌病早期诊断的重要线索。

(2)传导阻滞:最常见的是房室传导阻滞,以二度、三度阻滞多见,阻滞部位多在希氏束分叉以下,其次为不定型心室内传导阻滞、束支阻滞、双分支或三分支阻滞。传导阻滞的出现与病变累及传导系统及继发于心脏扩大,导致希-浦系统广泛受损有关。

(3)左心室高电压:约 10% 的患者出现左心室高电压,其发生率低与心室以扩张为主而心室壁增厚不明显有关。

（4）QRS波幅低电压：约占15%，与心肌细胞退行性变、坏死、纤维化导致心室除极时所产生的电位减少有关。

（5）异常Q波：约占11%～20%，常见于左胸导联及肢体导联，与心肌细胞片状坏死、疤痕形成（纤维化）有关。出现异常Q波，意味着心肌有较严重的病理学改变。

（6）非特异性ST-T改变：约占40%～50%，以R波为主导联ST段呈水平型或下斜型压低，T波低平、负正双相或倒置。

（7）Q-T间期延长：约占20%，与心室除极、复极时间延长有关。

（8）P波时间延长：约占20%，与左心房负荷过重、扩大及左心房传导延缓有关。

4. 易引发猝死的心电图表现

（1）多源性成对室性早搏、短阵性或持续性室性心动过速伴心室晚电位阳性者。

（2）不定型心室内传导阻滞、双分支阻滞及三分支阻滞。

三、肥厚型心肌病

1. 基本概念

肥厚型心肌病是指原因不明的左心室心肌不对称、不均匀性肥厚，心室腔变小，以左心室血液充盈受阻及舒张期顺应性降低为基本病变的心肌病。约50%的患者具有家族遗传特点，由基因突变导致肌节功能异常所致，为常染色体显性遗传的家族遗传性疾病。

2. 病理生理改变

心室肌纤维肥大，排列紊乱，病变主要累及室间隔和左心室，导致室间隔呈显著不对称性肥厚、左心室游离壁部分或全部非对称性或弥漫性肥厚，前者出现左心室流出道狭窄而成为梗阻型心肌病。心肌细胞间质纤维化、结缔组织增生，心室僵硬度增高，左心室舒张功能受损导致舒张期顺应性明显降低。由于心室腔变小，舒张期顺应性降低，左心室充盈受阻，心搏出量下降，将引发心肌缺血或心绞痛。若病变累及传导组织可引起各种心律失常和传导障碍，严重者可导致猝死。

3. 分型

根据病理解剖所见，可分为4型：室间隔肥厚型、心尖部肥厚型、室间隔后部肥厚型及左心室侧壁肥厚型。

4. 心电图特征（图43-3）

（1）持续性ST-T改变：最常见且最具特征性。ST段呈水平型或下斜型压低0.1～0.3mV，T波常呈对称性倒置，深度≥0.5～1.0mV，酷似"冠状T波"，以胸前导联尤其是V_3、V_4导联最为明显，多见于心尖部肥厚型心肌病。

（2）左心室高电压或左心室肥厚：R_{V_5}及$R_{V_5}+S_{V_1}$电压均明显增高，有时V_1导联QRS波群呈Rs型，R波电压>1.0mV，这不是右心室肥大的表现，而是异常增厚的室间隔左侧面除极时所产生的向右前向量增大所致。

（3）窄而深的异常Q波：具有特征性改变，常见于Ⅱ、Ⅲ、aVF导联或V_5、V_6导联，同时这些导联R波电压增高，T波常直立，而有别于心肌梗死的异常Q波，多见于室间隔肥厚型心肌病。

（4）心电轴左偏。

（5）P波时间延长：P波时间延长与左心房肥大、左心房内传导障碍有关，因左心室顺应性降低，左心室舒张期末压增高，导致左心房负荷过重，久之将引起左心房肥大和左心房内传导障碍。

（6）心律失常：可见房性心律失常（房性早搏、房性心动过速、心房颤动）、传导阻滞（房室传导阻滞、束支阻滞）及室性心律失常（多源、多形性室性早搏、短阵性室性心动过速），以室性心律失常多见且易引发恶性心律失常而猝死。

（7）部分患者可出现预激综合征的图形。

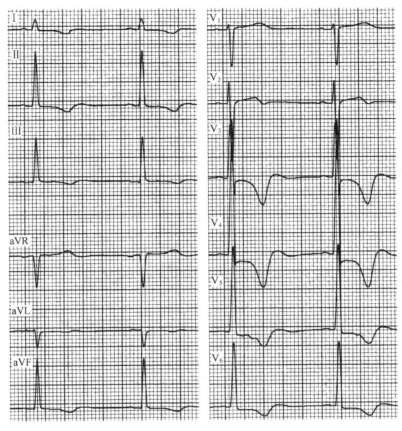

图 43-3　男性,46 岁,心尖部肥厚型心肌病(心尖厚度 2.3cm),定准电压
均为 5mm/1mV。显示窦性心动过缓、左心室肥大伴劳损、前壁巨倒 T 波

5. 诊断线索

(1)年轻男性患者,无高血压病史,出现左胸导联 R 波电压增高伴 ST 段压低、胸前导联 T 波
倒置,应高度怀疑心尖部肥厚型心肌病。

(2)年轻男性患者,无高血压病史,出现左胸导联窄而深的异常 Q 波伴 R 波电压增高,T 波直
立,应高度怀疑室间隔肥厚型心肌病。

四、致心律失常性右室心肌病

1. 基本概念

致心律失常性右室心肌病是指右室心肌被脂肪浸润及纤维组织所替代,导致右心室弥漫性扩
张、心室壁变薄变形、心肌萎缩、收缩运动进行性减弱,出现右室心力衰竭、右室源性心律失常及发
作性晕厥为特征的原因不明的心肌病。主要见于青少年,约 30% 有家族史,为常染色体显性遗传,
是年轻人猝死的常见原因之一。

2. 病理生理改变

右室心肌被脂肪浸润及纤维组织所替代,导致右心室扩张、收缩性减弱及右室心力衰竭,出现
右心房负荷过重、扩大;病变累及传导组织,出现右心室内传导障碍及室性心律失常。

3. 心电图特征

(1)P 波高尖:系右心房负荷过重、肥大或扩张所致。

(2)局限性 QRS 波群时间增宽:右心室部分心肌除极延迟,导致局限性 $V_1 \sim V_3$ 导联 QRS 波
群时间≥0.11s,其特异性为 100%,敏感性为 55%;如($V_1 + V_2 + V_3$)QRS 波群时限/($V_4 + V_5 +$

V_6)QRS 波群时间≥1.2,则特异性为100%,敏感性为93%,反映了右心室部分心肌除极延迟,同时 V_1～V_3 导联的 Q-T 间期相应延长。

(3)右束支阻滞图形:约33%的患者出现不同程度右束支阻滞图形,但阻滞部位并非真正地发生在右束支主干,而是发生在右心室壁内的传导障碍。如在右束支传导阻滞基础上,V_1～V_3 导联 QRS 波群时间比 V_6 导联延长0.05s 以上,则具有非常诊断意义。

(4)Epsilon 波:V_1、V_2 导联 QRS 波群终末部或 ST 段起始处出现向上小棘波,偶呈凹缺状,约持续0.02s,有时出现在右胸 V_3R、V_4R 导联。放大定准电压(20mm/1mV),加快纸速(50mm/s),可提高检出率,或者用双极胸前导联(将右上肢导联用吸球吸在胸骨柄处作为阴极,左上肢导联用吸球吸在剑突处作为阳极,左下肢导联用吸球吸在 V_4 导联位置作为阳极,选择在 Ⅰ、Ⅱ、Ⅲ 导联进行记录),可提高检出率2～3倍。Epsilon 波是致心律失常性右室心肌病一个特异性较强的心电图指标,具有诊断价值,是右心室被脂肪组织包绕的岛样有活性心肌细胞延迟除极所致(图43-4、图43-5)。

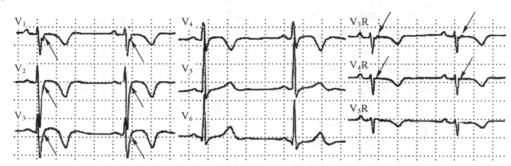

图 43-4　女性,53岁,家族性致心律失常性右室心肌病。右胸导联出现 Epsilon 波及 T 波倒置(引自蔡海鹏)

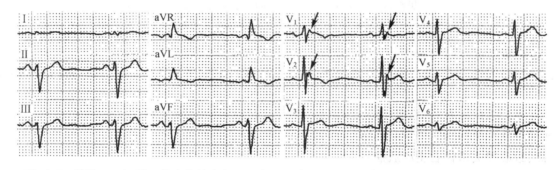

图 43-5　男性,28岁,致心律失常性右室心肌病。显示 V_1、V_2 导联有 Epsilon 波及间歇性 T 波倒置、
QRS 波群及部分 T 波电交替现象、假性电轴左偏−90°、顺钟向转位、右心室肥大?

(5)心律失常:主要表现为起源于右心室的室性早搏和室性心动过速,其 QRS 波群呈类似左束支阻滞图形,其次为房性心律失常,如房性早搏、房性心动过速、心房扑动及颤动等。

(6)胸前导联 T 波倒置:为该心肌病的特征性表现之一,绝大多数发生在 V_1～V_3 导联,偶尔发生在 V_1～V_6 导联。

(7)心室晚电位阳性。

4. 心电图诊断标准

Fisher 提出致心律失常性右室心肌病的心电图诊断标准为:①V_1～V_3 导联 T 波倒置;②出现 V_1～V_3 导联局限性 QRS 波群时限≥0.11s;③Epsilon 波;④频发类似左束支阻滞型的室性早搏(>1000 次/24h);⑤反复出现类似左束支阻滞型的室性心动过速;⑥心室晚电位阳性。

五、缺血性心肌病

1. 基本概念

缺血性心肌病是指由冠心病或冠状动脉末梢弥漫性病变引起心肌长期缺血缺氧,导致心肌纤维化,出现充血性心力衰竭为主的综合征,而不能用冠状动脉病变或缺血损伤程度来解释的收缩功能障碍。2006 年美国心脏病协会建议不再使用"缺血性心肌病"这一命名。

2. 病理生理改变

心脏肥大呈球形结构,心室壁厚薄交错不均匀,被大片瘢痕组织代替,可累及右心室;心肌收缩力减退、心室顺应性降低,出现心力衰竭,并且反复发作。若累及传导组织,可出现各种心律失常及传导阻滞。

3. 心电图改变

(1)异常 Q 波:反映心肌坏死、纤维化。

(2)缺血性 ST-T 改变。

(3)左心室高电压:V_5、V_6 导联 R 波电压增高。

(4)Q-T 间期延长。

(5)心律失常:以窦性心动过速、房性心律失常、室性心律失常等多见。

(6)传导阻滞:房室传导阻滞、束支阻滞、不定型心室内传导阻滞等。

4. 诊断

诊断缺血性心肌病,必须具备 3 个肯定条件和 2 个否定条件。

(1)3 个肯定条件为:①有明确的冠心病史,至少有≥1 次心肌梗死或冠状动脉造影阳性;②心脏明显扩大;③顽固性心力衰竭。

(2)2 个否定条件为:①排除冠心病并发症引起的室壁瘤、室间隔穿孔、乳头肌功能不全;②排除其他心脏病和其他原因引起的心脏扩大和心力衰竭。

六、围生期心肌病

1. 基本概念

围生期心肌病是指在妊娠过程中,特别是在妊娠末 3 个月至产后 6 个月内首次发生的以累及心肌为主的一种与妊娠有密切关系的心肌病。多发生在产后,以急性心力衰竭起病。

2. 病理生理改变

与扩张型心肌病病理生理改变类似,4 个心腔均有不同程度的扩张,但以左心室扩张最为显著。若病变累及传导系统,可出现各种心律失常和传导阻滞。

3. 心电图改变

与扩张型心肌病心电图改变类似,主要表现为室性和房性心律失常、传导阻滞、非特异性 ST-T 改变及心房、心室扩大的心电图改变。

4. 诊断

在确定围生期心肌病诊断之前,必须明确心力衰竭的原因,排除其他心脏病。Silber 提出 3 条诊断标准:①既往无任何心脏病证据;②妊娠末 3 个月至产后 6 个月内出现心脏病及心力衰竭;③心脏病和心力衰竭不能用其他病因来解释。

七、心动过速性心肌病

1. 基本概念

各种长期反复发作的心动过速引起心脏进行性扩大、心功能减退,经积极治疗控制心动过速后,扩大的心脏会逐渐缩小,心功能部分或完全恢复正常,这种继发于心动过速性心肌疾病,称为心动过速性心肌病。

2. 病因

心动过速是引起心肌病的直接原因。心动过速可分为阵发性室上性心动过速、心房扑动、心房颤动、室性心动过速、起搏器介导性心动过速及不适当性窦性心动过速等。心动过速持续时间越长，频率越快，则心肌受损越严重，病变越广泛。心动过速性心肌病的形成需要数年或更长时间。

3. 分型

(1)单纯型：心动过速是导致心脏扩大、心功能异常的唯一因素，心脏无其他异常改变。

(2)混合型：除了心动过速外，尚合并其他导致心功能异常的病因。

4. 病理生理改变

持续性心动过速或心动过速每天发作总时间超过 10%～15%，将会导致心脏扩大，尤其是心室腔扩张、心室壁变薄、心脏收缩功能、舒张功能均减退，出现心力衰竭；若病变累及传导系统，还可出现各种心律失常和传导阻滞。

5. 心电图改变

在原有心动过速基础上，可出现其他心律失常，如早搏、传导阻滞及非特异性 ST-T 改变等。

6. 诊断

病史和临床表现是目前诊断心动过速性心肌病的唯一可靠手段，有心脏扩大或心力衰竭和持续性心动过速或反复发作心动过速的患者应高度怀疑此病。其诊断要点为：①心动过速发作前心功能正常；②在频繁发作或持续性心动过速后出现心功能进行性损害，并能排除其他因素影响；③心动过速治愈或控制后，扩大的心脏改善或恢复正常。

八、应激性心肌病

1. 基本概念

应激性心肌病由精神刺激所引发的左心室功能不全、影像学与心电图呈一过性改变的一组症候群。表现为：①发病初期患者胸痛，左心室造影及心脏超声心动图均有左心室心尖和前壁下段运动减弱或消失，基底部心肌运动代偿性增强；②左心室平均射血分数降低；③冠状动脉造影正常。

2. 发病机制

与体内过高的儿茶酚胺对心肌细胞的直接毒性作用引起的心肌顿抑有关。

3. 心电图改变

(1)类似急性心肌梗死，一般出现在发病后 4～24h。

(2)发病急性期，绝大多数患者胸前导联出现 ST 段抬高(0.2～0.6mV)。

(3)半数患者在急性期和亚急性期(2～18d)T 波逐渐转为倒置，T 波出现深倒置是患者处于恢复期的心电图特征性表现。

(4)约 1/3 患者出现病理性 Q 波，常见于 V_1～V_4 导联。

(5)Q-T 间期延长出现在发病后 48h 内，但很快恢复正常。

(6)可出现各种心律失常。

4. 诊断依据

(1)发病年龄与性别：多发生于老年绝经期后的女性，女性发病率是男性的 7 倍。

(2)病史：发病前有强烈的心理或躯体应激状态。

(3)症状：绝大多数患者出现类似急性心肌梗死胸痛和呼吸困难。

(4)辅助检查：①心电图异常；②左心室造影及心脏超声心动图均提示一过性心室壁运动异常，左心室心尖和前壁下段运动减弱或消失，基底部心肌运动代偿性增强；③左心室平均射血分数降低；④冠状动脉造影正常；⑤心肌酶谱正常或轻度增高。

(5)转归：心功能常在短时间内恢复正常，预后一般良好。

第四十四章

经典的心肌梗死及其进展

一、心脏的血液供应

1. 心肌的血液供应

左冠状动脉(左心室 80% 的血液由其供应):起源于主动脉根部的左后主动脉窦,长约 0.5～1.0cm,很快分为前降支、回旋支(左旋支),少数人还有对角支。

(1)前降支(左心室 50% 的血液由其供应):①左心室前支,供应左心室前壁、前乳头肌;②右心室前支,供应右心室前壁;③前室间隔支(又称为前穿支),供应室间隔前上 2/3 部分、希氏束、左右束支及左前分支、左中隔支等。

(2)回旋支(左旋支):①左心室前支,供应左心室前壁;②左心室后支,供应左心室侧壁、后壁、后乳头肌;③左心房支,供应左心房;④左缘支,供应左心室的最外侧缘。

(3)对角支:供应左心室前壁的上部。

右冠状动脉(左心室 20% 的血液由其供应):起源于右主动脉窦,在房室交接处作"U"字形弯曲,称为 U 袢,并延伸为后降支,分为右心房支、右心室支、后降支等。

(1)右心房支:供应右心房。

(2)右心室支:供应右心室前壁、侧壁。

(3)后降支:发出后室间隔支、右缘支,供应室间隔后下 1/3 部分、下壁、后壁、左后分支、窦房结、房室结等。

2. 传导系统的血液供应

(1)窦房结:绝大多数由单支血管供应,即由窦房结动脉供血,约 2/3 发自右冠状动脉的近端,1/3 发自左冠状动脉回旋支近端。窦房结动脉亦供应心房肌、房间隔的大部分及心房内传导组织。

(2)房室结:由多支血管供血,血源丰富,主要由房室结动脉供血,绝大部分起源于右冠状动脉远端的 U 袢,少部分发自左冠状动脉的回旋支;此外,房室结尚接受回旋支等动脉的血供。

(3)希氏束、束支:由房室结动脉、前室间隔支双重血管供应。急性心肌梗死时如发生左束支阻滞,提示左、右冠状动脉均有病变。

(4)分支:左前分支、左中隔支由前室间隔支供应,若前室间隔支发生阻塞,则可引起左前分支、左中隔支阻滞;左后分支由前室间隔支、后降支双重供血,故单纯性左后分支阻滞或右束支合并左后分支阻滞少见。

二、定位诊断与相关动脉病变部位的判断

根据心电图相关导联出现的异常 Q 波、ST 段改变、T 波改变及传导阻滞类型,来推测可能是哪一支相关动脉发生病变。

(1)高侧壁心肌梗死及其相关病变的动脉:Ⅰ、aVL 导联面对左心室高侧壁,该部位由回旋支的左缘支、左心室后支供血。若高侧壁发生心肌梗死,则其病变动脉为回旋支的左缘支、左心室后支部位。

（2）下壁心肌梗死及其病变的动脉：Ⅱ、Ⅲ、aVF 导联面对左心室下壁，该部位多数患者由右冠状动脉的后降支和左心室后支供血（右冠状动脉优势）。若出现下壁、右心室心肌同时梗死，则其病变动脉为右冠状动脉近端、锐缘支发出前的部位（图 44-1A 的 A 点）；若仅为单纯的下壁心肌梗死，则为右冠状动脉锐缘支的远端（图 44-1A 的 B 点）。而对左冠状动脉优势型患者，该部位由回旋支的左心室后支供血，若同时并发侧壁、正后壁、下壁心肌梗死，则其病变动脉为回旋支近端部位（图 44-1B 的 A 点）；若为单纯的下壁心肌梗死，则其病变动脉为左心室后支（图 44-1B 的 B 点）。下壁心肌梗死易并发房室传导阻滞，且提示阻塞部位在 U 袢之前。

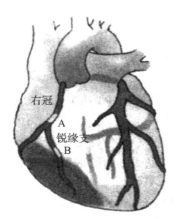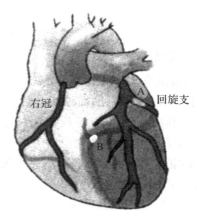

A. 右冠状动脉优势型　　　　　　　　　B. 左冠状动脉优势型

图 44-1　下壁心肌梗死相关的病变动脉

（3）前间壁心肌梗死及其病变的动脉：V_1、V_2、（V_3）导联面对左心室间隔的前部，该部位还含有希氏束、束支，由前室间隔支供血。若梗死部位局限在前间壁，则为间隔支近端发生阻塞（图 44-2 的 A 点），且常合并右束支阻滞；若同时累及左心室前壁，则病变的动脉是前降支的间隔支发出之前（图 44-2 的 B 点）。

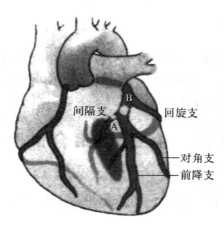

图 44-2　前间壁心肌梗死相关的病变动脉

（4）前壁心肌梗死及其病变的动脉：V_3、V_4、（V_5）导联面对左心室前壁，该部位由左前降支供血。若心肌梗死仅局限在 V_3、V_4、（V_5）导联部位，则其病变动脉为左前降支中段（图 44-3 的 A 点）；若扩展到 V_1、V_2 导联，即 V_1～V_5 导联，则其病变动脉为左前降支近端（图 44-3 的 C 点），易发生双束支阻滞或完全性房室传导阻滞。

（5）前侧壁心肌梗死及其病变的动脉：V_4、V_5、V_6 导联面对左心室前侧壁，该部位由左前降支供血。若前侧壁发生心肌梗死,则其病变动脉为左前降支发出对角支之前的 B 点部位(图 44-3 的 B 点)。

(6)侧壁心肌梗死及其相关病变的动脉:Ⅰ、aVL、(V₅)和 V₆ 导联面对左心室侧壁,该部位由回旋支、前降支和右冠状动脉右心室支供血。若侧壁发生心肌梗死,则其病变动脉为回旋支近端或对角支及前降支的近端部位(图 44-4 的 A、B 点)。

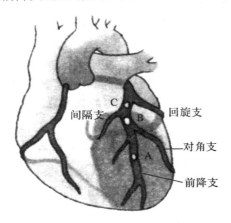

图 44-3 前壁心肌梗死相关的病变动脉

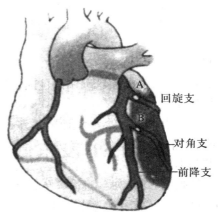

图 44-4 侧壁心肌梗死相关的病变动脉

(7)正后壁心肌梗死及其病变的动脉:V₇、V₈、(V₉)导联面对左心室正后壁,该部位多数患者由回旋支的左心室后支供血,少数由右冠状动脉后降支供血或由这两者共同供血。右冠状动脉优势患者,若同时并发下壁、正后壁心肌梗死,则其病变动脉为右冠状动脉近端;左冠状动脉优势型患者,若仅出现正后壁心肌梗死,则其病变动脉为钝缘支(图 44-5)。

(8)广泛前壁心肌梗死及其病变的动脉:Ⅰ、aVL、V₁～V₆ 导联面对左心室高侧壁、前间壁、前侧壁,称为广泛前壁。该部位由左冠状动脉前降支、回旋支及右冠状动脉后降支供血。若发生广泛前壁心肌梗死,表明上述冠状动脉发生病变,并且易出现双束支阻滞或完全性房室传导阻滞。

(9)右心室心肌梗死及其病变的动脉:需要加做右胸 V₃R、V₄R、V₅R、V₆R 导联,该部位由右冠状动脉的右心室支、左冠状动脉的前降支的右心室前支供血。单纯性右心室梗死少见,由右冠状动脉的锐缘支起始部阻塞所致(图 44-6 的 B 点);右心室梗死往往伴发下壁梗死,由右冠状动脉近端、锐缘支发出前的部位发生阻塞所致(图 44-6 的 A 点)。故下壁心肌梗死时,一定要注意是否同时伴发了右心室梗死,应当加做右胸导联。

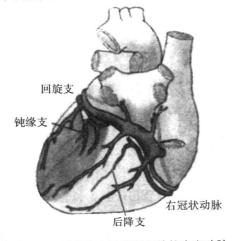

图 44-5 正后壁心肌梗死相关的病变动脉

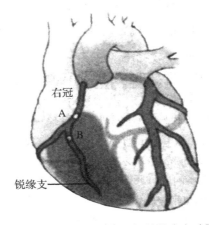

图 44-6 右心室心肌梗死相关的病变动脉

（10）心房梗死及其病变的动脉：心房的血液由回旋支的左心房支和右冠状动脉的右心房支供应。单纯性心房梗死少见，并且易并发房性心律失常。

三、心肌梗死的基本心电图改变

冠状动脉粥样硬化引起管腔狭窄、斑块脱落、血栓形成而导致某一支冠状动脉突然阻塞或冠状动脉发生严重而持久痉挛性闭塞引起心肌急性缺血、损伤直至坏死，产生一系列特征性的心电图改变：中心区表现为坏死型异常 Q 波，中间区表现为损伤型 ST 段抬高，外侧区表现为缺血型 T 波倒置。

（一）缺血型 T 波改变

缺血型 T 波改变是冠状动脉急性闭塞后最早出现的改变，首先表现为 T 波直立高耸，两肢基本对称，呈帐篷状，振幅可高达 2.0mV，对早期诊断急性心肌梗死具有重要的临床意义。数分钟至数小时后，T 波很快由高耸转为倒置。

（1）心内膜下心肌缺血：通常缺血最早发生在心内膜下心肌层，面对缺血区导联出现 T 波直立高耸，两肢基本对称，基底部变窄，呈帐篷状，类似高钾血症的 T 波改变。

（2）心外膜下心肌缺血：随着缺血的进一步加重，出现心外膜下心肌缺血，面对缺血区导联的 T 波两肢呈对称性倒置，表现为冠状 T 波。

（3）穿壁性心肌缺血：倒置的 T 波进一步加深，伴 Q-T 间期延长。

（二）损伤型 ST 段改变

随着心肌缺血进一步加重，将出现损伤型 ST 段改变，表现为面对损伤区导联出现 ST 段抬高或压低，为急性心肌梗死早期的另一种心电图表现。ST 段抬高的形态、程度及其动态演变对诊断急性心肌梗死和预后判断都具有重要的临床意义。

（1）心内膜下心肌损伤：面对损伤区导联出现 ST 段呈水平型、下斜型压低≥0.1mV。

（2）心外膜下心肌损伤：面对损伤区导联 ST 段呈斜直型、弓背向上型、单相曲线型、墓碑型、巨 R 型抬高≥0.1mV。

（3）穿壁性心肌损伤：ST 段抬高更加明显，多>0.5mV。

（三）坏死型 QRS 波群改变

持续而严重的心肌缺血、损伤，将导致心肌坏死，出现异常 Q 波，包括组织学上的坏死和电学上的"电静止"，后者是由于心肌细胞膜电位负值降至阈电位以下，暂时丧失了电活动能力，即出现心肌顿抑现象，供血改善后，异常 Q 波可消失。多数患者在急性心肌梗死发生后 6～14h 出现异常 Q 波。

1. 异常 Q 波（病理性 Q 波）的诊断标准

（1）旧标准：①Q 波时间≥0.04s；②Q 波深度≥$\frac{1}{4}$R；③呈 QS 型，起始部错折；④出现胚胎型 r 波，即呈 qrS 型或 QrS 型。

（2）新标准：相邻两个导联的 Q 波时间≥0.03s、深度≥0.1mV，但不包括Ⅲ、aVR 导联。

2. 异常 Q 波形成的条件

（1）心肌梗死范围：梗死区直径>2.0～3.0cm 时，将产生异常 Q 波。若梗死区直径<2.0cm，累及左心室≤10%，则不会出现异常 Q 波，仅出现 q 波或等位性 Q 波。

（2）心肌梗死深度：梗死厚度>0.5～0.7cm，累及左心室厚度的 50%以上时，将产生异常 Q 波。人的心内膜厚度约占心室壁的 50%，若梗死厚度<50%，则不会出现异常 Q 波，仅引起 QRS 波形改变，如顿挫、切迹、R 波电压降低等。

（3）心肌梗死部位：出现异常 Q 波，除了心肌梗死范围足够大、深度足够深外，梗死区还必须是在 QRS 起始 0.04s 部位。否则，不会出现异常 Q 波，如基底部梗死，仅引起 QRS 终末 0.04s 处切迹、顿挫或 S 波加深。

3. 等位性 Q 波(或相当性 Q 波)

等位性 Q 波是指因梗死面积较少或局限于基底部、心尖部或梗死极早期尚未充分发展等原因,未形成典型的异常 Q 波,仅产生各种特征性 QRS 波形改变,这些伴随临床症状出现的特征性 QRS 波形改变与异常 Q 波有等同的诊断价值,称为等位性 Q 波或相当性 Q 波,但必须结合临床及同导联 ST-T 改变情况。

(1)部分 q 波:当梗死面积较小,虽位于 QRS 起始 0.04s 除极部位,但不能形成典型的异常 Q 波,仅出现 q 波:①$V_1 \sim V_6$ 导联均出现 q 波;②$V_3 \sim V_6$ 导联 q 波宽于和深于下一个胸前导联 q 波,即 $qV_3 > qV_4 > qV_5 > qV_6$;③右胸导联出现 q 波,而左胸导联 q 波消失,能排除右心室肥大、左前分支阻滞,即 V_1、V_2 导联出现 q 波而 V_5、V_6 导联未见 q 波;④下壁导联 II 导联有 q 波,III 导联呈 Q 波,aVF 导联 q 波时间 0.03s 左右,深度接近 $\frac{1}{4}$R。

(2)QRS 波群起始部切迹、顿挫:$V_4 \sim V_6$ 导联 QRS 起始部出现 ≥0.05mV 负相波,即呈 rsR′型,与心尖部心肌梗死或前壁小面积心肌梗死有关。

(3)进展性 Q 波:同一患者在相同体位、部位进行动态观察,原有 q 波进行性增宽、加深,或原无 q 波的导联出现新的 q 波。

(4)存在病理性 Q 波区:某个胸前导联 q 波虽未达到病理性 Q 波的诊断标准,但在其导联周围(上、下或左、右)均可记录到 Q 波,表明存在病理性 Q 波区域,为诊断心肌梗死有力佐证。

(5)R 波电压变化:①动态观察,同一导联 R 波电压进行性降低,又称为 R 波丢失;②胸前导联 R 波振幅逆递增,如 $rV_2 > rV_3 > rV_4$;③胸前导联 R 波振幅递进不良,如 $V_1 \sim V_4$ 导联,r 波振幅递进量 <0.1mV;④右胸导联 V_3R、V_1、V_2 导联 R 波电压增高伴 T 波高耸,呈镜像改变,表明存在正后壁心肌梗死,应加做 V_7、V_8、V_9 导联;⑤II 导联有 Q 波,III、aVF 导联未见 q 波或 Q 波,但其 QRS 波群电压 ≤0.25mV,或 II 导联 R 波电压 ≤0.25mV 伴 III、aVF 导联有 Q 波;⑥相邻的两个胸前导联的 R 波振幅相差 ≥50%,如 $R_{V_3} > \frac{1}{2}R_{V_4}$;⑦新消失的室间隔 q 波,即 I、aVL、$V_5$、$V_6$ 导联 q 波消失或减小。

四、急性心肌梗死的诊断标准及心电图分类

1. 急性心肌梗死的诊断标准

临床对急性心肌梗死的诊断一直沿用 WHO 的诊断标准:①有缺血性胸痛症状;②有心电图特征性 ST-T 动态演变或伴异常 Q 波;③有血清心肌酶谱升高与回落。满足其中 2 条者,即可诊断。2000 年,欧洲/美国心脏病学会重新修订了急性心肌梗死的诊断标准,即有典型心肌坏死生化标志物(肌钙蛋白或 CK-MB)的升高与回落,同时伴有下列 1 项者,即可诊断为急性心肌梗死:①有心肌缺血症状;②出现病理性 Q 波;③有 ST 段抬高或压低;④冠状动脉介入治疗(PTCA)术后。

2. 急性心肌梗死的心电图分类

急性心肌梗死的心电图分类经历了三个阶段:

(1)透壁性和非透壁性心肌梗死:20 世纪 80 年代前沿用此分类方法,现已废弃不用。

(2)有 Q 波和非 Q 波心肌梗死:20 世纪 80 年代后,根据有无出现 Q 波对心肌梗死进行分类。但出现 Q 波,意味着心肌细胞已坏死,不能满足临床早诊断、早干预、挽救濒死心肌的需求。但由于该分类方法简单明确,且两者在临床和预后上均有很大差异,故这一分类方法对临床仍有一定参考价值。无 Q 波心肌梗死者,其冠状动脉新形成的血栓较少、侧支循环较丰富、心肌损伤标志物水平较低,心肌灌注缺损不均匀较轻、心室壁运动异常程度较轻,心力衰竭发生率及近期死亡率均较低,但再梗死发生率高;而有 Q 波心肌梗死者,则刚好相反。

（3）ST 段抬高型和非 ST 段抬高型梗死：近年来，国内外均采用 ST 段抬高型和非 ST 段抬高型进行分类，使心肌梗死诊断的时间大大提前，为早干预、早治疗、挽救濒死心肌赢得了宝贵时间，极大地改善了患者的预后，突出了早期干预的重要性和"时间就是心肌"的诊治理念。

ST 段抬高型：相关导联先表现为 T 波高耸呈帐篷状，继之 ST 段呈斜直型、弓背向上型、单相曲线型，甚至墓碑型、巨 R 型抬高。ST 段抬高是冠状动脉闭塞早期的心电图表现，是早期干预的标志。若心绞痛患者经治疗后不能缓解，持续时间达 20min 以上，相邻两个或两个以上导联 ST 段抬高（胸前导联抬高≥0.2mV、肢体导联抬高≥0.1mV），高度提示发生了急性心肌梗死，需尽早干预，挽救濒死心肌；否则，大部分患者将发展为 Q 波性心肌梗死。经治疗后，抬高的 ST 段快速回落（2h 内回落＞50％）是冠状动脉再通的无创指标，少数患者可出现再灌注性损伤，表现为 ST 段快速回落前呈现一过性再抬高。

非 ST 段抬高型：大多数非 Q 波性心肌梗死，相关导联 ST 段呈水平型、下斜型压低≥0.2mV，持续时间＞24h，或（和）伴有 T 波对称性倒置及其动态演变，诊断时，需结合临床症状及心肌损伤标志物升高（肌钙蛋白、CK-MB）。

五、心肌梗死的心电图演变规律及分期

随着急性心肌梗死诊断新标准的实施，早诊断、早干预，实施早期再灌注治疗，挽救了许多濒死的心肌细胞，缩小了梗死范围，缩短了心肌梗死的病程，降低了异常 Q 波的发生率，部分地改变了心肌梗死心电图的演变规律。传统的心肌梗死心电图可分为超急性期、急性期、亚急性期（演变期）及陈旧期（慢性期）4 期。亦有学者将其分为急性期、亚急性期及慢性期 3 期，其中急性期又分为 3 个亚期：超急性期（T 波改变期）、进展期或急性早期（ST 段改变期）、心肌梗死确定期（Q 波及非 Q 波期）。

1. 超急性期

超急性期又称为超急性损伤期，是急性心肌梗死最早期阶段，在冠状动脉闭塞后立即出现，持续时间极为短暂，约数分钟至数小时。心电图表现为相关导联 T 波高耸、ST 段上斜型或斜直型抬高、急性损伤性阻滞及心律失常（图 44-7）。

（1）T 波高耸呈"帐篷状"改变：与细胞内 K^+ 大量逸出而呈短暂性细胞外高 K^+ 状态有关，如不及时干预治疗，异常 Q 波将出现在 T 波高耸的导联上。

（2）ST 段呈上斜型或斜直型抬高：出现在 T 波高耸的导联上。

（3）急性损伤性阻滞：与损伤区域心肌组织传导延缓有关，表现为 QRS 波群轻度增宽（为 0.11～0.12s）、振幅略增高。该现象持续时间较短，发生在异常 Q 波和 T 波倒置之前。

（4）U 波倒置。

（5）出现各种室性心律失常：与损伤区域心肌处于严重的电生理紊乱状态有关。

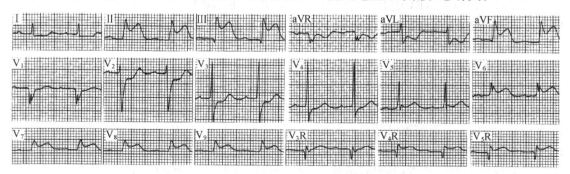

图 44-7　男性，68 岁，胸痛发作 0.5h。显示下壁、后侧壁及右心室超急性期心肌梗死、前间壁 ST 段改变

2. 急性期

从超急性期过度到急性期,在异常 Q 波尚未出现前,心电图可出现一过性假性正常化波形。急性期发生在梗死后数小时至数天内。

(1)出现异常 Q 波:梗死区相关导联出现异常 Q 波,与心肌细胞组织学上坏死或电学上坏死即"电静止"有关,后者经积极治疗后,异常 Q 波可消失。

(2)损伤型 ST 段抬高:可呈弓背向上型、单向曲线型、墓碑型、巨 R 型抬高(图 44-8)。

(3)冠状 T 波:高耸的 T 波逐渐下降并呈对称性倒置。

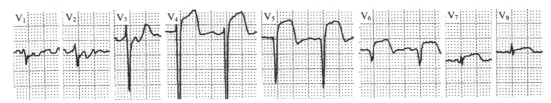

图 44-8 男性,71 岁,冠心病。显示心房颤动、前侧壁急性期心肌梗死

3. 亚急性期(演变期)

持续时间约数周至数月。

(1)相对稳定的异常 Q 波或 R 波振幅降低。

(2)抬高的 ST 段逐渐回至基线或呈稳定性抬高(与室壁瘤形成有关)。

(3)T 波动态演变:T 波逐渐加深,又逐渐变浅转为低平或直立,也可呈恒定性 T 波倒置(图 44-9)。

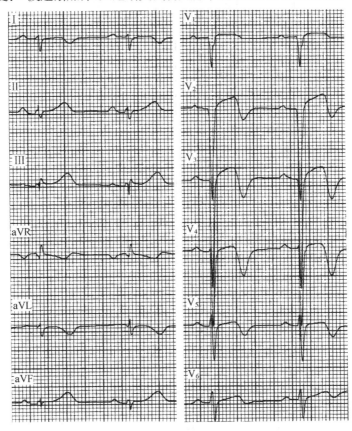

图 44-9 男性,78 岁,急性心肌梗死后 1 月余。显示肢体导联 QRS 波群低电压、前间壁异常 Q 波及前壁 R 波振幅降低伴 T 波改变(符合亚急性期心肌梗死)、高侧壁 T 波改变、Q-T 间期延长

4. 陈旧性期（慢性稳定期）

临床上规定急性心肌梗死发病 1 个月后，即称为陈旧性期。一般情况以＞3 个月为陈旧性期。

（1）异常 Q 波很少有变化或转为 QR、Qr 型或转为 q 波或 Q 波消失。

（2）ST 段恢复正常或呈缺血型压低或呈恒定性抬高。

（3）T 波恢复正常或低平、倒置或呈恒定性冠状 T 波（图 44-10、图 44-11）。

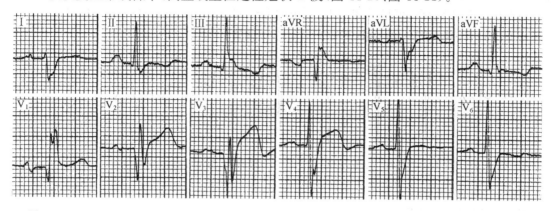

图 44-10　男性，64 岁，陈旧性心肌梗死 3 年余。显示前间壁异常 Q 波（符合陈旧性期心肌梗死）、
完全性右束支阻滞、左后分支阻滞、下壁及前侧壁 T 波改变

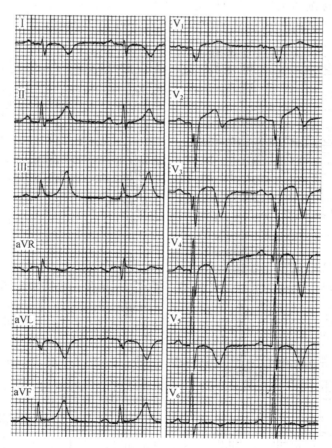

图 44-11　男性，75 岁，心肌梗死 8 个月。显示高侧壁、前间壁及局限性前壁异常
Q 波伴 T 波改变（符合陈旧性期心肌梗死）、前侧壁 T 波改变

六、远离梗死区 ST 段改变的临床意义

面对梗死区的导联出现异常 Q 波、损伤性 ST 段抬高、缺血性 T 波倒置，称为指示性改变。而与上述对应的导联出现 R 波振幅增高、ST 段压低、T 波高耸，则称为对应性改变，如下壁急性心肌梗死时，Ⅱ、Ⅲ、aVF 导联 ST 段抬高，而Ⅰ、aVL 导联 ST 段压低；后壁急性心肌梗死时，V_7、V_8、V_9 导联出现异常 Q 波、ST 段抬高、T 波倒置，而 V_3R、V_1、V_2 导联出现 R 波增高、ST 段压低、T 波高耸。还有一部分远离梗死区的导联出现 ST 段压低者，则称为远离性 ST 段改变，其住院病死率和心肌梗死复发率均高于无 ST 段压低者，常合并多支血管病变，具有重要临床意义。

1. 下壁急性心肌梗死伴其他导联 ST 段压低

(1)伴 $V_1 \sim V_3$ 导联 ST 段压低≥0.1mV(图 44-7)：提示下壁梗死面积较大，多累及后侧壁、室间隔后下 1/3 部，由右冠状动脉近端阻塞所致，或者除了右冠状动脉阻塞(远端阻塞多见)外，尚合并回旋支阻塞(约占 27％)。若 V_2 导联 ST 段压低幅度与 aVF 导联 ST 段抬高幅度的比值≤0.5，则往往提示合并右心室急性心肌梗死；若 V_3 导联 ST 段压低幅度与Ⅲ导联 ST 段抬高幅度比值<0.5，则提示右冠状动脉近端阻塞；若比值在 0.5～1.2 之间，则提示右冠状动脉远端阻塞；若比值>1.2，则提示回旋支阻塞。

(2)伴 $V_4 \sim V_5$ 导联 ST 段压低≥0.1mV：比 $V_1 \sim V_3$ 导联 ST 段压低更具严重意义，其左心室功能更差、并发症更多，早期及远期(1～5 年)死亡率明显高于无 ST 段压低者。多伴有前降支病变，且右冠状动脉近端阻塞及合并三支冠状动脉病变者明显高于无 ST 段压低者及 $V_1 \sim V_3$ 导联 ST 段压低者，侧支循环更差。

(3)伴侧壁(Ⅰ、aVL、V_6)导联 ST 段压低≥0.1mV：除了对应性改变外，还可能合并回旋支的左缘支病变。

(4)伴 aVR 导联 ST 段压低≥0.1mV：提示下壁梗死面积较大，心肌酶谱峰值较高，并发症发生率增高。

2. 下壁急性心肌梗死伴其他导联 ST 段抬高

(1)伴 $V_1 \sim V_3$ 导联 ST 段抬高：为下壁梗死合并右心室梗死的象征。

(2)伴侧壁(Ⅰ、aVL、V_6)一个或数个导联 ST 段抬高：90％由回旋支近端(钝缘支开口前)阻塞所致。

3. 前壁急性心肌梗死伴其他导联 ST 段改变

前壁心肌梗死时，只要有任一导联 ST 段压低，其远期病死率高，此后发生心脏事件多。

(1)伴下壁导联 ST 段压低：前壁急性心肌梗死者伴下壁导联 ST 段压低，除了对应性改变外，还提示前壁心肌严重缺血及左前降支近端闭塞或远端闭塞合并第 1 对角支病变，为心肌梗死面积大、心功能差、并发症多、预后差的表现。

(2)伴 aVR 导联 ST 段抬高：提示左前降支阻塞位于左心室前支近端。

4. 前侧壁急性心肌梗死伴 aVR 导联 ST 段压低

提示心肌梗死面积较大，心肌酶谱峰值较高，住院过程充血性心力衰竭发生率高，心功能较差，LVEF≤35％。

七、特殊类型的心肌梗死

1. 右心室心肌梗死

单纯性右心室心肌梗死是罕见的，往往是下壁或下后壁急性心肌梗死波及右心室心肌而出现右心室心肌梗死。下壁、下后壁约 40％～50％合并右心室梗死，均由右冠状动脉近端或右心室缘支近端阻塞所致。因此，对间壁、下壁及后壁急性心肌梗死患者，必须加做 V_3R、V_4R、V_5R、V_6R 及 V_7、V_8、V_9 导联，以免漏诊。

（1）右心室心肌梗死的心电图改变：①$V_3R\sim V_6R$ 导联 ST 段抬高≥0.1mV，出现较早，且发病后 24h 内大多降至基线，以 V_4R 导联 ST 段抬高敏感性和特异性最高；②QRS 波群在 V_1 导联呈 rS 型，在 $V_3R\sim V_6R$ 导联呈 QS 型；③$V_1\sim V_3$ 导联 ST 段呈损伤型抬高，但其抬高程度逐渐减轻且无异常 Q 波出现或 V_1 导联 ST 段抬高，V_2 导联 ST 段压低。

（2）下壁急性心肌梗死时，出现下列改变者，强烈提示合并右心室梗死：①Ⅲ导联 ST 段抬高＞Ⅱ导联 ST 段抬高，且 $ST_{Ⅱ,Ⅲ}$≥0.1mV，诊断价值仅次于 $V_3R\sim V_6R$ 导联 ST 段抬高，诊断符合率达 72％～100％（图 44-7）；②$V_1\sim V_3$ 导联 ST 段抬高，且抬高程度逐渐减轻或 V_1 导联 ST 段抬高 ≥0.1mV，而 V_2 导联 ST 段压低；③V_2 导联 ST 段压低幅度与 aVF 导联 ST 段抬高幅度的比值≤0.5 者，其敏感性为 80％左右，特异性 90％以上；④Ⅰ、aVL 导联 ST 段压低＞0.2mV 者。

（3）正后壁急性梗死时，当 $V_1\sim V_3$ 导联 ST 段压低不明显时，应高度怀疑合并右心室急性心肌梗死。

（4）下壁、正后壁急性心肌梗死合并电轴右偏、Ⅰ、aVL、V_5、V_6 导联 Q 波消失，应高度怀疑合并右心室急性心肌梗死，因室间隔 Q 波消失与右冠状动脉病变引起右心室缺血具有高度相关性（图 44-7）。

（5）在临床上，若遇及下壁、下后壁急性心肌梗死患者出现急性右心功能衰竭或窦性心动过缓、窦性停搏、房性心律失常（可能合并心房梗死）、房室传导阻滞、右束支阻滞等改变时，亦应高度怀疑合并右心室急性心肌梗死。

2. 心内膜下心肌梗死

急性心内膜下心肌梗死有超急性期和急性期两个时相，心电图主要表现为 ST-T 的动态演变。

（1）面对梗死区导联 ST 段呈缺血型显著而持久地压低（图 44-12）：以 $V_2\sim V_5$ 导联最多见，ST 段压低≥0.1mV，发病后第 2～4 天 ST 段压低达最大值，以后逐渐恢复正常。

（2）面对梗死区导联 T 波倒置呈"冠状 T 波"（图 6-3）：ST 段压低的导联，其 T 波倒置逐渐加深，呈"冠状 T 波"，约持续 1 周后，T 波又逐渐变浅或转为正常。

（3）不出现异常 Q 波，面对梗死区导联的 R 波振幅降低或进行性降低。

（4）Q-T 间期延长。

在临床上，若遇胸痛患者经治疗后，胸痛持续时间超过 20min 而不能缓解，出现上述心电图改变伴心肌坏死生化标志物增高，可诊断为急性心内膜下心肌梗死。

3. 再发性心肌梗死（复发性心肌梗死）

（1）基本概念：在原有心肌梗死基础上再次发生新的心肌梗死，称为再发性心肌梗死。包括原心肌梗死灶延伸、毗邻原梗死区或远离原梗死区的部位发生新的梗死灶这 3 种类型。

（2）类型及其心电图特征

原梗死灶延伸：是指急性心肌梗死后 4 周内（以 2 周内多见），同一支血管供血区域的心肌再次发生梗死，使原梗死灶范围或深度扩大，导致原为非穿壁性或心内膜下梗死延伸为穿壁性心肌梗死，出现 Q 波型心肌梗死，或者延伸至梗死区毗邻部位使其发生急性心肌梗死。心电图特征：①坏死性 Q 波增深增宽，或由 q 波转为 Q 波或 QS 波，或 QRS 波幅降低；②ST 段再度抬高，且 ST-T 呈动态演变（图 44-13）；③毗邻原梗死区的导联亦出现 ST 段抬高、ST-T 动态演变，可伴有异常 Q 波出现。

远离梗死区部位再梗死：是指首次心肌梗死后，再过若干时间，其他部位又发生新的急性心肌梗死。心电图特征：①原陈旧性梗死图形与新发生的急性心肌梗死图形并存。②当新发的梗死部位与原陈旧性梗死部位相对应时，若梗死范围大致相等，则表现为原有异常 Q 波消失，仅出现新发梗死区域导联 ST 段抬高及 T 波改变；若新发的梗死面积较大，则显示新发的梗死图形，而原有的梗死图形可部分或全部被掩盖。

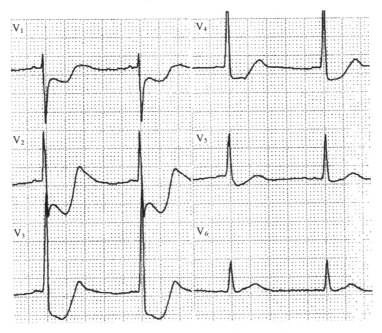

图 44-12　前间壁、局限性前壁急性心内膜下心肌梗死

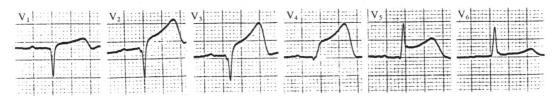

图 44-13　男性,72 岁,陈旧性心肌梗死 1 年余、再发胸痛 0.5h。显示一度房室传导阻滞、前间壁及
局限性前壁异常 Q 波、前间壁及前壁 ST-T 改变(提示又发生超急性期心肌梗死)、Q-T 间期延长

(3)提高对再发性心肌梗死的警惕性:原发生过心肌梗死患者,若又出现不能缓解的胸痛或不明原因的心力衰竭、心源性休克,应高度警惕再发性心肌梗死的可能,特别注意以下心电图改变:①新出现 q 波或 Q 波伴 ST 段抬高;②QRS 波群电压降低、切迹较多、时间增宽;③原有 Q 波增深、增宽或由 q 波转为 Q 波、QS 波;④原有 ST-T 改变突然发生改变,甚至出现伪善性"正常"图形;⑤心电轴改变;⑥新出现房室传导阻滞、束支阻滞、室性心律失常或 V_1Ptf 绝对值增大。

4.　心房梗死

单纯性心房梗死极其罕见,绝大部分是伴随着左心室梗死,右心房梗死比左心房梗死多见。心电图上可表现为 PR 段抬高或压低、P 波呈 M 型或 W 型、房性心律失常、房室传导阻滞及窦性心动过速或过缓、停搏等。

5.　从室性异位搏动图形中诊断心肌梗死

极少数急性心肌梗死患者,基本 QRS-T 波形正常,无异常 Q 波、ST 段损伤型抬高和 T 波倒置,但在室性早搏 QRS 波群中却呈 QR、QRs、qR 型,ST 段呈损伤型抬高伴 T 波高尖或倒置,显现急性心肌梗死的图形特征。可能由于基本节律引起室间隔前下 1/3 左心室面除极与左心室游离壁除极时,其向量指向了左前方,使心肌梗死的波形特征被掩盖。当出现室性早搏引起心室非同步除极时,梗死图形才在室性早搏中充分显示出来。从室性早搏 QRS 波形中诊断心肌梗死必须符合以下先决条件:①室性早搏 QRS 主波必须向上;②必须是反映心室电势的左胸导联(图 44-14)。

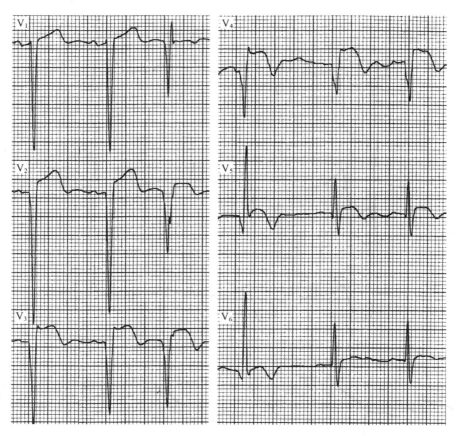

图 44-14　前间壁、前壁异常 Q 波伴 ST-T 改变，符合急性心肌梗死；室性早搏的 QRS-T 波群
亦显示急性心肌梗死波形特征（$V_1 \sim V_3$ 导联第 3 个搏动、$V_4 \sim V_6$ 导联第 1 个搏动）

八、心肌梗死合并心室除极异常时的诊断

凡是能影响 QRS 初始向量的心室除极异常，均能掩盖心肌梗死的典型图形，给诊断带来困难，如左束支阻滞、左前分支阻滞、预激综合征、室性异位心律、心室人工起搏心律等。

1. 心肌梗死合并左束支阻滞

发生率约为 8%，心室初始除极向量发生了改变（室间隔除极从右下向左上进行），左心室延迟缓慢除极，心肌梗死典型图形将被掩盖。此时，ST-T 改变和动态演变、左束支阻滞 QRS 波形不典型的改变为心肌梗死的诊断提供线索和佐证，ST 段抬高导联即是梗死灶的部位。有以下心电图表现者，可提示左束支阻滞合并心肌梗死：

（1）与 QRS 主波同向的导联，其 ST 段抬高 $\geqslant$ 0.1mV，即以 R 波为主导联 ST 段抬高 $\geqslant$ 0.1mV，如 V_5、V_6 导联 ST 段抬高 $\geqslant$ 0.1mV。

（2）与 QRS 主波异向的导联，其 ST 段抬高 $\geqslant$ 0.5mV，即以 S 波为主导联 ST 段抬高 $\geqslant$ 0.5mV，如 V_1、V_2 导联 ST 段抬高 $\geqslant$ 0.5mV。

（3）与 QRS 主波异向的导联，其 ST 段压低 $\geqslant$ 0.1mV，即以 S 波为主导联 ST 段压低 $\geqslant$ 0.1mV，如 $V_1 \sim V_3$ 导联 ST 段压低 $\geqslant$ 0.1mV。

（4）若 V_1 导联 QRS 波群初始 r 波振幅增高，Ⅰ、aVL、V_5、V_6 导联出现 q 波，则提示合并右下室间隔梗死；如伴 $rV_1 > rV_2 > rV_3$ 及 V_5、V_6 导联 R 波第 1 峰电压降低、变形，则提示合并穿壁性室间隔梗死。

（5）若 $V_2 \sim V_4$ 导联呈 rS 或 QS 型，S 波升支出现持续 0.05s 的切迹（Cabrera 征）或 Ⅰ、aVL、

V_5、V_6 导联 R 波升支出现切迹（Chapman 征），则提示合并前壁心肌梗死。

（6）若 V_5、V_6 导联 R 波振幅降低，呈短小的 M 型或 W 型，或出现 S 波呈 RS、rS 型，在除外右心室肥大、肺气肿、顺钟向转位情况下，则提示合并前侧壁梗死（图 44-15）。

（7）若 V_2～V_6 导联尤其是 V_4～V_6 导联呈现明显切迹的 QS 型或（和）QRS 电压明显降低（低于肢体导联），则提示合并广泛前壁梗死。

（8）若 II、III、aVF 导联 QRS 电压显著降低，出现 q 波及终末 S 波，则提示合并下壁梗死。

上述 QRS 波群改变，如同时伴有特征性 ST-T 改变及演变规律，则诊断意义更大。

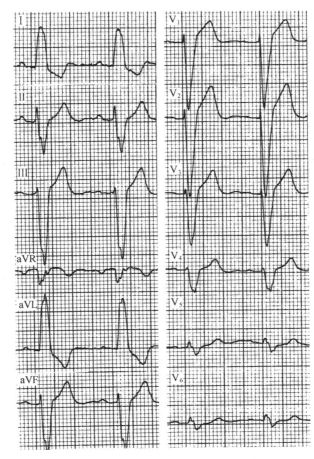

图 44-15　曾有心肌梗死病史患者，出现完全性左束支阻滞伴电轴左偏、前侧壁 r 波振幅逆递增
递增不良并出现 S,s 波，提示前侧壁陈旧性心肌梗死（V_1～V_6 导联定准电压均为 5mm/1mV）

2. 下壁心肌梗死合并左前分支阻滞

左前分支阻滞时，QRS 初始 0.02s 向量位于左下；而下壁心肌梗死时，QRS 初始 0.02s 向量则位于左上；两者并存时，可互相影响 QRS 波群的典型表现，下列两点有助于两者并存的诊断：

（1）QRS 波群改变：①左前分支阻滞掩盖下壁梗死（仅累及下壁前部），具有左前分支阻滞的特点，II、III、aVF 导联呈 rS 型，若 $r_{III} > r_{aVF} > r_{II}$，II 导联 r 波若呈双峰或其前有 q 波，则提示合并下壁梗死；②大面积下壁梗死（累及全下壁）掩盖左前分支阻滞，II、III、aVF 导联呈 QS 型，若 II、III、aVF 导联 S 波不降低（即 S 波仍较深），且无终末 R 波，则提示合并左前分支阻滞。

（2）特征性 ST-T 改变和演变：II、III、aVF 导联出现 ST 段损伤型抬高，是诊断合并下壁急性梗死的有力证据。

此外，少数左前分支阻滞在 V_1、V_2 导联可出现 q 波，呈 qrS 型，酷似前间壁陈旧性心肌梗死，但低一肋间描记,q波即消失,应注意鉴别。

3. 心肌梗死合并预激综合征

预激综合征影响QRS初始向量,正向δ波将掩盖心肌梗死的Q波,而负向δ波则酷似心肌梗死的Q波。以下三点可提示或疑有预激综合征合并急性心肌梗死:

(1)以R波为主导联出现ST段抬高。

(2)以S波为主导联出现倒置或深尖的T波。

(3)ST-T有动态演变。

急性损伤性ST-T动态演变(具有定位意义),结合临床症状、心肌酶谱、肌钙蛋白阳性是确诊预激综合征合并急性心肌梗死的主要依据(图36-16)。对合并陈旧性心肌梗死的定位诊断只有消除δ波或诱发顺向型折返性心动过速时,方能明确诊断。

4. 心肌梗死合并右束支阻滞

两者图形能同时显现,但前间壁急性梗死时,右束支阻滞的继发性ST段压低将会影响ST段抬高程度,使其抬高程度减轻或回到基线形成伪善性改变。

5. 心肌梗死合并左后分支阻滞

(1)下壁梗死合并左后分支阻滞:①电轴右偏($>+110°$);②Ⅱ、Ⅲ、aVF导联QRS波群呈QR型,$R_Ⅲ>R_{aVF}>R_Ⅱ$,Ⅰ、aVL导联呈rS型。

(2)前侧壁梗死合并左后分支阻滞:①Ⅰ、aVL导联QRS波群呈QS型;②Ⅱ、Ⅲ、aVF导联初始q波消失,出现R波,且$R_Ⅲ>R_{aVF}>R_Ⅱ$。

6. 急性心肌梗死合并室性异位心律时的诊断

(1)室性异位QRS波群的特殊形态:在左心室外膜面导联(V_1、aVR导联除外),若室性异位QRS波群呈qR、QR、qRs、QRs型,则提示存在心肌梗死;若呈QS型QRS波群时间增宽($\geq0.18s$),QS波中有$>0.05s$的挫折,特别是其后伴有ST段呈弓背向上型抬高时,也应考虑心肌梗死。

(2)出现原发性ST-T改变:①出现与QRS主波同向的ST段抬高或以负向波为主时其ST段呈弓背向上型抬高,均提示急性心肌梗死;②T波顶峰变尖,两肢对称呈帐篷状或冠状T波时,可能是心肌梗死最早期的征象。

7. 急性心肌梗死合并心室人工起搏心律时的诊断

(1)以R波为主导联出现ST段抬高$\geq0.1mV$或伴T波高耸。

(2)以S波为主导联出现ST段抬高$\geq0.5mV$伴T波高耸,敏感性53%,特异性88%。

(3)以S波为主导联ST段压低$\geq0.1mV$或伴T波倒置,敏感性29%,特异性82%。

(4)以上ST-T改变呈动态改变时,其诊断价值更大。

九、心肌梗死并发症的心电图改变

急性心肌梗死后所出现的并发症主要包括急性心力衰竭、心源性休克、心律失常、梗死后综合征、心脏破裂及室壁瘤形成等。本文着重讨论后4种并发症的心电图改变。

1. 心律失常

(1)缺血性心律失常(冠状动脉闭塞性心律失常):可分为梗死后早期心律失常(冠状动脉闭塞后数分钟至0.5h内发生)和后期心律失常(冠状动脉闭塞后4~48h内发生),而冠状动脉闭塞后0.5~4h内很少有心律失常发生,则称为寂静期。早期心律失常以折返机制为主,晚期以自律性增高为主,多表现为室性早搏、短阵性室性心动过速,并易恶化为心室颤动,部分患者可表现为房性早搏、短阵性房性心动过速、心房颤动等房性心律失常和缓慢性心律失常(如窦性心动过缓、窦性停搏)及传导阻滞(如房室传导阻滞、心室内传导阻滞等)。

（2）再灌注心律失常（请见本章下面的内容）。

2. 梗死后综合征

（1）基本概念：急性心肌梗死后坏死的心肌和心包的抗原与抗体免疫系统产生自身免疫反应，引起心包腔内无菌性炎症伴液体渗出。通常发生在梗死后 2～3 周内。

（2）心电图改变：①多数导联又出现 ST 段突然抬高，但程度较轻；②原倒置 T 波可转为直立或双向；③可出现 PR 段抬高；④心包大量积液时，出现 QRS 波幅低电压，可伴有 QRS、ST、T 各波段电交替现象。

3. 心脏破裂

心脏破裂是急性心肌梗死最严重的并发症之一，常发生在透壁性心肌梗死的第 1 周内，尤其是第 1 天内最为常见，严重者可引起猝死。

（1）左心室游离壁破裂：常发生急性心包填塞而猝死。

（2）室间隔穿孔：见于室间隔透壁性梗死，如穿孔较小，仅表现为前间壁急性梗死图形；如穿孔较大，可出现右心室容量负荷增加的心电图改变。

（3）乳头肌断裂：可造成二尖瓣关闭不全，出现左心室容量负荷增加的心电图改变。

4. 室壁瘤形成

（1）基本概念：指梗死面积较大的急性透壁性心肌梗死灶愈合过程中被结缔组织所取代，受心室腔压力的作用，梗死区心室壁向外呈袋状、囊状或不规则状膨出。发生率约 10%～30%，能引起心功能不全、恶性室性心律失常、血栓形成等多种并发症，严重威胁患者的生命。

（2）形成原因：①梗死面积大；②透壁性梗死；③梗死区血管完全闭塞而无侧支循环形成。

（3）分类：按病理解剖分类：①真性室壁瘤：梗死灶被结缔组织所取代形成薄弱的瘢痕区，心脏收缩呈反向运动（矛盾运动）；②假性室壁瘤：心肌梗死急性期心室壁已破裂，破口周围被血栓堵塞或粘连，瘤壁由心包膜组成。按病程分类：①急性室壁瘤：指心肌梗死发病后 24h 内形成的室壁瘤（实为坏死区坏死组织在心脏收缩向外膨出），易发生心脏破裂；②慢性室壁瘤：指心肌梗死发生 15 天后由结缔组织所取代而形成的室壁瘤。

（4）心电图改变：急性室壁瘤体表心电图难以诊断，而慢性室壁瘤体表心电图具有重要的预测和诊断价值，符合下列条件越多，诊断准确性越高：①ST 段抬高至少出现在 4 个导联；②V_1～V_3 导联 ST 段抬高≥0.2mV，V_4～V_6 导联及以 R 波为主的肢体导联 ST 段抬高≥0.1mV 持续 1 个月，或者≥0.2mV 持续 15 天；③ST 段抬高的导联有异常 Q 波；④运动试验时，在原有异常 Q 波导联上出现 ST 段呈弓背向上抬高≥0.1mV；⑤前壁梗死后 V_3～V_5 导联出现持续性 ST 段抬高伴 V_1 导联 T 波直立或低平，对诊断心尖部室壁瘤有较高特异性和准确性（图 44-16）。

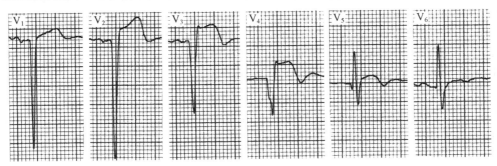

图 44-16　陈旧性前间壁、前壁心肌梗死 3 年，V_2～V_5 导联出现持续性
ST 段抬高伴 V_1 导联 T 波直立，心脏超声波显示心尖部室壁瘤形成

十、再灌注治疗对急性心肌梗死转归的影响

随着对急性心肌梗死早期诊断、早期实施溶栓、PTCA 及放置支架等再灌注治疗,大多数患者将会缩小梗死面积、减少异常 Q 波发生率、缩短病程、改善预后,但少数患者反而出现再灌注损伤和心律失常,使病情加重,甚至危及生命。

1. 再灌注治疗心肌血供改善有效性的心电图改变

再灌注治疗后,早期(3h 内)主要观察 ST 段是否快速回落,随后的 12～24h 内,则主要观察 T 波变化。

(1)抬高 ST 段快速回落:再灌注治疗开始后 2h 内或相隔 0.5h,抬高 ST 段快速回落≥50%,或者 ST 段回落>0.2mV,或者再灌注 3h 内 ST 段回落>25%,以上改变均属 ST 段早期快速回落。3～24h 之间仍有一部分 ST 段缓慢回落,72h 达较稳定水平。ST 段早期快速回落是心肌再灌注成功的指标,若 ST 段完全回落(早期回落≥70%或 ST 段抬高<0.1mV)所需时间愈短、幅度愈大,则预后愈好。

(2)不出现异常 Q 波或 Q 波消失或变小:成功的再灌注治疗,约有 1/3 患者 ST 段抬高导联不出现异常 Q 波,部分 Q 波消失或变小。

(3)加速 T 波演变:成功的再灌注治疗将加速 T 波演变,可使 T 波出现两次加深的演变。①直立高耸的 T 波振幅明显降低;②24h 内 ST 段抬高导联出现早期 T 波倒置,为心肌再灌注成功的表现,是梗死相关动脉再通的独立指标;③两次 T 波倒置加深演变:第 1 次最深出现在再灌注后 48～72h,提示有较多心肌细胞获救,变浅几天后再加深,第 2 次最深出现在梗死后 2～4 周;④以后 T 波倒置深度又逐渐变浅直至恢复正常,预示梗死区"冬眠"心肌功能恢复,T 波转为直立时间越早,左心室功能恢复越好。

(4)原有的心律失常减轻或消失。

2. 再灌注性损伤

(1)基本概念:指心肌严重缺血持续一段时间再恢复血液灌注后,反而出现缺血性损伤进一步加重的病理现象,表现为心肌结构破坏和心功能损害更为明显,是一种严重的治疗矛盾,将影响治疗效果,甚至危及生命。

(2)发生机制:缺血性损伤是再灌注损伤发生、发展的基础,再灌注恢复供血后产生大量氧自由基、细胞内 Ca^{2+} 超载、白细胞炎性反应作用及高能磷酸化合物缺乏等原因直接引起心肌细胞损伤、死亡及微循环出现无复流现象加重心肌缺血性损伤。

(3)影响因素:①缺血时间:再灌注损伤易发生在缺血性心肌可逆性损伤期内(一般在缺血 15～45min 后发生的再灌注);②侧支循环:急性心肌梗死后,如易于建立侧支循环,则不易发生再灌注损伤;③再灌注条件:如低压、低温(25℃)、低 pH 值、低钠、低钙液灌流,可使再灌注损伤减轻、心功能迅速恢复,反之,则可诱发或加重再灌注损伤;④缺血范围:当缺血面积>20%时,再灌注损伤发生率高;⑤再灌注的血流速度:当血流速度快,冲洗作用强时,其发生率就高;⑥再灌注区可逆性心肌细胞数量多时,其发生率高。

(4)临床及心电图特征:①临床症状(如胸痛等)持续加重或缓解后出现反弹和加重、心肌酶谱持续增高;②ST 段持续性抬高、进行性抬高或回落后再次抬高(>0.1mV);③出现再灌注性心律失常;④心肌坏死面积增加导致异常 Q 波出现的导联数增多,再灌注治疗后 6h 或第 1 天的死亡率增加。

3. 再灌注性心律失常

再灌注性心律失常的发生率高达 80%,以心肌血供中断 15～45min 后的再灌注,特别是再灌注后的 5min 内,心律失常发生率最高,以非阵发性室性心动过速(或加速的室性逸搏心律)、成对室性早搏、短阵性室性心动过速多见,严重者可发生心室颤动而死亡,也可出现缓慢性心律失常,如窦性心动过缓、窦性停搏及房室传导阻滞等。

再灌注性心律失常的发生机制有：①可逆性心肌细胞与正常心肌细胞之间电生理异常引起折返；②再灌注时的冲洗现象，使堆积的乳酸、儿茶酚胺入血，引起自律性增高；③细胞内 Ca^{2+} 超载，引起触发活动。

4. 持续性 ST 段抬高的临床意义

(1)再灌注治疗早期 ST 段未能快速回落，持续在较高水平，是心肌水平未得到再灌注的表现。

(2)ST 段进行性抬高伴临床症状加重，提示病情进展，可能存在梗死灶延伸、毗邻梗死区再梗死或再灌注性损伤。

(3)24h 后 ST 段再抬高，应警惕再梗死的发生。

(4)ST 段持续抬高 2 周以上，应警惕室壁瘤形成的可能(图 44-17)。

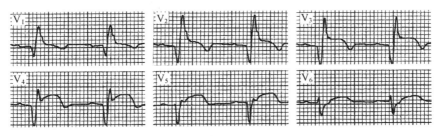

图 44-17　女性，84 岁，前间壁、前壁心肌梗死 1 年余。显示完全性右束支阻滞、前间壁及前壁异常 Q 波伴 ST 段抬高，提示室壁瘤形成(被心脏超声波证实)

十一、心肌梗死面积的心电图评估

1. QRS 计分法(Wanger 法)

(1)原理：急性心肌梗死后异常 Q 波和 R 波改变的导联数量越多，则梗死面积越大。QRS 计分法就是利用常规 12 导联心电图加权计分系统评价心肌梗死面积总百分比的方法。

(2)基本要求：①必须是室上性节律，心室率<120 次/min；②基线稳定，足以准确测量 QRS 波群各波的时间和电压；③必须是 12 导联同步记录，至少是 6 个导联同步；④Q 波时间准确测量极为重要。

(3)基本方法：先除去Ⅲ、aVR 导联，计算剩余 10 个导联的 Q 波和 R/Q 振幅比的变化而计分(表 44-1)，将计分结果代入以下公式计算：前壁梗死面积(%)=3.6×计分值+3.2，下壁梗死面积(%)=2.5×计分值+2.9。

(4)评价：QRS 计分法需在梗死后 1 周、梗死范围相对稳定时应用，对前壁急性心肌梗死面积的评估最佳，其次为下壁、后侧壁。QRS 计分与急性心肌梗死患者预后显著相关，当 QRS 计分≥10 分时(约 30%左心室梗死)，患者 1 月、1 年的病死率增加。QRS 计分对前壁陈旧性梗死面积也有较好的评估价值。

2. ST 段总抬高计分法(Aldrich 计分法)

(1)方法：计算 ST 段抬高的导联数及抬高值的总和，对梗死面积进行评估。前壁梗死面积(%)=3×(1.5×ST 段抬高导联-0.4)，下壁梗死面积(%)=3×(0.6×下壁导联 ST 段抬高值的总和+2)

(2)评价：Aldrich 计分法简便实用，对梗死面积有半定量的价值，可预测左心室功能、心肌再灌注治疗的疗效。

3. 综合 ST 段抬高、QRS 波和 T 波改变(Wikins 法)

(1)方法：计算 ST 段抬高的导联数、抬高值的总和、异常 Q 波的导联数、异常 Q 波时间总和及 T 波高耸的导联数。其中异常 Q 波标准为Ⅰ、Ⅱ、aVL、aVF、V_5、V_6≥0.03s，V_4≥0.02s，V_1～ V_3

导联出现 Q 波；T 波高耸标准为 Ⅱ≥0.6mV，Ⅲ、aVL≥0.3mV，Ⅰ、aVF、V_1≥0.45mV，V_2≥1.1mV，V_3≥1.5mV，V_4≥1.2mV，V_5≥0.9mV，V_6≥0.65mV。前壁梗死范围＝1.88×ST 段抬高导联数＋2.19×异常 Q 波导联数＋1.56×T 波高耸导联数＋5.8，下壁梗死范围＝0.94×ST 段抬高总和＋1.13×Q 波时间总和＋8.73。

（2）评价：对前壁梗死面积的评估价值较大，对下壁梗死面积的评估需进一步完善。

4. 根据梗死灶大小、临床及病理所见，可将心肌梗死分为局灶性梗死（显微镜下梗死）、小面积梗死（＜左心室的 10%）、中面积梗死（左心室的 10%～30%）、大面积梗死（＞左心室的 30%）。

表 44-1　简化的心肌梗死面积 QRS 计分法

导　联	Q 波时间(s)	计　分	振幅比	计　分	最大计分
Ⅰ	Q≥0.03	1	R/Q≤1	1	2
Ⅱ	Q≥0.04 Q≥0.03	2 1			2
aVL	Q≥0.03	1	R/Q≤1	1	2
aVF	Q≥0.05 Q≥0.04 Q≥0.03	3 2 1	R/Q≤1 R/Q≤2	2 1	5
V_1	任何 Q 波 Q≥0.05 Q≥0.04	1 2 1	R/Q≥1	1	4
V_2	任何 Q 波或 R≤0.01 Q≥0.06 Q≥0.05	1 2 1	R/Q≥1.5	1	4
V_3	任何 Q 波或 R≤0.02	1			2
V_4	Q≥0.02	1	R/Q 或 R/S≤0.5 R/Q 或 R/S≤1	2 1	3
V_5	Q≥0.03	1	R/Q 或 R/S≤1 R/Q 或 R/S≤2	2 1	3
V_6	Q≥0.03	1	R/Q 或 R/S≤1 R/Q 或 R/S≤3	2 1	3

十二、心电图及其相关检查判断急性心肌梗死病情及预后的价值

急性心肌梗死患者的病情及预后，主要取决于梗死的范围和部位，这又受以下 5 个因素的影响：①冠状动脉阻塞部位及其持续时间；②开始时心肌缺血的范围；③缺血区侧支循环建立情况；④缺血区心肌代谢情况；⑤早期再灌注治疗的有效性和有无再灌注损伤出现。常规心电图检查具有简便、快捷、经济、无创及可反复检查等优点，不仅可以确定急性心肌梗死的诊断，还能判断梗死部位，并进行分期，根据心电图演变情况可对心肌梗死患者的病情及预后进行评估，指导临床治疗。

1. 急性心肌梗死患者病情重、预后差的心电图表现

有下列心电图改变者，提示急性心肌梗死患者病情重、预后差：

（1）出现墓碑型 ST 段抬高：该心肌梗死以老年人多发。均发生在穿壁性心肌梗死中，入院 1 周内并发症多，如循环衰竭、严重心律失常、三度房室传导阻滞/束支阻滞、心肌梗死后心绞痛及扩展明显增多，死亡率显著增高，是急性心肌梗死近期预后险恶的独立指标。

（2）急性心肌梗死出现新发的左束支阻滞、不定型心室内传导阻滞、房室传导阻滞：并不是新发生的各种传导阻滞使患者的病情迅速加重，而是新发生的各种传导阻滞代表着病情在进展、梗死面

积在扩大。因此,新发生的各种传导阻滞都提示左心室前壁和前降支受累、梗死还在发展和面积在扩大,患者的预后差,死亡率可增加 40%～60%,心源性休克的发生率高达 70% 以上。

(3)急性前壁心肌梗死出现新发的右束支阻滞:为大面积心肌梗死的表现,常伴有心力衰竭、三度房室传导阻滞、心室颤动和高死亡率。

(4)急性前壁心肌梗死伴任一导联 ST 段压低:梗死后发生再梗死、心力衰竭、室性心律失常等心脏事件增多,其远期病死率高。

(5)急性前壁心肌梗死伴 ST 段持续抬高、T 波直立:前壁急性梗死后 2～5 天内 ST 段仍持续抬高伴 T 波直立,高度提示左心室内有血栓形成(敏感性 96%,特异性 93%)。

(6)急性前侧壁心肌梗死伴 aVR 导联 ST 段压低:提示心肌梗死面积较大,CK-MB 峰值较高,心功能较差,LVEF≤35%,心力衰竭发生率高。

(7)急性下壁心肌梗死伴左胸导联(V_4～V_6)ST 段压低:多伴有前降支病变,且右冠状动脉近端阻塞及合并三支冠状动脉病变发生率高,为冠状动脉病变严重而广泛且侧支循环差的表现;同时,其左心室功能也差,并发症亦多,预后较差,住院期间的病死率可达 41%。

(8)急性下壁心肌梗死患者在下壁导联出现高耸 T 波而 ST 段抬高不明显或抬高<0.1mV,同时出现左胸导联 ST 段压低,表明既往有过梗死或同时伴有前壁心肌缺血,属极高危型患者,住院期间的病死率可高达 69%。由此可见,下壁心肌梗死患者预后主要取决于前壁心肌缺血情况。

(9)下壁急性心肌梗死伴 aVR 导联 ST 段压低:表明心肌梗死面积较大,CK-MB 峰值较高,住院率和 1 年并发症发生率增高。

(10)广泛导联出现既宽又深的异常 Q 波:表明梗死范围广、厚度深呈透壁性梗死,易形成室壁瘤或心脏破裂而猝死,如广泛前壁心肌梗死。

(11)出现持续性或进行性 ST 段抬高:早期见于梗死灶延伸、毗邻梗死区再梗死或再灌注性损伤,提示病情进展或进行性加重;若持续抬高 2 周以上,提示室壁瘤形成,容易导致心功能不全、恶性室性心律失常、血栓形成等多种并发症,严重威胁患者的生命。

(12)急性心肌梗死半年后 T 波仍持续倒置:预示透壁性坏死,左心室功能恢复差,远期预后差。

(13)再灌注治疗后出现持续性 ST 段再抬高:是心肌再次损伤的标志,见于冠状动脉再闭塞、梗死面积扩大、再灌注损伤及侧支循环较差等情况,再灌注治疗后 6h 或第 1 天的死亡率增加,左心室功能恢复较差,远期病死率增加。

(14)再发性心肌梗死:患者左心室功能恢复较差,近期与远期病死率均增加。

(15)急性心肌梗死伴 T 波电交替:多见于心肌缺血、心功能不全、电解质紊乱等患者。有 T 波电交替者,发生致命性室性心律失常的危险性增加 14 倍。T 波电交替已成为识别高危患者的一个重要而非常直观的指征。

(16)出现严重的心室内传导阻滞(QRS 波群时间>0.16s):当窦性 QRS 波群呈左、右束支阻滞型或不定型心室内传导阻滞时或室性异位搏动的 QRS 波群时间>0.16s,称为特宽型 QRS 波群。QRS 波群宽度与心室负荷程度及心肌病变严重程度相关,具有诊断及预后的意义,多见于严重的器质性心脏病患者,尤其是老年冠心病患者。现已证明,完全性左束支或右束支阻滞,均为独立的危险因素。

(17)出现严重的快速性心律失常:各种类型的室性心动过速、阵发性室上性心动过速、心房颤动或扑动伴极快的心室率等,最终易导致心室扑动、颤动而猝死。

(18)出现严重的缓慢性心律失常:病窦综合征、持久性或阵发性三度房室传导阻滞伴心室停搏,尤其是较长时间的心室停搏(>5.0s)或短时间内出现高频度的心室停搏等,易发生阿-斯综合征而猝死。

(19)出现复杂性室性心律失常:频发成对的、多源性、多形性、特宽型(时间>0.16s)、特矮型(振幅<1.0mV)及 Ron-T、Ron-P 的室性早搏,易诱发室性心动过速或心室颤动而危及生命。

(20)出现严重的慢-快型综合征:在各种缓慢性心律失常的基础上,出现阵发性心房颤动、扑动、室上性心动过速、室性心动过速等快速性心律失常,易导致心力衰竭或加重心力衰竭。

(21)出现严重的快-慢型综合征:阵发性心房颤动、扑动、室上性心动过速、室性心动过速等快速性心律失常发作终止时,在恢复窦性心律之前,出现长 R-R 间歇,易发生晕厥、阿-斯综合征而猝死。

(22)出现心室分离现象:多见于垂危心脏病患者的临终期或严重器质性心脏病患者,是一种不可逆的病理现象,它使血流动力学及冠状动脉灌注严重恶化,进而导致心肌缺血,在心肌的不同层次发生碎裂波,表现心电离散。故心室分离提示心肌病变严重而广泛,预后极差。

(23)心室晚电位阳性:表明心室内存在潜在的折返环,是产生折返性室性心动过速的电生理基础,易引发致命性室性心律失常,对心肌梗死患者的预后预测、冠心病、心力衰竭患者猝死危险性预测有重要意义。

(24)心率变异性(HRV)异常:自主神经系统与心源性猝死密切相关,心电稳定性有赖于交感、副交感神经和体液调节之间的平衡。若交感神经张力过度增高,则有利于致命性心律失常的发生;而副交感神经激活,则具有保护心脏和抗心室颤动作用。其中 SDNN 反映交感与副交感神经总的张力大小,SDANN、$SDNN_{index}$ 值降低,表明交感神经张力增高;而 r-MSSD、PNN_{50} 值降低,则表明副交感神经张力降低,如 SDNN<50ms 者的死亡相对危险性高出 SDNN>100ms 者 5 倍;心肌梗死后 6~12 个月 HRV 仍不能恢复正常者,则提示预后不佳。

(25)窦性心律震荡现象不明显或消失:见于心肌梗死后猝死的高危患者。震荡初始(TO)、震荡斜率(TS)指标对猝死高危患者预测作用稳定而可靠,两者均异常时,是猝死最敏感的预测指标,其阳性预测精确度达 32%,同时阴性预测精确度达 90%。

(26)心脏变时性功能不全:运动试验中无 ST 段压低而有变时性功能不全者,经冠状动脉造影,72% 患者有明显的冠状动脉病变;运动试验中有 ST 段压低伴变时性功能不全者,冠状动脉三支病变的发生率高于仅有 ST 段压低者。提示运动试验中变时性功能不全是诊断冠心病的一个独立而敏感的阳性指标,也是冠心病事件(如心绞痛、心肌梗死、猝死)发生风险及预后判断指标之一。

2. 急性心肌梗死预后较好的心电图表现

(1)急性前壁心肌梗死伴 V_4~V_6 导联 U 波倒置:约 30% 急性前壁梗死患者出现 V_4~V_6 导联 U 波倒置,与无 U 波倒置患者比较,前者心肌坏死面积较少,左心室功能较好,故急性前壁梗死时出现 U 波倒置是预后较好的一个心电图指标,与侧支循环较丰富有关。

(2)急性前壁心肌梗死伴 V_4~V_6 导联巨倒 T 波:急性前壁梗死后 5 天内,V_4~V_6 导联如出现巨倒 T 波(深度≥1.0mV),则预示有 R 波重现可能和较好的左心室功能,预后较佳。

(3)急性心肌梗死早期再灌注治疗后 2h 内抬高 ST 段快速回落≥50% 或完全回落(回落≥70% 或 ST 段抬高<0.1mV),是心肌组织水平再灌注的客观指标,ST 段快速回落或完全回落所需时间愈短,回落幅度愈大,则心肌组织水平再灌注愈好,左心室收缩功能恢复愈佳,近、远期死亡率愈低。

(4)再灌注治疗后 ST 段抬高导联未出现异常 Q 波或 q 波较小较浅。

(5)再灌注治疗后 24h 内 ST 段抬高导联出现早期 T 波倒置:是心肌组织再灌注成功的心电图表现,是梗死相关动脉再通的独立指标,并与住院期间存活率相关;T 波倒置愈深,提示有较多的心肌获救,心功能恢复较好,是慢性期左心室壁运动异常恢复的预测指标。

(6)心肌梗死后,倒置 T 波转为直立的时间越早,则左心室功能恢复越好,预后越佳。

十三、急性心肌梗死鉴别诊断

(1)急性肺栓塞:急性肺栓塞临床上可出现胸痛、呼吸困难,心电图出现 $S_I Q_{II} T_{II}$ 型及 $V_1 \sim V_3$ 导联 ST 段抬高、T 波倒置,应与急性下壁、前间壁心肌梗死相鉴别。但前者常出现窦性心动过速、肺型 P 波、电轴右偏、显著的顺钟向转位及一过性右束支阻滞,且 ST 段抬高程度较轻,心肌酶谱正常或轻度增高,而后者 ST 段明显抬高,心肌酶谱明显升高。

(2)急性心包炎:患者有胸痛、ST 段抬高,需与急性心肌梗死相鉴别。具体鉴别请见第四十二章第七节急性心包炎。

(3)变异型心绞痛:患者有胸痛、硝酸甘油不能缓解,ST 段抬高伴 T 波高耸,酷似急性心肌梗死,但变异型心绞痛用 Ca^{2+} 拮抗剂治疗有效,随着症状的缓解,ST-T 逐渐恢复正常,心肌酶谱正常范围。若病情进一步发展,且不能缓解,则很可能发展为急性心肌梗死。

(4)早复极综合征合并变异型心绞痛:患者有胸痛,硝酸甘油不能缓解,ST 段显著抬高伴 T 波高耸,酷似急性心肌梗死,但前者心肌酶谱正常范围,Ca^{2+} 拮抗剂治疗有效。

(5)早复极综合征:患者有 ST 段抬高伴 T 波高耸,若伴有其他原因引起的胸痛,有时易误诊为变异型心绞痛或急性心肌梗死,但前者多见于年轻身体素质良好者,平时心率较慢,活动后或心率加快后 ST 段抬高程度减轻或恢复正常,心肌酶谱正常。

(6)急性重症心肌炎(暴发型心肌炎):少数重症心肌炎患者起病急骤,病情凶险,出现异常 Q 波、ST 段呈损伤型抬高、心肌酶谱增高酷似急性心肌梗死。一般地说,年轻患者,发病前有感染史,既往无心脏病史,以暴发型心肌炎可能性为大,冠状动脉造影有助两者的鉴别。

(7)肥厚型心肌病:部分患者出现异常 Q 波、显著 ST 段压低及 T 波倒置,类似冠状 T 波,酷似急性心内膜下心肌梗死,但前者异常 Q 波多表现为深而窄的 Q 波,时间不增宽,心肌酶谱正常,心脏超声波检查可资鉴别。

(8)心脏肿瘤:较大的心脏肿瘤其所对应的导联可出现异常 Q 波、ST 段抬高酷似急性心肌梗死,心肌酶谱、肌钙蛋白、心脏超声波及核磁共振检查可资鉴别(图 44-18)。

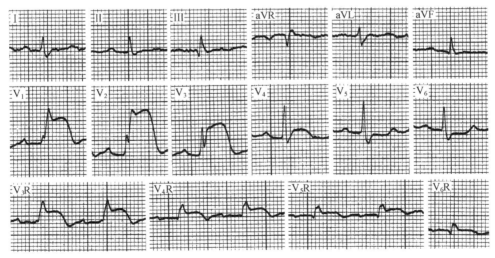

图 44-18　女性,70 岁,心脏超声波诊断右心室肿瘤。心电图显示房室传导延缓(P-R 间期 0.22s)、不完全性右束支阻滞、$V_3 R \sim V_6 R$、$V_1 \sim V_4$ 导联持续性 ST 段抬高、前侧壁轻度 ST 段改变、下壁轻度 T 波改变

(9)高钾血症:血钾过高可导致部分心肌细胞膜的静息电位低于阈电位而出现"电静止"现象,产生可逆性异常 Q 波;此外,血钾过高可产生损伤电流样改变出现 ST 段抬高,酷似急性心肌梗死的心电图改变(图 44-19)。但当血钾恢复正常后,异常改变的心电图即恢复正常而有别于急性心

肌梗死特有的 ST-T 动态演变规律。

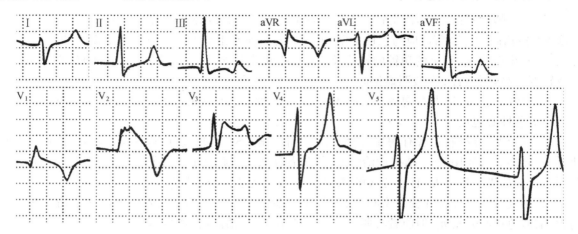

图 44-19　男性,68 岁,尿毒症、高钾血症(8.6mmol/L)患者。心电图显示显著的窦性心动过缓伴窦-室
传导、左后分支阻滞(电轴由原来的+58°增至+107°)、不定型心室内传导阻滞、前间壁异常 Q 波伴 ST 段
损伤型抬高、T 波高耸,符合高钾血症的心电图改变。治疗后血钾恢复正常,心电图亦恢复正常(引自张茜)

(10)Brugada 综合征或 Brugada 波:$V_1 \sim V_3$ 导联 ST 段呈"穹隆型"或"马鞍型"抬高伴 T 波倒置或正负双向酷似急性前间壁心肌梗死,但 Brugada 综合征或 Brugada 波有家族性遗传特点,多见于年轻人,一般情况尚好,心肌酶谱正常可资鉴别。

第四十五章

电解质异常的心电图改变

第一节　电解质与心肌细胞特性的关系

心肌细胞具有自律性、兴奋性、传导性、收缩性和舒张性5种生理特性,其中前三者属于电生理特性,是以心肌细胞膜的生物电活动为基础,由细胞内外各种离子不均匀分布及其跨膜运动所决定,与心电产生及心律失常发生有密切关系;而后两者则属于机械特性,与心脏泵血功能有关。

1. 自律性

自律性是指心脏起搏细胞(主要为窦房结细胞和浦肯野细胞)自动发生节律性兴奋的特性。自律性的高低主要取决于4相舒张期自动除极化速率、最大舒张期电位及阈电位水平,用每分钟发放冲动的次数来衡量。凡是能加快4相自动除极化速率、缩小最大舒张期电位与阈电位水平之间的距离,均能提高自律性,如加快起搏细胞的 Ca^{2+}、Na^+ 内流或延缓 K^+ 外流的因素;反之,均能降低自律性。

2. 兴奋性

兴奋性是指心肌细胞受到刺激时产生兴奋的能力。用刺激阈值来衡量兴奋性的高低。刺激阈值高,表示兴奋性低;反之,则表示兴奋性高。它主要取决于细胞膜的静息电位或最大舒张电位的水平及引起0相除极化的离子通道性状。凡是能缩小细胞膜静息电位或最大舒张电位与阈电位水平之间的距离及增加静息状态的 Na^+ 通道数量(快反应细胞)、L 型 Ca^{2+} 通道数量(慢反应细胞),均能提高心肌细胞的兴奋性;反之,则降低心肌细胞的兴奋性。

心肌细胞兴奋性具有下列周期性改变:有效不应期、易颤期(仅指心房肌、心室肌)、相对不应期、超常期及应激期。

(1)绝对不应期(ARP)与有效不应期(ERP):前者是指从动作电位的 0 相开始到复极 3 相膜电位降至 $-55mV$ 这一段时期,后者是指从动作电位的 0 相开始到复极 3 相膜电位降至 $-60mV$ 这一段时期,对任何刺激均不发生反应。相当于 QRS 波群、ST 段及 T 波顶峰之前的时间。

(2)相对不应期(RRP):是指有效不应期之后,膜电位从 $-60mV$ 继续复极化到 $-80mV$ 这一段时期,此时需要阈上刺激才能发生反应。相当于 T 波顶峰至 T 波结束的时间。

(3)易颤期:指在绝对不应期与相对不应期之间,各心肌细胞兴奋性的恢复不一致或不同步,此时若受到强刺激,极易发生纤维性颤动,称为易颤期。心房易颤期相当于 R 波降肢和 S 波时间内,心室易颤期相当于 T 波上升肢到顶峰前 20~40ms,或在 T 波顶峰前 30ms,约持续 20~60ms。

(4)超常期:指相对不应期之后,膜电位从 $-80mV$ 继续复极化到 $-90mV$ 这一段时期,此时阈下刺激即能引起反应,称为超常期。相当于心电图中 T 波顶峰至 U 波结束的这段时间。

决定不应期长短的因素有:①膜电位水平;②心率因素:心率增快使心房肌、心室肌、房室旁道的不应期缩短,而房室结的不应期则在心率增快到一定程度时却反而延长;③解剖部位:房室结的不应期>心室肌>心房肌,右束支的不应期>左前分支>左束支>左后分支>左中隔支,90%房室旁道的不应期＞房室结(易出现顺向型房室折返性心动过速),90％房室结快径路的不应期＞慢径路(易出现慢-快型房室结内折返性心动过速);④年龄、性别:女性、年长者不应期长;⑤神经因素:迷走神经张力增高使房室结不应期延长,心房肌不应期缩短,而心室肌影响不大,交感神经张力增高,则使房室结不应期缩短;⑥药物因素。

3. 传导性

传导性是指心肌细胞具有传导兴奋的能力。用传播速度来衡量传导性的高低。它主要取决于心肌细胞结构特点和电生理特性,前者与心肌细胞直径、细胞内的电阻大小及细胞间缝隙连接数量和功能状态有关,凡是细胞直径大、电阻小、缝隙连接数量多及处于开放状态,都能加快兴奋的传导;而后者则与0相除极化的速度和幅度及邻近未兴奋部位细胞膜的反应性有关,凡是能增加细胞膜的反应性、加大静息电位或最大舒张期电位水平(指负值加大)、降低阈电位水平(指负值加大,阈电位下移)及减少膜电阻和膜电容,均可提高兴奋传导的速度。

传导性根据动作电位时相可分为两类:

(1)0相传导:指邻近的心肌组织凭着0相除极所产生的电位差和电流依次除极的过程。

(2)2相传导:当部分心肌组织2相平台期消失,出现2相复极时的电位差和电流,引起邻近细胞依次除极的过程,可出现2相早搏、2相折返等心律失常,如 Brugada 综合征、特发性心室颤动患者发生的致命性心律失常都与2相传导、2相折返有关。

传导性根据电生理特性也可分为两类:

(1)快反应纤维(快反应细胞):含有快 Na^+ 通道,能快速传导冲动的心肌细胞,包括心房肌、心室肌、特殊的传导组织如结间束、希氏束、浦肯野纤维。其电生理特征:①静息膜电位负值大,约 $-80\sim-90mV$;②0相上升速率快、幅度大,传导速度快;③含有快 Na^+ 通道,0相除极时离子流为 Na^+;④除极时阈电位为 $-65mV$。

(2)慢反应纤维(慢反应细胞):含有慢 Ca^{2+} 通道,缓慢传导冲动的心肌细胞,包括窦房结、房室结、冠状窦口邻近的心肌细胞。其电生理特征:①静息膜电位负值小,约 $-60\sim-70mV$;②0相上升速率慢、幅度小,传导速度慢;③含有慢 Ca^{2+} 通道,0相除极时离子流为 Ca^{2+};④除极时阈电位为 $-30\sim-40mV$。

4. 收缩性和舒张性

心肌细胞兴奋时,通过兴奋-收缩耦联机制,触发心肌细胞收缩和随后的舒张,并与瓣膜的启闭相配合,造成心房和心室压力和容积的变化,从而推动血液在心血管系统内流动。心肌兴奋-收缩耦联主要与细胞内外 Ca^{2+} 有关,但当血 K^+ 明显增高时,心房肌、心室肌将出现停止收缩而处于舒张状态。

5. 动作电位

当心肌细胞受到刺激而兴奋时,细胞膜对离子的通透性发生了一系列的变化,出现一系列的离子跨膜运动,使膜内外的电位差发生迅速变化,称为动作电位。它包括除极化与复极化两个过程。每1次动作电位可分为5个时相:①0相除极化:与快 Na^+ 通道开放有关;②1相复极化:为快速复极化初期,与快 Na^+ 通道失活后,K^+ 外流有关;③2相复极化:为缓慢复极化期,又称为平台期,与 K^+ 外流、Ca^{2+} 内流及少量 Na^+ 内流有关;④3相复极化:为快速复极化末期,与 L 型 Ca^{2+} 通道失活后细胞膜对 K^+ 通透性急剧升高引起 K^+ 外流明显加快有关;⑤4相:又称为电舒张期、静息期或极化期,通过细胞膜上 Na^+-K^+ 泵、Ca^{2+} 泵及 Na^+-Ca^{2+} 交换体的活动,将细胞内的 Na^+、Ca^{2+} 排出,并将细胞外的 K^+ 摄入细胞内,以恢复细胞内外各种离子的正常浓度梯度,维持心肌细胞的正常兴奋性。

无论是心肌细胞的动作电位,还是自律性、兴奋性、传导性及收缩性都与 Na^+、K^+、Ca^{2+} 等各种离子有关。一旦发生电解质紊乱,势必会影响心肌细胞的生理特性,引发各种心律失常、传导阻滞及心肌收缩性降低。心电图检查可为临床诊断、治疗提供重要价值。

第二节　血钾异常的心电图改变

一、低钾血症

1. 基本概念

低钾血症是指血清钾浓度<3.5mmol/L 的一种病理状态。可因钾摄入不足、排出过多或因稀释及转移到细胞内而导致血清钾浓度降低。

2. 低钾血症对心肌细胞电生理的影响

正常人体内的 K^+ 主要分布在细胞内,为细胞外 K^+ 浓度的 30 倍。当血 K^+ 稍有减少(低钾血症早期),即可使细胞内、外 K^+ 浓度差更加显著,使细胞膜静息电位负值增大,细胞处于超极化状态,静息电位与阈电位之间的距离增大,导致心肌细胞的自律性和兴奋性降低;但随着血 K^+ 的进一步降低,细胞膜对 K^+ 的通透性降低,最终结果是静息电位负值轻度减少,一方面使 0 相除极化速度和幅度下降,传导性略降低,出现轻度的传导阻滞(如心房内传导阻滞、房室传导阻滞、束支阻滞等),另一方面缩短了与阈电位水平之间的距离,使心肌细胞自律性与兴奋性均增高;此外,由于 3 相阶段 K^+ 逸出减慢,复极时间延长,导致动作电位时间延长,超常期延长,尤其是浦肯野纤维动作电位时间延长的程度超过心室肌,使 Q-T 间期延长、T 波低平及 U 波增高,也导致浦肯野纤维与心室肌的复极离散度增大,有利于产生早期后除极及折返而引起室性心律失常。

综上所述,低钾血症早期,心肌细胞自律性和兴奋性降低,而传导速度影响不明显;当缺钾进一步加重时,则使心肌细胞自律性和兴奋性增高,传导速度减慢,出现传导阻滞、心室内折返现象及早期后除极而引发室性心律失常。

3. 心电图特征

(1)U 波增高,T-U 波融合,U 波振幅>0.2mV 或 U 波振幅>T 波振幅,血 K^+ 越低,U 波改变越明显,甚至出现巨大 U 波。

(2)T 波增宽伴切迹,振幅降低。

(3)ST 段多呈下斜型压低。

(4)Q-T 间期或 Q-U 间期延长。

(5)心律失常:以多源性、多形性室性早搏、短阵性室性心动过速多见,有时出现尖端扭转型室性心动过速等恶性室性心律失常。

(6)传导阻滞:可出现不完全性心房内传导阻滞、房室传导阻滞、束支阻滞等(图 45-1、图45-2、图45-3)。

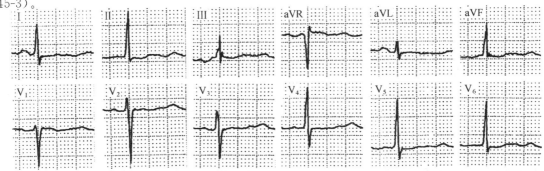

图 45-1　周期性麻痹、低钾血症患者(血 K^+ 3.1mmol/L),出现窦性心律伴 P 电轴左偏、T 波及 U 波改变、Q-T 间期延长、符合低钾血症的心电图改变

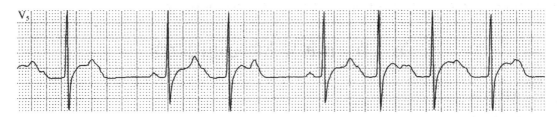

图 45-2　低钾血症患者(血 K^+ 2.9mmol/L)，V_5 导联出现二度Ⅰ型
房室传导阻滞呈 3∶2～5∶4 传导、T 波与 U 波融合、Q-U 间期延长

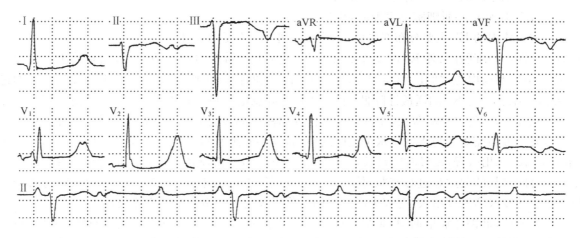

图 45-3　周期性麻痹、低钾血症患者(血 K^+ 2.6mmol/L)，出现三支阻滞(完
全性右束支阻滞、左前分支阻滞、左后分支二度阻滞呈 3∶1 传导)、肢体导联
左心室高电压、T 波及 U 波改变、Q-T 间期延长、符合低钾血症的心电图改变

二、高钾血症

1. 基本概念

高钾血症是指血清钾浓度＞5.5mmol/L 的一种病理状态。多见于急、慢性肾功能衰竭、溶血性疾病、挤压综合征、大面积烧伤、输血过多等。一旦出现高钾血症，预后严重，如不及时处理，常危及生命。

2. 高钾血症对心肌细胞的影响

(1)对心肌细胞电生理的影响：血 K^+ 增高，使细胞内外 K^+ 浓度差减小，K^+ 平衡电位减小，导致细胞膜静息电位负值减小及增加 K^+ 电导，使细胞膜对 K^+ 通透性增加，由此产生以下影响：①心肌细胞兴奋性先增高后降低：即血 K^+ 轻度增高，对阈电位水平影响不大时，膜电位与阈电位距离缩短，心肌细胞兴奋性增高；但随着血 K^+ 的进一步增高，膜电位负值减小到一定程度时，Na^+ 通道失活，阈电位水平上移，兴奋阈值升高，导致心肌细胞兴奋性降低。②传导速度减慢：静息电位负值减小，Na^+ 通道失活增多，0 相除极化上升速度和幅度均下降，使传导性降低，出现各种传导阻滞。③快反应细胞自律性降低：因细胞膜对 K^+ 通透性增加，使 K^+ 外流速度加快，导致 4 相自动除极化速率减慢。④动作电位时程缩短：因细胞膜对 K^+ 通透性增加，使 3 相复极化速度加快，时间缩短，导致动作电位时程缩短，出现 T 波高耸、Q-T 间期缩短。

(2)对心肌细胞收缩性的影响：血 K^+ 增高，抑制心肌的收缩性。当血 K^+＞8mmol/L 时，心房肌处于麻痹状态，出现窦-室传导；当血 K^+＞10mmol/L 时，心脏将出现停搏。

3. 心电图特征

(1)"帐篷状"T 波及 Q-T 间期缩短：当血 K^+＞5.5mmol/L 时，以 R 波为主的导联便出现 T

波高尖、两肢对称、基底部狭窄呈"帐篷状",同时伴 Q-T 间期缩短,为高钾血症最早期的特征性改变(图 45-4)。

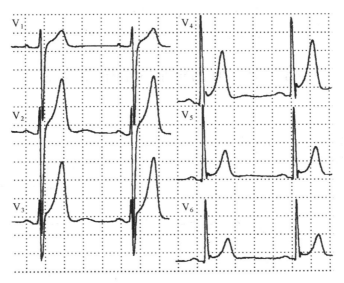

图 45-4　急性肾功能衰竭、高钾血症患者(血钾 6.2mmol/L)出现 P 波振幅降低、帐篷状 T 波

(2)各种传导阻滞:当血 K^+>6.5mmol/L 时,可出现窦房传导阻滞、心房内传导阻滞、房室传导阻滞、束支阻滞及不定型心室内传导阻滞等。

(3)P 波振幅渐低、时间渐宽,直至消失,出现窦-室传导:当血 K^+>8.0mmol/L 时,冲动在心房内的传导、除极均受到抑制,直至心房麻痹,但窦性冲动仍可通过结间束、房间束传至房室交接区直至心室,形成窦-室传导。

(4)QRS-T 波群融合形成正弦波:当血 K^+>10mmol/L 时,QRS 波群振幅明显降低、时间更宽,T 波振幅反趋降低而圆钝,两者融合形成正弦波;频率缓慢而不规则,Q-T 间期延长,直至出现心脏停搏或心室扑动、颤动而死亡(图 45-5)。

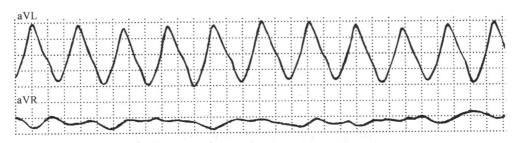

图 45-5　糖尿病、酮症酸中毒、高钾血症患者(血钾 8.6mmol/L)
出现 QRS-T 波群融合形成正弦波、心室颤动(引自朱同新)

(5)偶尔可使心房颤动暂时转为窦性节律及出现异常 Q 波、ST 段抬高和 J 波酷似急性心肌梗死(图 44-19)或 Brugada 波等。

4. 血 K^+ 浓度异常与心电图改变的关系

血 K^+ 浓度高低并不一定与心电图改变平行一致。因心电图改变取决于心肌细胞内 K^+ 含量,血清钾测定并不能及时真实地反映心肌细胞内 K^+ 含量,如急性失钾时,血钾已降低,但心电图检查无异常改变;又如慢性失钾时,由于细胞内 K^+ 释放到细胞外,血钾测定可在正常范围内,但心电图检查已显示低钾血症改变。此外,Na^+、Ca^{2+} 等电解质及酸碱平衡失调亦可改变钾对心肌的影响,如低钠血症、低钙血症、酸中毒可加重高钾血症异常的心电图改变。

5. 鉴别诊断

高钾血症早期出现的 T 波高耸、Q-T 间期缩短,需与早复极综合征、短 Q-T 间期综合征、超急性期心肌梗死、左心室舒张期负荷过重、脑血管意外、变异型心绞痛等引起 T 波高耸相鉴别。

第三节　血钙异常的心电图改变

一、低钙血症

当血清钙<1.75mmol/L 时,便称为低钙血症。常见于慢性肾功能衰竭、甲状旁腺功能减退等。低钙血症主要引起动作电位平台期 Ca^{2+} 内流减慢使 2 相时间延长。心电图表现为 ST 段呈水平型延长(>0.16s)、Q-T 间期延长(图 45-6)。需注意与心内膜下心肌缺血相鉴别。

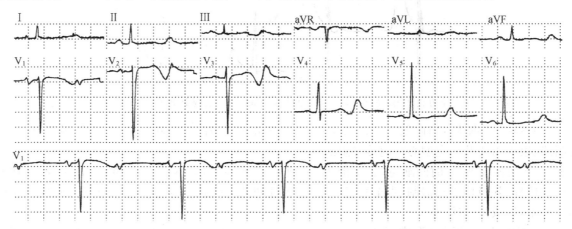

图 45-6　女性,65 岁,慢性肾功能不全、低钙(1.4mmol/L)及低钾血症(2.4mmol/L)。显示 2∶1 传导的二度房室传导阻滞、ST 段呈水平型延长、U 波增高、Q-T 间期延长、符合低钙及低钾血症的心电图改变

二、高钙血症

当血清钙>3.0mmol/L 时,便称为高钙血症。常见于甲状旁腺功能亢进、多发性骨髓瘤、骨转移癌等。高钙血症主要引起动作电位 2 相时间缩短。心电图表现为 ST 段缩短或消失,Q-T 间期缩短及 U 波增高;严重高钙血症时,可出现各种传导阻滞、室性心律失常等。需与短 Q-T 间期综合征相鉴别。

第四节　血镁异常的心电图改变

正常血清镁浓度为 0.75~1.25mmol/L。约 99% 的镁分布在细胞内,而细胞外液中的镁仅占 1%,其中约 60% 为游离的 Mg^{2+}。游离的 Mg^{2+} 在体内具有多种生理功能:酶的激活剂、调节神经肌肉及心血管的兴奋性、降低细胞膜的通透性及组成骨盐的成分等。

一、低镁血症

1. 基本概念

当血清镁浓度<0.75mmol/L 时,便称为低镁血症。较常见,大医院约占 10%,在急救中心,其发生率可达 65%。常见于长期禁食、厌食、严重腹泻、急性胰腺炎、长期使用利尿剂、糖尿病酮症酸中毒及甲状腺功能亢进等疾病。

2. 低镁血症对心肌细胞的影响

低镁血症时,心肌细胞膜上的 Na^+-K^+-ATP 酶活性降低,引起细胞内 K^+ 外流减小,静息电位负值减小,兴奋性增高;因 Mg^{2+} 有阻断浦肯野纤维等快反应细胞的 Na^+ 内流作用,低镁血症时,这种阻断作用减弱,以致 Na^+ 内流增快、增多,4 相除极化加速,自律性增高。随着心肌细胞兴奋性和自律性的增高,易发生心律失常。低镁血症时,因血管平滑肌细胞内 Ca^{2+} 含量增高,血管平滑肌对缩血管物质反应性增强,可引起冠状动脉痉挛,导致心肌缺血,甚至心肌梗死。低镁血症时,常合并低钾血症和低钙血症,故在低钾血症或低钙血症时,如经补钾、补钙后仍不能纠正,则应考虑有缺镁的存在,并且也只有同时补镁后方能见效。

3. 心电图改变

(1)类似低钾血症时的 ST-T 改变,有时出现 T 波电交替现象(图 45-7)。

(2)可出现各种心律失常及传导阻滞。

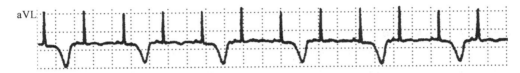

图 45-7　低镁血症(0.61mmol/L)患者出现 T 波电交替现象(引自郭继鸿)

二、高镁血症

当血清镁浓度＞1.25mmol/L 时,便称为高镁血症。但血镁不超过 2.0mmol/L 时,对机体影响很小,只有当血镁高达 3.0mmol/L 时,才会出现症状。常见于肾功能衰竭、甲状腺功能减退、肾上腺皮质功能减退、镁摄入过多等。高镁血症时,心肌兴奋性降低,传导抑制。心电图改变类似高钾血症的改变,表现为心动过缓、完全性房室传导阻滞,QRS 波群增宽,甚至心脏停搏。

第四十六章

药物影响及其诱发的心律失常

第一节　洋地黄对心脏的作用及心电图改变

一、洋地黄对心脏的作用

（1）增强心肌收缩力、降低交感神经张力、间接兴奋迷走神经：洋地黄有抑制心肌细胞膜 Na^+-K^+ 泵 ATP 酶系统作用，促使肌浆网释放 Ca^{2+}，增强心肌收缩力，改善心功能。

（2）降低窦房结自律性：与洋地黄降低窦房结 4 相去极化速度和间接兴奋迷走神经作用有关，可出现窦性心动过缓、窦性停搏。

（3）延长窦房交接区、房室交接区的有效不应期并降低其传导速度：可出现窦房传导阻滞、房室传导阻滞，降低心房扑动、颤动时的心室率。

（4）缩短房室旁道的有效不应期并加快其传导速度：预激综合征合并心房颤动、房室逆向型折返性心动过速时，严禁使用洋地黄类药物。

（5）缩短心房肌的有效不应期并加快其传导速度：与洋地黄直接对心房肌作用和间接兴奋迷走神经作用有关。低浓度时，间接兴奋迷走神经作用占优势，降低心房内异位灶的自律性；高浓度时，洋地黄直接作用占优势，心房内异位灶的自律性增高。

（6）增强心室内异位灶的自律性及折返性心律失常：洋地黄能使浦肯野纤维 4 相去极化加速、膜电位负值减小更接近阈电位，导致其自律性增高，出现室性心律失常。膜电位负值减小后，膜反应性和传导速度减慢，易形成折返性心律失常。

（7）缩短心室肌的 2 相动作电位，使 Q-T 间期缩短。

（8）增强触发活动而引发心律失常：洋地黄过量时，细胞膜上 Na^+-K^+ 泵受到抑制，使细胞内 Na^+ 增加，通过 Na^+-Ca^{2+} 交换，大量 Ca^{2+} 内流，细胞内 Ca^{2+} 超负荷，引起延迟后除极而诱发心律失常。

二、洋地黄治疗量时心电图表现

（1）鱼钩样 ST-T 改变：以 R 波为主导联 ST 段呈下斜型压低、T 波负正双相或倒置，其前肢与 ST 段融合，呈鱼钩样改变。

（2）Q-T 间期缩短。

（3）U 波增高。

三、洋地黄中毒时的心电图特征

洋地黄中毒时，主要是由兴奋性增高引起的各种心律失常及由抑制作用引起的缓慢性心律失常和传导阻滞，或两者联合作用引起的心律失常。最能预示洋地黄中毒的心电图表现有频发多形性或多源性室性早搏二联律、室性心动过速、双向性心动过速、高度或三度房室传导阻滞、非阵发性房室交接性或室性心动过速、心房扑动或颤动等。

（1）室性心律失常：①频发单源性、多源性或多形性室性早搏，多呈二、三联律，是洋地黄中毒最常见、最早出现的心律失常,尤其是在心房颤动基础上出现(图 13-19);②室性心动过速,可呈短阵性或持续性,常为洋地黄中毒的晚期表现(图 46-1),死亡率高达 68%～100%;③非阵发性室性心动过速或加速的室性逸搏心律;④双向性室性心动过速,为重度中毒表现,常在心房颤动基础上发生(图 46-2),死亡率很高;⑤心室颤动。

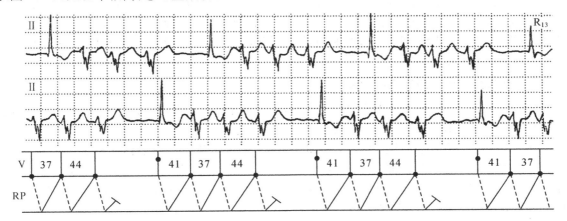

图 46-1 冠心病、心房颤动患者。Ⅱ导联系服用洋地黄后连续记录,显示心房颤动、频发加速的室性逸搏(77 次/min)、加速的房室交接性逸搏或室性融合波(上行 R₁₃)、频发短阵性室性心动过速伴心室折返径路内不典型 4∶3 文氏现象、完全性干扰性房室分离,提示洋地黄中毒

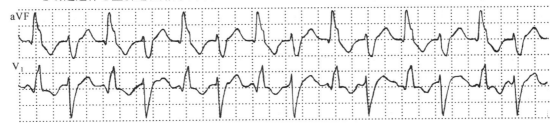

图 46-2 心房颤动服用洋地黄患者。aVF、V₁导联同步记录,显示双向性室性心动过速,提示洋地黄中毒

(2)房室交接性心律失常:①非阵发性房室交接性心动过速或加速的房室交接性逸搏心律;②过缓的房室交接性逸搏及其逸搏心律。

(3)房性心律失常:①阵发性房性心动过速伴房室传导阻滞;②心房扑动或颤动。

(4)房室分离或房室传导阻滞:①原有心房颤动,经洋地黄治疗后,出现加速的房室交接性逸搏心律合并房室分离,诊断洋地黄中毒具有很高的特异性,且发生率较高(图 13-20、图 13-21);②出现二度、高度、三度房室传导阻滞合并房室交接性或室性逸搏及其逸搏心律(图 13-17、图 13-18);③出现一度、二度Ⅰ型房室传导阻滞,前者为洋地黄中毒早期表现,后者为最常见表现之一,其阻滞部位多发生在房室结内,很少发生在房室结以下。

(5)双重性心动过速:出现非阵发性或阵发性房性心动过速、非阵发性或阵发性房室交接性心动过速、非阵发性或阵发性室性心动过速或上述 6 种心律失常的不同组合。

(6)窦性心律失常:出现显著的窦性心动过缓、窦性停搏或窦房传导阻滞。

(7)原有心房颤动,经洋地黄治疗后心室率反而更快者,多数是洋地黄中毒的表现。

四、非洋地黄中毒性心律失常

有些心律失常尽管在洋地黄化或使用洋地黄病人中出现,但它们与洋地黄中毒并无关系,有学者称为"非洋地黄中毒性心律失常",其心电图表现有以下 6 点:①并行心律型室性早搏、室性心动过速;②阵发性房室交接性心动过速;③由房室结以下部位阻滞引起的二度Ⅱ型房室传导阻滞;

④由房室结以下部位阻滞引起的三度房室传导阻滞伴加速的室性逸搏心律或室性逸搏心律；⑤各种的心室内传导阻滞，如束支阻滞、分支阻滞及不定型心室内传导阻滞；⑥窦性心动过速。

五、识别洋地黄中毒心电图特征的临床意义

洋地黄类药物是治疗充血性心力衰竭、快速型心房颤动的常用药物之一，其治疗量约为中毒剂量的 60%，故临床上约有 20% 的患者发生中毒现象，表现为心律失常或（和）房室传导阻滞。在中毒病例中约 3‰~21‰ 因心脏毒性反应而死亡。因此，早期识别并及时处理洋地黄中毒引起的心律失常，具有极为重要的临床意义。

六、诊断洋地黄中毒应注意的问题

（1）洋地黄中毒和用量大小无绝对比例关系，小剂量洋地黄中毒，多与肾功能减退、心肌严重受损、电解质紊乱或应用利尿剂等因素有关。

（2）洋地黄中毒可毫无自觉症状，须观察对比用药前后症状及心电图改变，如心率、传导情况等。

（3）在洋地黄治疗过程中，临床上遇及以下 4 种特征性改变，应疑及中毒，及时做心电图检查：①正常心率或快速心率转为心动过缓；②正常心率时突然出现心动过速；③不规则的心律变为规则的心律；④呈现有规律的不规则心律。

（4）洋地黄中毒的有些表现可能不为人们所注意，如窦性心动过速及（或）心力衰竭恶化，易误认为洋地黄用量不足而进一步加大剂量，加重中毒程度。凡是在洋地黄加量后心率反而加快及（或）心力衰竭恶化者，应考虑中毒可能。

（5）原有心力衰竭在使用洋地黄后曾一度好转而又突然或进行性加重，并发展为难治性心力衰竭者，应警惕洋地黄中毒。

（6）快速型心房颤动伴心力衰竭时经洋地黄治疗后，心室率仍较快且伴有室性早搏出现，该早搏出现不一定是洋地黄中毒的表现，可能是洋地黄用量不足、心力衰竭尚未纠正所致，可采用"西地兰耐量试验"观察判断。

（7）正确对待血清地高辛浓度的测定，需密切结合临床加以评估与判断。

第二节　抗心律失常药物的致心律失常作用

一、抗心律失常药物的分类

根据药物对心肌细胞的电生理作用不同而分为 4 类。

（1）Ⅰ类药物：又称为膜稳定剂，抑制 Na^+ 内流及起搏细胞 4 相除极化速度，增加 K^+ 外流作用。可分为：①Ⅰa 类药物，如奎尼丁、普鲁卡因酰胺等；②Ⅰb 类药物，如利多卡因、美律西平（慢心律）等；③Ⅰc 类药物，如普罗帕酮（心律平）、乙吗噻嗪等。

（2）Ⅱ类药物：为 β 受体阻滞剂，如倍他乐克等。阻断 β 肾上腺素能受体和限制 Ca^{2+} 内流作用，降低窦房结和异位起搏点的自律性；也有轻度抑制 Na^+ 内流及 K^+ 外流作用，缩短不应期，减慢传导速度。

（3）Ⅲ类药物：为复极抑制剂，如胺碘酮、索他洛尔等，主要抑制 2、3 相的 K^+ 外流，使动作电位时间和有效不应期延长。

（4）Ⅳ类药物：为 Ca^{2+} 拮抗剂，如维拉帕米（异搏定）、硫氮䓬酮等。阻止慢反应细胞 Ca^{2+} 内流，降低窦房结、房室结细胞的自律性，延长房室结的不应期及传导时间。

二、致心律失常作用的概念、机制及诊断标准

1. 基本概念

由抗心律失常药物引起新的心律失常或使原有的心律失常加重现象，称为致心律失常作用。

绝大多数抗心律失常药物均有致心律失常作用,尤其是有心肌损害时。胺碘酮致心律失常作用最小。由抗心律失常药物引起的传导异常,则不属于致心律失常作用的范畴。

2. 致心律失常作用的机制

(1)机体的特异质反应。

(2)药物本身的毒性作用。

(3)与心肌复极、不应期不一致有关:正常和异常心肌组织的传导性、不应期及复极过程等电生理特性均有明显差异,局部心肌血流差异还可影响药物在组织中的分布和结合,从而影响电生理参数;若合并电解质紊乱、酸碱平衡失调,则可增强心脏对药物的敏感性;延长 Q-T 间期药物,在心动过缓或长短间歇后,易诱发尖端扭转型室性心动过速。

3. 致心律失常作用的诊断标准

(1)抗心律失常药物治疗过程中,出现新的快速性室性心律失常而无其他诱因。

(2)室性早搏加重:对照期为 1～50 次/h 者,次数增加 10 倍;对照期为 51～100 次/h 者,增加 5 倍;对照期为 101～300 次/h 者,增加 4 倍;对照期为 ≥301 次/h 者,则增加 3 倍。

(3)室性心动过速发作时频率显著增快者。

(4)室性心律失常发生变异:由短阵性室性心动过速发展为持续性室性心动过速、由单一室性心动过速发展为扭转性、多形性、多源性室性心动过速或心室颤动。

(5)终止快速型室性心律失常的难度增大。

三、常用抗心律失常药物的心电图改变及致心律失常作用的特征

(一)胺碘酮(可达龙)

1. 作用机制及适应证

为Ⅲ类药物,主要作用于动作电位 2、3 相,抑制 K^+ 外流,使动作电位和有效不应期延长,尚有抑制 Ca^{2+} 内流及 Na^+ 内流,并兼有抗心绞痛、β 受体阻滞剂作用。适用于各种早搏、心动过速、阵发性心房颤动及扑动。

2. 心电图表现

(1)减慢心率:可使基础心率降低 10%～15%,当心率较快时,减慢心率作用更为明显。

(2)T 波时间增宽,呈双峰切迹、振幅降低。

(3)Q-T 间期延长:以 T 波时间延长为主,若延长超过正常最高值 25%,应减量或停药。

(4)可出现 U 波振幅增高。

(5)剂量过大时,可引起扭转型室性心动过速、心室颤动、窦性停搏及高度房室传导阻滞等。

(二)普罗帕酮(心律平)

1. 作用机制及适应证

为Ⅰc类药物,抑制动作电位 0 相的快 Na^+ 通道开放、延长有效不应期及阻断 β 受体的效能。对异位刺激或折返机制所致的心律失常有显著的效果。

2. 心电图表现

(1)减慢心率引起窦性心动过缓。

(2)可出现 P-R 间期延长及 QRS 波群时间增宽。

(3)可出现 Q-T 间期延长。

(4)剂量过大或毒性作用时,可出现窦性停搏、高度窦房或房室传导阻滞、多形性或尖端扭转型室性心动过速及心室颤动等。

(三)美律西平(慢心律)

1. 作用机制及适应证

为Ⅰb类药物,除抑制 Na^+ 内流外,突出的作用是加速复极期 K^+ 外流,缩短不应期。改善心室内传导,尚能抑制浦肯野纤维 4 相除极化,降低心室内异位起搏点的自律性。适用于室性心律失常的治疗。

2. 心电图表现

(1)对窦房结功能正常者无明显影响,对其功能不全者,可引起窦性心动过缓、窦性停搏等。

(2)剂量过大或静脉注射时,可出现房室传导阻滞、心室颤动、心室停搏等。

(四)利多卡因

为Ⅰb类药物,作用机制与美西律相似,对室性心律失常是安全有效的。常于给药的开始两天内出现窦性心动过缓、窦性停搏、窦房传导阻滞、房室传导阻滞或心室内传导阻滞等。

(五)苯妥英钠

为Ⅰb类药物,作用机制与美律西平相似,仅用于洋地黄中毒引起的室性心律失常。剂量过大或给药过快时,可出现窦性心动过缓、房室传导阻滞或心脏骤停等。

(六)倍他乐克(美托洛尔)

为β受体阻滞剂,兼有弱的细胞膜抑制作用,用于窦性心动过速、早搏及心绞痛、高血压的治疗。可引起窦性心动过缓、窦房或房室传导阻滞等。

(七)维拉帕米(异搏定)

为 Ca^{2+} 拮抗剂,能抑制心脏及房室传导,减慢心率。对阵发性室上性心动过速、分支型室性心动过速及短偶联间期尖端扭转型室性心动过速综合征有效。当剂量过大或静脉注射过快时,可出现窦性心动过缓、窦性停搏、房室传导阻滞或室性心律失常,甚至出现心脏、呼吸骤停等;能加速或改变房室旁道为顺向性传导,增加心室率,可使预激综合征合并室上性心动过速、心房颤动者发生心室颤动而死亡。

(八)阿托品

为胆碱能 M 受体拮抗剂,对窦房结具有双重作用。小剂量($<0.4mg$)引起迷走神经张力增高,降低窦性频率,诱发房室交接性逸搏及逸搏心律;大剂量($>0.5mg$)可解除迷走神经对心脏的抑制作用,使窦性频率加快,可诱发窦性心动过速、多源性室性早搏、室性心动过速等。

(九)肾上腺素(副肾素)

为肾上腺素能受体兴奋剂,直接兴奋 α、β 受体,使周围血管收缩,心率加快,血压升高。用于支气管哮喘、过敏性休克及心脏骤停复苏者。剂量过大或静脉注射过快,可引起室性心律失常,如室性早搏、室性心动过速甚至心室颤动。

四、如何预防及减少药物致心律失常作用

(1)使用抗心律失常药物时,应对患者作出全面、正确的评估,去除诱因,治疗病因,注意药物个体化及关注药物致心律失常作用,是减少致心律失常作用的关键。

(2)严格掌握药物的应用指征。

(3)尽量先用一种药物,并从小剂量开始,治疗前、后应予 24h 动态心电图监测。

(4)多种抗心律失常药物联合治疗仅适用于单一药物最大耐受量治疗无效或致命性心律失常的患者需要额外保护时,需注意协同和拮抗作用。

(5)使用抗心律失常药物前、后应测定并及时纠正电解质紊乱、酸碱平衡失调。

(6)注意抗心律失常药物和其他药物相互不良作用及配伍禁忌。

(7)静脉给药时,应进行心电监护。

(8)长期服药者,最好能做血液药物浓度监测。

第四篇

心电学中特殊检查、案例写作技巧及疑难心电图精解

本篇内容侧重于心电学方面特殊检查的临床应用与评估、临床工作需要(规范心电图报告、撰写心电图案例论文)及复杂心律失常的分析诊断(实例精解)而编写,共4章。

第四十七章

心电学中特殊检查的临床应用及评估

第一节　心率变异性分析

心率变异性(HRV)即心搏间频率变异,反映了自主神经系统中交感与副交感神经对窦房结频率瞬时变化的调控,并受到大脑皮层活动、体液因素、压力反射和呼吸活动等因素的影响。通过HRV分析,能有效评估心脏植物神经功能状态,是判断多种心血管疾病预后及心源性猝死的一个相对独立性较强的指标。

一、HRV分析内容

HRV分析包括时域分析和频域分析两方面的内容。

1. 时域分析

时域分析以SDNN、$SDNN_{index}$、r-MSSD、PNN_{50}这4个指标最常用。

(1)平均R-R间期:测量某段时间内的窦性R-R间期的平均值。白天与夜间平均R-R间期互差<40ms为异常。

(2)总体标准差(SDNN):指24h内全部窦性R-R间期的标准差,正常值为100~150ms,<50ms为异常。

(3)均值标准差(SDANN):指24h内每5min节段窦性R-R间期平均值的标准差,正常值为80~140ms,<50ms为异常。

(4)标准差均值($SDNN_{index}$):指24h内每5min节段窦性R-R间期平均值的标准差的平均值,正常值为40~80ms,<20ms为异常。

(5)差值的均方根(r-MSSD):指24h内相邻窦性R-R间期差值的均方根,正常值为15~45ms,<15ms为降低。

(6)相邻两个R-R间期差值>50ms的百分数(PNN_{50}):指24h内相邻两个窦性R-R间期差值>50ms的个数所占的百分率,正常值为1%~12%,<0.75%为异常。

(7)Lorenz散点图:正常人均呈彗星状。

SDNN反映交感与副交感神经总的张力大小,SDANN、$SDNN_{index}$反映交感神经张力大小,与心率的缓慢变化成分相关,当交感神经张力增高时,其值降低;r-MSSD、PNN_{50}反映副交感神经张力大小,与心率的快速变化成分相关,当副交感神经张力降低时,其值降低。HRV随着年龄的增加而呈下降趋势。

2. 频域分析

频域分析常用方法有回归法(AR法)和快速Fourier转换法(FFT法)两种。前者较为精确,且各频段曲线平滑,目测效果好,是目前推荐使用的方法;后者简单快速,但分辨率低。通常以频率(Hz)为横坐标,功率谱密度(PSD)为纵坐标的功率图谱,纵坐标单位为ms^2/Hz。

频谱成分和频段划分:一般可分为5个频段。

（1）高频带（HF）：0.15～0.4Hz，反映副交感神经的张力。

（2）中频带（MF）：0.09～0.15Hz。

（3）低频带（LF）：0.04～0.09Hz，反映交感和副交感神经的共同作用，但以前者为主。

（4）极低频带（VLF）：0.0033～0.04Hz。

（5）超低频带（μLF）：<0.0033Hz。

（6）总功率（TP）：≤0.4Hz。

（7）LF/HF：反映交感-副交感神经的平衡状况。

功率谱密度（PSD）与 LF、HF 的归一化（norm）特点：前者较直观，后者能作个体化分析，能客观全面地反映交感、副交感神经活动的消长情况，其计算方法为：$LF(HF)_{norm}＝100\times LF(HF)/(总功率-VLF)$，单位为 nu。

短时程（5min）分析，反映患者固有的自主神经活动情况，采用 TP、VLF、LF、HF、LF/HF、LF_{norm} 及 HF_{norm}；长时程（24h）分析反映总体综合情况，采用 TP、ULF、VLF、LF、HF。

静卧 5min 记录的功率谱正常值范围为：

TP：$3466\pm1018ms^2/Hz$

LF：$1170\pm416ms^2/Hz$；LF_{norm}：$54\pm4nu$

HF：$975\pm203ms^2/Hz$；HF_{norm}：$29\pm3nu$

LF/HF：1.5～2.0

正常人交感、副交感神经支配心脏有着明显的昼夜变化规律：白天 LF 占优势，夜间 HF 占优势，LF 在昼夜间基本保持不变，LF/HF 在夜间的比值降低。

二、判断各种指标变化的临床意义

SDANN、$SDNN_{index}$ 值降低，表明交感神经张力增高；r-MSSD、PNN_{50} 值降低，表明副交感神经张力降低，但需结合年龄加以判断。

三、HRV 临床应用评估

自主神经系统与心源性猝死密切相关，心电稳定性有赖于交感、副交感神经和体液调节之间的平衡。若交感神经张力过度增高，则有利于致命性心律失常的发生；而副交感神经激活，则具有保护心脏和抗心室颤动作用。

（1）已有肯定应用价值的疾病：①急性心肌梗死：作为预测心肌梗死后死亡危险性的指标，SDNN<50ms 者的死亡危险性比 SDNN>100ms 者高出 5 倍。②充血性心力衰竭：SDNN<50ms 者，预测其死亡率的特异性>90%，敏感性为 75%；$LF<200ms^2/Hz$ 者，预测其死亡率的特异性>91%，敏感性为 75%，HRV 分析有望成为预测心力衰竭患者预后的独立指标。③糖尿病：HRV 具有早期预报糖尿病并发神经病变的价值，为最准确、最敏感的指标。

（2）有研究前景的心血管疾病：有猝死倾向的二尖瓣脱垂症、心肌病、长 Q-T 间期综合征、高血压病、病毒性心肌炎、心脏移植及阵发性心动过速（如阵发性心房扑动、心房颤动、室上性心动过速）等。

（3）有研究前景的其他疾病：血管迷走性晕厥、体位性低血压、肝硬化、具有婴儿猝死综合征危险的婴儿和早产儿、药物对 HRV 的影响等。

第二节　窦性心律震荡现象

1. 基本概念

室性早搏对随后的窦性频率的影响有两种情况：①窦性频率先加速，后减速，形成双相涨落式变化,这种特征性的变化称为窦性心律震荡现象,见于正常人及心肌梗死后猝死的低危患者;②窦性频率改变不明显或消失,见于心肌梗死后猝死的高危患者。

2. 检测方法

(1)震荡初始(TO):用室性早搏后的前 2 个窦性 R-R 间期的均值(用 A 表示)减去偶联间期前的 2 个窦性 R-R 间期的均值(用 B 表示),两者之差除以后者,即 TO=(A-B)/B。

(2)震荡斜率(TS):是定量分析室性早搏后是否存在窦性频率减速现象。先测算早搏后的前 20 个窦性 R-R 间期值,并以 R-R 间期值为纵坐标,以 R-R 间期值的序号为横坐标,绘制 R-R 间期值的分布图,再用任意连续 5 个序号的 R-R 间期值计算并作出回归线,其中正向的最大斜率为 TS 的结果。TS 值以每个 R-R 间期的 ms 变化值表示,当 TS>2.5ms/R-R 间期时,表明存在减速现象;当 TS<2.5ms/R-R 间期时,表明不存在减速现象。

3. 发生机制

(1)室性早搏的直接作用:早搏引起动脉内血压下降,代偿间歇后第 1 个窦性搏动的动脉血压将上升,这些变化将影响窦房结血液供应及对窦房结机械性牵张作用,影响窦房结自律性。

(2)室性早搏的反射作用:通过压力感受器发生的压力反射是出现窦性心律震荡现象的最主要机制。

4. 应用与评价

TO 和 TS 指标对猝死高危患者预测作用稳定而可靠。

(1)预测急性心肌梗死后猝死危险性:TO、TS 均异常时,是猝死最敏感的预测指标,其阳性预测精确度达 32%,同时阴性预测精确度达 90%。

(2)预测慢性心力衰竭患者的预后和猝死的危险性。

第三节　心室晚电位和心房晚电位

心室晚电位(VLP)和心房晚电位(ALP)可用信号平均心电图(SAECG)来描记。

一、心室晚电位(VLP)

1. 概述

VLP 是心室舒张末期出现高频、低振幅的碎裂心电活动,表现为 QRS 波群终末端、ST 段上微弱碎裂的心电活动信号。该信号来自心肌缓慢传导的区域,表明心室内存在潜在的折返环,易形成快速性室性心律失常,对心肌梗死病人的预后预测、冠心病、心力衰竭患者猝死危险性预测有着重要意义。检测方法有时域分析(TDA)、频域分析(STM)及时频三维图,以时域分析最常用。

2. VLP 的识别

(1)确定 VLP 起点:QRS 终末部低于 $40\mu V$ 处作为 VLP 的起点。

(2)确定 VLP 终点:把基础噪声(ST 段后半部 $<1\mu V$)作为参照点,当低振幅高频波大于基础噪声 3 倍时,作为 VLP 终点。

(3)确定 VLP 时间:VLP 起点至终点的距离便是 VLP 时间,至少为 10ms。

(4)测定总 QRS 波群时间(QRS-D):在经过滤波的综合导联叠加心电图上,从 QRS 起点至 VLP 终点的时距。

(5)测定 RMS_{40}:测定经过滤波的综合导联叠加心电图的 QRS 波群最后 40ms 内的振幅,如 $\leqslant25\mu V$,表明有 VLP 存在。

(6)测定总 QRS 波群终末向量振幅低于 $40\mu V$ 者(LAS)持续时间:如 $\geqslant40ms$,表明有 VLP 存在。

3. VLP 阳性的判断标准

除外束支阻滞,高频截止频率为 25Hz 的条件下,TDA 分析符合下列标准中两项者可确定 VLP 阳性:①QRS-D≥120ms;②LAS$_{40}$≥40ms;③RMS$_{40}$≤25μV。高频截止频率为 40Hz 的条件下,其阳性标准为:①QRS-D≥114ms;②LAS$_{40}$≥38ms;③RMS$_{40}$≤20μV。STM 分析在 X、Y、Z 轴任一导联上的正常因子(NF)<30%,即可确定为 VLP 阳性。

4. 临床应用

(1)预测心肌梗死后发生恶性心律失常:VLP 的 TDA 法能有效预测心律失常事件,具有高度特异性、中度敏感性,阳性预测精确度为 30%,阴性预测精确度>95%,可作为危险度的分层筛选方法之一;STM 法预测心律失常事件特异性 90%、敏感性 75%,但其诊断标准有待完善。

(2)预测各类心肌病患者发生恶性心律失常。

二、心房晚电位(ALP)

ALP 阳性对预测心房颤动的发生有一定价值,其阳性标准为:Ad(P 波时间)≥145ms,LP$_{30}$(终末 30ms)<3μV。

第四节　T 波电交替及 T 波变异性分析

一、T 波电交替

1. 基本概念

T 波电交替是指起源于同一节律点的搏动在同一导联中,T 波的形态、振幅、极性出现逐搏交替性变化,其振幅互差≥0.1mV,并排除呼吸、体位、伪差及心包积液等心外因素的影响,可同时伴有 QRS 波群、ST 段等波段的电交替。

2. 分类

有宏观 T 波电交替及微观 T 波电交替两类。前者指肉眼可以观察到,而后者则需借助特殊信号处理技术才能发现的微伏级 T 波电交替。

3. 微伏级 T 波电交替检测方法

有频谱分析法、复合解调分析法及相关分析法,目前应用最多的是频谱分析法。适用于已知或疑有发生恶性室性心律失常及猝死危险性的患者,如各种器质性心脏病尤其是心肌梗死患者、不明原因晕厥、各类心肌病、长 Q-T 间期综合征患者等。

二、T 波变异性分析

1. 基本概念

T 波变异性是指 T 波形态、振幅随每次心搏发生周期性改变,但缺乏 T 波电交替时 2:1 典型变化规律。

2. 检测计算方法

(1)依赖于 Q-T 间期的 T 波变异性检测:将 Q-T 间期变异性与 R-R 间期变异性(即心率变异性)的比值定义为 Q-T 变异指数(QTVI)。QTVI 反映的是 T 波时间的变异情况,当其≥0.1 时,发生室性心律失常猝死的概率增高。

(2)不依赖于 Q-T 间期的 T 波变异性检测:①成分波分析法:利用同步 12 导联心电图比较两个连续心搏在不同频率带的子波变异性,分析 T 波时间变异性与振幅变异性两个参数,若这两个心搏的两个参数有差异,则为阳性。②相关性分析法:为 T 波信号的时域分析方法,用复极相关指数反映复极变异性,即将心率基本相同的连续 T 波与一个 T 波模板分别进行比较,若一致,则无 T 波变异;若不一致,则存在 T 波变异。

第五节　直立倾斜试验

1. 试验方法

(1)普通直立倾斜试验：①安静、平卧 10~20min；②倾斜角度 60°~80°；③倾斜时间 30min。

(2)分级直立倾斜试验：①倾斜角度加大至 80°；②倾斜时间延长至 45min。

(3)药物激发倾斜试验：①异丙基肾上腺素 $1\mu g/(kg \cdot min)$，共 10min；$2\mu g/(kg \cdot min)$，共 10min；$3\mu g/(kg \cdot min)$，共 10min。②其他药物，如硝酸甘油、三磷酸腺苷、肾上腺素等。

2. 结果判定

根据临床症状及心率、血压的变化判断结果。在倾斜试验中，若患者出现以下改变之一者，可判定为阳性：①发生晕厥或接近晕厥症状；②收缩压下降至 80mmHg 以下和（或）舒张压下降至 50mmHg 以下或平均动脉压下降 25%；③心率减慢：包括窦性心动过缓（<50 次/min）、窦性停搏代之以房室交接性逸搏心律、一过性二度及以上的房室传导阻滞或长达 3.0s 以上的心脏停搏。阳性结果对血管性晕厥具有诊断意义。敏感性为 32%~85%，特异性为 90%，重复性可达 65%~85%。

3. 适应证

(1)器质性心脏病同时伴有不能解释的晕厥；

(2)无器质性心脏病而有反复晕厥出现；

(3)老年人不能解释的晕厥；

(4)评估药物疗效。

4. 禁忌证

有严重左心室流出道狭窄、重度二尖瓣狭窄、重度冠状动脉狭窄、重度脑动脉狭窄者应属于禁忌证。

5. 反映方式

(1)血管抑制型：以血压下降为主。

(2)心脏抑制型：以心率明显减慢或停搏为主。

(3)混合型：血压下降同时伴有明显的心率减慢。

6. 血管迷走神经性晕厥特点

(1)年轻人多见，以 10~50 岁为主。

(2)常无器质性心脏病。

(3)有明显诱因。

(4)有先兆症状。

(5)直立倾斜试验阳性。

第六节　心脏变时性功能不全

1. 基本概念

(1)心率储备：机体极量运动时所能达到的最高心率与静息时最低心率之间的差值，称为心率储备。

(2)心脏变时性功能：正常窦房结在神经、体液等因素调节下，根据机体不同状况，在较大范围内改变心率的快慢以满足机体供血、代谢的需要，这种功能称为心脏变时性功能。

(3)心脏变时性功能不全：窦房结对运动或代谢等病理生理变化丧失了应有的正常心率反应，

即心率增快未达到一定程度,称为心脏变时性功能不全。

(4)心脏变时性功能过度:指运动时出现心率增快的反应高于预测最大值,超过了机体代谢需要。

2. 检测方法

最重要检测方法是平板运动试验,以次极量运动为主和逐步加大运动负荷的方案,除能作出定性判断外,还能进行定量分析;其次是动态心电图检查及校正的窦房结恢复时间。

3. 心脏变时性功能分类

(1)心脏变时性功能正常(图 47-1)。

(2)完全性变时性功能不全:运动时窦性频率不增加或最大心率明显低于预测值(图 47-2)。

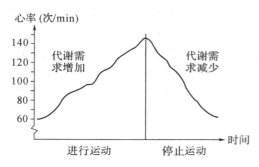

图 47-1 变时性功能正常者运动时心率变化曲线示意图

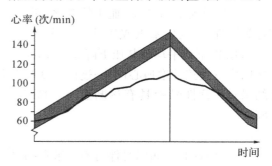

图 47-2 完全性变时性功能不全患者运动时心率变化曲线示意图(极量运动时,最大心率明显低于预测值,且运动时初始阶段及恢复阶段心率反应显著降低)

(3)与运动有关的变时性功能不全:①运动早期变时性功能不全型:指运动开始阶段心率增长明显低于正常,而运动后半段心率增长较快,可达到预测最大心率值,运动停止后心率下降与正常相似(图 47-3);②运动后期变时性功能不全型:指运动开始阶段,心率随着运动量增加而加快,进一步增加运动量时,心率不再继续增加;③停止运动后心率速降型:指运动时变时性功能正常,但停止运动后,心率骤然下降,并在较短时间内降回运动前水平,与迷走神经张力过高有关,易发生迷走神经性晕厥(图 47-4)。

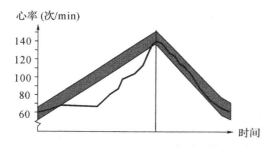

图 47-3 运动早期变时性功能不全型心率变化曲线示意图(极量运动,最大心率与预测值相近,但运动时初始阶段心率反应显著降低或延迟)

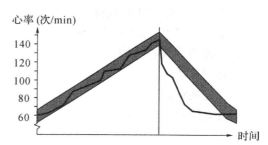

图 47-4 停止运动后心率速降型心率变化曲线示意图(运动时初始反应及最大心率与预测值相近,但在运动结束后,心率迅速下降,并可出现长 R-R 间歇)

(4)变异型变时性功能不全:在运动中,心率的变化与运动量的大小无关,难以预测(图 47-5)。

4. 评定标准

(1)最快心率达到最大预测心率百分比:最大预测心率计算方法为 220－年龄(岁)。当最快心

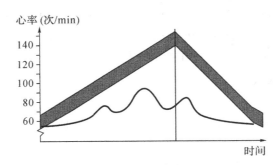

图 47-5　变异型变时性功能不全心率变化曲线示意图(运动时心率波动很大且无规律,
最大心率明显低于预测值,约占所有变时性功能不全 75%)

率达到最大预测心率的 90% 以上时,心脏变时性功能正常;当最快心率达到最大预测心率的 75%
~89% 时,为轻度的心脏变时性功能不全;当最快心率低于最大预测心率的 75% 时,为明显的心脏
变时性功能不全;当最快心率超过最大预测心率时,为心脏变时性功能过度。

（2）变时性指数:变时性指数＝心率储备/代谢储备。

心率储备＝(运动后心率－静息心率)/(最大预测心率－静息心率)

代谢储备＝(运动后代谢值－1)/(极量运动的代谢值－1)

变时性指数正常值为 0.8~1.3,当变时性指数<0.8 时,为心脏变时性功能不全;当变时性指
数>1.3 时,为心脏变时性功能过度。

5. 变时性功能不全的临床意义

许多器质性心脏病可导致心脏变时性功能不全,如冠心病、病窦综合征、严重的左心功能不
全等。

（1）冠心病:运动试验中无 ST 段压低而有变时性功能不全者,经冠状动脉造影,72% 患者有明
显的冠状动脉病变;运动试验中有 ST 段压低伴变时性功能不全者,冠状动脉三支病变的发生率高
于仅有 ST 段压低者。提示运动试验中出现变时性功能不全是诊断冠心病一个独立而敏感的阳性
指标,也是冠心病事件(如心绞痛、心肌梗死、猝死)发生风险及预后判断指标之一。

（2）心力衰竭:左心功能不全患者,变时性功能不全的特征是静息心率增加而最大心率减少,导
致变时性指数降低。

（3）病窦综合征:变时性功能不全者多见,约占 54%,表现为静息心率下降,运动时心率轻微增
加,运动耐量差,运动停止后心率恢复呈速降型。

（4）抗心律失常药物:是引发变时性功能不全的重要因素或直接原因,尤其是 β 受体阻滞剂,且
与剂量呈正相关关系。

（5）指导选择合适的起搏器:变时性功能不全患者,选择具有频率应答功能起搏器,可使部分患
者变时性功能不全情况得到逆转。

（6）变时性功能过度诱发心动过速性心肌病:心脏变时性功能过度的患者常有不适宜性窦性心
动过速,长期心动过速可引发心功能减退,出现心动过速性心肌病,产生严重的临床后果。

第七节　动态心电图的临床应用

一、概述

动态心电图又称为活动心电图、长时间记录心电图,简称 DCG。1957 年由美国物理学家 Hol-
ter 博士首创,1961 年应用于临床。随着电子技术的迅速发展,仪器不断更新,由原来双通道发展

到三通道、十二通道,由磁带记录发展到闪光卡、SD 片记录,体积更加细巧,分析软件更加先进、快捷,并拓展了检测功能,如心率变异性分析、心率震荡、T 波电交替检测等,使其临床应用范围更加广泛,已成为心血管疾病检测不可缺少的重要的无创检查项目之一。

二、动态心电图的优、缺点

1. 优点

(1)DCG 是在日常活动状态下作长时间记录,不受活动、体位限制,全面地反映患者在一天完整生物周期内的心电变化。

(2)DCG 可连续记录 24～72h,一份 24h 记录可获得约 10 万次心搏,能捕捉一过性和间歇性心电变化,特别是心律失常、心肌缺血,尤其是无症状性心肌缺血。

(3)DCG 可确定心电异常与各种活动及症状之间的关系。

(4)DCG 可明确心律失常分布规律,是白天多发还是夜间多发,是活动时多发还是静息时多发。

(5)DCG 为无创性检查,安全、方便、可重复检查。

2. 缺点

(1)DCG 诊断属回顾性诊断,对严重心律失常有时会痛失抢救机会,我们曾遇 5 例 Ron-T 室性早搏诱发极速型室性心动过速、心室颤动而猝死。

(2)费用相对较高。

(3)活动量太大时,伪差波较多,影响分析的准确性。

(4)双通道、三通道记录,会漏诊高侧壁、下壁心肌缺血。

(5)DCG 为模拟波形,其形态与常规心电图相应导联有一定的变异性。

三、动态心电图机的装置及电极安置的部位

1. 动态心电图机的装置

由随身佩带的小型记录盒及回放分析系统两部分组成。2009 年 9 月,浙江大学生物医学工程与仪器科学学院及杭州百慧医疗设备有限公司联合成功研制了具有全自主知识产权、国际先进水平的 Cardio Trak 动态心电分析系统。其中 CT-08 动态心电记录盒小巧轻便,重量仅为 80g;高清晰度液晶显示,能实时观察各导联心电信号;1 节 7 号碱性电池可持续记录 96h;有单独的起搏信号检测通道,方便起搏心电图的分析和诊断。Cardio Trak 分析软件由浙江大学医学院附属邵逸夫医院心电图室全体同仁参与改进。该软件具有自动分析速度快(24h 三通道的心电数据全部分析仅需 10s)、结果准确(经 MIT-BIH 心律失常数据库检测,QRS 波群和心律失常事件检出率高达99.6％和 92.7％以上)及操作方便等特点;该软件还具有精确而强大的模板分类、灵活的导联选择、简洁高效的操作模式、准确的伪差识别、丰富的配置选项以及完整的智能分析工具(包括 ST 段分析、HRV 时域与频域分析、T 波电交替分析、窦性心律震荡分析等功能)等多项特点。该仪器已具备了与国外著名医疗仪器公司(如 GE、Burdick 等)同类产品竞争的实力,相信一定为国人带来福音(图 47-6、图 47-7)。

2. 电极安置的部位

(1)MV$_1$ 导联:正极贴在胸骨右缘第 4 肋间(V$_1$),负极贴在第 2 肋胸骨柄左侧。

(2)MV$_5$ 导联:正极贴在左侧腋前线第 5 肋(V$_5$),负极贴在第 2 肋胸骨柄右侧。

(3)MaVF 导联:正极贴在左侧腋前线第 9～10 肋,负极贴在第 2 肋胸骨中线。本人不认可该导联是模拟 aVF 导联,从波形特点看,类似 MV$_5$ 导联波形(图 47-8A)。我们一般将该导联正极贴在左侧锁骨中线第 5 肋(V$_4$)位置(图 47-8B),与 MV$_5$ 导联一起监测前壁心肌供血情况。

(4)无关电极或地线:一般贴在右侧腋前线第 5 肋。

MV$_1$ 导联 P 波清晰,有利于心律失常分析和判断,MV$_4$、MV$_5$ 导联适合于观察前壁心肌缺血。

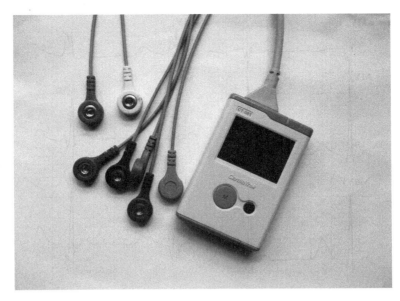

图 47-6　CT-08 动态心电记录盒

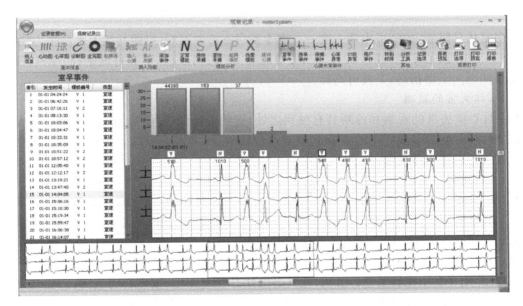

图 47-7　快速、准确、简洁的 Cardio Trak 动态心电分析软件

四、动态心电图的临床应用

（一）健康人群的体检

1. 心率

正常人心率平均在 59～89 次/min，活动时最高可达 180 次/min，夜间睡眠时最低不少于 40 次/min。

2. 正常人可见的心律失常

（1）窦性心律不齐。

（2）室上性心律失常：约 50%～75% 可检出房性早搏，若早搏数＞100 次/24h 或 ＞总心率数的 1/1000 次，则属异常；约 25%～59% 可检出短阵性房性心动过速。

（3）室性心律失常：约 50% 可检出室性早搏，早搏数量标准同上。

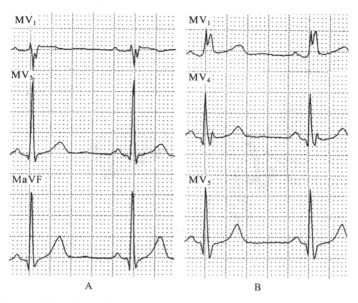

图 47-8　图 A 按照"MaVF 导联"位置贴的电极，MaVF 导联波形与 MV$_5$ 导联波形类似；
图 B "MaVF 导联"按照 MV$_4$ 导联位置贴的电极，其波形与 MV$_5$ 导联波形类似

（4）房室传导阻滞：夜间可出现一度～二度 I 型房室传导阻滞，可能与迷走神经张力增高有关。

（5）ST-T 改变：心率增快时，以 R 波为主导联其 ST 段可压低，T 波可低平；心率减慢时，则其 ST 段可呈凹面向上型抬高，T 波可高耸。

（二）心律失常的监测

DCG 对心律失常的观察和诊断具有独到之处，能明确持续时间、数量、起始、终止以及与日常生活或症状之间的关系，能完整地观察其演变过程和规律，尤其是夜间入睡时出现的各种心律失常、一过性或间歇性心律失常。

（三）心肌病的监测

心肌病 DCG 主要表现为心肌劳损及复杂性心律失常两种，有助于阐明心肌病患者某些症状的性质，尤其是晕厥症状发作是流出道狭窄所致，还是室性心动过速、心室扑动、心室颤动或停搏所致，有助于心肌病患者预后的判断及药物疗效的观察。

（四）心源性猝死机制的分析

心源性猝死多发生在器质性心脏病，尤其是急性心肌梗死后、重度心力衰竭、心肌病及原发性离子通道疾病等，如 DCG 检出复杂的室性早搏、室性心动过速、窦性停搏、二度 II 型以上的房室传导阻滞，则猝死的危险性大大增高。有文献报道 61 例佩带 DCG 期间发生猝死，其中 57 例死于室性心动过速、心室颤动，4 例死于缓慢性心律失常引起心脏停搏。我们曾遇 5 例 Ron-T 室性早搏诱发极速型室性心动过速、心室颤动而猝死（其中 1 例突发急性心肌梗死）。

（五）识别与心脏病有关的症状

临床上常遇及一些如胸闷、胸痛、气急、心悸、黑矇、晕厥或停跳感等症状，其原因是多方面的，如 DCG 发现一过性、间歇性心律失常或 ST-T 改变等与症状出现时间相吻合，则有助于症状的解释，作出合理判断与治疗。病人所述的停跳感可以是窦性停搏、窦房传导阻滞或房室传导阻滞所致，也可以是早搏、窦性心律不齐等。值得一提的是，有些严重心律失常甚至急性心肌梗死病人可无任何症状。晕厥的原因较多，有心源性和非心源性两大类。若 DCG 检测到长 R-R 间歇（＞3.5～5.0s）、心室率极快的心动过速及恶性室性心律失常，则有利于心源性晕厥的诊断。DCG 对识别心绞痛、变异性心绞痛、夜间阵发性呼吸困难是比较理想的诊断方法。

（六）人工起搏器的监测

（1）DCG能如实地反映起搏器的功能状态，如起搏功能、感知功能、频率、脉冲幅度、宽度、波形特点等，对改进起搏器性能提供依据。

（2）DCG对起搏器安装早期，能监测其起搏功能、感知功能是否正常，借以了解心内膜电极有无移位、漂移等。

（3）对后期能监测起搏器电池耗损程度、有无起搏与感知功能异常。

（七）病窦综合征的监测

可提高病窦综合征的诊断率，筛选需要安装人工起搏器患者。

（八）肺心病的监测

（九）呼吸睡眠暂停综合征的监测

（十）心力衰竭时心律失常的监测

（十一）冠心病的监护

心肌缺血检测方法有常规心电图、运动试验、DCG监测、ECT、心脏超声波、冠状动脉造影等。DCG能检测到冠心病患者在各种诱因下如劳累、情绪波动、紧张、用力排便、烟酒刺激等所出现的一过性ST-T改变。DCG可揭示无痛性、隐匿性缺血性ST-T改变，因其无症状，极易被疏忽。

DCG还可检出有猝死倾向的高危病例。引起猝死的重要原因是严重的心律失常，DCG则可发现短暂而严重的心律失常如室性心动过速等，以便及时治疗。多数学者认为冠心病患者出现复杂性室性早搏可增加心源性猝死的发生率，且这些患者大多有多支血管病变及心功能降低。

（十二）研究和评价药物的效果

DCG检查不仅有助于选择有效的抗心律失常药和评定其疗效，还可观察有无致心律失常性副作用。

（1）抗心律失常药物治疗有效标志：①早搏数量减少＞55％；②复杂性室性早搏数量减少＞70％；③短阵性室性心动过速发作减少＞90％；④持续性室性心动过速消失。

（2）抗心律失常药物致心律失常作用的诊断标准：请见第四十六章第二节抗心律失常药物致心律失常作用。

（十三）HRV分析、窦性心律震荡现象、T波变异性分析

请见本章第一、二、四节相关内容。

第八节　平板运动试验

请见第四十二章第一节冠心病。

第四十八章

规范心电图诊断报告

第一节　如何出具心电图诊断报告

目前各地尚未有一个统一的、规范化的心电图诊断报告,有时将非特异性 ST-T 改变诊断为心肌缺血、心肌劳损或慢性冠状动脉供血不足等,易引发医源性或"心电图性"心脏病。现结合我们多年临床心电图工作经验,初步拟定出具心电图诊断报告的基本原则和格式,以期抛砖引玉、取得共识,完善心电图诊断报告之目的。

一、出具心电图诊断报告的基本原则

临床各种疾病的诊断,大多包括病因诊断、病理解剖诊断、病理生理诊断及主要疾病诊断、次要疾病诊断等。临床诊断疾病的思维方法也适用于心电图诊断,心电图诊断也需要"由此及彼、由表及里、去伪存真"及尽量用"一元论",最常见疾患来诊断的逻辑思维方法。

(1)一份心电图诊断报告,先要确定基本节律及其频率的快慢:根据有无 P 波及 P 波的极性、F 波、f 波等来确定基本节律是窦性、房性还是房室交接性、室性,再根据频率的快慢及节律规则与否,确定有无频率过速、过缓、不齐、停搏、外出阻滞等。

(2)一般情况下,诊断顺序可按心脏除极、复极的顺序,如 P 波、P-R 间期、QRS 波群、J 点(J 波)、ST 段、Q-T 间期、T 波、U 波的顺序进行诊断,如遇危急而严重的心电图改变需要急诊处理的,如急性心肌梗死、持续性快速性心律失常、较长时间的心室停搏等特殊情况,则应将此类诊断提前到第 2 条诊断。

(3)先描述所见的心电现象,后描述该心电现象所提示的临床意义或发生机制或需进一步做哪些检查以明确诊断。如"肺型 P 波,提示不完全性右心房内传导阻滞,建议做胸片或心脏超声心动图检查,以诊除右心房肥大"、"多源性室性早搏,其中一源为室性并行心律"。

(4)诊断心律失常时,必须写出异位起搏点的部位、发放冲动的强度(如正常频率、加速的、过速的、过缓的、早搏、逸搏、停搏等)、冲动在各个部位的传导情况及其伴随现象等,必须先写原发性心律失常,后写继发性及伴随心律失常,如"三度房室传导阻滞、缓慢的房室交接性逸搏心律"等。

(5)诊断起搏器功能异常时,尽量避免"起搏器故障"、"起搏器失灵"等不良性诊断用语,以避免医患之间造成不必要的纠纷。

(6)尽量用"一元论"及最常见的心电图诊断来解释所见的各种心电现象。

(7)诊断时,可根据明确的程度,用直接诊断法、提示诊断法、可疑或待排诊断法、符合诊断法等,如"左心室肥大伴劳损"、"提示左心室肥大"、"左心室肥大可疑(或待排)"、"符合低钾血症的心电图改变"等。

(8)诊断时,必须密切结合临床及电生理检查,符合目前公认的各种理论和心电现象,各个诊断之间不能自相矛盾。

(9)最好能结合前、后心电图片子或随访,特别是对宽 QRS 心动过速的诊断、疑有急性心肌梗

死或左束支阻滞、预激综合征合并急性心肌梗死尤为重要。

二、规范心电图诊断报告格式

心电图诊断的第 1 条必须是主导节律,如窦性心律、心房颤动、心房扑动、房性心律、房室交接性心律等,第 2 条诊断为所见的异常心电现象及其诊断和(或)机制。以下罗列常见的、但各地不很统一的报告格式,供参考。

(1)窦性心律、心电图正常范围。有以下心电图表现之一者可考虑心电图正常范围:①P 波电轴左偏;②单纯的 QRS 电轴偏移在 $-30°\sim+120°$ 之间;③单纯的逆钟向、顺钟向转位;④室上嵴型 QRS 波群,即 V_1 导联呈 rSr' 型,$r>r'$;⑤QRS 终末波较宽钝,但 QRS 波群时间 $\leqslant0.10s$;⑥Ⅱ 导联 T 波直立,振幅 $>\frac{1}{10}R$,aVF 导联 T 波低平或平坦,Ⅲ 导联 T 波倒置;⑦青少年出现 $T_{V_1,V_2}>T_{V_5,V_6}$ $>\frac{1}{10}R$;⑧童稚型(幼年型)T 波改变;⑨以 R 波为主导联 ST 段呈缺血型压低 $\leqslant0.05mV$(aVL、Ⅲ 导联可压低 0.1mV)或呈近水平型压低 $<0.08mV$ 或呈上斜型压低 $<0.1mV$;⑩心率较慢时以 R 波为主导联 J 点抬高,ST 段呈凹面向上型抬高 $<0.1mV$;⑪婴幼儿出现右心室电势占优势,即出现电轴右偏、V_1 导联以 R 波为主。

(2)窦性心律、心电图大致正常。该诊断比较模糊,易引发患者不满或纠纷,尽量少用此诊断。有正常范围心电图改变 $\geqslant2$ 条者,可考虑用心电图大致正常的诊断。

(3)窦性心律、肺型 P 波(或二尖瓣型 P 波),提示右(左)心房肥大或右(左)心房负荷过重或不完全性右(左)心房内传导阻滞,请结合临床。

(4)窦性心律、间歇性肺型 P 波及二尖瓣型 P 波,为间歇性不完全性右心房、左心房内传导阻滞。

(5)窦性心律、V_1Ptf 绝对值增大,提示左心房负荷过重,请结合临床。

(6)窦性心律、$S_ⅠS_ⅡS_Ⅲ$ 综合征(假性电轴左偏、顺钟向转位),右心室肥大待排,请结合临床。

(7)窦性心律、左心室高电压。年轻人、胸壁菲薄者、体力劳动者出现肢体导联和(或)胸前导联 QRS 波群电压增高者,可能是一种正常现象。

(8)窦性心律、左心室高电压,提示左心室肥大,请结合临床。临床上有引起左心室肥大的病理因素,如高血压病等,肢体导联和(或)胸前导联 QRS 波群电压显著增高,但无 ST-T 改变者。

(9)窦性心律、左心室高电压、ST-T 改变,提示左心室肥大伴劳损,请结合临床。

(10)窦性心律、心电轴左偏 $-31°\sim-44°$,若 QRS 波形符合左前分支阻滞图形特征,可提示左前分支阻滞;若不符合左前分支阻滞图形特征,仅诊断为心电轴左偏。

(11)窦性心律、下壁异常 Q 波可疑。Ⅱ 导联 QRS 波呈 R 型或 qR 型,Ⅲ 导联呈 QS 或 QR 型,aVF 导联呈 QR 型,Q 波 $>\frac{1}{4}R$,但时间 $<0.03s$。该心电图表现需结合临床病史或以往心电图片子,若曾有下壁心肌梗死病史,则可诊断为下壁异常 Q 波,陈旧性心肌梗死所致。

(12)窦性心律、前壁异常 Q 波伴 ST 段损伤型改变,符合急性心肌梗死的心电图改变(临床上已明确诊断为心肌梗死)或提示急性心肌梗死,请进一步做心肌酶谱检测(会诊单上仅写明胸痛)或亚急性心肌梗死(会诊单上已写明心肌梗死 1 周后)或提示陈旧性心肌梗死伴室壁瘤形成,请进一步做心脏超声心动图检查(心肌梗死 3 个月至半年后)。

(13)窦性心律、隐匿性不完全性右束支阻滞。V_1 导联 QRS 波呈 $rSr's'$ 型或呈 rS 型,S 波错折,其他导联 QRS 终末波较宽钝,时限 $\leqslant0.11s$,加做 V_3R、V_4R 或 V_1 导联上一肋、下一肋出现 rRr' 型,则诊断为隐匿性不完全性右束支阻滞。

(14)窦性心律、P-R 间期缩短($\leqslant0.10s$)。若患者有反复发作心动过速史,则诊断为 L-G-L 综合征；若无明显心动过速史，则诊断为 L-G-L 综合征待排或 P-R 间期缩短，请结合临床。

（15）窦性心律、前间壁 ST 段呈穹窿型或马鞍型改变。若仅有心电图改变，而无家族史或室性心动过速史、晕厥史，则提示为 Brugada 征或 Brugada 波或 Brugada 综合征样心电图改变；若有家族史或反复发作室性心动过速史、晕厥史，则提示为 Brugada 综合征。

（16）窦性心律、前侧壁或（和）下壁 ST 段抬高。若心率较慢时出现 ST 段呈凹面向上型抬高，同时伴 J 点抬高、T 波高耸，活动后心率增快时 J 点、ST 段抬高程度减轻或恢复正常，则诊断为早复极综合征；若心率较快时出现 ST 段呈凹面向上型抬高伴 T 波低平，临床上疑为心包炎时，则诊断为符合急性心包炎的心电图改变；若 ST 段呈上斜型抬高伴 T 波高耸，需结合临床提示为超急性期心肌梗死或变异型心绞痛，建议进一步检测心肌酶谱；若 ST 段呈弓背向上型或单向曲线型或巨“R”型抬高时，则提示急性心肌损伤或急性心肌梗死，建议进一步检测心肌酶谱、心电图动态观察。

（17）窦性心律、前侧壁或（和）下壁 ST 段压低。一般情况下，诊断为 ST 段改变即可。若 ST 段呈缺血型压低≥0.2～0.3mV，同时伴有胸痛，则诊断为 ST 段改变，符合心绞痛的心电图改变或急性心内膜下心肌梗死待排，建议进一步检测心肌酶谱；若 ST 段呈鱼钩样压低，患者正在服用洋地黄，则诊断为 ST 段改变，提示洋地黄作用。

（18）窦性心律、前侧壁或（和）下壁 ST 段呈水平型延长（ST 段时间＞0.16s）。若患者为冠心病，则提示心内膜下心肌缺血；若患者为慢性肾功能不全，建议血钙检测以诊除低钙血症。

（19）窦性心律、前侧壁或（和）下壁 T 波高耸（T 波振幅＞1.0mV）。若患者伴有胸痛发作，则诊断为超急性期心肌梗死或变异型心绞痛待排，建议进一步检测心肌酶谱；若患者有急性肾功能衰竭，则提示为高钾血症的心电图改变，建议血钾检测；若患者身体素质很好，心率较慢，则提示为早复极综合征所致；若患者有二尖瓣关闭不全或主动脉瓣关闭不全，则提示为左心室舒张期负荷过重所致；若脑血管意外、颅脑损伤后出现 T 波高耸，则提示为脑源性 T 波改变。

（20）窦性心律、前侧壁或（和）下壁 T 波低平或倒置。一般情况下，诊断为 T 波改变即可。若 T 波呈“冠状 T 波”，则诊断为“冠状 T 波”改变，请结合临床；若 T 波呈巨大倒置伴基底部宽阔、顶部切迹，则诊断为“尼加拉瓜瀑布样 T 波”改变，请结合临床；若 T 波两肢呈不对称性倒置、基底部较窄，同时伴 ST 段压低，则提示心肌劳损；若 T 波倒置与心室起搏器有关，则提示为心室电张力调整性 T 波改变（属功能性改变）。

（21）窦性心律、U 波改变。若 U 波振幅增高，同时伴 ST 段压低、T 波低平、Q-T 间期延长，则结合临床诊断为符合低钾血症心电图改变、药物性（主要是抗心律失常药物）或脑源性（脑血管意外、颅脑损伤）心电图改变；若 U 波倒置或负正双相，则结合临床诊断为心肌劳损或供血不足或老年性 U 波改变。

（22）有关房性早搏二、三联律的诊断问题：因诊断某某心律时，必须要求该起搏点至少连续发放 3 次冲动（包括外出阻滞的冲动在内）。房性早搏二联律时，窦性激动与房性早搏呈交替性控制心房，且后者往往使前者节律重整，窦性冲动没有连续发放 3 次冲动，故不能诊断为窦性心律，只能诊断为窦性搏动、频发房性早搏二联律，若房性早搏呈双源性、多源性或双形性、多形性或为并行心律或呈阻滞型、干扰性 P'-R 间期延长及心室内差异性传导时，诊断时均应全部写上，如窦性搏动、频发多源性房性早搏呈二联律，有时伴干扰性 P'-R 间期延长及心室内差异性传导，其中一源为房性并行心律，这样就将房性早搏的发生程度、发生机制、传导情况全部诊断上。写上干扰性 P'-R 间期延长而有别于房性早搏通过房室结慢径路下传，写上心室内差异性传导排除了该宽大畸形 QRS-T 波群是室性早搏的可能。同样道理，房性早搏三联律时，也不能诊断为窦性心律，只能诊断为成对窦性搏动。

（23）有关短阵性（或短串性）室性异位心律的诊断问题：室性异位兴奋性增高引起的心律失常，由于异位灶自律性强度的改变，其连续发放 3 次以上的冲动有时以早搏、加速的室性逸搏或室性逸搏形式出现，此时的心电图既不能诊断为室性心动过速，又不能诊断为室性逸搏心律，那怎么办呢？可诊断为由室性早搏、加速的室性逸搏、室性逸搏组成的短阵性室性异位心律。

（24）有关起搏器的诊断问题：①先确定心脏本身的基本节律，后确定起搏器的类型（是单腔、双腔还是三腔起搏器）；②确定是什么原因需要安装起搏器（是显著的窦性心动过缓、高度窦房传导阻滞、窦性停搏还是三度房室传导阻滞、双束支阻滞、三分支阻滞）；③确定起搏器的起搏功能、感知功能及有无起搏源性心律失常；④确定有无其他的心电图异常改变。诊断时应注意完整性，不要遗漏。若遇及起搏器功能异常或可能异常时，需及时与临床医生沟通，共同确认诊断报告，尽量避免使用"起搏器故障"的诊断报告。这里着重讨论起搏器功能异常时的相关诊断：①起搏器故障的诊断：只有同时出现起搏功能不良和感知功能异常或出现频率奔放现象时，方可诊断为"起搏器故障"。②起搏功能异常的诊断：凡是落在心房、心室不应期以外的起搏信号不能夺获心房、心室产生相应的 P′波或 R′波时，则诊断为"起搏器起搏功能不良"；若起搏器发放频率异常，在排除起搏器频率奔放前提下，可诊断为"起搏器频率异常，请结合临床"。③感知功能异常的诊断：凡起搏器不能感知自身心电信号，仍按原有的起搏频率发放脉冲，与自身节律发生竞争现象，则诊断为"起搏器感知功能不良或低下，请调整感知灵敏度"；若起搏器感知到肌电信号、T 波、交叉感知、电磁信号、静电磁场等引起搏周期延长、不规则或暂停起搏，则诊断为"起搏器感知功能过强，请调整感知灵敏度"。④起搏源性心律失常的诊断：若有起搏器介导性心动过速、起搏器频率奔放现象、室房逆传诱发房性心律失常、反复心搏二联律或反复性心动过速、起搏-夺获二联律、Ron-T 诱发的室性心动过速、心室颤动等心律失常时，则直接诊断之。⑤起搏器功能正常的诊断：凡是起搏器起搏功能良好、发放频率正常及感知功能良好时，可诊断为"未见起搏器功能异常"，亦尽量避免使用"起搏器功能正常"的诊断。

第二节　建立临床心电图诊断库

随着网络化心电图机的发展及患者数量激增，有必要建立简捷而规范的临床心电图诊断库，借以提高工作效率。现结合我们多年工作经验，初步拟定临床心电图诊断报告格式，建立常用的诊断库。

一、正常心电图及其变异

（1）窦性心律、心电图正常。

（2）窦性心律、心电图正常范围。

（3）窦性心律、心电图大致正常。

二、P 波变异

（1）电轴左偏型 P 波。

（2）二尖瓣型 P 波，提示左心房负荷过重、左心房肥大（或扩大）或不完全性左心房内传导阻滞。

（3）肺型 P 波，提示右心房负荷过重、右心房肥大（或扩大）或不完全性右心房内传导阻滞。

（4）先心型 P 波，提示右心房负荷过重或右心房肥大（或扩大）。

（5）巨大型 P 波，提示双心房负荷过重、双心房肥大（或扩大）、右心房肥大合并不完全性左心房内传导阻滞或左心房肥大合并不完全性右心房内传导阻滞、不完全性双心房内传导阻滞。

（6）间歇性二尖瓣型 P 波、肺型 P 波，为间歇性或频率依赖性不完全性左心房内、右心房内传导阻滞。

（7）右位心型 P 波。

(8)单纯性 P 波电交替现象。

(9)房间隔阻滞型 P 波,为完全性房间隔内传导阻滞伴左心房逆行传导,提示巴氏束传导阻滞。

(10)V_1Ptf 绝对值增大,提示左心房负荷过重或肥大(或扩大)。

三、QRS 波群变异

(1)低电压、低电压倾向。

(2)左心室高电压。

(3)左心室高电压,提示左心室肥大。

(4)左心室高电压伴 ST-T 改变,提示左心室肥大伴劳损。

(5)左心室劳损。

(6)右心室电势占优势。

(7)右心室肥大。

(8)右心室肥大伴劳损。

(9)双心室肥大待排,提示双心室肥大、双心室肥大伴劳损。

(10)电轴左偏(中度、重度)。

(11)电轴右偏(中度、重度)。

(12)假性电轴左偏($S_I S_{II} S_{III}$ 综合征)。

(13)QRS 波幅电交替或电阶梯现象。

四、ST 段变异

(1)非特异性 ST 段改变。

(2)ST 段呈损伤型(弓背向上型、单向曲线型、水平型、墓碑型、巨 R 型)抬高,提示或符合急性心肌梗死、变异型心绞痛、急性心包炎或左心室室壁瘤的心电图改变。

(3)ST 段呈缺血型(水平型、下斜型)压低,提示左心室劳损、心肌供血不足或符合心绞痛发作的心电图改变。

(4)右胸导联 ST 段呈穹隆型或马鞍型抬高,符合 Brugada 波(征)或提示 Brugada 综合征。

(5)ST 段呈水平型延长,提示心内膜下心肌缺血或符合低钙血症的心电图改变。

(6)ST 段缩短。

(7)ST 段呈电交替现象。

五、T 波变异

(1)非特异性 T 波改变。

(2)劳损型 T 波改变,提示左心室劳损或符合心尖肥厚型心肌病、肥厚性梗阻型心肌病的心电图改变。

(3)冠状 T 波改变,提示心肌供血不足或劳损。

(4)巨倒型 T 波改变。

(5)帐篷状 T 波改变,符合高钾血症的心电图改变。

(6)高耸型 T 波改变:提示左心室舒张期负荷过重、迷走神经张力过高、变异型心绞痛、超急性期心肌梗死、脑血管意外等。

(7)电张力调整性 T 波改变(属功能性改变,为正常的电生理现象)。

(8)$T_{V_1,V_2} > T_{V_5,V_6}$ 综合征。

(9)功能性 T 波改变(孤立性负 T 综合征、童稚型 T 波改变、"两点半"综合征、体位性 T 波改变、过度通气性 T 波改变、饱餐后 T 波改变)。

（10）早搏后 T 波改变。

（11）与心动周期长短有关的 T 波改变。

（12）T 波电交替现象。

六、U 波变异

（1）U 波增高，提示或符合低钾血症、脑血管意外或抗心律失常药物所致。

（2）U 波极性改变（倒置、负正或正负双相），提示左心室早期劳损、心肌缺血或老年性改变。

（3）U 波电交替现象。

（4）U 波消失。

七、Q-T 间期变异

（1）Q-T 间期延长，提示原发性或继发性长 Q-T 间期综合征。

（2）Q-T 间期缩短，提示原发性或继发性短 Q-T 间期综合征。

八、J 波、Epsilon 波、Brugada 波

（1）异常 J 波：有原发性、继发性及缺血性 J 波之分。

（2）可见 Epsilon 波，符合右心室发育不良性心肌病的心电图改变。

（3）Brugada 波：提示 Brugada 综合征、Brugada 波，请结合临床判断。

九、异常 Q 波及其范畴

（1）异常 Q 波。

（2）前间壁或前壁 r 波振幅递增不良。

（3）前间壁或前壁 r 波振幅逆递增。

十、心肌梗死

（1）超急性期心肌梗死：有高侧壁、下壁、前间壁、前壁、前侧壁、后壁、广泛前壁之分。

（2）急性期心肌梗死：有高侧壁、下壁、前间壁、前壁、前侧壁、后壁、广泛前壁之分。

（3）亚急性期心肌梗死：有高侧壁、下壁、前间壁、前壁、前侧壁、后壁、广泛前壁之分。

（4）陈旧性期心肌梗死：有高侧壁、下壁、前间壁、前壁、前侧壁、后壁、广泛前壁之分。

（5）特殊类型心肌梗死：有急性心房梗死、急性右心室心肌梗死、急性心内膜下心肌梗死、急性非穿透性心肌梗死、再发性心肌梗死之分。

十一、窦性心律失常

（1）窦性心律不齐：有呼吸性、非呼吸性、室相性之分。

（2）窦性心动过速：有一般性、不适当性、体位性之分。

（3）窦性心动过缓：有一般性过缓（心率 46～59 次/min）、显著性过缓（≤45 次/min）之分。

（4）窦性停搏。

（5）窦房传导阻滞：有 2∶1 阻滞、二度Ⅰ型、二度Ⅱ型、高度、几乎完全性及三度传导阻滞之分。

（6）病窦综合征：有原发性、继发性、特发性之分，可分为Ⅰ、Ⅱ、Ⅲ、Ⅳ型。

（7）双结病。

（8）双结病伴短暂性全心停搏或心室停搏（R-R 间期≥3.5～5.0s）。

（9）慢-快综合征：即心动过缓-心动过速综合征。

（10）快-慢综合征：即心动过速-心动过缓综合征。

（11）窦房结内游走性心律。

十二、早搏

（1）窦性早搏：有折返型、自律性增高型、并行心律型及触发型之分。

（2）窦房交接性早搏。

（3）房性早搏：有折返型（双形性、多形性）、自律性增高型（双源性、多源性）、并行心律型之分，可伴有各种房室干扰现象（阻滞型、干扰性 P′-R 间期延长、房室结内隐匿性传导、心室内差异性传导）。

（4）房室交接性早搏：有折返型、自律性增高型、并行心律型之分，可伴有心室内差异性传导。

（5）室性早搏：有折返型（双形性、多形性）、自律性增高型（双源性、多源性）、并行心律型之分。

（6）房室旁道性早搏：多为自律性增高型、并行心律型。

十三、逸搏和逸搏心律

（1）窦性逸搏。

（2）房性逸搏和逸搏心律：有过缓型、正常频率型、加速型之分，可呈双源性或多源性，可伴有起步现象或冷却现象。

（3）房室交接性逸搏和逸搏心律：有过缓型、正常频率型、加速型之分，可伴有非时相性心室内差异性传导，可呈双源性或多源性，可伴有起步现象或冷却现象。

（4）室性逸搏和逸搏心律：有过缓型、正常频率型、加速型之分，可呈双源性或多源性，可伴有起步现象或冷却现象。

（5）房室旁道性逸搏和逸搏心律。

十四、心房及心室内差异性传导

（1）心房内差异性传导：有时相性、非时相性之分。

（2）心室内差异性传导：有时相性、非时相性之分。

十五、扑动和颤动

（1）心房扑动（Ⅰ型、Ⅱ型）伴正常心室率、缓慢的心室率、快速的心室率。

（2）心房颤动（阵发性、持续性、永久性）伴正常心室率、缓慢的心室率、快速的心室率。

（3）尖端扭转型心房扑动伴正常心室率、缓慢的心室率、快速的心室率。

（4）不纯性心房扑动伴正常心室率、缓慢的心室率、快速的心室率。

（5）不纯性心房颤动伴正常心室率、缓慢的心室率、快速的心室率。

（6）心房颤动-心房扑动伴正常心室率、缓慢的心室率、快速的心室率。

（7）心室扑动。

（8）心室颤动：有原发性、继发性、特发性之分。

十六、传导阻滞

（1）窦房传导阻滞：有 2∶1 阻滞、二度Ⅰ型、二度Ⅱ型、高度、几乎完全性及三度传导阻滞之分。

（2）心房内传导阻滞：①不完全性左心房、右心房内传导阻滞，可表现为间歇性、频率依赖性、固定性阻滞；②完全性心房内传导阻滞，即心房分离。

（3）房室传导阻滞：一度、二度（有二度Ⅰ型、Ⅱ型、高度、几乎完全性及 2∶1 阻滞之分）、三度传导阻滞，可伴有房室超常期传导。

（4）房室交接区双层阻滞。

（5）房室交接区三层阻滞。

（6）左束支及其分支阻滞：①左束支阻滞：有不完全性、完全性及文氏型阻滞之分，可表现为间歇性、频率依赖性、固定性阻滞；②左前分支阻滞；③左后分支阻滞；④左中隔支阻滞：有Ⅰ型、Ⅱ型之分。

（7）右束支阻滞：有不完全性、完全性及文氏型阻滞之分，可表现为间歇性、频率依赖性、固定性阻滞。

（8）双束支阻滞：间歇性左右束支阻滞、完全性左束支阻滞伴房室传导阻滞型、部分完全性右束支阻滞伴房室传导阻滞型。

（9）双分支阻滞：左前分支阻滞合并左中隔支阻滞、左后分支阻滞合并左中隔支阻滞、间歇性左前及左后分支阻滞。

（10）双支阻滞：右束支阻滞合并左前分支阻滞、右束支阻滞合并左后分支阻滞、右束支阻滞合并左中隔支阻滞。

（11）三支阻滞：①右束支阻滞、左前分支阻滞合并房室传导阻滞型；②右束支阻滞、左后分支阻滞合并房室传导阻滞型；③间歇性出现右束支、左前、左后分支阻滞；④右束支阻滞、左前分支阻滞合并左中隔支阻滞；⑤右束支阻滞、左后分支阻滞合并左中隔支阻滞。

（12）不定型心室内传导阻滞。

（13）房室旁道性阻滞：有一度、二度Ⅰ型、二度Ⅱ型、高度阻滞，可表现为频率依赖性、间歇性阻滞。

十七、双径路、多径路传导及反复搏动

（1）窦房交接区内双径路传导。

（2）心房折返径路内双径路传导。

（3）房室交接区内双径路传导：有顺向型、逆向型、双向型双径路传导之分。

（4）房室交接区内三径路传导：有顺向型、逆向型、双向型三径路传导之分。

（5）心室折返径路内双径路传导。

（6）窦性回波。

（7）房性反复搏动。

（8）房室交接性反复搏动。

（9）室性反复搏动。

十八、宽 QRS 心动过速

（1）室性心动过速：按发作特点可分为短阵性、阵发性、非阵发性室性心动过速；按 QRS 波形特点可分为单形性、多形性、双向性、尖端扭转型性、分支性室性心动过速；按发生机制可分为折返型、自律性增高型、并行心律型、触发型室性心动过速。

（2）室上性心动过速伴心室内差异性传导、束支阻滞、预激综合征。

（3）快心室率型心房颤动、心房扑动伴心室内差异性传导、束支阻滞、预激综合征。

十九、窄 QRS 心动过速

（1）窦性心动过速：①窦房结内折返性心动过速；②一般性窦性心动过速；③不适当性窦性心动过速；④体位性窦性心动过速。

（2）窦房交接区内折返性心动过速。

（3）房性心动过速：①阵发性房性心动过速；②慢性反复性房性心动过速；③自律性增高型房性心动过速；④紊乱性房性心动过速；⑤心房扑动伴快速心室率。

（4）房室交接性心动过速：①慢-快型房室结内折返性心动过速；②快-慢型房室内折返性心动过速；③1∶2 房室传导所致的非折返性心动过速；④自律性增高型房室交接性心动过速。

（5）房室旁道折返性心动过速：①房室快旁道内顺向型折返性心动过速；②房室慢旁道内顺向型折返性心动过速。

（6）分支型室性心动过速。

二十、预激综合征

（1）L-G-L 综合征。

（2）W-P-W 综合征：有 A、B、C 型之分。

（3）Mahain 纤维预激综合征。

二十一、并行心律

（1）窦性并行心律：有早搏型窦性并行心律、房性早搏与短阵性房性心动过速揭示窦性并行心律、房性逸搏及其逸搏心律揭示窦性并行心律。

（2）房性并行心律：有单源性、双源性、多源性之分。

（3）房室交接性并行心律。

（4）室性并行心律：有单源性、双源性、多源性之分。

（5）房室旁道性并行心律。

（6）特殊类型并行心律：间歇性并行心律、双重性或多重性并行心律、并行灶周围显性和隐匿性折返、并行灶周围外出文氏现象、电张性调频性并行心律等。

二十二、人工起搏心律

（1）心房人工起搏心律（AAI、AAIR），提示起搏器功能未见异常、感知功能异常（灵敏度过低、过高）或起搏功能异常。

（2）心室人工起搏心律（VVI、VVIR），提示起搏器功能未见异常、感知功能异常（灵敏度过低、过高）、起搏功能异常或起搏-夺获二联律。

（3）双腔人工起搏器，以 DDD、VDD、VAT、AAI、VVI 等模式工作，其功能未见异常、感知功能异常或起搏功能异常。

（4）三腔人工起搏器，有先右后左起搏、先左后右起搏之分。

（5）与起搏器有关的心律失常：起搏器介导性心动过速、起搏-反复二联律、室房逆向传导及起搏器频率奔放现象等。

第三节　心电图标准化与解析的建议——"2009 年国际指南"

美国心脏协会临床心脏病分会心电图及心律失常委员会、美国心脏病学会基金会、心律分会共同制定并经国际自动化心电图协会认可，推出了"AHA/ACC/HRS 心电图标准化与解析的建议——2009 年国际指南"。现将该指南中心电图诊断术语罗列如下，供参考。

一、首要诊断术语

首要诊断术语：主题明确，能独立表达临床意义，为心电图诊断核心部分。共列出 14 个类别 117 种诊断术语（表 48-1）。

表 48-1　首要诊断术语

A 总述		13	右心前区导联
1	标准心电图	14	人工伪差
2	其他正常心电图	15	数据质量差
3	异常心电图	16	后壁导联
4	无法解释心电图	C 窦性心律及心律失常	
B 技术条件		20	窦性心律
10	肢体导联反接	21	窦性心动过速
11	胸前导联位置错误	22	窦性心动过缓
12	导联脱落	23	窦性心律失常

24	一度窦房阻滞	70	室性心动过速
25	二度窦房阻滞	71	非持续性室性心动过速
26	窦性停搏	72	多源性室性心动过速
27	不确定性室上性心律	73	尖端扭转型室性心动过速
D 室上性心律失常		74	心室颤动
30	房性早搏	75	分支性室性心动过速
31	房性早搏未下传	76	宽 QRS 波群心动过速
32	折返性房性早搏	H 房室传导	
33	不稳定性心房起搏	80	PR 间期过短
34	心房异位节律	81	房室传导比 N∶D
35	多源性心房异位节律	82	PR 间期延长
36	房室交接性早搏	83	二度房室阻滞,莫氏Ⅰ型
37	房室交接性逸搏	84	二度房室阻滞,莫氏Ⅱ型
38	房室交接性心律	85	2∶1 房室传导
39	加速性房室交接性心律	86	房室阻滞(不稳定传导)
40	室上性心律	87	高度房室阻滞
41	室上性	88	三度房室阻滞(完全性)
42	非窦性心动过缓	89	房室分离
E 室上性心动过速		I 心室内及心房内传导	
50	心房颤动	100	室上性节律异常传导
51	心房扑动	101	左前分支阻滞
52	异位房性心动过速(单源性)	102	左后分支阻滞
53	异位房性心动过速(多源性)	104	左束支阻滞
54	房室交接性心动过速	105	不完全性右束支阻滞
55	室上性心动过速	106	右束支阻滞
56	窄 QRS 波群心动过速	107	心室内差异性传导
F 室性心律失常		108	心室预激
60	室性早搏	109	右心房传导异常
61	室性融合波	110	左心房传导异常
62	室性逸搏	111	Epsilon 波
63	室性自主心律	J 电轴与电压	
64	加速性室性自主心律	120	电轴右偏
65	分支性节律	121	电轴左偏
66	并行心律	122	无人区电轴
G 室性心动过速		123	不确定电轴

续　表

124	电交替		M 心肌梗死
125	低电压	160	前壁心肌梗死
128	心前区 R 波振幅异常增高	161	下壁心肌梗死
131	P 波电轴异常	162	后壁心肌梗死
	K 心腔肥厚及扩大	163	侧壁心肌梗死
140	左心房肥大	165	前间壁心肌梗死
141	右心房肥大	166	广泛前壁心肌梗死
142	左心室肥厚	173	心肌梗死合并左束支阻滞
143	右心室肥厚	174	右心室心肌梗死
144	室间隔肥厚		N 起搏器
	L ST 段、T 波、U 波	180	心房起搏心律
145	ST 段改变	181	心室起搏心律
146	ST-T 改变	182	非右心室心尖来源的心室起搏
147	T 波异常	183	心房感知触发心室起搏
148	Q-T 间期延长	184	房室双腔起搏
149	Q-T 间期缩短	185	心房失夺获
150	U 波增高	186	心室失夺获
151	U 波倒置	187	心房感知不良
152	T-U 波融合	188	心室感知不良
153	心室肥厚所致的 ST-T 改变	189	心房起搏不良
154	Osborn 波	190	心室起搏不良
155	过早复极		

二、次要诊断术语

次要诊断术语:结合临床,简单实用。分为建议性术语和考虑性术语两部分(表 48-2),与首要诊断术语组成了"核心诊断术语"。共列出了 27 条与临床疾病、药物及电解质紊乱有关的诊断性名词。

表 48-2　次要诊断术语

	建议性术语		考虑性术语
200	急性心包炎	220	急性心肌缺血
201	急性肺动脉栓塞	221	房室结折返
202	Brugada 综合征	222	房室折返
203	慢性肺血管疾病	223	先天性复极异常
204	中枢神经系统疾病	224	高位心前区导联
205	洋地黄效应	225	甲状腺功能减退
206	洋地黄中毒	226	缺血
207	高钙血症	227	左心室室壁瘤
208	高钾血症	228	正常变异

续　表

建议性术语		考虑性术语	
209	甲亢性心肌病	229	肺动脉疾病
210	低钙血症	230	右位心
211	低钾血症或药物作用	231	右转位
212	低体温		
213	房间隔缺损		
214	心包积液		
215	窦房结功能障碍		

三、修饰性词语

修饰性词语用来修饰诊断术语，但不能改变核心术语的意义。共列出了 47 条修饰性词语。

表 48-3　修饰性词语

一般修饰语		331	亚急性
301	边界	332	陈旧性
303	增加的	333	不确定年龄
304	间断的	334	演变
305	标记的	心律失常及快速心律失常	
306	中度	340	成对
307	多数的	341	二联律
308	偶然	342	三联律
309	一个	343	单形性
310	经常	344	多形性
312	可能	345	单源性
313	术后	346	快速心室率
314	显著的	347	缓慢心室率
315	可能	348	夺获
316	显著的	349	差异性传导
317	特殊导联	350	多源性
318	特殊电极	复极异常	
321	非特异性	360	≥0.1mV
一般：交接性修饰		361	≥0.2mV
302	考虑	362	压低
310	或	363	抬高
320	并且	364	最大距离靠近导联
319	伴随	365	最大距离远离导联
322	相反	366	低电压
心肌梗死		367	倒置
330	急性	369	后除极

四、比较性术语

比较性术语：前后对照，发现新线索。共列出了6种值得注意的心电图改变，并制订了特定的心电图标准（表48-4）。

表 48-4　比较性术语

编 码	术 语	标 准
400	没有显著改变	P-R 间期、QRS 波群时间、Q-T 间期等时间在正常范围内，或仅有10%的异常改变
401	心律显著改变	新的或者排除新的心律失常诊断 心率改变>20 次/min，以及 HR<50 次/min 或>100 次/min 新的或已排除起搏器诊断
402	新的或者是恶化性 心肌缺血/梗死	新出现的梗死灶、缺血性 ST 段或 T 波改变、恶化性 ST 段或 T 波异常
403	新的传导障碍	新出现的房室或心室内传导障碍
404	显著的复极改变	新诊断的 Q-T 间期异常 新出现的 U 波 新出现的非缺血性 ST-T 改变 Q-T 间期延长>60ms
405	临床情况改变	新出现的电压及电轴的改变、心腔肥大或扩张 首选的术语或建议性术语
406	波形无显著改变 但解释有变化	即使心电图无改变时，首要及次要诊断术语还是可以改变的，例如当两个不同人对同一份心电图意见有分歧时

五、一般使用规则

心电图诊断时，只有首要诊断术语可以单独出现，而次要诊断术语和修饰性词语必须伴随首要诊断（表48-5）。

表 48-5　一般使用规则

步骤序号	规划内容
1	次要诊断术语必须伴随首要诊断术语
2	修饰性词语必须伴随首要诊断术语
3	首要诊断术语可以单独出现，也可以至少有一个修饰术语或是次要诊断术语，或两者兼有
4	次要诊断术语只能伴随特定的首要诊断术语
5	一般修饰词只能伴随特定的首要诊断术语
6	特定修饰词只能在其分类范围内修饰主要诊断术语

六、术语配对规则

指南中规定了首要与次要诊断术语配对规则、一般修饰性词语与首要诊断术语配对规则，使诊断主次分明、简单明了（表48-6、表48-7）。

表 48-6 首要及次要诊断术语配对规则

次要诊断术语代码	可以配对的主要诊断术语代码
200	145～147
201	21,105,109,120,131,141,145～147
202	105,106,145,146
203	109,120,125,128,131,141,143
204	147
205	145～147
206	145～147
207	149
208	147
209	142
210	148
211	147,148,150
212	14,154
213	82,105,106,121
214	124
215	42,131,145～147
220	145～147,151
221	55,56
222	55,56
223	148,149
224	128
225	22,24～26,37,38
226	145～147
227	145～147
228	80,105,128,155
229	109,120,122,123,125,128,131,141,143
230	128,131
231	128

表 48-7 一般修饰语与首要诊断术语配对规则

一般修饰语代码	可与(不可与)一般修饰语配对的首要诊断术语代码	可/不可	位置
301	1～20,24～76,81,83～106,108,122～124	不可	b
302	1～3,12～16,80～82,111～130,145～152	不可	b,i
303	30,31,36,37,41,60,62,63,82,107,109,110	可	a,b

续　表

一般修饰 语代码	可与(不可与)一般修饰语配对的首要诊断术语代码	可/不可	位置
304	21~26,30~76,80,82~108,124,180~190	可	b
305	1~20,27~76,81,85~106,111,122,123,148~150,160~190	不可	b
306	1~20,27~76,81,85~106,111,122,123,148~150,160~190	不可	b
307	26,30,31,36,37,41,60~62,185~190	可	b
308	26,30,31,36,37,41,60~62,185~190	可	b
309	26,30,31,36,37,41,60~62,185~190	可	b
310	C,D,E,F,G,N,H,I,J,K,L,M	可	i
312	1~3,15,80~82,120~122,128	不可	b
313	145~147	可	b
314	20~23,33~35,38~56,63~76,83~89,180~184	可	b
315	1~3,15,80~82,120~122,128	不可	b
316	1~20,27~76,81,85~106,111,122,123,148~150,160~190	不可	b
317	C,D,E,F,G,N,H,I,J,K,L,M	可	i
318	C,D,E,F,G,N,H,I,J,K,L,M	可	i
319	C,D,E,F,G,N,H,I,J,K,L,M	可	i
321	40,55,56,145~147	可	b

七、便捷性术语

考虑到心电图的特殊性及与临床的相关性,指南中提出了4条便捷性术语(表48-8)。

表 48-8　便捷性术语

代　码	术　语
500	非特异性 ST-T 改变
501	ST 段抬高
502	ST 段压低
503	左心室肥大伴 ST 段改变 其他术语有待进一步增加

申明:本节"2009 年国际指南"内容是参阅了由中国心律学会编写的、由中国环境出版社出版的《心电图标准化和解析的建议与临床应用国际指南 2009》一书,不知是翻译原因,还是编排原因,发现部分内容值得商榷,如代码 24(一度窦房阻滞),体表心电图是无法直接诊断一度窦房阻滞的;代码 41(室上性)、42(非窦性心动过缓),临床上是没有这种诊断术语的;代码 312(可能)与 315(可能)重复、代码 314(显著的)与 316(显著的)重复、代码 310(经常)与 310(或)重复出现且含义不同等。此外,本人对"2009 年国际指南"的部分内容持有异议,如"心室肥厚"的名称及表 48-6、表 48-7 的术语配对规则,过于繁杂。本人拟建的临床心电图诊断库则简明、实用,读者可明鉴。

第四十九章

如何撰写心电图案例分析

一、选择合适的题材及图片

1. 博览群书及期刊

选择合适的题材及图片是撰写心电图案例分析的关键。与心血管病相关的杂志,尤其是《心电学杂志》、《临床心电学杂志》、《中国心脏起搏与电生理杂志》等期刊,每期均有不同篇幅的心电图案例分析。我们应该经常翻阅或上网查阅这些与本专业相关的杂志,以了解最新信息,帮助我们从日常工作中所遇到的各种各样图片中筛选出合适的题材。

2. 适合撰写心电图案例分析的内容

撰写心电图案例分析最好是杂志上尚未报道或很少报道的内容和图片。有学者进行了回顾性归纳分类,大致有以下 20 余种情况可作为撰写心电图案例分析的内容:疑难心电图、复杂心电图、复合心电图、罕见现象、特殊类型、典型案例、正常变异、容易造成混淆不清的案例、需要鉴别诊断、内容新颖、有新见解、变化多端、一过性表现、隐而未见需要通过间接推断、有临床指导意义、有辅助诊断价值、有诱发因素、易误诊案例、药物或电解质影响及先天性畸形所致等,但其中以心律失常案例报道最为多见。

二、如何处置心电图图片

心电图论文最大的特点是图文并茂。清晰的图片、简洁美观的梯形图解是文稿的重要组成部分,也反映了作者的思路,同时有助于读者的阅读和理解。

1. 描记一幅美观清晰的心电图片子

(1)所描记的心电图必须基线平稳、无伪差波,各波段的波形清晰、粗细均匀。

(2)选择心房波(P 波、F 波或 f 波)清晰的导联,必要时加做 S_5、食道导联,一般选择 Ⅱ、V_1、V_5 导联,最好是同步记录。

(3)选择与文稿内容密切相关的导联或片段加以整理:①12 导联剪贴时包括 1 个完整的心动周期,即包含 P-QRS-T-U 波群,心率较快时可包括 2～3 个心动周期。②最好保持每一片段大小一致,尤其是每行的高度应该一致,以各个片段中 QRS 波群电压最高者为准,每一个片段都要严格按照背景方格剪取,一丝不苟。③酌情横贴,如肢体导联(Ⅰ、Ⅱ、Ⅲ、aVR、aVL、aVF)贴上行,胸前导联($V_1 \sim V_6$)贴下行;或者竖贴,如Ⅰ、Ⅱ、Ⅲ导联竖贴一行,aVR、aVL、aVF 导联竖贴一行,V_1、V_2、V_3 导联竖贴一行,V_4、V_5、V_6 导联竖贴一行;粘贴时,行间、列间均应保留 1mm 左右的间隙,为保证粘贴整齐不歪斜,先在白纸上画好暗线,逐一紧贴其左缘、下缘粘贴上。④有关心律失常图片,必须连续记录适当的长度,如文氏现象至少应显示 2～3 个完整的文氏周期,并行心律应显示 5 个以上异位搏动……每行的长度以 16～20cm 为宜。⑤需绘制梯形图解者,应在长行心电图下方 1～2mm 处,按照绘制梯形图解技巧要求绘制。⑥切勿直接在图片上写上各种符号,如导联、数字等,可在图片要标记地方的上方、下方或左方等处用铅笔标上。

(4)图片复印时,必须选择高质量的复印机,选择合适的复印浓度,使图片清晰,浓淡适中。

三、文题命名及撰写格式

（1）文题命名：必须要求题意新颖、紧扣或能概括心电图的主要诊断，并且文字不宜过长（一般少于 20 个字）。

（2）撰写格式：一般按照前言或引言、病历摘要（主诉、体检、相关的辅助检查及临床诊断）、心电图特点描述及分析、心电图诊断、讨论及分析相关内容、得出某种有价值的结论性意见、参考文献等顺序进行撰写。

四、如何描述心电图特点

（1）先对常规 12 导联心电图的基本节律、频率、各个波段有无异常改变进行描述，借以确定基本节律是什么，有无房室肥大、传导阻滞及 ST 段、T 波、U 波改变等。

（2）描述连续记录的心律失常图片，着重描述与心律失常相关的心电图特点，同时根据该特点推理是哪种性质的心律失常。

（3）结合临床资料，必要时与过去的心电图片子相比较，给该幅图片下一个完整而确切的心电图诊断。

五、讨论内容的撰写

讨论内容是论文的重点内容，可以是紧扣心电图主要诊断加以引申，如该诊断的诊断条件或标准，需作哪些鉴别诊断及其鉴别要点；也可以是引用他人的观点，对某一心律失常的心电图表现及其类型、发生机制、诊断条件或标准、临床意义及转归等内容进行讨论。要求文字简明扼要，精练通顺，重点突出，全文控制在 1500 个字以内。

六、参考文献的引用

选择最近 5 年内与本文内容相关的各种期刊、书籍作为参考文献，按照文中出现的先后按次序予以引出，一般引用 5 篇左右即可。

第五十章

疑难心电图精解 20 例

例1 室性早搏伴折返径路内 A 型交替性反向文氏周期

【临床资料】

患者男性,32 岁,临床诊断:病毒性心肌炎。

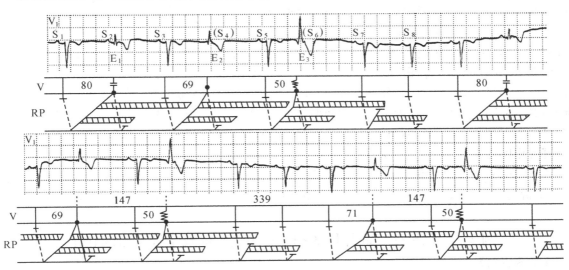

图 50-1 例 1 室性早搏伴折返径路内 A 型交替性反向文氏周期

【心电图特征】

V$_1$ 导联连续记录,示 QRS 波形有 4 种:①呈 rS 型,P-R 间期 0.14s,为窦性激动下传心室;②呈 qrs 型,P-R 间期 0.11s,为室性融合波,如 E$_1$;③呈 qR 型,提早出现,其前无 P 波,系室性早搏,如 E$_2$;④也呈 qR 型,发生在长-短周期之后,符合室性早搏伴心室内差异性传导,如 E$_3$。室性早搏的偶联间期由 0.80s→0.69s→0.50s→早搏消失,连续出现 3 次窦性搏动,周而复始,显示室性早搏伴折返径路内 A 型交替性反向文氏周期。

【精解与讨论】

梯形图 RP 行斜线区代表有效不应期的长短,虚线表示窦性激动进入折返径路前的心室内传导,实线表示折返径路。本例折返径路近端的有效不应期稍长于 1 个窦性周期,远端的有效不应期短于窦性周期的 2 倍,窦性激动 S$_1$、S$_3$ 和 S$_5$ 通过折返径路折回心室,分别引起偶联间期 0.80s、0.69s 和 0.50s 的室性融合波 E$_1$、室性早搏 E$_2$ 和 E$_3$,表明激动在穿越折返径路远端阻滞区的速度逐渐加快,以致 S$_5$ 激动折回心室时,心室内传导组织、心室肌尚未完全脱离不应期,导致室性早搏 E$_3$ 发生心室内差异性传导。E$_1$、E$_2$、E$_3$ 的激动又进入折返径路,但在近端被阻滞,当 S$_7$ 激动折回心室时,因传导速度加快在远端遇及前一激动的有效不应期而阻滞,下一个激动 S$_8$ 则被阻滞在近端。故窦性激动如 S$_1$、S$_3$、S$_5$ 和 S$_7$ 在折返径路远端发生 4:3 传出反向文氏现象,下行最后一个文氏周期远端为 3∶2 传出阻滞,说明折返径路内有两个水平阻滞区,即近端 2∶1 阻滞,远端 3∶2～4∶3 传出反向文氏现象,符合 A 型交替性反向文氏周期。

因心室肌不应期甚短,室性早搏不易产生心室内差异性传导,但一旦出现,则提示心肌有病变。本例系病毒性心肌炎患者,室性早搏发生心室内差异性传导,表明心室内传导组织、心室肌受炎症影响,其不应期出现病理性延长,这更有利于折返性早搏的形成。

本例应与下列心律失常相鉴别:①偶联间期反向文氏型室性并行心律:当两个室性早搏的间距为并行灶的基本周期,且稍短于 2 个窦性周期时,则每个室性早搏愈来愈接近前面的窦性搏动,直至落到前一个窦性搏动后的绝对不应期内而消失,貌似折返径路内反向文氏现象;但并行心律属起源异常,与其前配对的心搏无关,两个室性早搏之间的距离相等或呈倍数关系,仍保持并行心律的特点;本例两个室性早搏的间距不等,亦不呈倍数关系,可排除偶联间期反向文氏型并行心律。②室性并行心律伴文氏型传出阻滞:表现为偶联间期长短无规律地改变,两个相邻室性早搏的 E-E 间期呈渐短突长,长 E-E 间期短于最短 E-E 间期的 2 倍;本例室性早搏的偶联间期由长到短有规律地改变,尔后出现固定偶联间期,表明室性早搏与其前配对的心搏有关,属传导异常;此外,最长 E-E 间期 3.39～3.45s,大于最短 E-E 间期 1.47s 的 2 倍,故本例可除外室性并行心律伴文氏型传出阻滞。③多源性室性早搏:属起源异常,其偶联间期、QRS 波形均不一致,本例虽然早搏偶联间期、QRS 波形不一致,但偶联间期由长到短有规律地变化,故仍考虑为传导异常,可除外多源性室性早搏。④异位起搏点自律性强度不等引起偶联间期长短不一:属起源异常,当异位灶的自律性增强时,其发放频率加快,表现为短的偶联间期;当自律性强度减低时,其发放频率减慢,则出现长的偶联间期,但像本例偶联间期由长到短有规律地改变,是非常罕见的。

【心电图诊断】

①窦性心律;②频发室性早搏,呈显性、隐性二联律,有时伴心室内差异性传导;③室性融合波;④心室折返径路内 A 型交替性反向文氏周期(近端 2∶1 阻滞,远端 3∶2～4∶3 反向文氏现象)。

例 2 窦性早搏二联律伴 3 相性右束支阻滞及室性早搏四联律

【临床资料】

患者男性,34 岁,临床诊断:病毒性心肌炎。

【心电图特征】

V_3 导联连续记录,P_{15}-P_{16} 间期 1.09s 为窦性基本周期,提早出现的 P'_4、P'_8、P'_{12} 的形态与窦性 P 波一致,偶联间期 0.74～0.76s,代偿间歇 1.01～1.09s 呈次等周期、等周期代偿,下传的 QRS 波群呈右束支阻滞型(时间 0.15s);提早出现的 R_2、R_6、R_{10}、R_{14} 呈左束支阻滞型(时间 0.16s),偶联间期 0.44s,代偿间歇不完全。

【精解与讨论】

窦性早搏的诊断条件:①提早出现的 P' 波形态与窦性 P 波一致或略异;②P'-P 间期等于窦性 P-P 间期,呈等周期代偿。

窦房交接性早搏的诊断条件:①提早出现的 P' 波形态与窦性 P 波一致或略异;②可呈次等周期、等周期代偿或不完全性代偿间歇。

本例短 P-P' 间期 0.74～0.76s 与长 P'-P 间期 1.01～1.09s 交替出现呈二联律,但最后 1 个窦性周期 1.09s 与长 P'-P 间期相等。按照 Schamroth 的意见,如果所显现的窦性心律其 P-P 间期与二联律时的长 P-P 间期相等,则此二联律为窦性早搏二联律。本例代偿间歇 1.01～1.09s 表现为次等周期或等周期代偿,是窦性心律不齐所致,还是窦性早搏触发窦性节律提早发放或窦房交接性早搏在窦房交接区前向、逆向传导速度发生改变所致? 尚难肯定。室性早搏的代偿间歇往往是完

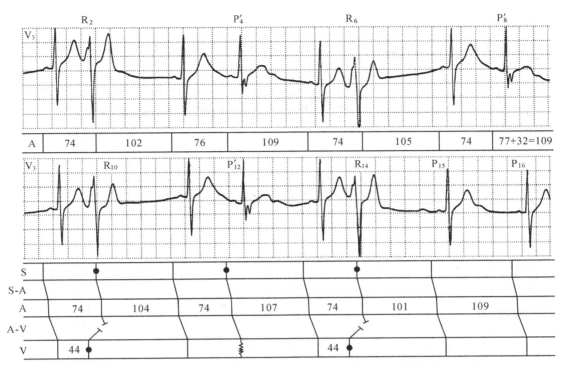

图 50-2　例 2　窦性早搏二联律伴 3 相性右束支阻滞及室性早搏四联律

全的，本例室性早搏的 QRS 波群后面无逆行 P⁻ 波跟随而呈不完全代偿间歇，显然要考虑窦性早搏的 P′ 波重叠于室性早搏的 QRS 波群中，两者在房室交接区产生相互干扰。

　　本例应与下列心律失常相鉴别：①房性早搏二联律：房性早搏的 P′ 波形态异于窦性 P 波，早搏后代偿间歇 P′-P 间期等于窦性 P-P 间期加上心房冲动到窦房结的传导时间（P′-S）和窦性冲动传到心房的时间（S-P）而呈不完全代偿间歇。②3∶2 窦房文氏现象：短 P-P 间期与长 P-P 间期交替出现呈二联律时，若无窦性心律显现，3∶2 窦房文氏现象与窦性早搏二联律无法区别；若所显现的窦性心律，其 P-P 间期小于二联律时的较短 P-P 间期，则为前者；若 P-P 间期等于较长 P-P 间期，则为后者。③窦房交接区快、慢径路交替传导：二联律时长、短 P-P 间期之和为二联律消失时所显现的窦性心律基本 P-P 间期的 2 倍，经快径路传导时出现短 P-P 间期，由慢径路传导时出现长 P-P 间期。

【心电图诊断】

　　①窦性心律；②频发窦性早搏或窦房交接性早搏二联律伴 3 相性右束支阻滞；③频发室性早搏四联律；④窦性早搏或窦房交接性早搏与室性早搏在房室交接区出现相互干扰现象。

例 3　双束支阻滞、房室交接性逸搏心律合并左束支内文氏现象

【临床资料】

　　患者男性，81 岁，临床诊断：冠心病。

【心电图特征】

　　V₁-a 导联 P-P 间期 0.78～0.82s，P-R 间期 0.18s，P 波与 QRS 波群呈 2∶1 传导，QRS 波群呈 RsR′ 型，时间 0.12～0.13s，为完全性右束支阻滞。V₁-b、V₁-c 导联连续记录（定准电压 5mm/1mV），P-P 间期 0.81s，除 R₁、R₅ 搏动呈右束支阻滞型及其 P-R 间期固定为 0.18s 外，其余搏动的 QRS 波群呈 rS 型，其 P-R 间期均不固定，表明 P 波与 QRS 波群无关，R-R 间期 1.42～

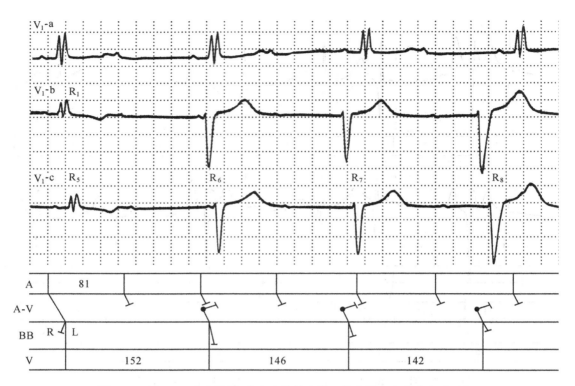

图 50-3　例 3　双束支阻滞、房室交接性逸搏心律合并左束支内文氏现象

1.46s，QRS 波群时间由 0.11s→0.12s→0.16s 逐渐增宽，表现为左束支内文氏现象。

【精解与讨论】

　　常见的双束支及双分支阻滞心电图表现有以下 6 种类型：①完全性右束支阻滞伴左前分支阻滞；②完全性右束支阻滞伴左后分支阻滞；③间歇性出现右、左束支阻滞；④间歇性出现左前、左后分支阻滞；⑤完全性左束支阻滞合并房室传导阻滞型（P-R 间期延长、二度 Ⅰ 型、二度 Ⅱ 型房室传导阻滞，考虑其阻滞部位发生在右束支内）；⑥一部分完全性右束支阻滞合并房室传导阻滞型（P-R 间期延长、二度 Ⅰ 型、二度 Ⅱ 型房室传导阻滞，考虑其阻滞部位发生在左束支内）。本例 V_1-a 导联在完全性右束支阻滞基础上出现 2∶1 房室传导阻滞，该阻滞部位可能发生在房室结或左束支内，结合 V_1-b、V_1-c 导联出现二度或高度房室传导阻滞，提示 V_1-a 导联 2∶1 房室传导阻滞的部位发生在房室结内。

　　窦性激动下传心室时，诊断束支内文氏现象的前提为：①要求 P-P 间期规则以排除频率依赖性束支阻滞；②要求 P-R 间期固定及≥0.12s 以排除室性逸搏、室性融合波及预激综合征。束支内文氏现象有 3 种类型：①直接显示型：QRS 波形由正常→不完全性束支阻滞→完全性束支阻滞逐渐演变，周而复始；②不完全性隐匿型：QRS 波形表现为不完全性束支阻滞→完全性束支阻滞，周而复始；③完全隐匿型：QRS 波群呈完全性束支阻滞型，时间固定不变或逐渐增宽，要诊断该型，需同时存在直接显示型或不完全性隐匿型方可诊断，否则，与一般的完全性束支阻滞无法区别。

　　本例 V_1-b、V_1-c 导联初看酷似高度房室传导阻滞，结合 V_1-a 导联，实际上亦为 2∶1 房室传导阻滞，P 波落在左束支阻滞型 QRS 波群稍前、之中及 T 波上升肢上均系生理性干扰所致。从梯形图解中可知，R_5 为窦性激动经左束支下传，R_6、R_7 为不完全性左束支阻滞型，系房室交接性逸搏由右束支下传心室，其左、右束支传导时间互差 0.025～0.04s，R_8 呈完全性左束支阻滞型，为房室交接性逸搏经右束支下传，其左、右束支传导时间互差＞0.04s，表明左束支阻滞程度逐渐加重，提示房室交接性逸搏心律合并直接显示型左束支内 4∶3 文氏现象。

本例双束支阻滞系功能性阻滞所致,即由左、右束支传导时间互差＞0.04s 所致。需与双源性室性逸搏伴室性融合波相鉴别,即 V_1-c 导联的 R_6 为高位室性逸搏,R_8 为低位室性逸搏,R_7 为两者的室性融合波,根据 QRS 波形有规律地重复出现,以房室交接性逸搏心律合并左束支内文氏现象可能性为大。

【心电图诊断】

①窦性心律;②二度房室传导阻滞,房室呈 2：1 传导;③完全性右束支阻滞;④房室交接性逸搏心律合并直接显示型左束支内 4：3 文氏现象;⑤窦性激动与房室交接性逸搏在交接区发生干扰现象酷似高度房室传导阻滞。

例 4　加速的房室旁道性逸搏心律

【临床资料】

患者女性,14 岁,临床诊断:病毒性心肌炎?

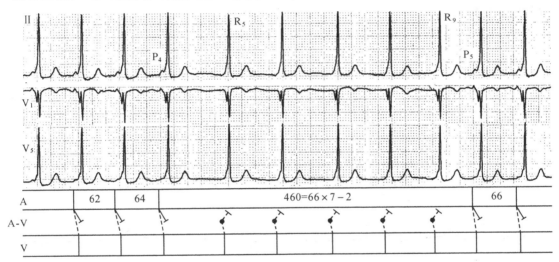

图 50-4　例 4　加速的房室旁道性逸搏心律

【心电图特征】

Ⅱ、V_1、V_5 导联同步记录,P-P 间期 0.62～0.66s,P_4-P_5 间期 4.60s,为部分短 P-P 间期的 7 倍,P-R 间期 0.08s,QRS 波群落在 P 波的下降肢上,无 PR 段,QRS 波群时间 0.12s,有"δ"波,V_1 导联呈 QS 型,起始错折或呈 qrS 型,V_5 导联呈 R 型,提示为完全性 B 型预激综合征;值得注意的是 R_5～R_9 的形态与其他 QRS 波形完全一致,但其前均未见任何 P 波,R-R 间期 0.71～0.80s,频率 75～84 次/min,应考虑为起源于 Kent 束的加速的逸搏心律(梯形图 A-V 行中实线表示房室正道,虚线表示房室旁道)。

【精解与讨论】

大部分 Kent 束顺向传导不应期极短≤0.35s,称为快旁道,由心房肌构成,无自律性,传导具有全或无特性,无递减性传导或传导延缓,不存在一度或文氏型阻滞;小部分 Kent 束不应期相当长,可在 0.60～3.0s,称为慢旁道,是由希-浦传导组织构成,具有自律性。现已证明,在旁道束纤维内或旁道束插入心房和心室的部位均易产生异位激动,所形成的早搏大多以并行节奏点的性质单个出现,有时亦可形成异位心律;亦可有 3 相、4 相阻滞及超常传导。

本例加速的旁道性逸搏心律应与下列心律失常相鉴别:①加速的房性逸搏心律伴 B 型预激:若心房异位灶接近旁道束的起始部且优先由旁道束下传心室,而激动传向心房肌受阻,未使心房肌除极产生 P'波或所产生 P'波振幅极低或与窦性 P 波相融合形成房性融合波重叠在等电位线上难以分辨,但在Ⅱ、V_1、V_5 三个导联上均未见 P'波或房性融合波则难以解释,故可排除。②加速的室性逸搏心律:若心室异位灶接近旁道束插入心室部位时,则两者因 QRS 波形相似在体表心电图上无法鉴别,若异位灶起源于心室其他部位,则因 QRS 波形不一而可排除。③加速的房室交接性逸搏或室性逸搏心律伴完全性房室分离:心房由窦性控制,心室由房室交接区或室性异位搏动控制,P 波与 QRS 波群无关呈完全性房室分离,但常规十二导联及Ⅱ、V_1、V_5 导联同步记录时,即使 P-P 间期不等,其 P-R 间期始终是固定的,表明 P 波与 QRS 波群是相关的,故可排除。

【心电图诊断】

①窦性心律;②高度窦房传导阻滞;③完全性 B 型预激综合征;④加速的房室旁道性逸搏心律。

例5　室性并行灶周围显性折返伴折返径路内反向文氏现象

【临床资料】

患者男性,72 岁,临床诊断:冠心病?

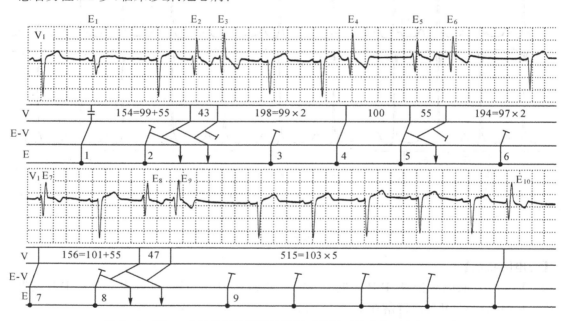

图 50-5　例 5　室性并行灶周围显性折返伴折返径路内反向文氏现象

【心电图特征】

V_1 导联连续记录,心电图有以下特点:①室性早搏的偶联间期不等,E_1 为室性融合波,E_3、E_4 R'振幅稍高,可能伴有轻度的心室内差异性传导;②成对室性早搏的 E-E 间期为 0.43s、0.47s,连续出现 3 次异位搏动的 E-E 间期为 1.00s、0.55s;③其余相邻的两个异位搏动的 E-E 间期分别为 1.54s、1.98s、1.94s、1.56s、5.15s。

【精解与讨论】

室性并行灶周围显性折返伴折返径路内反向文氏现象的心电图诊断条件:①异位搏动的偶联间期不等;②有多个成对早搏,其 E-E 间期为显性折返周期,并且由长到短,直至异位搏动消失,且能重复出现;③长 E-E 间期不是成对早搏 E-E 间期的倍数,而是所测得并行灶基本周期的倍数和余数,其余数为成对早搏 E-E 间期的倍数。

从梯形图解中可知,长 E-E 间期 1.94s、1.98s、5.15s 为 0.97~1.03s 的 2~5 倍,故 E_4-E_5 间

期 1.00s 即为并行灶的基本周期。长 E-E 间期 1.54s、1.56s 不是成对室性早搏 E-E 间期 0.43s、0.47s 的倍数，而是并行灶基本周期的长度加上余数 0.55s，而余数恰好与 E_5-E_6 间期相等，故 0.55s 为显性折返周期，表明 E_5 外出时在并行灶周围产生折返并重整并行灶节律，同时亦传出心室形成折返心搏 E_6；并行灶发放的第 2、8 个激动（梯形图 E 行中所标的 2、8 数字）外出时，恰逢心室肌处于窦性搏动后的绝对不应期而未传出，但在并行灶周围产生连续数次折返并激动心室形成显性折返心搏 E_2、E_3 及 E_8、E_9，且重整并行灶节律，折返激动在并行灶周围的折返径路内传导速度逐渐加快，引起折返心搏 E-E 间期由 0.55s→0.43～0.47s，逐渐缩短，直至第 3 次折返激动遇及心室肌、并行灶节律点的不应期而终止，显示并行灶周围折返径路内呈 2∶1～3∶2 反向文氏现象。

【心电图诊断】

①窦性心律；②频发单个、成对室性早搏；③短阵性室性心动过速；④室性并行灶周围显性折返伴折返径路内 2∶1～3∶2 反向文氏现象。

例 6　室性并行心律伴并行灶周围传导 3 种可能

【临床资料】

患者男性，62 岁，临床诊断：冠心病。

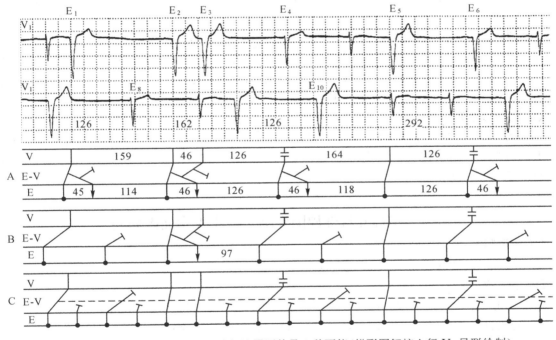

图 50-6　例 6　室性并行心律伴并行灶周围传导 3 种可能（梯形图解按上行 V_1 导联绘制）

【心电图特征】

V_1 导联连续记录（定准电压 5mm/1mV），示窦性 P-P 间期 0.91～1.05s，QRS 波形有 3 种：①呈 rS 型，P-R 间期 0.17s，系窦性搏动；②呈 QS 型，时间 0.12s，其前无 P 波或相关 P 波，属室性异位搏动；③呈 rS 型，形态介于上述两者之间，其 P-R 间期 0.15～0.16s，为室性融合波，如 E_4、E_6、E_8。室性异位搏动有 3 个特点：①偶联间期不等（0.38～0.88s），部分以逸搏形式出现；②频发室性融合波；③相邻的两个异位搏动的 E-E 间期为 0.46s、1.26s、1.59～1.64s、2.92s，大部分以 1.26s、1.59～1.64s 交替出现。

【精解与讨论】

根据这 3 个特点,此幅心电图有以下 3 种解释:①室性并行心律伴并行灶周围显性和隐性折返:长 E-E 间期 1.26s、1.59～1.64s、2.92s 不是成对早搏 E_2-E_3 间期 0.46s 的倍数,而是并行灶基本周期 1.14～1.26s 的倍数(1～2 倍)和余数,其余数 0.45～0.46s 恰好等于成对早搏 E_2-E_3 间期,符合并行灶周围显性和隐性折返(见梯形图解 A)。并行灶最大公约数的均值为(最大值＋最小值)÷2＝(1.26＋1.14)÷2＝1.20s,均值变异范围＝(均值－最小值)÷均值×100％＝(1.20－1.14)÷1.20×100％＝5％,符合并行心律的特点。异位搏动 E_1、E_4、E_6 外出时,在保护性阻滞区内发生折返,该折返激动因遇及阻滞区外围组织尚处于前一次激动的不应期而未能传出保护性阻滞区,形成隐匿性折返,但该折返激动却穿过并行灶使其节律重整;E_2 外出时,在保护性阻滞区内所产生的折返激动,则传出了心室而形成显性折返心搏 E_3,同时亦重整了并行灶节律。其折返环路为并行灶→并行灶邻近组织(保护性阻滞区内)→并行灶→心室(显性折返)或并行灶邻近组织(隐匿性折返)。②室性并行心律伴并行灶周围显性折返和外出 3∶2 文氏现象:并行灶的基本周期为(1.26＋1.64)÷3＝0.97s,异位激动 E_2 外出时,在保护性阻滞区内产生折返,该折返激动适逢心室肌处于应激期而传出保护性阻滞区激动心室,形成显性折返心搏 E_3,同时穿过并行灶使其节律重整,最后一组文氏周期呈 3∶2 顿挫型文氏现象(见梯形图解 B)。③室性并行心律伴外出交替性 A 型文氏周期:根据各组文氏周期的长度可推算出异位搏动的基本周期为(1.26＋1.64)÷3＝0.957s、(1.26＋1.62)÷3＝0.96s、2.92÷3＝0.97s,基本上为最短 E-E 间期 0.46s 的 2 倍,故异位灶发放激动的基本周期为 0.46～0.49s,其均值为(0.46＋0.49)÷2＝0.475s,均值变异范围为(最大值－均值)÷均值＝(0.49－0.475)÷0.475×100％＝3.2％,符合并行心律的特点。因此,本例亦符合室性并行灶周围外出交替性 A 型文氏周期,即并行灶发放激动在外出过程中,近端呈 2∶1 阻滞,远端发生 3∶2 文氏现象(见梯形图解 C)。确定并行灶的基本周期是本例明确诊断的关键。

【心电图诊断】

①窦性心律;②频发室性早搏、加速的室性逸搏及室性融合波,有时呈短阵性室性异位心律;③室性并行灶周围显性和隐性折返或并行灶周围显性折返及外出 3∶2 文氏现象或并行灶周围外出交替性 A 型文氏周期。

例 7　室性并行灶周围外出交替性 A 型文氏周期

【临床资料】

患者男性,62 岁,临床诊断:直肠癌、冠心病?

【心电图特征】

心电图 Ⅱ、Ⅲ 导联系手术前同时记录,示有 3 个节律点控制心室:①Ⅱ 导联 R_4、R_8 及 Ⅲ 导联 R_6,其前有窦性 P 波,P-R 间期 0.12s,为窦性搏动,其 P-P 间期规则 1.04s,频率 58 次/min;②Ⅱ 导联 R_2、R_6 及 Ⅲ 导联 R_1、R_3、R_7 QRS 波群延迟出现,其形态与窦性一致,逸搏周期 0.80s、0.89s、1.19s,频率 50～75 次/min,两异位搏动之间无最大公约数,属房室交接性逸搏或加速的房室交接性逸搏;③Ⅱ 导联提早或延迟出现的呈 R 型及 Ⅲ 导联呈 Rs 型宽大畸形的 QRS-T 波群,系室性异位搏动。该室性异位搏动的发生有 3 个特点:①偶联间期呈短、长两种,即 0.51s、0.92s,以早搏或加速的逸搏形式出现;②Ⅱ 导联 E-E 间期呈 1.40s、1.71s 短、长交替出现,表明异位搏动存在 3∶2 外出文氏现象,异位灶的基本周期为(1.40＋1.71)÷3＝1.04s,恰好与窦性周期一致;③Ⅲ 导联相邻的两个异位搏动的 E-E 间期分别为 2.13s、0.51s、2.06s,其中 2.13s、2.06s 分别为 0.53s、0.515s 的 4 倍,为室性并行心律伴外出 4∶1 传导(近端与远端均为 2∶1 阻滞),其发放激动的基本周期为 0.51～0.53s,均值 0.52s,刚好为 Ⅱ 导联并行灶基本周期 1.04s 的一半,表明 Ⅱ 导联并行灶发放的激动在并行灶周围近端呈 2∶1 阻滞,远端呈 3∶2 文氏现象,符合并行灶周围外出交替性 A 型文

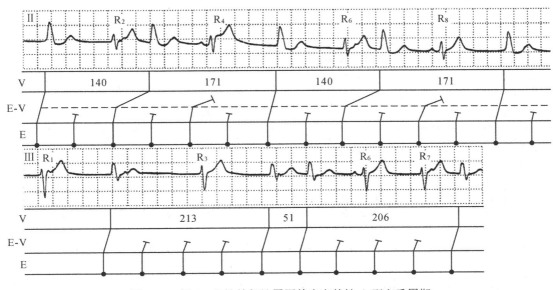

图 50-7　例 7　室性并行灶周围外出交替性 A 型文氏周期

氏周期。

【精解与讨论】

　　室性并行灶周围外出交替性文氏周期的心电图特点为:①室性异位搏动的偶联间期不等;②E-E 间期由长→短→突长或由短→长→突长或短、长交替出现,周而复始;③由文氏周期推算出来的周期恰好为并行灶基本周期的 2 倍;④若并行灶周围近端 2:1 阻滞,远端文氏现象,出现连续 3 次并行灶激动受阻,则为 A 型交替性文氏周期;反之,近端文氏现象,远端 2:1 阻滞,出现连续 2 次并行灶激动受阻,则为 B 型交替性文氏周期,以 A 型多见。本例符合 A 型交替性文氏周期。但应与下列心律失常相鉴别:①室性早搏伴心室内双径路折返:本例室性异位搏动的偶联间期呈短、长两种,酷似室性早搏伴心室内双径路折返,但经慢径路折返引起长达 0.92s 的偶联间期则较罕见,结合Ⅲ导联两异位搏动之间能以成对出现的短 E-E 间期测得倍数关系,表明室性异位搏动系起源异常,而不是传导异常所致,可排除心室内双径路折返,偶联间期呈短、长两种,系室性并行灶发放激动的基本周期 0.52s 与窦性周期 1.04s 呈倍数关系所引起的偶然的巧合所致。②心室内有两个源起搏点:偶联间期短的异位搏动为折返型室性早搏,偶联间期长的则为加速的室性逸搏,此时异位搏动的 QRS 波形应该不一致,两异位搏动之间亦无倍数关系,而本例则刚好相反,故可以排除。

【心电图诊断】

　　①窦性心动过缓;②频发房室交接性逸搏或加速的房室交接性逸搏;③频发室性早搏或加速的室性逸搏,为室性并行心律伴并行灶周围外出交替性 A 型文氏周期或外出 4:1 传导;④不完全性干扰性房室分离。

例 8　房室正道二、三度阻滞伴"获得性"预激综合征

【临床资料】

　　患者男性,64 岁,临床诊断:冠心病、心房颤动。既往心电图未见预激综合征图形。

【心电图特征】

　　常规 12 导联(其中 $V_3\sim V_6$ 导联定准电压均为 5mm/1mV)与长 V_1 导联系用洋地黄治疗后第 8 天同时记录,示窦性 P 波消失,代之以 f 波,QRS 波形有 3 种:①宽大畸形,呈左束支阻滞型,时间 0.18s,起始部似有 δ 波,于 V_1、V_2 导联呈 rS 型,V_5、V_6 导联呈 R 型,其 R-R 间期绝对不规则;②呈

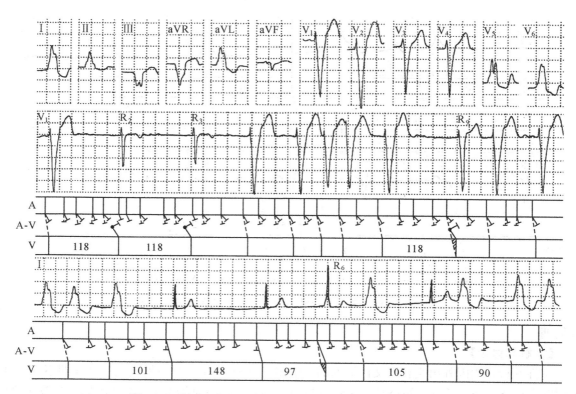

图 50-8　例 8　房室正道二、三度阻滞伴"获得性"预激综合征

正常形态,如长 V_1 导联 R_2、R_3,其 R-R 间期固定为 1.18s,频率 51 次/min;③形态介于上述两者之间,如长 V_1 导联 R_9,其 R-R 间期为 1.18s。停用洋地黄 3 天后记录 I 导联,于心室率增快时出现宽大畸形 QRS-T 波群,于心室率减慢时出现正常 QRS-T 波群,当 R-R 间期 0.97s 时,出现介于两者之间的 QRS-T 波群,其前有明确的 δ 波,如 R_6(A-V 行中实线表示房室正道下传、虚线表示房室旁道下传、实线与虚线共同下传表示预激,V 行中斜影部分表示预激程度)。

　　【精解与讨论】

　　本例常规十二导联及长 V_1 导联宽大畸形 QRS-T 波群时间宽达 0.18s,形态酷似左束支阻滞型,有 4 种可能:①3 相性左束支阻滞;②B 型完全性预激综合征;③B 型预激综合征合并 3 相性左束支阻滞;④心室内异位自律性增高型短阵性室性心动过速。结合 I 导联 R_6 起始部有明确的 δ 波,R 波无平顶挫折,应考虑这些宽大畸形 QRS-T 波群均由房室旁道下传的完全性预激波形,而排除 3 相性左束支阻滞。长 V_1 导联正常化 QRS 波群(R_2、R_3、R_9)有等长的周期,提示为房室交接性逸搏,其中 R_9 为 f 波由旁道下传与房室交接性逸搏经正道下传所产生的室性融合波,表明房室正道存在三度阻滞。

　　大部分房室旁道顺向传导的不应期极短≤0.35s,称为快旁道;小部分不应期相当长为 0.60~3.0s,称为慢旁道,可有 3 相、4 相阻滞及自律性。当慢旁道前传功能在在房室正道功能良好时未能显露,只有在正道出现阻滞后,旁道才显现出传导功能者称为"获得性"预激综合征。

　　本例长 I 导联心室率增快时 f 波由旁道下传,而房室正道下传受阻,显示房室正道 3 相性阻滞;心室率减慢时 f 波由正道下传,而旁道下传受阻,显示房室旁道 4 相性阻滞。

　　【心电图诊断】

　　①心房颤动;②"获得性"完全性 B 型预激综合征;③三度房室传导阻滞;④房室交接性逸搏伴室性融合波;⑤停用洋地黄后表现为房室正道 3 相性阻滞、旁道 4 相性阻滞;⑥提示洋地黄中毒。

例9　房室结快径路隐匿性结-窦逆传致假性窦房传导阻滞或窦性停搏

【临床资料】

患者男性,32 岁,临床诊断:病毒性心肌炎?

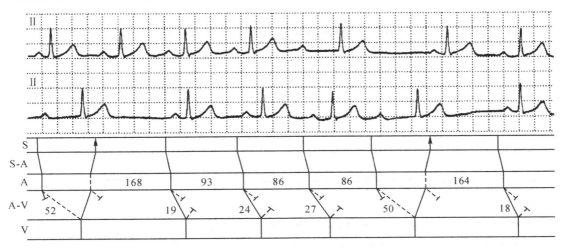

图 50-9　例 9　房室结快径路隐匿性结-窦逆传致假性窦房传导阻滞或窦性停搏

【心电图特征】

Ⅱ导联连续记录,显示 P-P 间期 0.82~0.93s,P-R 间期分别由 0.18s→连续 3 个 0.25s→突然延长至 0.52s 或由 0.18s→0.24s→突然延长至 0.52s 或由 0.19s→0.24s→0.27s→突然延长至 0.50s,其后出现长达 1.68、1.64s 的长 P-P 间期,与邻近的短 P-P 间期无倍数关系。食道心房调搏检查时用 S_1-S_2 法程控刺激,当 S_1-S_2 为 290ms 时,其 S_2-R 间期为 280ms,当 S_1-S_2 为 280ms 时,其 S_2-R 间期为 500ms,S-R 间期呈跳跃式延长。

【精解与讨论】

本例 P-P 间期基本规则,而 P-R 间期却成倍增加,符合房室结内双径路传导;此外,快径路 P-R 间期由 0.18s 增至 0.24~0.25s,其递增量≥0.06s,该房室传导时间改变有 2 种解释:①快径路内不典型的文氏现象,最短的 P-R 间期系长 P-P 间期后快径路得到充分休息所致;②房室结内存在三径路传导,即最短的 P-R 间期属快径路,次长的 P-R 间期为中速径路,最长的 P-R 间期则为慢径路传导。经食道调搏检测,房室传导曲线仅有一处中断现象,表明房室结内仅存在双径路传导。

值得注意的是本例长 P-R 间期之后均出现长 P-P 间期,有 3 种解释:①窦性激动由房室结慢径路下传心室,同时又循快径路隐匿性逆传至窦房交接区与窦性激动相互干扰形成假性二度窦房传导阻滞或逆传至窦房结使其节律重整引起假性窦性停搏。既然由快径路逆传的激动通过心房至窦房交接区或窦房结,为何未使心房肌除极产生逆行 P⁻波呢?可能类似高钾血症引起的窦-室传导,经快径路逆传的激动优先通过结间束逆传到窦房交接区或窦房结,并未进入心房肌,故未能使心房肌除极而产生逆行 P⁻波(梯形图中 A 行以虚线表示)或逆行 P⁻波与窦性 P 波在心房内相融合而表现为等电位线。②可能存在真正的二度窦房传导阻滞或窦性停搏,但均发生在长 P-R 间期之后,似乎太巧合。③窦性 P 波重叠在 T 波上,但 T 波形态光滑,不支持有 P 波重叠。以第 1 种解释较为合理。

【心电图诊断】

①窦性心律;②房室结内双径路传导,其中快径路呈 3:2~5:4 传导的不典型文氏现象,慢径路为二度~高度阻滞呈 3:1~5:1 传导;③房室结快径路隐匿性结-窦逆传致假性窦房传导阻滞或窦性停搏;④房室结慢径路内蝉联现象。

例10   双结病合并房室结内双向性三径路传导

【临床资料】

患者女性,35 岁,近 1 周晕厥数次。临床诊断:晕厥原因待查,病毒性心肌炎?

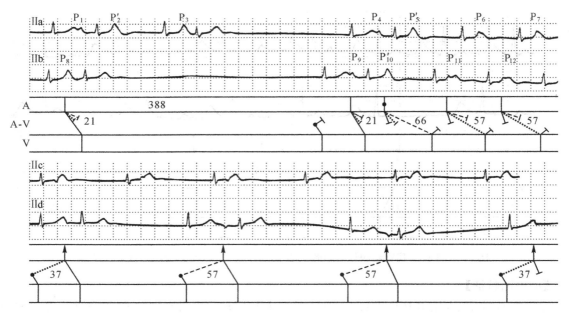

图 50-10   例 10   双结病合并房室结内双向性三径路传导

【心电图特征】

Ⅱa、Ⅱb 导联连续记录,窦性的基本 P-P 间期 0.76~0.79s,心率 76~79 次/min,Ⅱa 导联长 P-P 间期 2.68s,与短 P-P 间期无倍数关系,Ⅱb 导联长 P-P 间期 3.88s,为短 P-P 间期的 5 倍,期间可见缓慢的房室交接性逸搏出现;P_2'、P_5'、P_{10}' 提早出现,落在 T 波顶峰上,下传的 P′-R 间期 0.66~0.69s,偶联间期相等,代偿间歇不完全,为房性早搏经房室结慢径路下传(梯形图 A-V 行中以长条虚线表示);P_1、P_3、P_4、P_8、P_9 落在 T 波降肢或顶峰上,下传的 P-R 间期 0.21s,由快径路下传(以实线表示);P_6、P_7、P_{11}、P_{12} 落在 T 波顶峰或上升肢上,下传的 P-R 间期 0.57s,循中速径路下传(以圆点虚线表示)。Ⅱc、Ⅱd 导联均未见窦性 P 波,Ⅱc 导联 R-R 间期 1.19~1.25s,频率 48~50 次/min,QRS 波群后面均跟随逆行 P⁻波,R-P⁻间期 0.21s,系房室交接性逸搏经快径路逆传至心房。Ⅱd 导联重复出现 QRS-P⁻-QRS 或 QRS-P⁻序列,表现为房室交接性逸搏及其反复搏动,逸搏 QRS 波形与反复搏动的 QRS 波形略异,为非时相性心室内差异性传导,逸搏周期 1.46~1.53s,频率 39~41 次/min,R-P⁻间期 0.37s、0.51s 呈短、长两种,分别由中速径路、慢径路逆传,显示房室结内逆向性三径路传导。

【精解与讨论】

本例出现窦性停搏、窦房传导阻滞、缓慢而不规则的房室交接性逸搏、短暂性全心停搏,符合双结病的心电图诊断条件。电生理研究表明,房室传导曲线有两处中断现象,每一处中断的时距≥0.06s,即提示房室结内存在三径路传导。房性早搏或窦性激动落在 T 波上下传的 P-R 间期出现长、短数种,有 3 种可能:①干扰性 P-R 间期延长,此时 P-R 间期长、短不一,其 R-P 间期与 P-R 间期呈反比关系,即 R-P 间期短,其 P-R 间期长;反之,R-P 间期长,其 P-R 间期短。②房室结内多径路传导,此时不同径路下传的 P-R 间期各自固定,R-P 间期与 P-R 间期不呈反比关系。③上述两者兼有之,此时同一径路下传的 P-R 间期可略有长短,但应<0.06s。本例房性早搏的 P′波落在 T 波顶峰上,其下传的 P′-R 间期 0.66~0.69s,而窦性 P 波落在 T 波上升肢上,其 P-R 间期却为

0.21s、0.57s，存在着 R-P 间期与 P-R 间期不呈反比关系的矛盾现象，很难以干扰性 P'-R 间期延长来解释，应考虑房性早搏由慢径路下传，窦性激动由快径路、中速径路下传，即房室结内存在顺向性三径路传导。Ⅱc、Ⅱd导联房室交接性逸搏出现不完全及完全性反复搏动，其 R-P⁻ 间期有 0.21s、0.37s、0.57s 三种，无论其 P⁻ 波形态是否一致，均符合房室结内逆向性三径路传导。

【心电图诊断】

①窦性心律；②窦性停搏；③高度窦房传导阻滞；④频发房性早搏；⑤房室结内双向性三径路传导；⑥缓慢而不规则的房室交接性逸搏伴停搏；⑦双结病、短暂性全心停搏。

例 11　室性早搏二联律伴心室折返径路内双径路传导

【临床资料】

患者女性，49 岁，临床诊断：冠心病？

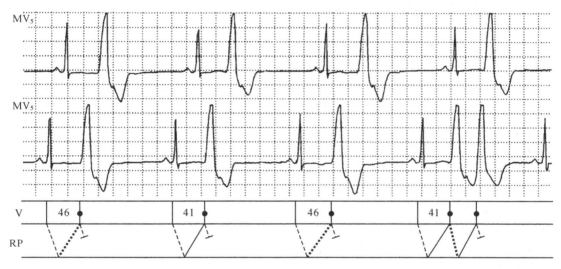

图 50-11　例 11　室性早搏二联律伴心室折返径路内双径路传导

【心电图特征】

DCG 示室性早搏 13498 次、成对室性早搏 179 次、短阵性室性心动过速 31 次。MV₅ 导联连续记录，示窦性搏动的 T 波振幅低平，室性早搏二联律，偶呈成对出现，其 QRS 波形一致，偶联间期为 0.46s、0.41s 交替出现，符合心室折返径路内双径路传导（RP 行长条虚线表示进入心室折返径路前的心室内传导，实线、短粗虚线分别表示快、慢径路传导）。

【精解与讨论】

（1）心室折返径路内双径路传导的基本概念：有狭义和广义之分。前者指主导节律（多为窦性）的激动在心室内折返过程中，传出支因存在纵向分离而形成快、慢双径路，其折返出口只有一个，出现偶联间期短、长两种和 QRS 波形一致的室性早搏；而后者系传出支因心室内特殊传导纤维参与，充当并构成两条不同的传导径路和出口，出现偶联间期固定、QRS 波形两种或偶联间期长、短两种和 QRS 波形两种的室性早搏。

（2）心室折返径路内双径路传导的 6 种心电图表现及其机制：①室性早搏偶联间期长、短交替型：本例室性早搏二联律，偶联间期呈长、短交替出现，QRS 波形一致，与 1983 年 Kinoshita 等首先报道 1 例相同，提示折返径路内纵向分离为快、慢双径路，其出口相同。当第 1 个窦性冲动进入心室内折返径路经慢径路传导形成 0.46s 偶联间期，而第 2 个窦性冲动进入折返径路时，慢径路尚处于有效不应期，冲动只能沿快径路传导形成 0.41s 偶联间期，如此周而复始便形成偶联间期长、短交替出现;或者两条长、短不同的折返径路的传出支有一个公共出口,类似房室结 Y 型双径路,也可出现长、短两种偶联间期。②偶联间期无规律交替型:室性早搏 QRS 波形一致,偶联间期呈长-长-短-短、短-长-长或长-短-短等无规律交替,无中间状态,与窦性周期的长短无关。③长、短偶联间期分别连续出现≥3 次,且相互突然转变,表现为快、慢径路内蝉联现象。④成对室性早搏型:在适当长或短的偶联间期时,室性早搏呈成对出现,QRS 波形相似,其 R'-R' 间期较短,易出现 Ron-T现象而诱发严重的室性心律失常。1979 年 Kinoshita 等报道的成对早搏发生在较长的偶联间期后,认为心室折返径路内存在纵向分离和超常传导是引起成对室性早搏的原因,即窦性冲动进入心室内折返径路沿慢径路传至心室引起第 1 个早搏,其逆传快径路的冲动折回慢径路时恰好遇及此超常期才再次由慢径路传入心室形成第 2 个早搏,否则,该冲动落在超常期偏前或偏后均会受阻。本例成对早搏、短阵性室性心动过速多发生在较短的偶联周期后,其折返方式是先由快径路传出产生第 1 个早搏,后又经慢径路缓慢折回,使快径路有充分的时间脱离不应期或遇及快径路的超常期,使得冲动能再沿快径路传出形成第 2、3 个早搏,这第 2、3 个早搏属双径路之间的折返所致,故第 2 个折返性早搏的出现是折返径路内存在双径路传导的又一重要佐证。⑤偶联间期固定而 R'波两种形态交替型:常称为双形性室性早搏,系传出支有两条传导径路和两个出口,但传至心室所需时间是相等的,类似房室结内倒 Y 型双径路。⑥偶联间期长、短两种及 R'波两种形态交替型:常称为双源性室性早搏,系传出支有两条传导径路和两个出口,且传至心室所需时间是不等的。

(3)鉴别诊断:①室性早搏折返径路内交替型文氏周期:折返径路内双径路传导其偶联间期由短变长或由长变短,不经过折返中断就变短或变长,仍保持显性二联律或三联律;而折返径路内交替性文氏周期需经过一次折返中断后偶联间期才变短或变长,出现隐性二联律或偶数变异性隐性二联律,但有时两者可并存于同一病例。②室性并行心律:折返径路内双径路传导其偶联间期为固定的长、短两种,两异位搏动之间无倍数关系,与属起源异常的并行心律的偶联间期长短不一及两异位搏动之间有倍数关系迥然不同。③多源性室性早搏:属起源异常,系心室内有多个异位起搏点发放冲动引起偶联间期长短不一、QRS 波形多变,有时与本文第 6 型心室内双径路折返性早搏较难鉴别,但后者偶联间期长、短两种始终是固定的可资鉴别。

【心电图诊断】

①窦性心律;②频发室性早搏二联律,有时呈成对出现;③心室折返径路内双径路传导。

例 12   加速的房性、房室交接性逸搏心律伴传导系统多水平阻滞

【临床资料】

患者男性,17 岁,临床诊断:先天性心脏病、原发孔型房间隔缺损合并二尖瓣裂。

【心电图特征】

心脏手术前常规心电图示窦性 P 波频率 65 次/min,Ⅱ、V_2 导联 P 波形态高尖,电压分别为0.3mV、0.45mV,时间 0.10s,V_1 Ptf 值为 -0.12mm·s;P-R 间期 0.23s;QRS 波群时间 0.12s,Ⅰ导联呈 qRS 型,Ⅲ导联呈 rSr' 型,电轴 -30°,aVR 导联呈 qR 型,q/R<1,V_1 导联呈 rsR's' 型,R'/s'>1,V_5 导联呈 Rs 型,R_{V_1}+S_{V_5}=2.1mV;aVL 导联 T 波低平,V_6 导联 T 波浅倒。

长Ⅱ导联系术后第 1 天描记,P 波呈负、正双相,时间 0.15s,其中正相波呈双峰切迹,两峰距0.06s,与术前Ⅱ导联及术后第 8 天恢复窦性节律时Ⅱ导联 P 波形态均有明显差异,P-P 间期0.54s,频率 111 次/min;QRS 波群呈 rS 型,S 波错折,时间 0.12s,电轴增至 -59°,与术前 QRS 波形不一致,R-R 间期由 0.56s→0.63s→0.97s 逐渐延长或由 0.56s→1.06s 逐渐延长,呈交替出现。

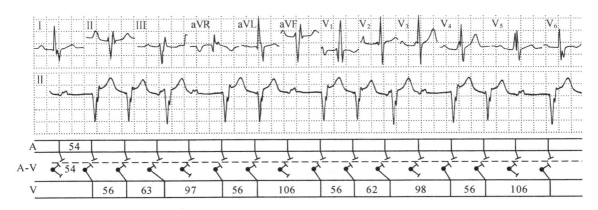

图 50-12　例 12　加速的房性、房室交接性逸搏心律伴传导系统多水平阻滞

【精解与讨论】

心电轴左偏是判断原发孔型房间隔缺损重要依据之一。本例心电轴左偏，Ⅱ、V_2 导联 P 波高尖类似"肺型 P 波"，V_1Ptf 绝对值明显增大，V_1 导联 QRS 波群以 R 波为主，表明存在右心房、右心室肥大及左心房负荷过重，符合原发孔型房间隔缺损的病理生理改变。

本例重点分析长Ⅱ导联心律失常，长Ⅱ导联 P 波呈负、正双相，其中正相波呈双峰切迹，两峰距 0.06s，P 波时间达 0.15s，与术前Ⅱ导联及术后第 8 天恢复窦性节律时Ⅱ导联 P 波形态均有明显差异，考虑该 P 波激动起源于心房，并提示存在不完全性心房内传导阻滞，频率 111 次/min，为加速的房性逸搏心律。QRS 波形与术前不一致，电轴增至 −59°，R-R 间期由 0.56s→0.63s→0.97s 逐渐延长或由 0.56s→1.06s 逐渐延长，呈交替出现，呈现 4∶3～3∶2 不典型文氏现象，其基本周期为（0.56+0.63+0.97）÷4＝0.54s 或（0.56+1.06）÷3＝0.54s，恰好与 P-P 间期一致，P-R 间期明显延长（最短的为 0.54s，最长的达 0.66s），考虑 P 波与 QRS 波群无关，存在等频性完全性房室分离，可能由三度房室传导阻滞或生理性干扰引起的假性三度房室传导阻滞所致。该 QRS 波群起源部位有 2 种可能：①起源于高位室间隔：所发放的激动表现为加速的室性逸搏心律伴异-肌交接区外出 3∶2～4∶3 不典型文氏现象；②起源于房室交接区：表现为加速的房室交接性逸搏心律伴结-室 3∶2～4∶3 不典型文氏现象及左前分支阻滞。

心房与高位室间隔或房室交接区两个节律点频率相等，可能是偶然巧合，但更可能是一种特殊的电生理影响——"同步化"或"趋同"现象所致。Segers 认为两个节律点频率相差＜25% 时，易出现"同步化"或"趋同"现象，即慢的频率逐渐增速，接近快的频率直至相等，形成等频率搏动。

【心电图诊断】

术前常规心电图：①窦性心律；②右心房、右心室肥大；③V_1Ptf 绝对值明显增大，提示左心房负荷过重；④一度房室传导阻滞；⑤不定型心室内传导阻滞；⑥侧壁 T 波改变。

长Ⅱ导联心电图：①加速的房性逸搏心律；②不完全性心房内传导阻滞；③完全性房室分离，可能由三度房室传导阻滞或生理性干扰引起的假性三度房室传导阻滞所致；④加速的高位室性逸搏心律伴异-肌交接区 3∶2～4∶3 不典型文氏现象或加速的房室交接性逸搏心律伴结-室 3∶2～4∶3 不典型文氏现象及左前分支阻滞；⑤不定型心室内传导阻滞。

例 13　右心房内文氏现象合并间歇性左心房内传导阻滞

【临床资料】

患者男性，68 岁，临床诊断：冠心病、病窦综合征？

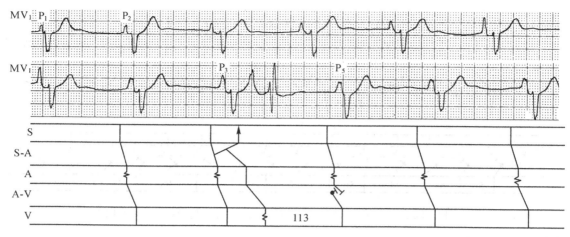

图 50-13　例 13　右心房内文氏现象合并间歇性左心房内传导阻滞

【心电图特征】

MV$_1$ 导联连续记录,显示窦性 P-P 间期 1.30～1.41s,频率 43～46 次/min,P 波形态多变,上行 P 波形态尖而窄,振幅分别由 0.25→0.30→0.30→0.35→0.35→0.62mV 逐渐增高,P 波时间 0.06～0.08s;下行 P 波形态由尖而窄变成高而宽,前 3 个 P 波振幅由 0.60→0.41→0.50mV,时间由 0.08→0.12(呈双峰切迹,两峰距 0.04s)→0.11s,后 3 个 P 波形态基本一致,振幅 0.4mV,时间 0.12s,呈双峰切迹,两峰距 0.04s;下行第 4 个 P 波提早出现重叠于 T 波上,其形态尖耸,下传的 P-R 间期延长、QRS 波群呈右束支阻滞型,其后代偿间歇 1.33s 小于下行窦性 P-P 间期而呈次等周期代偿;大部分 P-R 间期 0.16s,而上行 P$_1$-R 间期 0.07s,P$_2$-R 间期 0.11s,下行 P$_5$-R 间期 0.12s 均较基本 P-R 间期缩短,这 3 个搏动的 P 波与 QRS 波群显然无关,为房室交接性逸搏。

【精解与讨论】

(1)诊断心房内文氏现象的前提是 P-P 间期规则,以排除频率依赖性心房内传导阻滞、房性融合波及游走节律或房性异位搏动。本例上行前半部分 P-P 频率 46 次/min,后半部分及下行 P-P 规则,频率 43 次/min,虽然 P-P 略有互差,但 P 波形态、振幅由低窄向尖耸有规律地演变,表明窦性激动在右心房内传导速度逐渐减慢,符合右心房内文氏现象。下行在 P-P 间期规则时,P 波出现 3 种形态:高而窄、高而宽及介于两者之间(如下行 P$_3$),前者显然为单纯性右心房内传导阻滞所致,后两者除右心房内传导阻滞外尚合并左心房内传导阻滞,出现类似双心房肥大的巨大型 P 波。

(2)窦房交接性早搏的 P′波形态与窦性 P 波可一致或略异,这取决于该早搏激动下传途径与窦性 P 波是否一致、心房除极顺序有无改变。其后代偿间歇在 P-P 间期规则时,可呈等周期、次等周期或不完全代偿间歇,这取决于窦房交接性早搏的冲动逆传重整窦性节律所需时间与前向传导激动心房所需时间差值的多少。当逆传重整窦性节律先于前传激动心房,且两者时间差刚好为窦房传导时间,则表现为等周期代偿,与窦性早搏难以鉴别;当逆传重整窦性节律明显先于前传激动心房,则呈次等周期代偿;反之,则表现为不完全代偿间歇与房性早搏难以鉴别。

(3)下行第 5 个搏动为房室交接性逸搏,其逸搏周期为 1.13s,较 R$_1$-R$_2$ 逸搏周期 1.32s 短。一般说来,逸搏周期多较恒定,而本例该逸搏周期为何突然缩短? 有 3 种解释:①该逸搏点位置较高,窦房交接性早搏在下传中较早地使其节律重整,加上该早搏 P′-R 间期干扰性延长使 QRS 波群后延;②窦房交接性早搏在下传中促进房室交接性逸搏提早发放;③逸搏起搏点节律不规则。以第 1 种可能性为大。

【心电图诊断】

①窦性心动过缓;②一过性右心房内文氏现象;③不完全性右心房内传导阻滞合并间歇性左心

房内传导阻滞;④窦房交接性早搏伴干扰性 P′-R 间期延长及心室内差异传导;⑤房室交接性逸搏。

例14　左心房肥大合并3相性右心房内传导阻滞

【临床资料】

患者男性,21 岁,临床诊断:风湿性心脏病、二尖瓣狭窄伴关闭不全、心力衰竭。

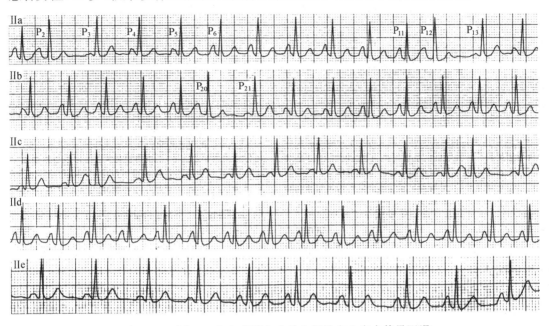

图 50-14　例 14　左心房肥大合并 3 相性右心房内传导阻滞

【心电图特征】

Ⅱa、b 连续记录,窦性 P-P 间期 0.54～0.66s,频率 91～111 次/min,P 波形态有 4 种:①P₂、P₁₂、P₂₀ 提早出现重叠于 T 波上,偶联间期相等,为房性早搏;②房性早搏后第 1 个窦性 P 波(P₃、P₁₃、P₂₁)时间 0.10s,呈双峰切迹,第 2 峰高于第 1 峰,两峰距 0.06s,属"二尖瓣型 P 波",可能伴有心房内差异性传导;③P₁、P₆～P₁₁ 形态尖耸,电压 0.35～0.40mV,时间 0.10～0.11s,为"肺型 P 波",发生在频率较快时(105～111 次/min),符合 3 相性右心房内传导阻滞;④房性早搏后第 2、3 个窦性 P 波(如 P₄、P₅)形态一致,介于 P₃ 与 P₆ 之间,时间 0.10～0.11s,电压 0.20～0.22mV,发生在频率稍快时(91～103 次/min),可能系右心房内 3 相传导阻滞程度较轻所致。Ⅱc 系静卧10min 后记录,P-P 间期 0.60～0.72s,频率 83～100 次/min,P 波时间 0.10～0.11s,呈双峰切迹,两峰距 0.04s,为"二尖瓣型 P 波",房性早搏后第 1 个 P 波较其他 P 波宽 0.02s。Ⅱd 系起卧活动数次后记录,P-P 间期 0.53～0.58s,频率 104～113 次/min,P 波形态尖耸,电压 0.35～0.40mV,时间 0.10～0.11s,属"肺型 P 波"。Ⅱe 系Ⅱd 记录后静卧数分钟后记录,P-P 间期 0.60～0.69s,出现"二尖瓣型 P 波"和"肺型 P 波"(电压 0.32～0.35mV),符合左心房肥大伴间歇性不完全性右心房内传导阻滞。

【精解与讨论】

本例患者经超声心动图、心脏三位片检查及手术(二尖瓣置换术)证实为左心房、左心室肥大,而右心房、右心室无明显增大。上述心电图出现"肺型 P 波"显然不能用右心房肥大或右心房负荷过重来解释,尤其是Ⅱe"二尖瓣型 P 波"的 P-P 间期与"肺型 P 波"的 P-P 间期均不固定,而两者相互转变时其 P-P 间期却规则,表明右心房内传导组织不应期出现病理性延长,呈现间歇性右心房内传导阻滞,难以用游走节律、房性异位节律及房性融合波解释。心率减慢时,如Ⅱc及Ⅱa、b房性早搏后的第1个P波均为"二尖瓣型P波",而心率增快时(>105次/min),如Ⅱd及Ⅱa、b出现"肺型P波",且比Ⅱe的"肺型P波"高而宽,说明窦性激动在右心房内发生较严重的3相阻滞,导致右心房除极延迟至左心房除极结束之后出现高而宽的P波,但应与下列心律失常相鉴别:

(1)房性早搏后窦房结内或心房内游走节律:房性早搏逆传侵入窦房结,使原来窦性起搏点暂时受到抑制,窦房结其他部位或心房内异位起搏点取而代之,此时的P-P间期互差>0.16s,P波形态、振幅渐变和多变,P-R间期不恒定。本例房性早搏后P波不符合渐变、多变特点,结合临床、Ⅱc图形,可排除游走节律。

(2)房性早搏后伴心房内差异性传导:心房内传导系统的结间束与上房间束不应期是不一一致的,房性早搏在心房内传导系统可发生隐匿性传导产生一次新的不应期,使其后窦性激动的心房除极顺序发生改变引起窦性P波畸形,通常仅影响早搏后第1个窦性P波,少数可影响数个窦性P波。本例房性早搏后第1~3个窦性P波形态与Ⅱc窦性P波不一致,可用心房内差异性传导解释,但以后众多的"肺型P波"实难以此解释。

(3)早搏后非阵发性房性心动过速:房性早搏逆传可暂时抑制窦房结发放激动,诱发心房内异位起搏点激动发放。本例房性早搏后虽然P波频率逐渐加快直至固定,符合"起步现象";房性早搏后第2、3个P波亦可用房性融合波来解释,但结合Ⅱc、Ⅱd图形,早搏后非阵发性房性心动过速可能性很少。

(4)左心房内4相性阻滞:其特点为心率增快时窦性P波正常或"肺型P波"(右心房肥大时),而心率减慢时出现"二尖瓣型P波",且"二尖瓣型P波"时间大于"肺型P波"时间。而本例"肺型P波"时间≥"二尖瓣型P波"时间,且临床上证实左心房肥大而无右心房肥大,显然不符合左心房内4相性阻滞。

(5)右心房内文氏现象:Ⅱa、b导联P波形态由低平切迹→"肺型P波"有规律地改变,酷似文氏型右心房内传导阻滞,但因其P-P间期略有不规则,结合Ⅱe、d优先考虑3相性右心房内传导阻滞。

【心电图诊断】

①窦性心律;②左心房肥大合并间歇性不完全性右心房内传导阻滞;③频发房性早搏伴早搏后心房内差异性传导;④3相性右心房内传导阻滞。

例15　高钾血症引起窦-室传导、窦-室文氏现象及心电阶梯现象

【临床资料】

患者女性,43岁,临床诊断:慢性肾炎,高钾血症(血钾7.2mmol/L)。

【心电图特征】

常规心电图示P波消失,QRS波群增宽,时间0.14s;Ⅰ、aVL呈rS型,$S_{aVL}>S_I$,Ⅱ导联呈Rs型,Ⅲ导联呈qR型,aVF导联呈R型,$R_Ⅲ>R_Ⅱ$,电轴由入院时+51°增至+108°,V_5导联S波加深,应考虑左后分支传导阻滞;V_2~V_6导联T波尖耸,两肢对称,基底部变窄呈"帐篷状",符合高钾血症的心电图改变。长V_1导联R-R间期由0.81~0.86s→0.68~0.70s→1.51~1.59s,呈顿挫型5:4传导文氏现象,S波的振幅由深→浅→稍深,T波由直立→负、正双相→低平,随文氏周期交替性改变,每一组文氏周期的末次搏动的S、T波振幅均介于其前后两个QRS、T波振幅之间。经腹膜透析等处理,血钾和心电图均恢复正常。

【精解与讨论】

(1)房室文氏现象的心电图特征:①P-R间期逐渐延长,直至P波受阻QRS波群脱落;②P-R间期延长的增量逐渐减少;③R-R间期逐渐缩短,直至出现较长的R-R间期,呈"渐短突长"规律;

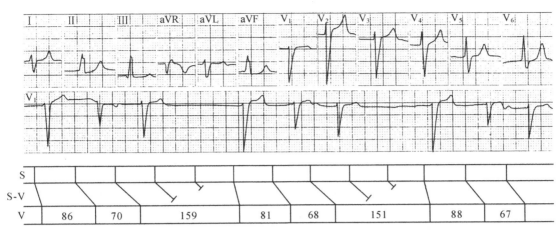

图 50-15　例 15　高钾血症引起窦-室传导、窦-室文氏现象及心电阶梯现象

④长间歇后的第 1 个 R-R 间期大于间歇前的一个 R-R 间期;⑤长 R-R 间期小于任何两个短 R-R 间期之和;⑥长 R-R 间期后的第 1 个心搏的 P-R 间期恢复正常。本例 2 个完整的文氏周期中,其长 R-R间期均大于两个短 R-R 间期之和,故为顿挫型 5∶4 文氏现象,而不是 4∶3 传导的文氏现象,即窦性基本周期为 0.60~0.63s(86+70+159/5=0.63、81+68+151/5=0.60),第 4 个搏动发生隐匿性传导,第 5 个搏动出现真正的阻滞。

(2)心电阶梯现象的心电图特征:①心搏来源恒一,多为窦性(本例为窦-室传导);②QRS 波群时间固定不变,仅 QRS 波群的振幅如 R 波由低→高或由高→低、S 波由浅→深或由深→浅呈渐变的周期性改变,可同时伴有 ST 段、T 波形态与振幅周期性改变;③常为一过性出现;④与心外因素无关,如呼吸、体位、胸腔积液等。心电阶梯现象发生机制可能是部分心室肌不应期明显延长或膜电位水平出现周期性高低改变所致,它出现可提示心肌有广泛的严重病变,其预后则与原发病有关。

(3)本例系高钾血症患者,常规十二导联及长 V₁ 导联均未见 P 波,QRS 波群增宽,T 波高尖呈"帐篷状",应考虑窦-室传导。长 V₁ 导联 R-R 间期由长→短→突长,符合文氏现象特点,因心房肌麻痹,未见 P 波,该文氏现象发生部位可能在窦房交接区、房室结或希氏束,明确部位有一定困难。长 V₁ 导联 QRS 波群的 S 波、ST 段、T 波的形态与振幅随文氏周期呈渐变的周期性改变,符合心电阶梯现象。

【心电图诊断】

①窦-室传导;②左后分支传导阻滞;③不定型心室内传导阻滞;④窦房交接区、房室交接区或希氏束内顿挫型 5∶4 文氏现象;⑤心电阶梯现象;⑥心电图改变符合高钾血症。

例 16　房室交接性早搏诱发窦性回波

【临床资料】

患者女性,82 岁,临床诊断:冠心病、糖尿病。

【心电图特征】

II、V₅ 导联同步记录,示窦性 P-P 间期 0.83~0.84s,P-R 间期 0.15s,下传的 QRS 波群呈完全性右束支阻滞型;第 3 个搏动系提早出现 P⁻-QRS-T 波群,P⁻-R 间期 0.09~0.10s;第 4 个搏动系提早出现,其 P-QRS-T 波群的形态与窦性一致,P₂-P₄ 间期 1.05s 大于窦性 P-P 间期,P₄-P₅ 间期 0.86s,略长于窦性 P-P 间期,P₂-P₅ 间期>2 个窦性 P-P 间期。

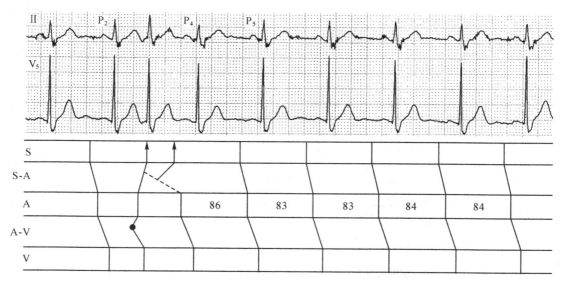

图 50-16　例 16　房室交接性早搏诱发窦性回波

【精解与讨论】

本例第 3 个搏动提早出现的 P′波为逆行 P⁻波,其 P⁻-R 间期<0.12s,为房室交接性早搏;值得注意的是第 4 个搏动,其 P 波形态与窦性 P 波一致,有 3 种可能:①是真正的窦房结所发放的激动,第 3 个搏动为间位型房室交接性早搏:P_2-P_4 间期大于窦性 P-P 间期,可考虑第 4 个搏动在下传心房过程中遇及房室交接性早搏逆传窦房交接区时所产生的不应期而出现干扰性窦房传导延缓使 P_4 后延,但 P_2-P_5 间期应等于 2 个窦性 P-P 间期,可本例却>2 个窦性 P-P 间期,表明房室交接性早搏的冲动已逆传至窦房结使其节律重整,故此种可能性可予以排除。②房室交接性早搏的冲动逆传窦房结促使其冲动提前发放:一般地说,异位冲动逆传窦房结使其节律重整,下一个窦性冲动的形成往往是后延的,而出现不完全性代偿间歇。③房室交接性早搏诱发窦性回波:异位冲动逆传窦房结时,在窦房交接区沿着另一条径路折回心房,形成窦性回波,该 P 波形态与窦性 P 波是否一致,主要取决于该折返激动下传途径、心房除极顺序与窦性激动是否一致及心房有无脱离不应期有关。至于 P_4-P_5 间期的长短则取决于该折返激动前向传导除极心房所需时间与逆向传导重整窦房结节律所需时间的差值,若先逆传重整窦房结节律,后前传除极心房且两者所需时间的差值刚好为窦房传导时间,则 P_4-P_5 间期刚好等于 1 个窦性 P-P 间期;若先前传心房产生 P 波,后逆传重整窦房结节律,则 P_4-P_5 间期>1 个窦性 P-P 间期;反之,若先逆传重整窦房结节律,后前传心房产生 P 波,则 P_4-P_5 间期<1 个窦性 P-P 间期。本例以第③种可能性为大。

【心电图诊断】

①窦性心律;②房室交接性早搏诱发窦性回波;③完全性右束支阻滞。

例 17　心房颤动合并几乎完全性房室传导阻滞及韦金斯基现象

【临床资料】

患者男性,74 岁,临床诊断:冠心病、洋地黄中毒。

【心电图特征】

Ⅱ导联连续记录,窦性 P 波消失,代之以 f 波,大多数 R-R 间期 2.34~2.60s,频率 23~26 次/min,QRS 波形、时间正常;第 3 个搏动为提早出现的宽大畸形 QRS-T 波群,偶联间期 1.0s,其后连续出现 2 次形态、时间均正常的 QRS 波群,其 R-R 间期不规则;T 波倒置。

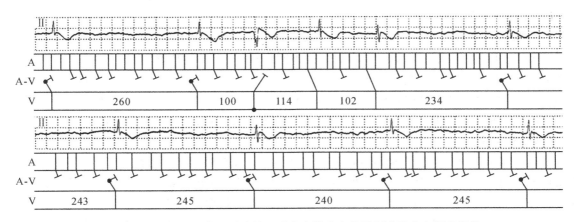

图 50-17　例 17　心房颤动合并几乎完全性房室传导阻滞及韦金斯基现象

【精解与讨论】

本例基本节律为心房颤动,大多数 R-R 间期缓慢而略不规则,频率 23～26 次/min,QRS 波形呈室上性,提示这些 QRS 波群不是由 f 波下传,而是由房室交接性逸搏起搏点被动地发放冲动,其频率缓慢而不规则,提示下级起搏点功能欠佳;为何 f 波不能下传心室? 考虑过量的洋地黄抑制了房室交接区的传导以致出现三度房室传导阻滞。值得注意的是,室性异位搏动后连续出现了 2 次由 f 波下传的 QRS 波群,考虑房室交接区阻滞区的远端受到室性异位搏动强刺激后,使阻滞区应激阈值降低,原不能通过阻滞区的 f 波却能意外地下传心室,形成韦金斯基易化作用,属对侧促进传导;易化作用后下传的激动本身又作为强刺激,使阻滞区应激阈值又暂时降低,致适时而来的 f 波能再次下传,形成韦金斯基效应,为同侧促进传导。该室性异位搏动的频率为 60 次/min,属加速的室性逸搏,但与基本的 R-R 间期相比,则又明显地提早出现,故可考虑为室性早搏。

韦金斯基现象仅见于有传导阻滞的器质性心脏病,它的出现一方面表示传导系统有病变,另一方面与逸搏一样是免遭心室停搏的保护性反应。

【心电图诊断】

①心房颤动伴极缓慢的心室率;②缓慢的房室交接性逸搏心律伴不齐;③几乎完全性房室传导阻滞;④室性异位搏动诱发房室交接区韦金斯基现象;⑤下级起搏点功能不佳;⑥符合洋地黄中毒的心电图改变;⑦T 波改变。

例 18　双重逸搏心律引起窦房、房室干扰性分离

【临床资料】

患者女性,57 岁,临床诊断:冠心病、病窦综合征。

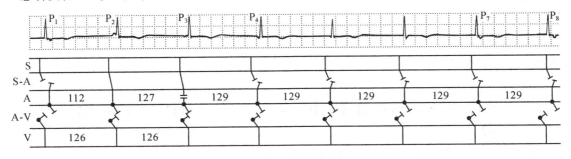

图 50-18　例 18　双重逸搏心律引起窦房、房室干扰性分离

【心电图特征】

Ⅱ导联示 P 波形态有 3 种:①呈逆行 P⁻波(如 P_1、$P_4 \sim P_8$),其 P⁻-P⁻间期规则,为 1.29s,频率 46 次/min,逆行 P⁻波重叠在 QRS 波群、ST 段不同位置上;②直立 P 波(如 P_2),为窦性 P 波;③呈浅倒 P 波(如 P_3),形态介于窦性 P 波与逆行 P⁻波之间,属房性融合波。P-R 间期或 R-P⁻间期长短不一,表明 P 波或 P⁻波与 QRS 波群无关。QRS 波形、时间正常,R-R 间期规则,为 1.26s,频率 48 次/min。ST 段呈水平型延长达 0.24s,T 波倒置,Q-T 间期 0.53s(正常最高值为 0.48s)。

【精解与讨论】

干扰性窦房分离是指窦性激动与起源于心房或能逆传心房的房室交接区、心室异位起搏点的激动在窦房交接区发生至少连续 3 次的绝对干扰现象。其发生机制系窦性与房性激动的频率相等或接近,或者能逆传心房的房室交接区、心室异位起搏点的频率略快于窦性,且前者激动抢先除极心房并逆传至窦房交接区与窦性冲动发生连续的绝对干扰所致。其心电图有以下特征:①有"纯"的窦性 P 波,即有明确的窦性 P 波;②有"纯"的房性异位 P′波或逆行 P⁻波;③在两个长的窦性 P 波或房性融合波间歇内至少出现 3 次 P′波或 P⁻波;④窦性 P 波的频率与房性异位 P′波的频率相等或接近,或者逆行 P⁻波的频率略快于窦性,但 P-P 间期与 P′-P′(P⁻-P⁻)间期互差<0.09s;⑤长 P-P 间期与窦性基本周期呈倍数关系,至少呈 4 倍关系。干扰性窦房分离临床上比较少见。

本例 P_2 为窦性 P 波,P_3 为房性融合波,其 P_2-P_3 间期 1.27s(频率 47 次/min)即为窦性基本周期,逆行 P⁻波的 P⁻-P⁻间期规则,为 1.29s,两者非常接近,虽然自 P_3 后未见窦性 P 波或者房性融合波出现,但根据 P-P 间期与 P⁻-P⁻间期互差<0.09s,仍可诊断为不完全性干扰性窦房分离。因窦性频率虽然较心房下部逸搏心律或房室交接区上部(房-结区)逸搏心律的频率略快,但终因窦房结稍远离心房,其发放的冲动尚未传至心房,而心房下部或房室交接区上部(房-结区)异位起搏点却抢先激动心房并逆传,与窦性激动在窦房交接区发生连续干扰现象形成不完全性窦房分离。

本例逆行 P⁻波的 P⁻-P⁻间期规则,为 1.29s,R-R 间期亦规则,为 1.26s,逆行 P⁻波重叠在 QRS 波群、ST 段不同位置上,表明 P⁻波与 QRS 波群无关,系两个源异位起搏点发放冲动,P⁻波起源于心房下部或房室交接区上部(房-结区)的逸搏心律,QRS 波群起源于房室交接区下部的逸搏心律,两者在房室交接区发生连续干扰而出现完全性房室分离。

干扰性窦房分离、房室分离本身是一种正常的生理性心电现象,其临床意义取决于上述两个起搏点的频率及基础心脏病的病因。若窦性频率持续<50 次/min 而出现下级起搏点被动发放,则提示窦房结功能低下,此时的房性逸搏或房室交接性逸搏具有避免心脏停跳的保护性代偿意义;若窦性频率正常而下级起搏点主动性地发放冲动,其频率 61~130 次/min,两者竞争性地控制心房,则为非阵发性房性心动过速或非阵发性房室交接性心动过速,多见于洋地黄中毒、急性心肌梗死、心肌炎、低钾血症及心脏手术等。

【心电图诊断】

①窦性心动过缓;②双重性逸搏心律(心房下部逸搏心律或房室交接区上部逸搏心律及其下部逸搏心律);③房性融合波;④不完全性干扰性窦房分离;⑤完全性干扰性房室分离;⑥Q-T 间期延长以 ST 段水平型延长为主及 T 波改变,提示心肌供血不足。

例 19　房室交接性逸搏伴不完全性反复搏动致自身节律被重整

【临床资料】

患者男性,36 岁,临床诊断:病毒性心肌炎?

【心电图特征】

Ⅱ导联连续记录,窦性 P-P 间期 0.76s,P-R 间期 0.13s,每隔 2 个窦性搏动延迟出现 2 个 QRS

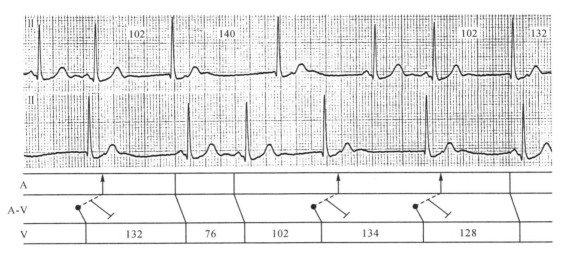

图 50-19　例 19　房室交接性逸搏伴不完全性反复搏动致自身节律被重整

-T 波群,其 QRS 波群幅较窦性略高,其后有逆行 P⁻波跟随,R-P⁻间期 0.22s,逸搏周期为 1.02s、1.32～1.40s 短、长两种。ST 段呈上斜型压低 0.15～0.2mV。

【精解与讨论】

本例窦性基本周期为 0.76s,在 R-R 间期长达 1.02s、1.32～1.40s 时未见窦性 P 波出现,表明存在二度窦房传导阻滞或窦性停搏。单源性房室交接性逸搏周期一般是恒定的,本例逸搏周期为 1.02s、1.32～1.40s 短、长两种,提示本例房室交接性逸搏基本周期为 1.02s,而长达 1.32～1.40s R-R 间期,系其前房室交接性逸搏通过房室结慢径路逆传心房时又经快径路隐匿性地下传且重整了逸搏节律点所致,为房室交接性逸搏伴不完全性反复搏动致自身节律被重整。

【心电图诊断】

①成对的窦性搏动;②频发二度窦房传导阻滞或窦性停搏;③频发成对的房室交接性逸搏伴非时相性心室内差异性传导;④房室交接性逸搏伴不完全性反复搏动致自身节律被重整;⑤提示房室结内双径路传导;⑥ST 段改变。

例 20　房性早搏伴 A 型预激综合征及 3 相性右束支阻滞

【临床资料】

患者男性,20 岁,反复发作心动过速 5 年,临床诊断:预激综合征、心肌炎?

【心电图特征】

Ⅱ导联示 P 波形态尖耸,电压 0.25～0.30mV,P-R 间期 0.09s,有 δ 波,QRS 波群时间 0.12s;提早出现 P'-QRS-T 波群,其 P'-R 间期 0.07s,有 δ 波,QRS 波群明显增宽达 0.16s;长 V₁导联窦性搏动的 P-R 间期缩短,有 δ 波但没有Ⅱ导联明显,QRS 波群时间 0.12s,每隔 1 个窦性搏动提早出现 1～2 次 P'-QRS-T 波群,多数偶联间期由 0.47s→0.36～0.38s 缩短,下传的 P'-R 间期 0.06～0.07s,δ 波向上,第 1 个房性早搏的 QRS 波群明显增宽达 0.16s,第 2 个房性早搏的 QRS 波群略窄为 0.14s(梯形图 A-V 行中实线表示房室正道、虚线表示房室旁道、V 行中斜影部分表示预激程度)。

【分析与讨论】

本例房性早搏多数呈成对出现,其 P-P'间期、P'-P'间期由 0.47s→0.36～0.38s 缩短,提示房性早搏为折返性早搏,且在折返径路内传导速度逐渐加快,直至落在前一折返激动的绝对不应期而终止,出现折返径路内 3∶2 反向文氏现象。房性早搏下传的 P'-R 间期较窦性的 P-R 间期缩短,

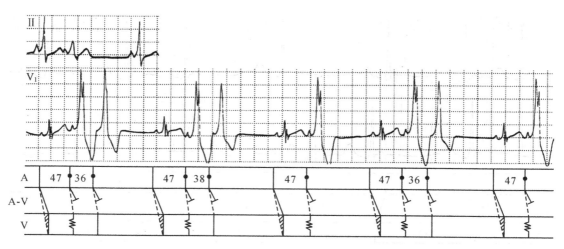

图 50-20　例 20　房性早搏伴 A 型预激综合征及 3 相性右束支阻滞

QRS 波群时间较窦性 QRS 波群增宽,提示房性早搏均由旁道下传形成的完全性预激波形;第 1 个房性早搏 QRS 波群特别宽,主要是终末 S 波增宽,与其前长 R-R 间歇有关,即存在 Ashman 现象,系合并 3 相性右束支阻滞所致。

　　预激综合征合并束支阻滞时,两者波形可同时并存或前者掩盖后者。当旁道终止部位远离束支阻滞所支配的部位,如 A 型预激合并右束支阻滞、B 型预激合并左束支阻滞,则两者波形能同时显现;反之,当旁道终止部位恰好位于束支阻滞所支配的区域,如 A 型预激合并左束支阻滞、B 型预激合并右束支阻滞,则预激波形将掩盖束支阻滞的波形。

　　【心电图诊断】

　　①窦性搏动;②肺型 P 波,不完全性右心房内传导阻滞? ③A 型预激综合征;④频发房性早搏伴完全性预激及 3 相性右束支阻滞,呈二、三联律;⑤心房折返径路内 3∶2 反向文氏现象。

参考文献

1. 郭继鸿. 新概念心电图. 第 3 版. 北京:北京大学医学出版社,2007
2. 吴祥. 心律失常梯形图解法. 杭州:浙江大学出版社,2006
3. 黄宛. 临床心电图学. 第 5 版. 北京:人民卫生出版社,2004
4. 陈新. 黄宛临床心电图学. 第 6 版. 北京:人民卫生出版社,2009
5. 郭继鸿. 心电图学. 北京:人民卫生出版社,2002
6. 中国心电学会,中国心律学会编译. 心电图标准化和解析的建议与临床应用国际指南 2009. 北京:中国环境科学出版社,2009
7. 吴晔良,龚仁泰. 临床心电图鉴别诊断. 南京:江苏科学技术出版社,1999
8. 吴晔良,龚仁泰. 危重症心电图及临床处理. 合肥:安徽科学技术出版社,2003
9. 刘尚武,杨成悌. 心电图诊断实践指南. 北京:人民军医出版社,2007
10. 朱力华,方炳森,张文簏. 专题心电图精解. 天津:天津科学技术出版社,2004
11. 耿仁义,朱林中. 人工心脏起搏心电图. 北京:中国医药科技出版社,2001
12. 刘仁光,徐兆龙. 跨 R 波的房室传导. 临床心电学杂志,2005,14(2):81
13. 郭继鸿. Osborn 波及临床应用意义. 临床心电学杂志,1999,8(1):54
14. 马劲林,马业新. 致心律失常性右室心肌病/发育不良. 中华内科杂志,2000,39(7):491
15. 吴祥,蔡思宇. "巨 R 型"ST 段抬高的特性及其临床意义. 中华心血管病杂志,2004,32(8):762
16. 何方田. 急性心肌梗死墓碑型 ST 段抬高的预后意义. 浙江医学,2003,25(11):661
17. 吴祥. 急性心肌梗死 ST 段抬高形态的临床意义. 心电学杂志,2001,20(3):189
18. 郭继鸿. Niagara 瀑布样 T 波. 临床心电学杂志,2001,10(4):233
19. 王立群,郭继鸿. T 波交替及 T 波变异性分析在临床中的应用. 心电学杂志,2002,21(4):239
20. Vincent GM,张莉,崔长琮. 先天性长 QT 综合征的 QT 间期不均一性诊断上的意义. 中华心律失常学杂志,2001,5(1):6
21. 方炳森,龚仁泰. Q-T 间期缩短的危重症 5 例报告. 心电学杂志,2003,22(2):89
22. 鲁端. 短 Q-T 间期与继发性短 Q-T 间期综合征. 心电学杂志,2008,27(2):181
23. 何方田,尹小妹,李成. 短 Q-T 间期综合征 3 例. 临床心血管病杂志,2007,23(2):155
24. 鲁端. 心电图 U 波的新视野. 心电学杂志,2009,28(3):211
25. 何方田. 房室旁路性并行心律及加速性逸搏心律 2 例. 临床心血管病杂志,2003,19(3):176
26. 龚仁泰,梁群. 旁道心律. 心电学杂志,2007,26(1):56
27. 戚文航. 心房颤动基础研究和临床治疗中的新视点. 中华心血管病杂志,2002,30(10):577

28. 汪康平. 心房颤动合并二度房室阻滞的争议. 临床心电学杂志,2004,13(1):2

29. 鲁端. 心房颤动合并房室传导阻滞的若干认识. 心电学杂志,2007,26(2):186

30. 何方田. 心房颤动合并三度房室传导阻滞心电图分析. 心电学杂志,2000,19(1):27

31. 何方田. 心室内折返性心律失常的心电图表现. 中华心律失常杂志,2001,5(5):315

32. 何方田. 室性早搏伴折返径路内双径路传导的心电图表现. 临床心血管病杂志,2001,17(9):424

33. 胡大一. 室上性心动过速的研究进展. 心电学杂志,2002,21(2):77

34. 赵易. 房性心动过速. 心电学杂志,2006,25(3):179

35. 赵易. 文氏现象. 心电学杂志,2002,21(2):123

36. 龚仁泰,中文宣. 阵发性房室传导阻滞. 心电学杂志,2004,23(3):168

37. 刘仁光,郭莲怡. 房室传导阻滞心电图分析中应注意的几个问题. 心电学杂志,2003,22(4):210

38. 赵易. 多层传导阻滞现象. 心电学杂志,2002,21(4):244

39. 何方田. 双结病合并房室结双向性三径路传导的心电图表现. 中华心血管病杂志,2003,31(5):382

40. 何方田. 早搏揭示房室结内多径路传导二例. 中国心脏起搏与心电生理杂志,2002,16(5):397

41. 何方田. 房室结快径路隐匿性结-窦逆传致假性窦性静止 2 例. 临床心血管病杂志,2002,18(7):344

42. 赵易. 房室传导系统内的多径路传导. 心电学杂志,2002,21(2):52

43. 何方田. 房性二联律心电图及 24h 动态心电图分析. 浙江医学,2003,25(4):215

44. 汪康平. 病态窦房结综合征. 心电学杂志,2003,22(4):198

45. 何方田. 103 例心室停搏的动态心电图分析. 浙江医学,2005,27(3):195

46. 郭继鸿. 韦金斯基现象. 临床心电学,2007,16(1):57

47. 何方田. 心源性猝死高危患者的心电图特征. 浙江医学,2004,26(4):246

48. 赵易. 隐匿性传导. 心电学杂志,2004,23(1):53

49. 赵易. 蝉联现象. 心电学杂志,2005,24(1):52

50. 黄织春. 容易掩盖急性心肌梗死的几种心电图诊断识别. 临床心电学杂志,2006,15(3):170

51. 许原. 预激综合征旁道对共存束支传导阻滞心电图的影响. 临床心电学杂志,2002,21(1):49

52. 何方田,赵嵘,尹小妹,等. 一种心电现象揭示另一种心电现象的若干心电图表现. 心电学杂志,2007,26(2):86

53. 张澍. 起搏器综合征. 中国循环杂志,2000,15(3):197

54. 许原. 起搏器介导性心动过速心电图. 心电学杂志,2003,22(1):49

55. 刘晓健. 起搏器感知功能低下的表现形式. 心电学杂志,2005,24(1):46

56. 刘晓健. 起搏器起搏功能障碍的心电图表现. 心电学杂志,2005,24(2):111

57. 刘晓健. 起搏器所致心律失常的表现形式. 心电学杂志,2005,24(4):231

58. 刘晓健. 起搏器若干特殊功能的心电图表现. 心电学杂志,2006,25(1):47

59. 何方田,尹小妹,赵林水. 加强起搏心电图诊断中的医-技对话与沟通. 心电学杂志,2006,25(4):232

60. 何方田,刘岚,尹小妹. 具有特殊功能 DDD 起搏器的心电图分析. 心电学杂志,2008,27

(4):270

61. 金华斌,莫丹霞,何方田,等. VVI、DDD 起搏器在心房扑动、颤动时容易误诊的心电图表现. 心电学杂志,2009,28(2):88

62. 王立群,郭继鸿. 起搏模式的自由转换(1). 心电学杂志,2009,28(3):200

63. 郭继鸿. 连缀现象. 临床心电学杂志,2000,9(1):52

64. 赵易. 心脏电交替现象. 心电学杂志,2005,24(2):116

65. 赵易. 拖带现象. 心电学杂志,2005,24(3):184

66. 常学伟,魏毅东,张晓晓,等. 心电图在诊断急性心肌梗死相关动脉中的价值. 临床心电学杂志,2007,16(6):416

67. 刘仁光. 心肌缺血与心肌梗死心电图诊断的新概念. 临床心电学杂志,2009,18(4):257

68. 郭继鸿. 急性冠脉综合征心律失常. 临床心电学杂志,2009,18(4):302

69. 高红,王红宇,王瑞英. 运动试验变时性与冠心病相关性的研究. 临床心电学杂志,2007,16(6):423

70. 郭继鸿. 心脏的变时性. 临床心电学杂志,2003,12(4):267

71. 鲁端. 恶性心室早复极综合征的识别与处理. 心电学杂志,2009,28(5):293

72. 何方田,尹小妹. 隐匿性传导在心房扑动、颤动时的心电图表现. 心电学杂志,2009,28(5):317

73. 唐继志. 窦性心律震荡检测技术的临床应用及评价. 心电学杂志,2009,28(5):373

74. 赵晖,徐秋萍. 心电图在急性肺栓塞诊治中的应用. 心电学杂志,2006,25(1):82

75. 赵易. 心室内传导阻滞. 心电学杂志,2008,27(4):298

76. 刘仁光,陈亮. 宽 QRS 波群心动过速的鉴别诊断和处理原则. 心电学杂志,2002,21(2):85

77. 郭继鸿. 宽 QRS 波群心动过速诊断中无人区心电轴的应用价值. 心电学杂志,2007,26(1):38

78. 赵易. 宽 QRS 波群心动过速. 心电学杂志,2008,27(2):162

79. 赵易. 室性心动过速. 心电学杂志,2007,26(3):182

80. 赵易. 室性心动过速(续). 心电学杂志,2007,26(4):244

81. 何方田,林洁,尹小妹,等. 规范心电图诊断报告. 心电学杂志,2007,26(4):215

图书在版编目（CIP）数据

临床心电图详解与诊断／何方田著. —杭州：浙江大学
出版社，2010.3（2025.1 重印）
ISBN 978-7-308-07313-4

Ⅰ.临… Ⅱ.何… Ⅲ.心电图—基本知识 Ⅳ.R540.4

中国版本图书馆 CIP 数据核字（2010）第 004996 号

临床心电图详解与诊断

何方田　著

策划编辑	阮海潮（ruanhc@zju.edu.cn）
责任编辑	阮海潮
封面设计	俞亚彤
出版发行	浙江大学出版社
	（杭州市天目山路 148 号　邮政编码 310007）
	（网址：http://www.zjupress.com）
排　　版	杭州青翊图文设计有限公司
印　　刷	浙江新华数码印务有限公司
开　　本	889mm×1194mm　1/16
印　　张	32.5
字　　数	939 千
版 印 次	2010 年 3 月第 1 版　2025 年 1 月第 11 次印刷
书　　号	ISBN 978-7-308-07313-4
定　　价	100.00 元